S H A D E S

A World of Color

August Bruguera 저

고 여 준 역

도움을 주신 분들
Mexico의 Dr. Erika Tellez
Spain의 Dr. Eduardo Anitua

대한나래출판사

DaehanNarae Publishing, Inc.

Deokwon Bldg. #202
102-65 Yongdu-dong
Dongdaemun-gu
SEOUL 130-820, KOREA
TEL: +82-2-922-0840
FAX: +82-2-922-0841
E-mail: dhpub@chol.com
Website: www.dhpub.com

Translation of Shades: A World of Color
by August Bruguera

Translated into Korean by DaehanNarae Publishing, Inc.

ISBN 978-89-5741-087-5

Printed in Korea

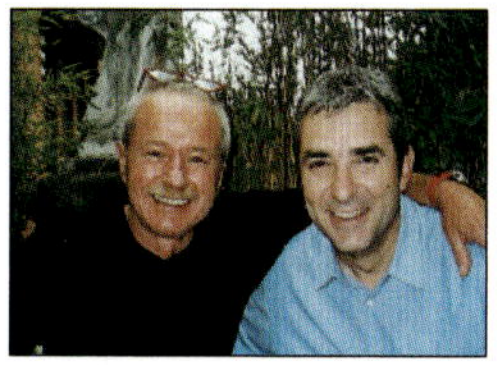

Willi Geller의 서언

괴테가 "눈은 모든 것을 볼 수 있다." 라고 했듯이 만약 눈이 없다면 하늘에 떠있는 태양을 보지 못할 것이다. 이것은 오늘날에도 계속되어 '보는 것' 과 '본 것' 의 미세한 차이의 균형점을 찾는 과정에서 우리는 우리의 상상 속에 어떤 image를 지니고 있다.

문제는 '예술인가? 기술인가?' 하는 것인데, 양자가 다 중요하다고 생각한다. 왜냐하면 모방이야말로 우리의 작업인 기공과정을 공식적으로 예술로 인정받게 하는 것이기 때문이다.

"우리의 직업은 예술이다."

재료에 숙련된 솜씨를 발휘하는 것이 우리의 직업이다. 이 책에서 August Bruguera는 그의 기공작업과 이미지 언어를 훌륭하게 표현함으로써 동료 치과기공사들에게 독특함을 선사하고 있다. 그는 또한 이 책을 통해 우리가 시각적 세계에 눈을 뜰 수 있게 도와주고 있다. 또한 그의 연구 및 창조적인 작품과 긴밀한 유대관계를 맺을 수 있기를 바라며, 그가 이 분야를 이끌어 갈 주역으로 자리매김 되기를 믿어 의심치 않는 바이다.

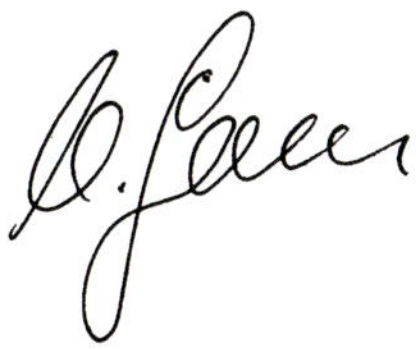

Willi Geller

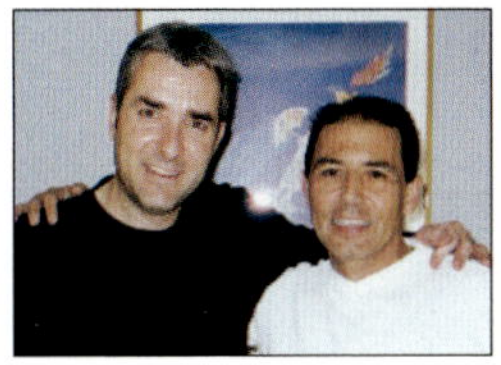

Gérald Ubassy의 서언

최근 몇 년 간 세라믹에 관한 새로운 기술들을 묘사하는 책이 많이 출판되었다. 이렇듯 세라믹 재료는 치과의사, 치과기공사 및 환자들 모두를 만족시킬 만한 수준으로 꾸준히 발전되고 있다. 또한 정확성, 방법, 관찰 및 예술적 감각이 서로 연관성을 지닐 때 자연의 모방과 그것으로의 접근은 더욱 용이해지는 것 같다.

몇 년 전 August Bruguera를 처음 만났을 때 그의 인성과 호기심과 재능을 단번에 알아볼 수 있었다. 그래서 그가 이 길로 계속 발전해 나아가는 것을 반가해마지 않았다. 훌륭한 전문가이자 전달자가 되기 위한 필요한 조건을 그가 모두 겸비하였음을 인지했기 때문이다.

이제 이 책을 읽으며 그가 이루어 놓은 결실을 보는 것은 너무나 큰 기쁨이다.

저자들은 성공적인 세라믹 기공에 있어서 필요한 요소보다는 총체적 기술만을 묘사하는 데 치중하는 경향이 있다. 그러나 August Bruguera는 그의 책을 통해서 치아의 색과 형태를 연구하여 자연치에 좀 더 완벽하게 접근하고자 분석하고 있음을 알 수 있다. 또한 그의 전문가적인 안목과 관찰력, 지식을 전달하고자 하는 의지가 명백하게 담겨 있음을 느끼게 된다.

좀 더 정확히 표현하자면 방법과 전문적인 기술은 아름다운 작품을 창출하게 하고 더불어 예술적인 감성은 자연치 절단면의 완성에 필수적이라고 할 수 있다. 전치부 치아를 제작하고 색의 특성을 부여하는 과정에서 August Bruguera는 색 다른 기술과 더불어 완성도의 극치에 다다른 작품을 보여준다. 또한 그의 뛰어난 성과 중 하나는 단순한 기교와 이미지를 이용하여 본질적인 것을 설명하는 것이다.

그의 호기심은 훌륭한 전문가들을 만나 새로운 배움의 길로 들어서게 하였고, 그의 열정은 자신만의 독특한 작품을 만들어 나가게 하였다. 작가가 기공실에서 장시간을 고군분투하며 선보이게 된 심미적인 기공물을 통해 독자는 작품의 수준과 함께 생산성을 향상시킬 수 있는 방법을 배우게 된다.

이 책이 그 가치를 인정받고 또한 치과기공계의 많은 분들로부터 흥미와 지적 반향을 불러일으킬 것임을 믿어 의심치 않는다.

Gérald Ubassy

서문

자신이 지은 책의 서론을 쓰는 날이 오리라고 예상하는 사람은 드물 것 같다. 치과보철 분야의 전문가의 미래 계획에 포함될 가능성이 전혀 없는 일이기도 하다.

저자는 80년대에 직업교육을 받았다. 그 당시에 내가 태어난 도시 Barcelona에서 수의사가 되고자 미래를 꿈꾸던 중이었다. 바로 그 즈음 아주 우연히 치과기공소를 방문하게 되었다. 그리고 그 때의 경험은 정말 인상적이어서 나의 인생 설계는 완전히 바뀌었고 불과 며칠 후 나의 동물에 대한 열정은 치아에 대한 열정으로 바뀌었다. 어쩌면 치과 일이 더 빨리 돈을 벌 수 있는 방법이라고 생각했는지 모르겠다. 여하튼 나는 이 직업에 완전히 매료되어 버렸다. 그리고 1986년에 나 자신의 기공소를 차리게 되었고, 그제서야 이 일이 천당과 지옥을 오가는 극적인 일이라는 것이 알게 되었다. 환자의 입 속에 장착되는 보철물을 바라볼 때마다 나는 내 자신을 만족시킬 수 있기를 간절히 바랬다. 그러나 나의 전문성을 신뢰하는 불쌍한 환자에 대한 나의 작업은 정작 허술하기 짝이 없었다.

이렇게 기대를 저버리는 전문가에게 변함없이 모든 것을 의지하는 환자들을 보면서 나의 온 관심은 서서히 환자에게 옮겨가게 되었다. 그리고 이런 이유가 이 책을 쓰게 된 동기가 되었다. 이미 언급한 것처럼 환자의 구강내에 존재하는 나의 졸작을 바라보는 것은 정말 실망스러웠고, 나는 치과의사가 말해준 특정한 색을 만들려고 혼신의 힘을 기울였다. 그러나 아쉽게도 매번 나의 모든 노력은 수포로 돌아갔다. 항상 비슷한 결과만 나올 뿐이었다. 그리고 불현듯 색만이 가장 중요한 요소가 아닐 수도 있다는 생각이 들었다. 나의 해석 방법이 옳지 않을 수 있다는 생각을 하였고 그 때 내가 오늘날 가지고 있는 나만의 새로운 독특한 철학을 만들어 나가게 되었다.

그리고 주변 동료들의 작품에도 관심을 기울이게 되었는데 나에게는 스승이나 다름없는 Kuwata, Yamamoto, Muterthies, Geller, Ubassy가 바로 그들이다. 이외에도 일일이 열거하기에는 너무도 많은 동료들의 지식이 뒷받침 되어 비로소 나는 매일 자연치아에 가급적 가까이 접근하려는 노력의 일환인 새로운 프로젝트를 발전시킬 수 있었다.

이러는 동안에 동료들의 경험은 나의 것과 어우러졌고, 그 속에서 나는 나만의 개성 있는 독특한 방법을 발전시켜 나갔다. 그리고 곧 동료들과 철학을 공유하게 되었고, 그들의 관심 속에서 이 책을 저술하게 되었다. 많은 이들이 이 책을 읽고 도움을 받기를 바라며 아울러 독자들의 전문 분야에 기여하길 바라마지 않는다. 독자들의 성원에 감사드리며, 저자의 부족함을 널리 양해 바란다.

자신의 일을 즐기기를 바라며...

August Bruguera

역자서문

근래에 국내외에서 심미보철에 관한 관심의 증가와 더불어 도재 수복물의 기공과정에 관한 많은 저서들이 출판되고 있다. 이중 많은 저서들이 기공과정의 단순한 기법만을 서술하는데 중점을 둔 것이 사실이다. 하지만 진정한 심미보철을 위해서는 자연치아의 형태와 색에 관한 체계적인 관찰과 연구에 바탕을 두고 이론적인 근거 하에 얻어진 정확한 방법을 도재수복물의 재현에 구사해야 한다고 생각한다. 이를 위해서는 타고난 예술적 감각이 매우 중요하며 어린시절부터 감수성을 키울 수 있는 교육환경이 중요하다고 생각된다. 역자는 이러한 이유로 유럽의 ceramist들이 획일적인 교육환경 하에서 자란 우리보다 유리한 환경에서 예술적인 감성을 키울 수 있지 않았나 생각된다.

August Brugera는 스페인의 ceramist로서 Willi Geller, Klaus Mütherthies 및 Gérald Ubassy 등 세계적으로 유명한 전문가의 기법을 개인적으로 전수받고 이를 소화해서 얻어진 자신만의 방법을 임상에 적용하였으며, 그는 자신의 저서를 통해서 우리에게 효율적으로 그 방법을 제시하고 있다. 색의 이론에 관한 간단하며 실제적인 설명뿐만 아니라 도재의 축성에 있어서 실제로 우리가 임상에 적용할 수 있는 방법들을 그 근거와 함께 정확히 설명한 부분은 다른 책에서는 찾기 힘든 이 책만의 백미라고 할 수 있다.

국내의 ceramist들이 이 책의 내용을 통해서 조금이나마 도움을 받고 효율적인 제작방법으로 매일 접하는 심미보철물의 수준을 높였으면 하는 바람이다.

역자 **고 여 준**

목차

이야기를 하나 할까요?

얼마 전의 일입니다. 제가 사는 도시 Barcelona를 가로지르는 Diagonal 가로수 길을 따라 걷고 있었죠…

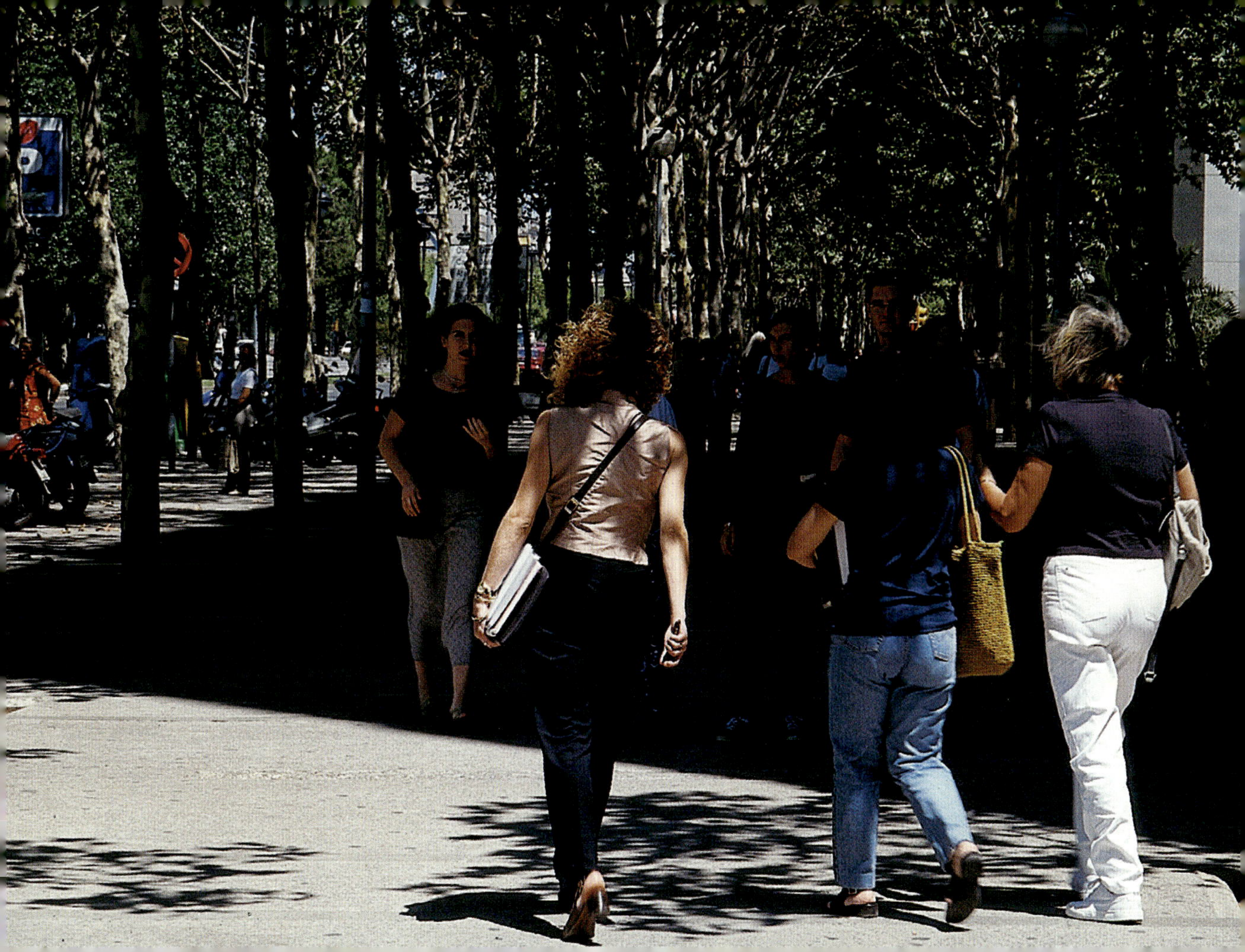

주변 사람들을 구경하면서 말입니다.

그날은 6월의 화창한 날이었습니다.

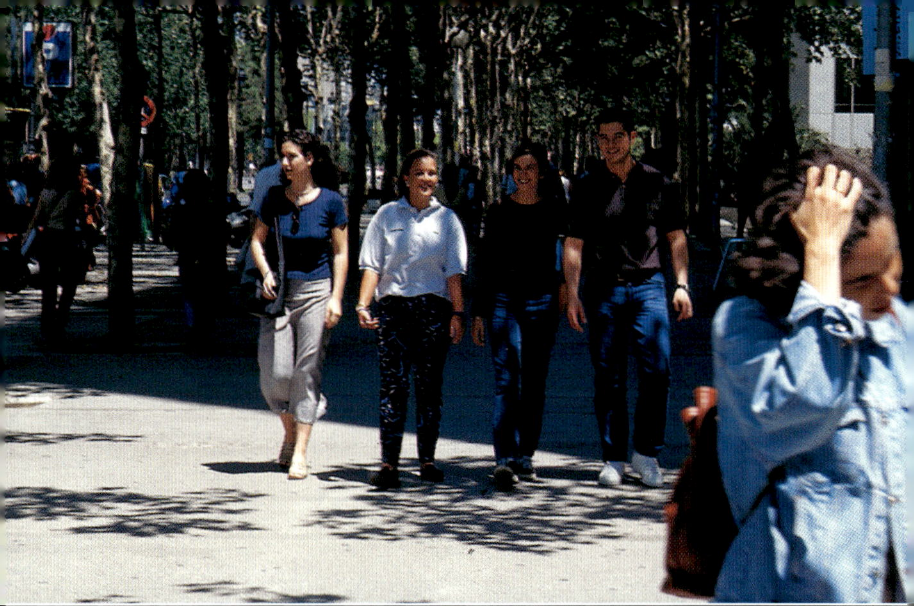

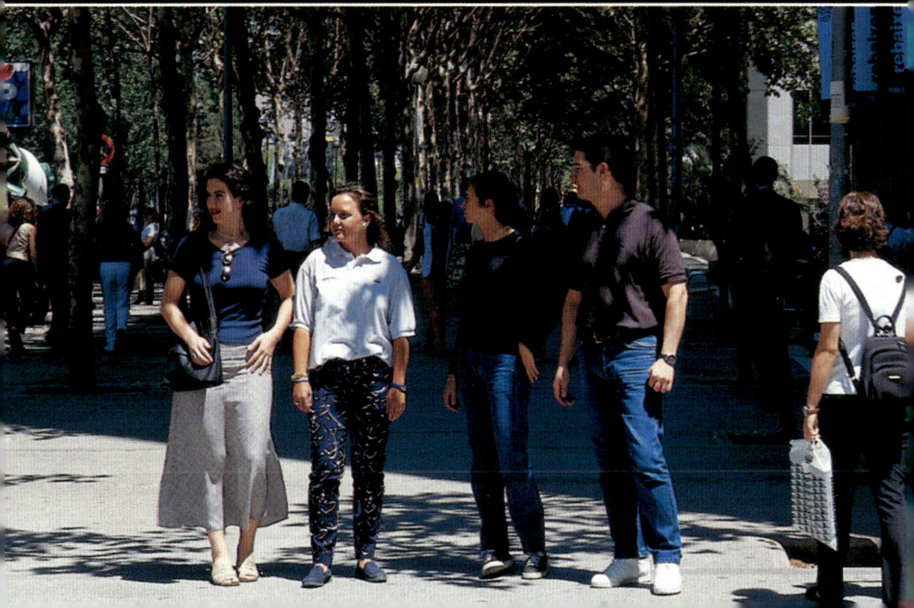

저 앞 쪽에 한 무리의 젊은 남녀가 보였습니다.
그런데 그 가운데 유독 한 여자가 저의 시선을 끌었습니다.
오랫동안 보지 못했던 옛 동창의 모습과 너무나 흡사했기 때문이죠.

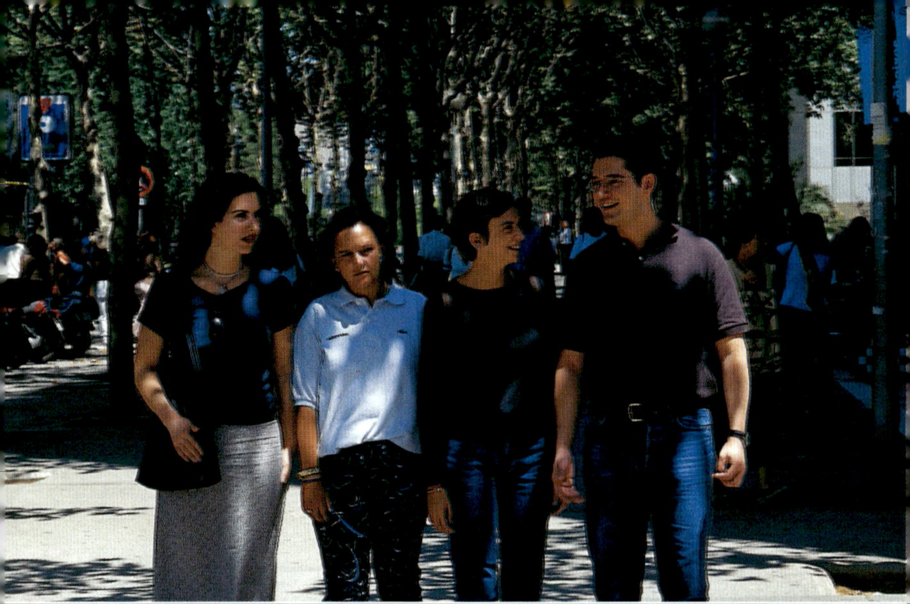

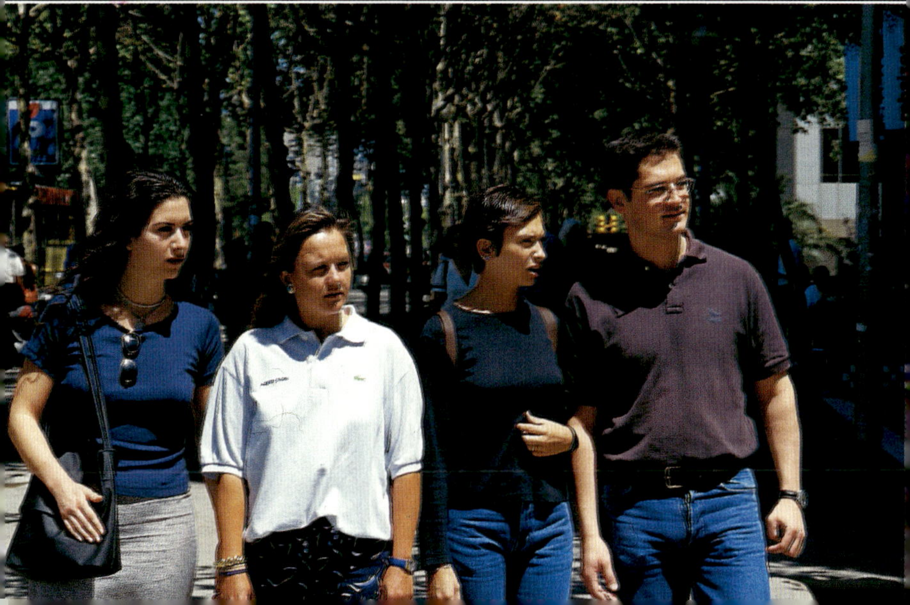

20

생각해보니 그녀 이름은 Anna였고 대학 때 저와 함께 공부한 적이 있었습니다.
그녀가 제 쪽으로 가까이 다가올수록 더욱 옛 동창을 닮은 느낌이 들었고,

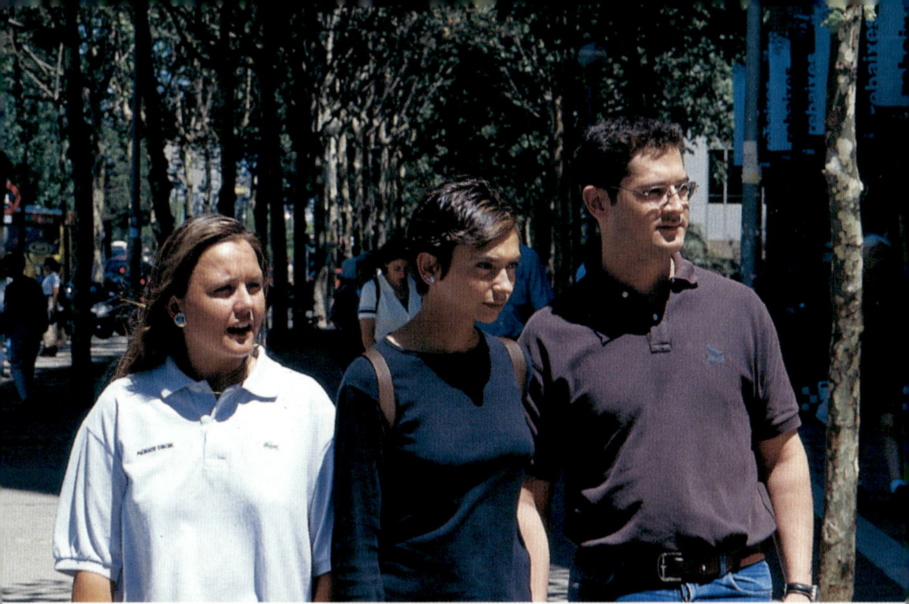
rebaixes

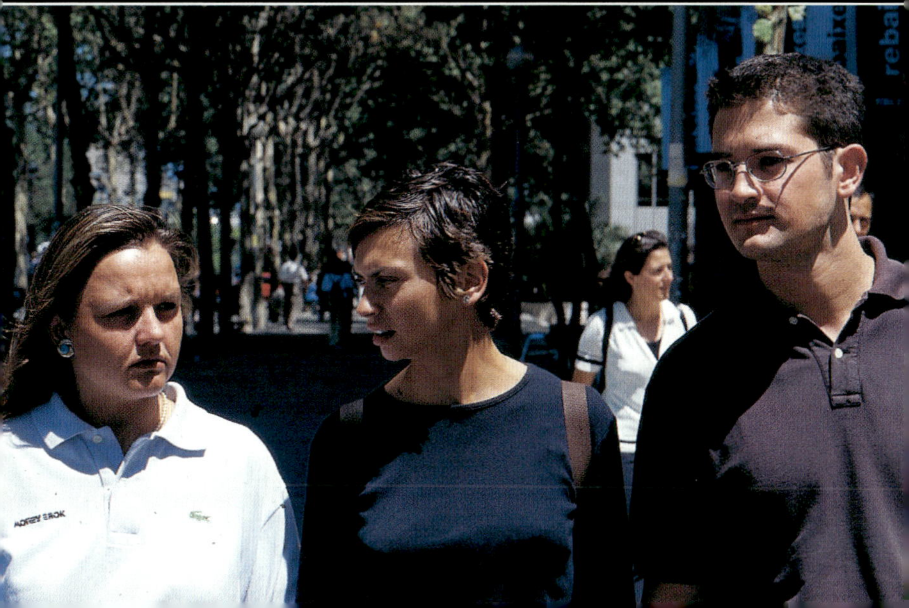

22

Anna가 먼저 저를 알아보았고, 제가 먼저 인사를 할까 말까 주춤거리고 있는 순간,
"August! 오랜만이야, 잘 지냈어?" 하며 인사를 건네 왔습니다.

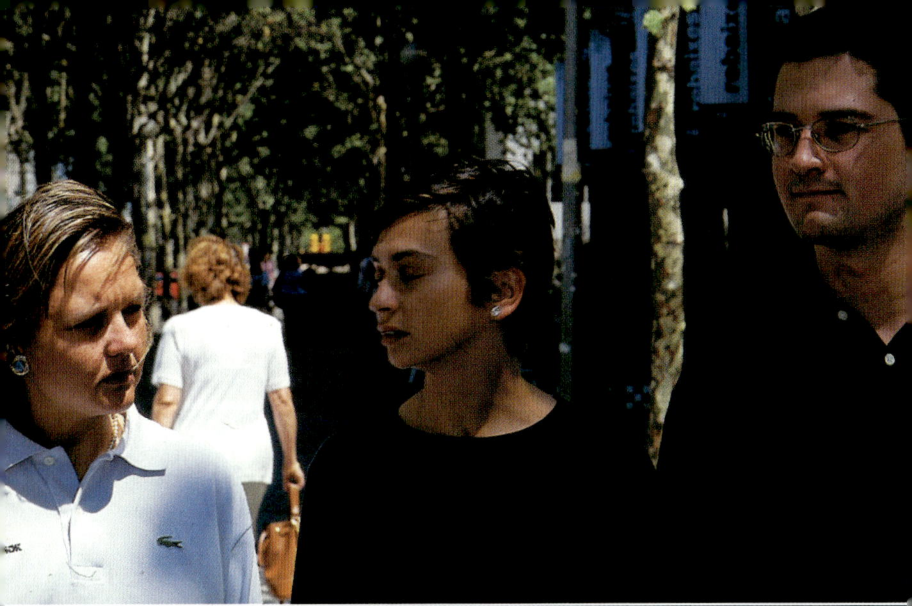

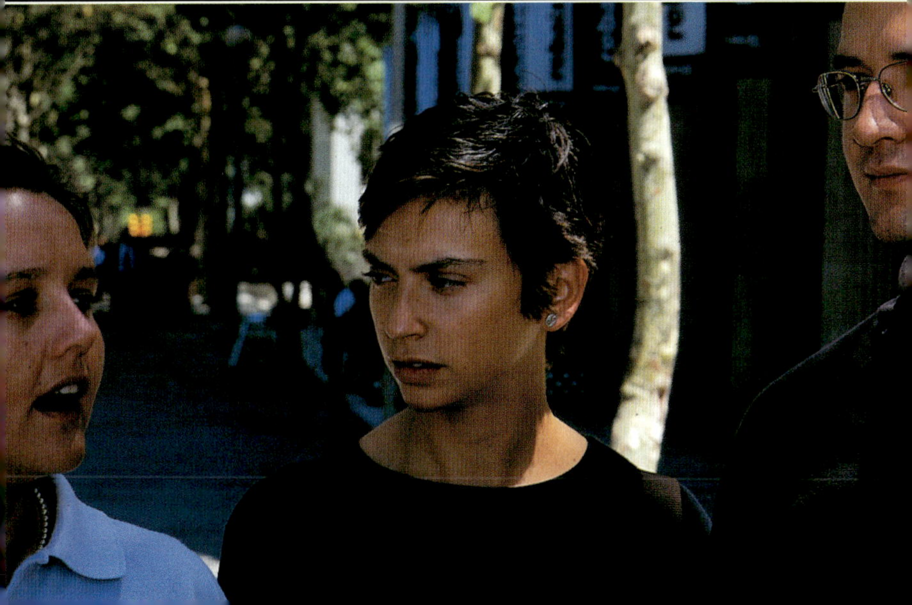

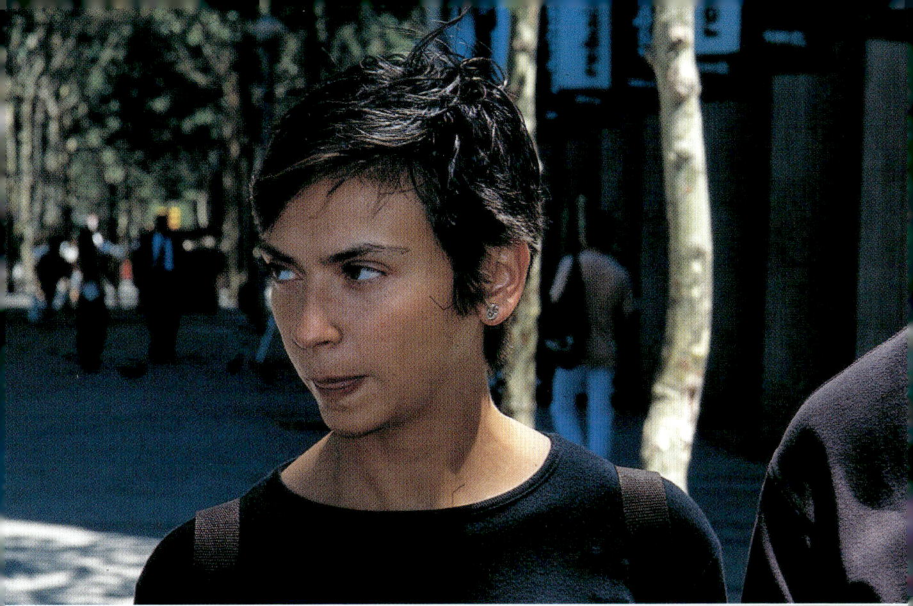

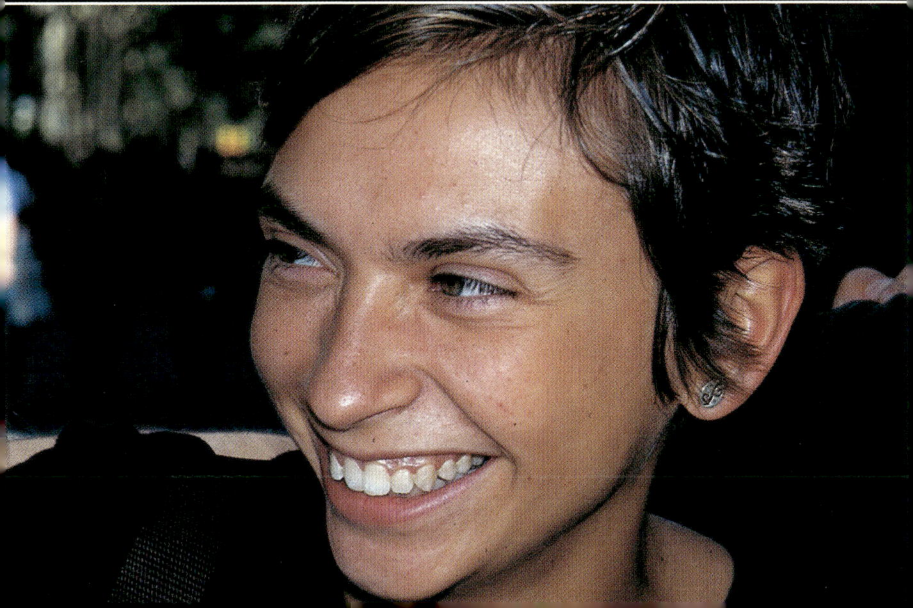

26

내가 예전의 Anna를 기억할 수 있으면서도 그렇게 멋있게 보이게 된
이 상반된 느낌의 이유를 재빨리 생각해 보았습니다.
뭐가 달라진 것일까? 머리 모양? 옷 스타일? 아니면 전에는 안경을 썼었던가?

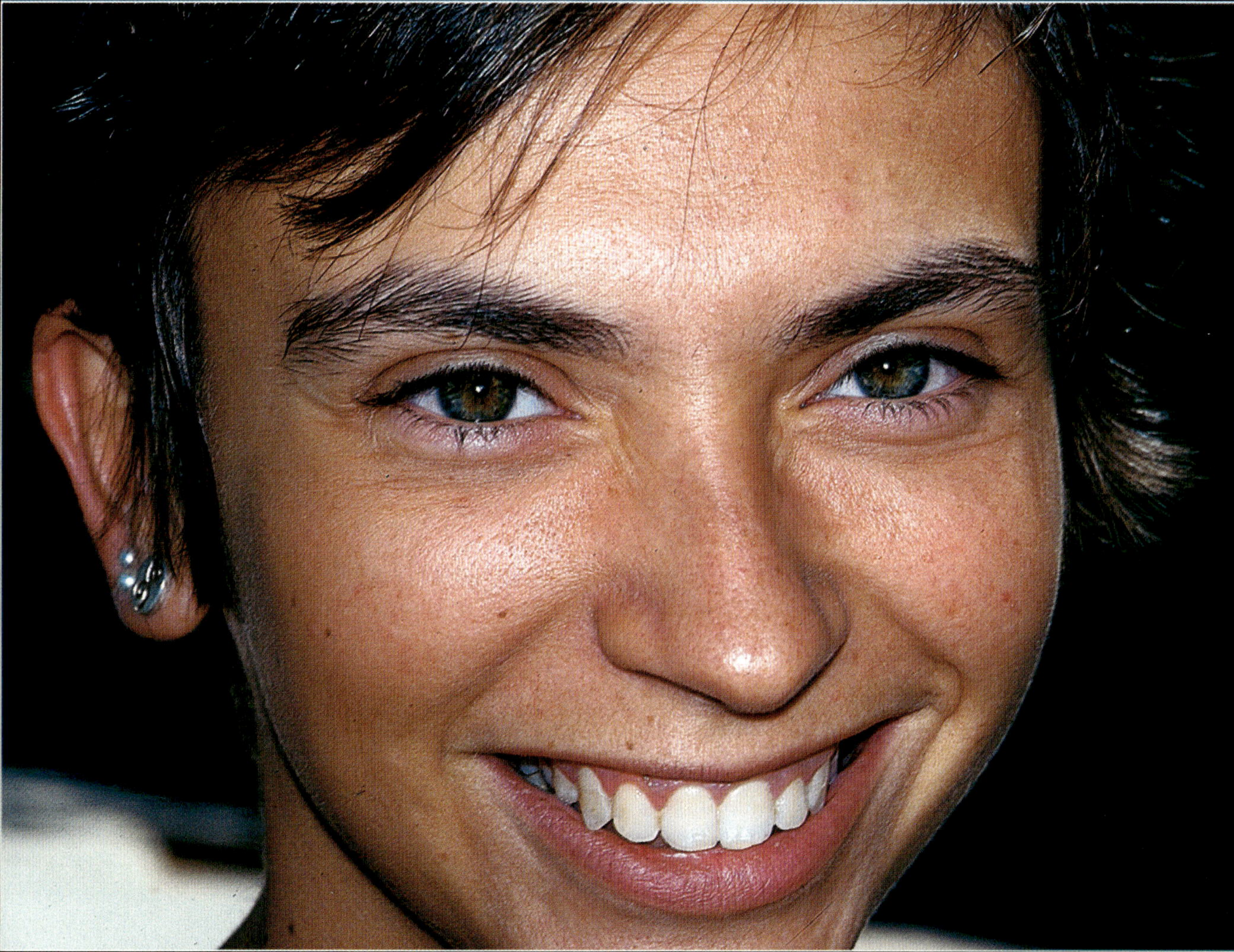

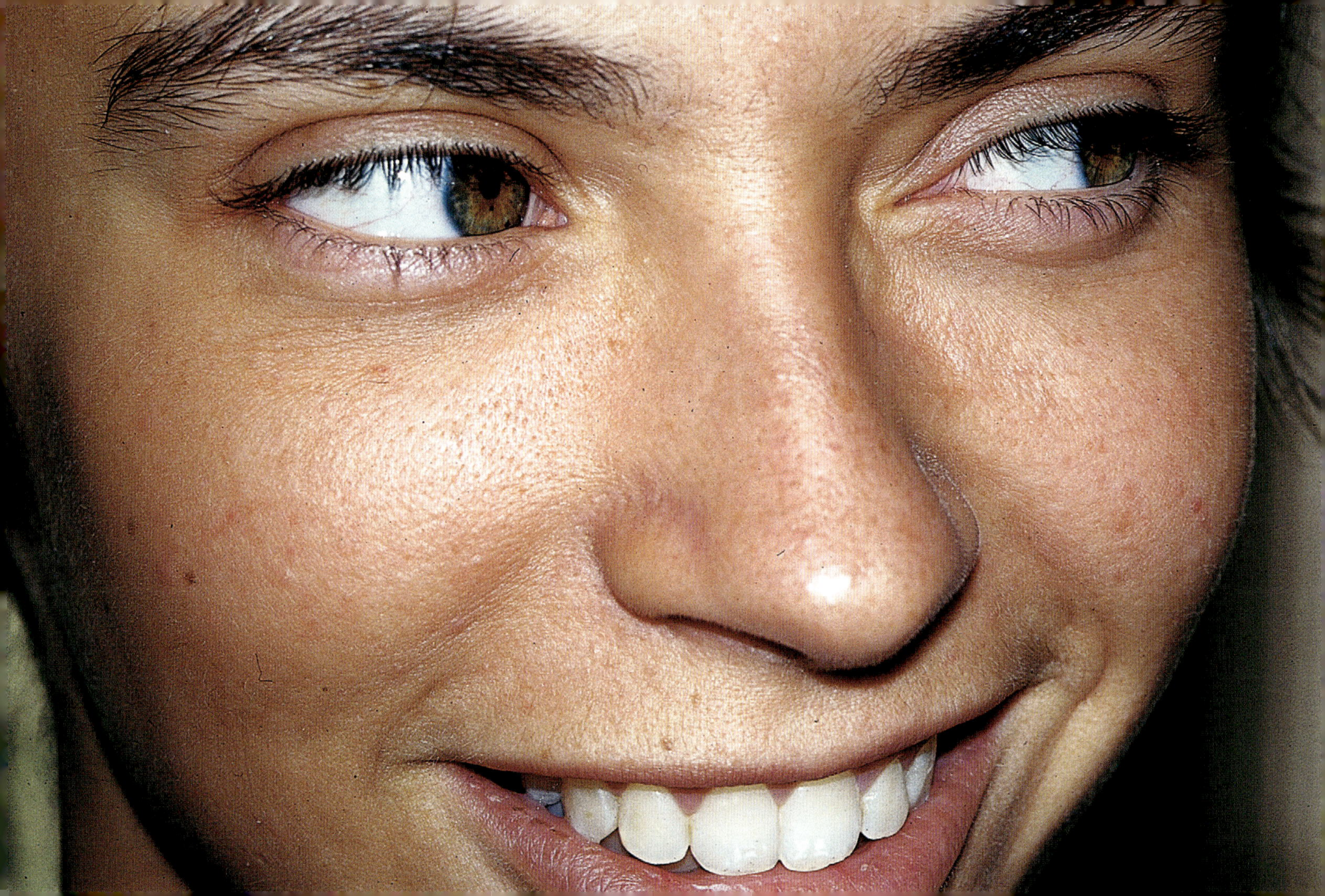

이 이야기를 통해서 우리가 언어를 사용하지 않고서도 매일 수백 번씩 주변인들과 의사소통을 한다는 것을 보여주려고 했다. 의사소통의 대상이 우리가 아는 사람들일 경우는 드물며, 오히려 전혀 모르는 사람들이 대부분이다. 이따금씩 나는 '만약 다른 사람의 생각을 들을 수 있다면 어떤 일이 벌어질까' 하는 상상을 하며 웃는다. 그러나 자신이 다른 사람의 평가 대상이 된다는 사실을 알게 되면 놀라움을 금할 수 없을 것이다. 혹시 길을 걷다가 지나치는 사람들을 분석해 본 적은 없었는가? 백화점에 들어섰을 때 직원이 다가온다고 상상해 보자. 그녀의 성격에 대한 판단은 저마다 다를 것이다. 그렇게 결정된 인상은 실제와는 무관하지만, 그럼에도 불구하고 우리가 받은 인상은 인간의 사회적 관계에서 매우 중요한 부분을 차지한다.

광고 사진을 생각해 보자. 모델의 이미지와 상품성만을 연관 짓는 일에만 급급한 사진가는 자칫 카메라에 그녀의 표정을 담는 일을 잊어버릴 수 있다. 여기서 명심해야 될 사실은 이러한 표정에 대한 대부분의 책임이 치과계에 종사하는 전문가의 몫이라는 것이다.

한 사람의 눈빛과 미소는 그의 심적 상태를 반영한다.

일전에 *Geller* 씨가 누군가와 인터뷰 한 내용을 읽은 적이 있다. 그는 자신이 환자의 치아를 복원시킨 것이 아니라 환자의 마음을 회복시킨 것이라고 하였다.

내가 이 책을 통해 꼭 전달하고 싶은 메시지가 바로 이것임을 강조하는 바이다.

제1장 우리의 목표: 환자

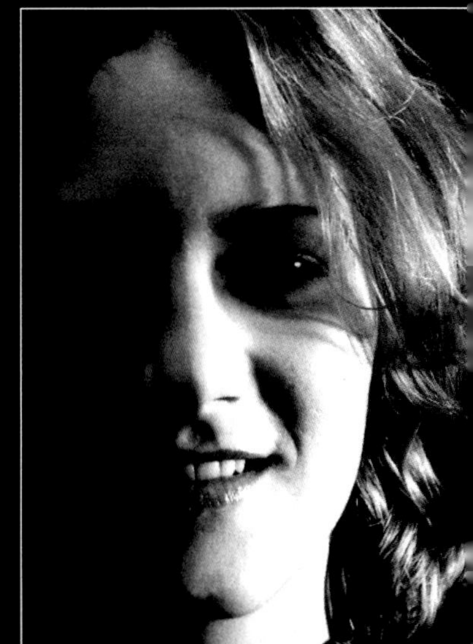

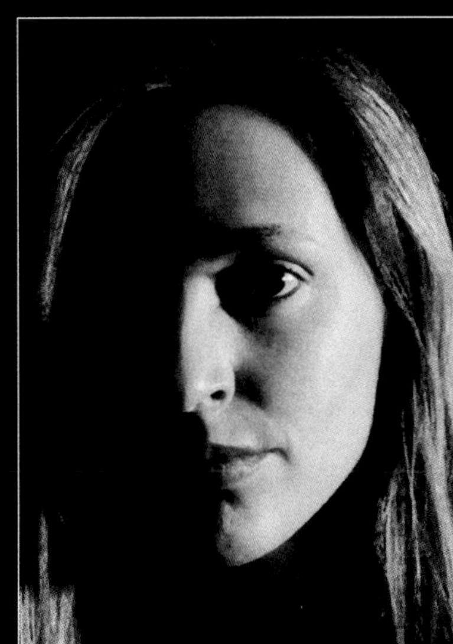

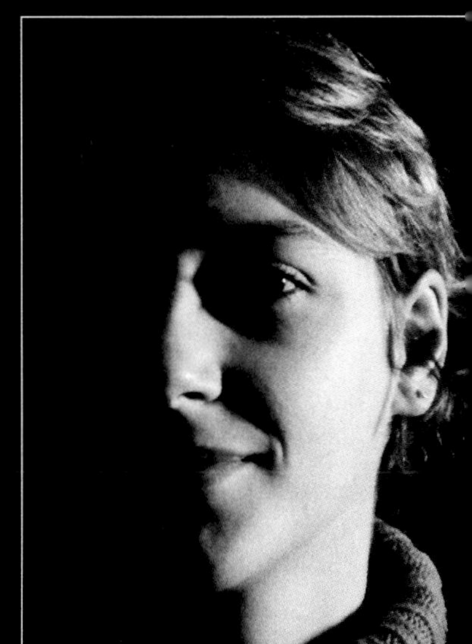

사전에서 'patient' 라는 단어의 뜻을 찾아보면, "병원체의 작용을 받아서 고통을 느끼는 사람" 이라고 되어 있다. 여기서 "받다"와 "느끼다"의 두 단어에 주목해 보자. 우리는 두 단어 중에서 환자에게 어떤 것을 사용해야 할까? 바로 이러한 질문이 나 자신을 성찰해보고 나의 직업관을 완전히 변화하게 했다. 환자를 행복하게 할 수도 있고 반대로 불행하게 할 수도 있는 것이 바로 내 손에 달려있다는 것을 문득 깨닫게 된 것이다. 우리는 환자의 외모를 변화시킴으로써 개성을 부여하고 자신감을 고취시킬 수 있지만 오히려 악화시켜 콤플렉스를 느끼게 할 수도 있다(그림 1-1).

저자는 예전에 매우 상업적인 기공소를 운영했었는데 이곳에서 특별한 대접을 받는 대상은 치과의사들이었다. 작업 중에 환자인 "Gutierrez 부인이 내가 작업해준 중절치 두 개를 마음에 들어 할까?"라고 생각해 본 적은 거의 없었던 것 같고, 오히려 "Dr. Gonzalez가 만족할까?"라고 생각한 적이 더 많았던 것 같다.

치과의사가 나에게 진료실로 와서 환자의 치아를 좀 보아 달라고 요청할 때면 항상 부담감부터 앞섰다. 또한 우리가 함께 증례의 실현 가능성을 분석하며 연구할 경우에도 할당된 예산부터 먼저 따지느라 반 이상의 시간을 소요하기도 했었다. 한 번은 학회 때 있었던 일이다. 어떤 연자가 본인의 치과를 방문할 미래 환자들의 모습을 담은 증례 사진들을 보여주었는데, 막상 그는 그 환자들을 돈으로 계산하는 것이었다(그림 1-2). 나는 그런 사고방식이 정말 끔찍했다. 내가 상점에 들어갈 때 점원도 나를 보면서 그런 계산을 할까 하는 생각마저 들었다. 내가 정말 점원에게 바라는 것은 나의 관심사에 대한 그의 최대한의 조언이다. 왜냐하면 각자

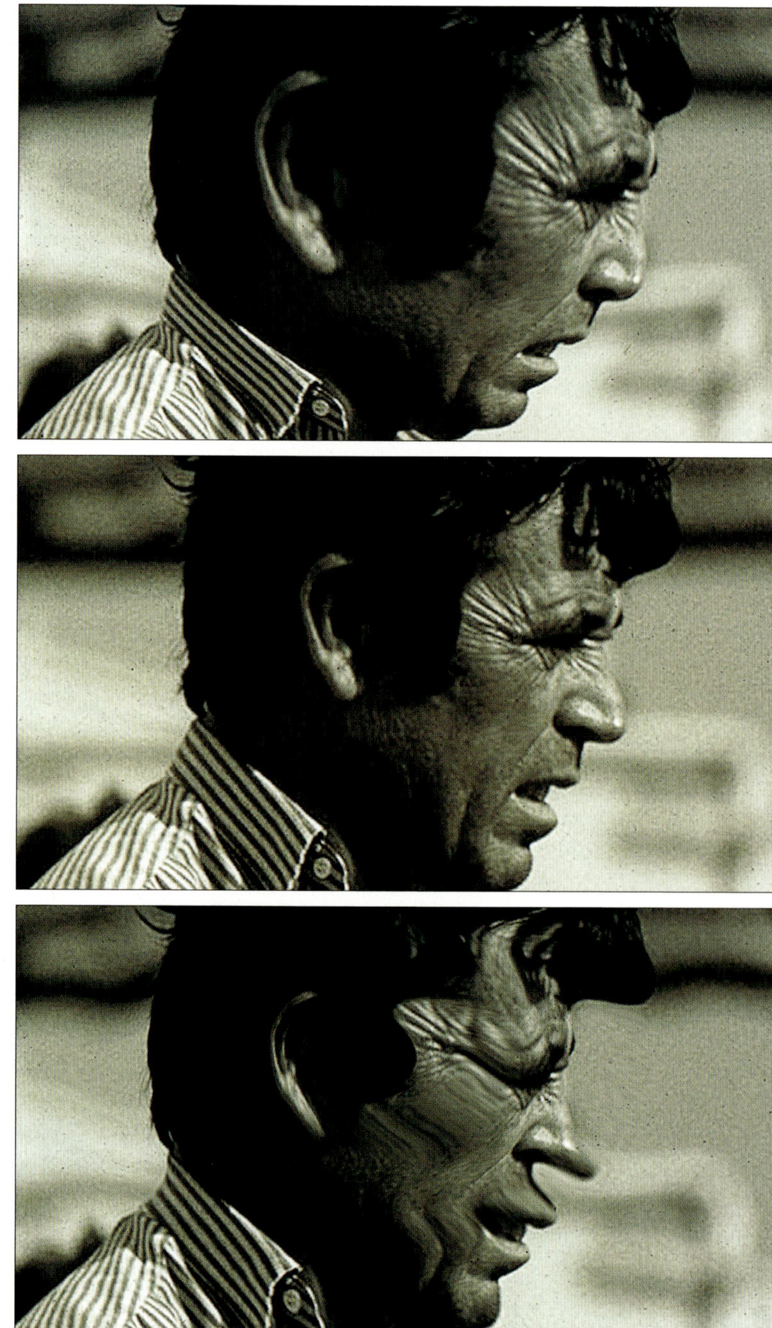

그림 1-1. 우리는 환자의 이미지와 성격을 변화시킬 수 없다.

자기 분야에서는 전문가이지만, 그 외의 분야에서는 아무런 정보도 없고 심지어 무지할 수 있기 때문이다(그림 1-3). 우리는 우리가 만지고 보는 모든 사물들이 사람의 손에 의해서 정교하게 만들어지는 세상에 살고 있다. 즉, 모든 사물의 이면에는 그 누군가의 관심, 사고 및 노력이 담겨 있는 것이고, 그러한 노력의 대가로 그에게 돈이 지불되는 것이며 이것이 세상 일이 움직이는 원리이다. 돈 버는 것은 결과 그 자체이지 주 목표가 되어서는 안 될 것이다. 영리를 추구하는 상인들이 종종 비난 받는 경우도 있지만, 그들 또한 사무실 창문을 열고 자신이 이룬 결실에 의해 영향을 받고 또 그것을 한껏 누리며 즐기는 사람들을 쳐다 볼 수 있는 여유를 갖길 꼭 권하는 바이다. 아마도 지대한 만족감을 느끼리라.

그렇다고 돈의 중요성을 비하하는 뜻은 결코 아니다. 오히려 그 반대이

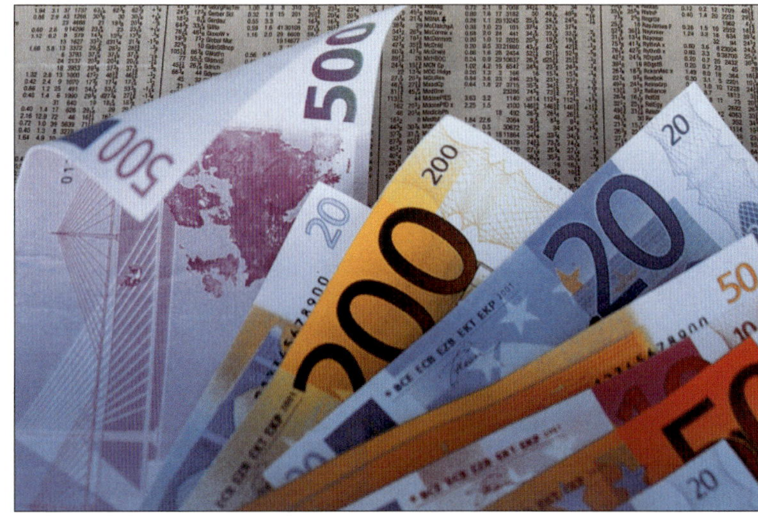

그림 1-2. 돈은 환자와의 관계에 있어서 매우 중요하지만 돈의 개념은 무노동이 아닌 우리의 전문성에 대한 대가로서 인식되어야 한다.

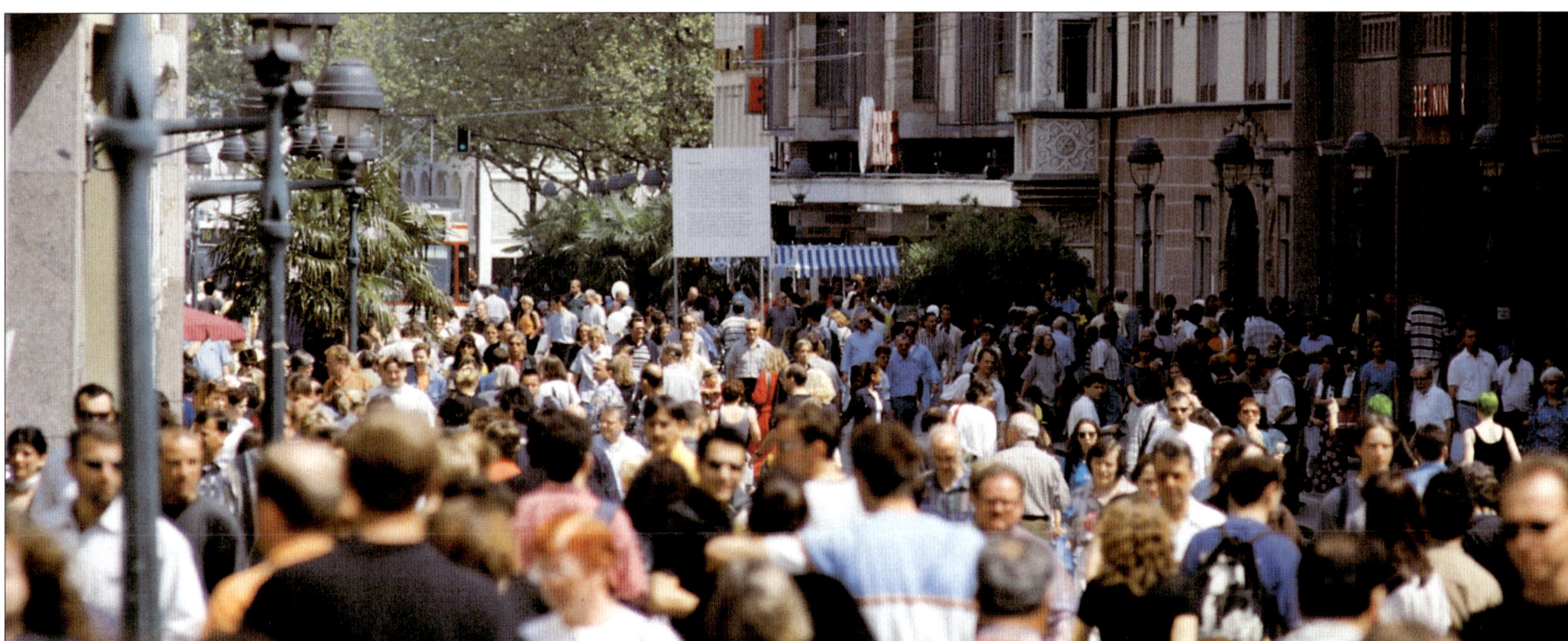

그림 1-3. 사람들은 저마다 다르며 직업 또한 다양하다. 매일 다른 사람의 전문적 기술의 협력을 필요로 한다. 서로 어울려서 협력하는 데 즐거움이 있지 않을까?

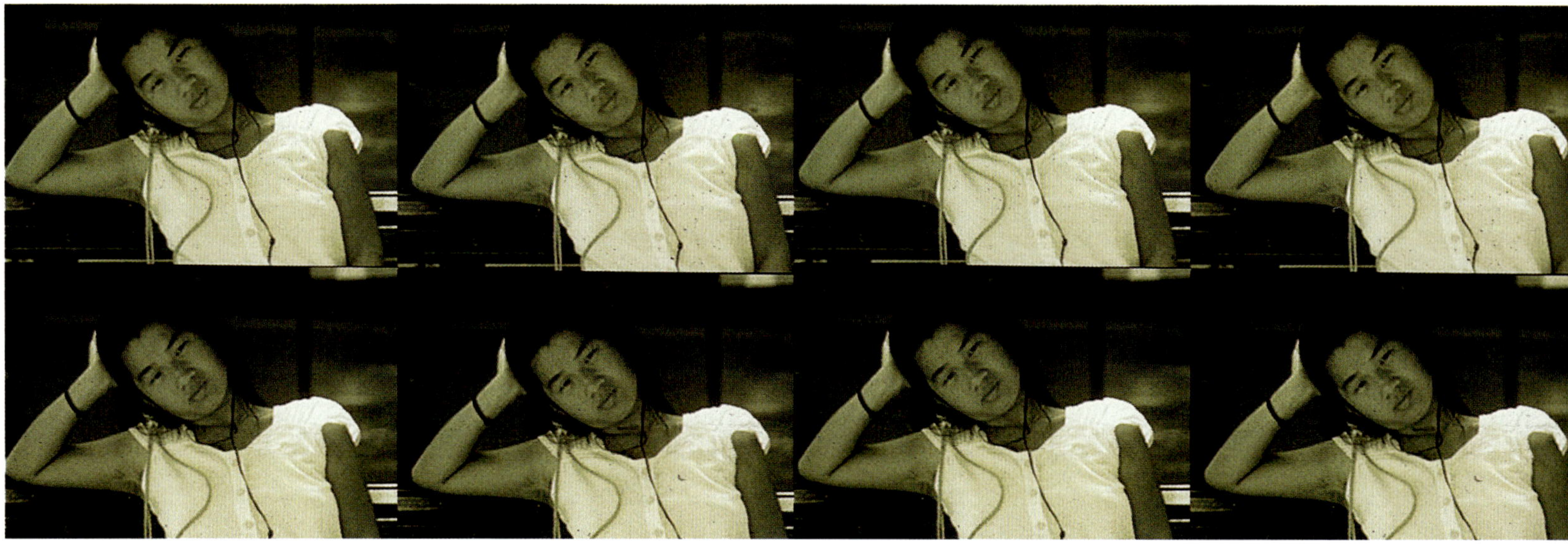

다. 돈은 매우 중요하지만 '무언가를 한 일' 에 대한 대가가 되어야지 결코 불로소득이 되어서는 안 되는 것임을 강조하고 싶다.

환자는 우리에게 무엇을 기대하는가?

사람은 저마다 생각하고 사고하는 것이 다르며 원하는 것이 각기 다른 주체이다(그림 1-4). 우리는 모든 환자들을 각기 유일무이한 존재로 생각해야 하며, 그 어떤 경우에도 동일한 증례는 없으므로 개개인에 맞는 맞춤식 치료가 필요하다(그림 1-5).

그렇다면 환자의 기대치를 어떻게 알아낼 수 있을까? 환자와의 대화가 그 유일한 방법이다. 어리석게 들릴지는 몰라도 대화는 기공작업에 있어서 가장 기초적이면서도 동시에 환자와 의사소통의 물꼬를 트는 방법이기도 하다.

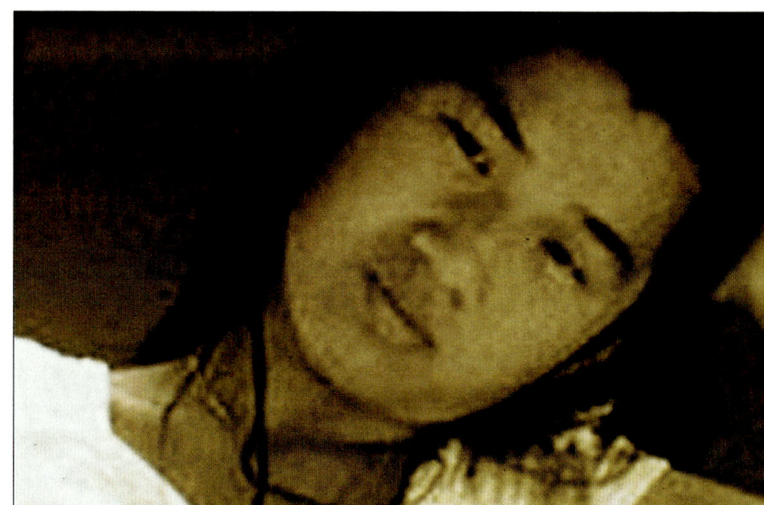

그림 1-4. 사람은 각 개인마다 만족을 느끼는 대상이 다르다. 여러 가지 매체 중 이 여자가 선택한 것은 음악이며 그녀는 이를 즐기고 있다. 만약 전문가의 조언이 뒷받침 된다면 그녀는 이전에 몰랐던 음악적 세계를 발견하는 혜택을 누릴 것이다.

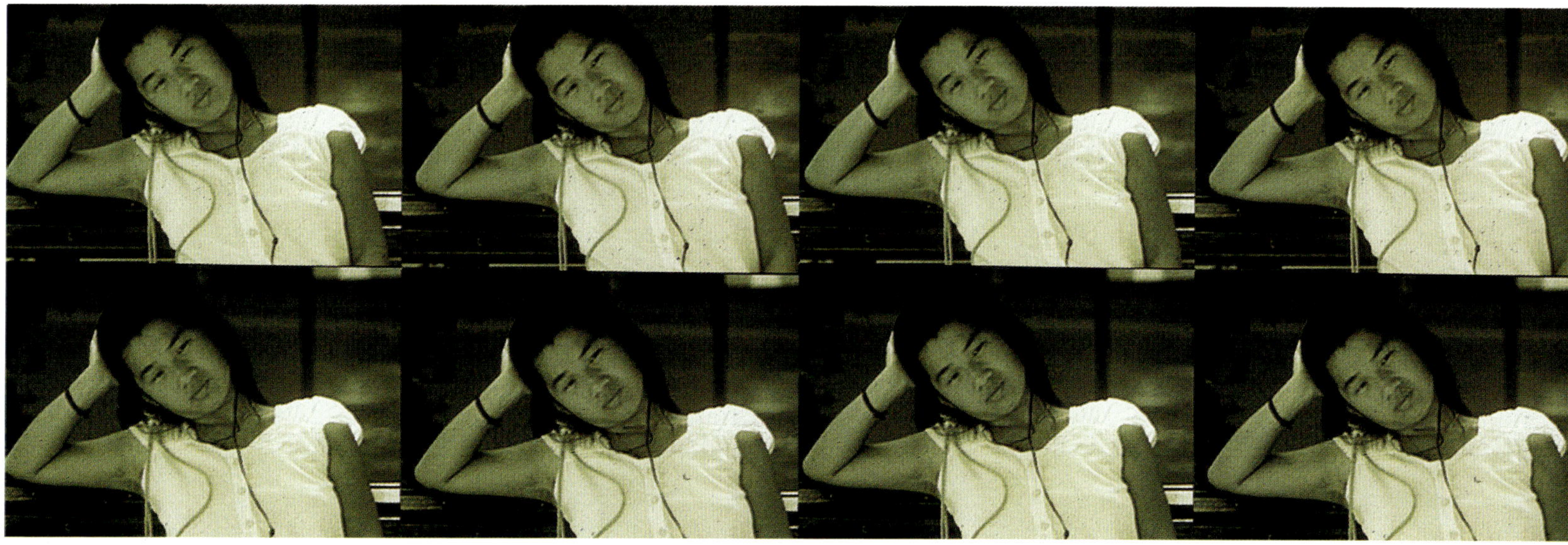

그림 1-5. 이렇듯 사람은 각양각색이므로 모든 환자를 같은 선상에 놓고 다루어서는 안 될 것이다. 각자에 맞는 맞춤식 치료가 절대적으로 필요하기 때문이다.

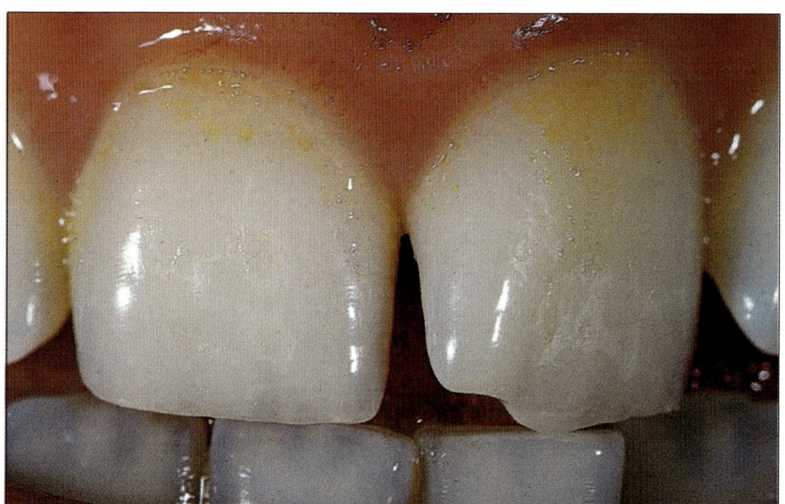

그림 1-6. 사람은 자신의 성격과 문화적 유산에 근거하여 미학적 개념을 발전시켜 나간다. 경우에 따라 조금 비뚤어진 한 개의 치아가 문제가 될 수도 있지만 전혀 그렇지 않을 수 있는 것은 바로 이러한 이유 때문이다.

우리는 환자를 단지 전문적인 자료를 기록한 한낱 종이 조각으로 여길 것이 아니라, 완성된 기공물에 대해 생각하고 스스로 평가하는 주체로서 인식해야 한다.

일반적으로 환자는 '심미' 라는 유일한 동기로 치과에 내원한다. 그런데 이 심미의 개념은 매우 주관적이고 문화에 따라 달라지므로 이는 개인의 인성, 교육 및 문화에 따라 실질적으로 변화할 수 있다. 우리와 다른 문화권에서는 open-faced crown, cast gold crown 등에 대한 선호도가 높은 것을 볼 수 있는데 이는 매우 주관적인 것이다. 한편, '심미' 에 대한 선입견이 존재하는 사회도 이와 연관성이 있다. 같은 문화권을 공유하는 사회에서는 조금 비뚤어진 한 개의 치아로 전문가를 찾는 환자를 찾아볼 수 있는가 하면, 다른 문화권의 사회에서는 그 정도는 대수롭지 않게 지나치는 것이 그 예이다(그림 1-6).

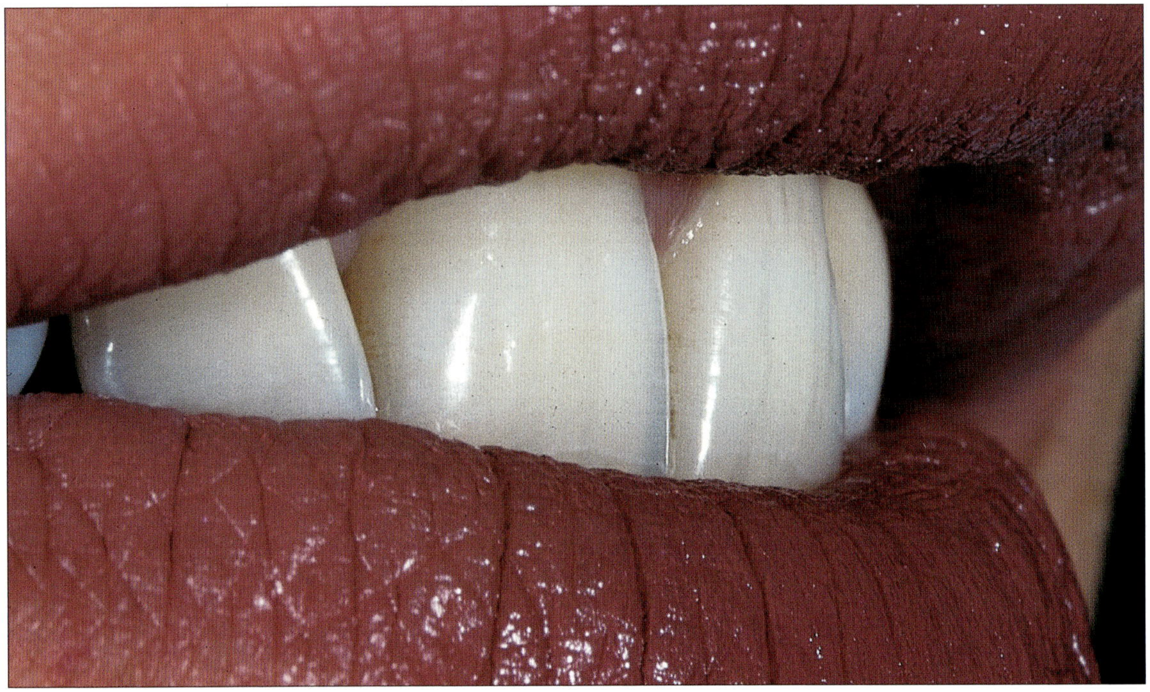

그림 1-7. 환자들의 가장 절실하고 은밀한 바람은 더 젊고 더 매력적으로 보이는 것이다. 이러한 환자의 의도를 제대로 분석하여 그들이 궁극적으로 가장 만족할 만한 guideline을 제시하는 것이 우리의 과제이다.

나는 이제껏 환자가 crown margin의 적합도, emergence profile 또는 기능에 대해 질문하는 것을 본 적이 없다. 그들의 유일한 가장 큰 관심사는 완성된 보철물이 어떻게 보이느냐 일 뿐이다. 그러나 그들과 첫 상담을 해 보면 1960년대의 심미관에서 크게 벗어나지 못하고 진정 자신이 원하는 것이 무엇인가를 오해하고 있다는 느낌을 지울 수 없다. 과거에는 완벽하게 정렬된 새하얀 치아가 심미적인 것으로 소개되었고, 그 생각은 지금도 계속 이어지고 있는 것 같다. 심미의 개념이 변화하였지만 그 누구도 이에 대해서 이의를 제기하지 않는다. 과연 당신의 입장은 어떠한가?

나는 나만의 독특한 방법을 사용한다. 우선 환자들에게 본인이 생각하는 가장 매력적인 미소들을 열거해 보라고 한다. 그러면 Claudia Schiffer, Julia Roberts, Julio Iglesias, Richard Gere 등의 연예인들이 나열되고, 그들의 공통점은 모두 젊고 활기찬 미소의 소유자들이라는 것이다. 결국 모든 환자들은 젊어지고 싶은 잠재적 욕구를 가진 것이다. 이 사실을 부인할 사람이 어디 있겠는가? 우리 모두는 세월의 흐름을 역행해서 젊고 매력적으로 보이고 싶은 명백한 욕구를 갖고 있다(그림 1-7). 그러나 우리의 역할은 환자와의 상담을 통해 '원하는 젊음의 정도'에 대해 서로 타협하고 절충하는 일이다. 맨 먼저 나는 유명인들의 사진첩을 보여주면서 그들의 미소를 환자와 같이 분석하고 평가하는 방식을 취함으

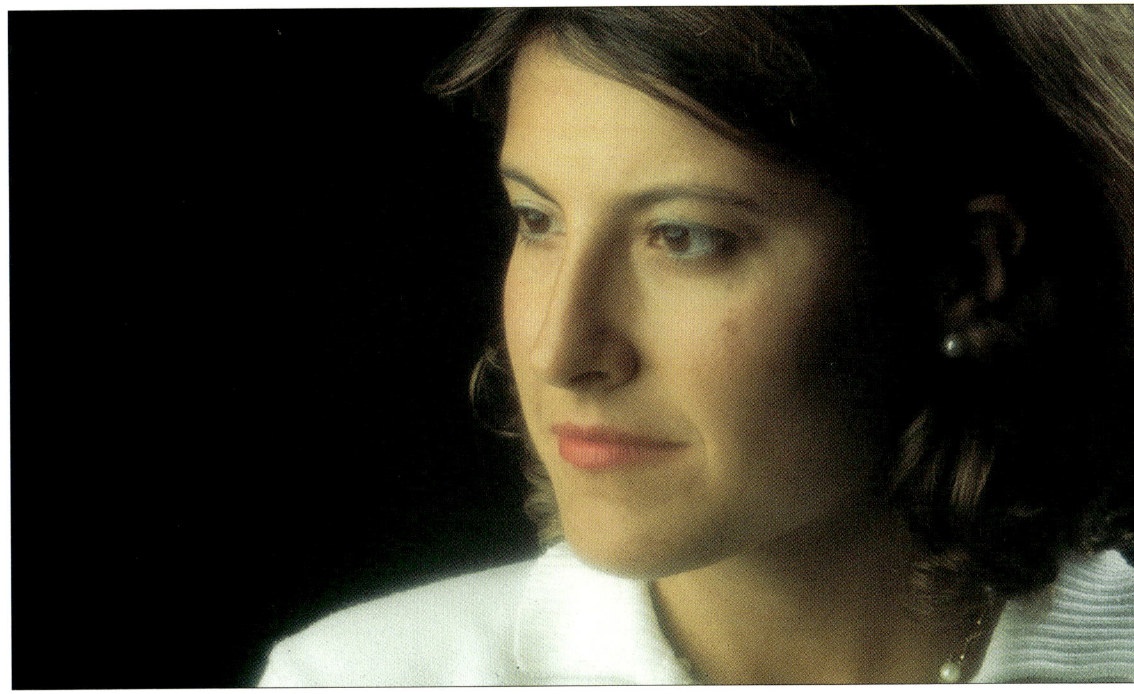

그림 1-8. 젊어지고 싶은 것은 모든 인간의 욕망이다. 그러나 나이를 무시한 부자연스러운 모습을 연출하지 않기 위해서는 무엇보다도 합리적으로 접근하는 노력이 필요할 것이다.

로써 나의 심미 'guideline'을 환자들이 이해할 수 있도록 제시한다. 두 번째 단계는 매우 분명하며 흥미롭다. 나는 환자에게 그의 지인 중 65세를 넘는 여인이 미니스커트에 탱크 탑 등을 입은 모습을 상상해 보라고 한다. 얼마나 우스꽝스러운 모습일까? 이처럼 환자의 실제 연령과 그들이 원하는 이미지 사이에는 많은 차이가 존재한다. 이와 같은 과정을 통해서 환자의 실제 나이에 근접한 이미지를 창출하려고 노력하는 가운데 그 연령대에 맞는 범위 내에서 환자를 젊어 보이게 하는 것이 매우 중요하다. 동일한 여인일지라도 밝고 아름다운 색상 옷으로 용모를 강조했을 때와 어두운 정장에 복고풍의 헤어스타일을 했을 때의 모습은 확연히 달라 보일 것이다. 따라서 우리는 환자의 연령대에 맞는 사회적 심미안을 개발시켜야 할 것이다(그림 1-8). 이것이 나의 심미관이며 내가 이것을 환자들에게 설명하지 않는 한 그들은 그것을 절대적으로 이해하지 못할 것이다. 한편 환자들 또한 그들의 관심사를 나에게 알림으로써 서로의 심미관을 절충시킬 필요가 있다. 기능과 심미는 밀접한 관계를 가지고 있으며, 이 양자는 술자의 의도, 욕구 및 한계를 환자들이 이해하는 데 가장 필요한 수단으로 여겨져야 할 것이다.

제2장 색 이론

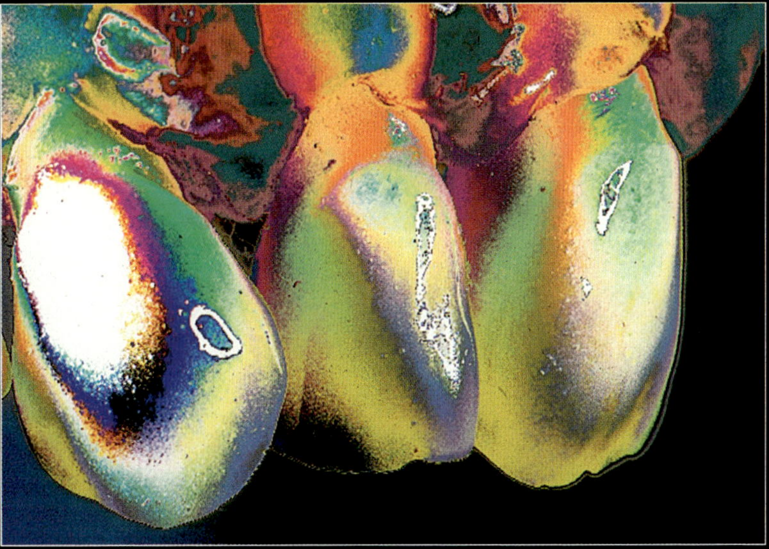

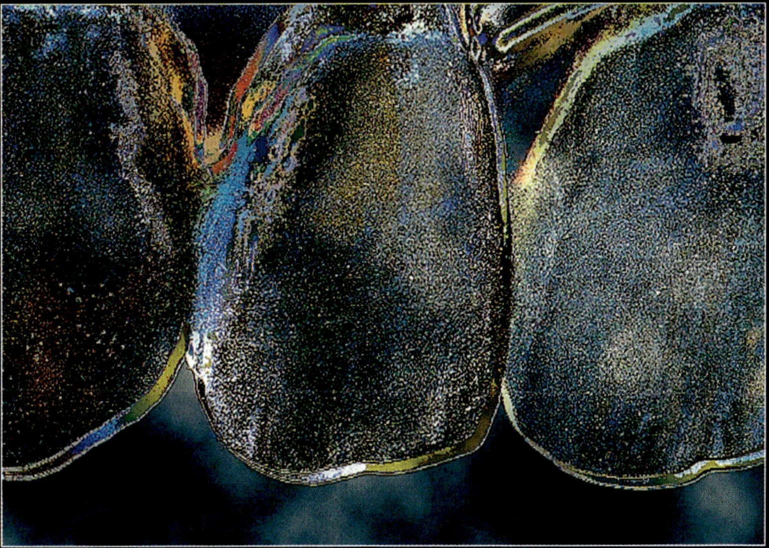

색 이론

우리 치과기공사는 화가가 아니다. 하지만 복잡한 세상 속에서 자칫 느끼지 못하고 지나치는 주변의 다양한 색상들을 주목해 볼 필요가 있다. 물론 치과기공작업을 화가나 조각가의 작업과 연관 지은 적은 없었지만, 그렇다고 해서 그 분야의 지식에 대한 필요성마저 부인하고 싶지는 않다.

사람들은 가끔 손재주가 있는 친구를 보면서 "이 친구는 손재주가 대단하네"라고들 하는데, 이 말은 논리적으로 맞지 않는 것 같다. 어떤 것을 해낼 수 있는 사람의 능력은 지식에서부터 비롯되는 것이다. 창조를 가능하게 하는 충분한 정보가 선행되지 않는다면 손재주도 발전할 수 없으며, 결국 이는 사전에 습득한 지식에 달려있는 것이라고 생각한다. 이런 측면에서 볼 때 색의 세계를 이해하는 것이 중요하며, 어떤 현상의 발생과 그 원인을 인지하는 것은 더욱 비중 있는 연구 과제이다(그림 2-1).

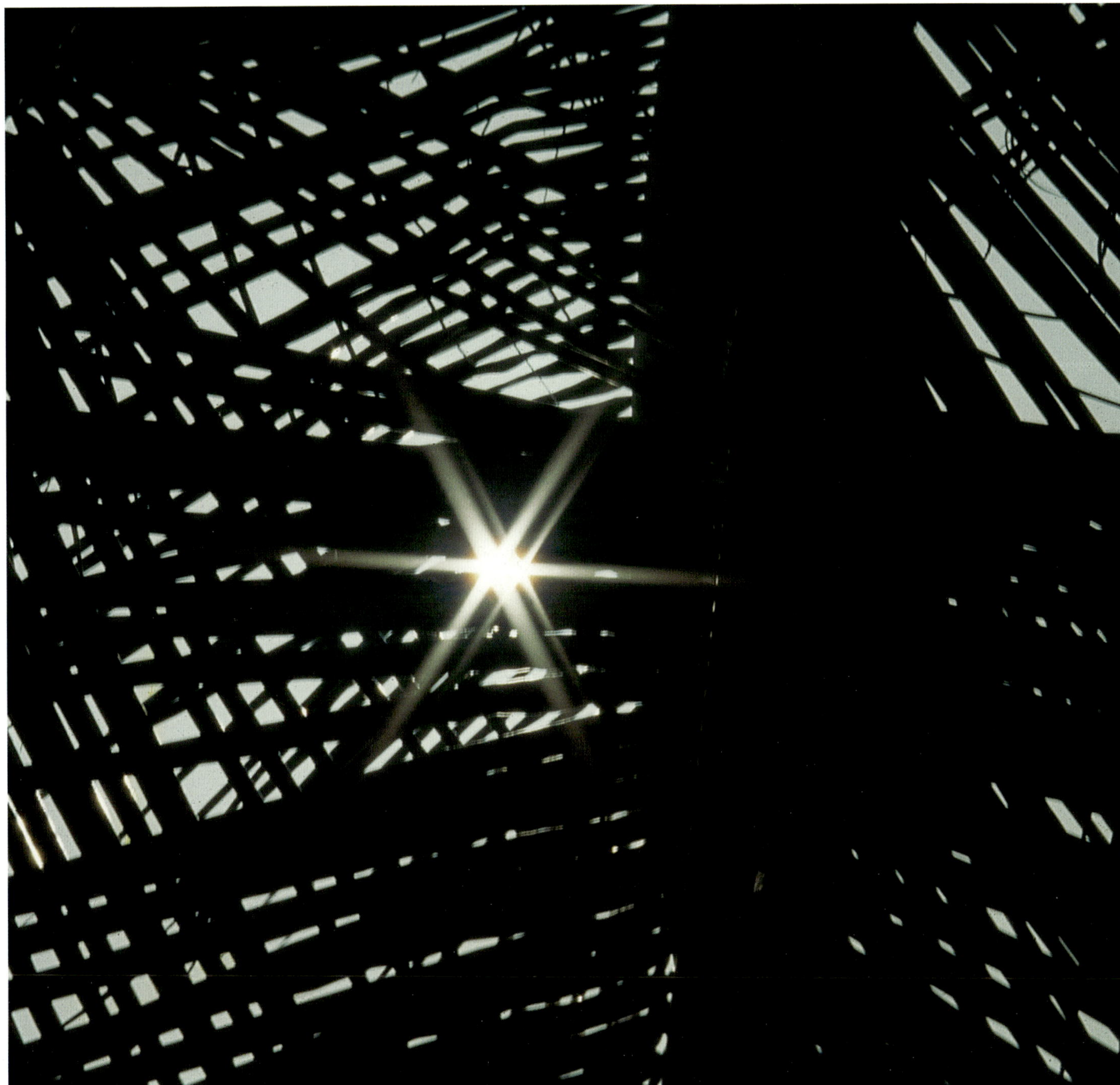

그림 2-1.

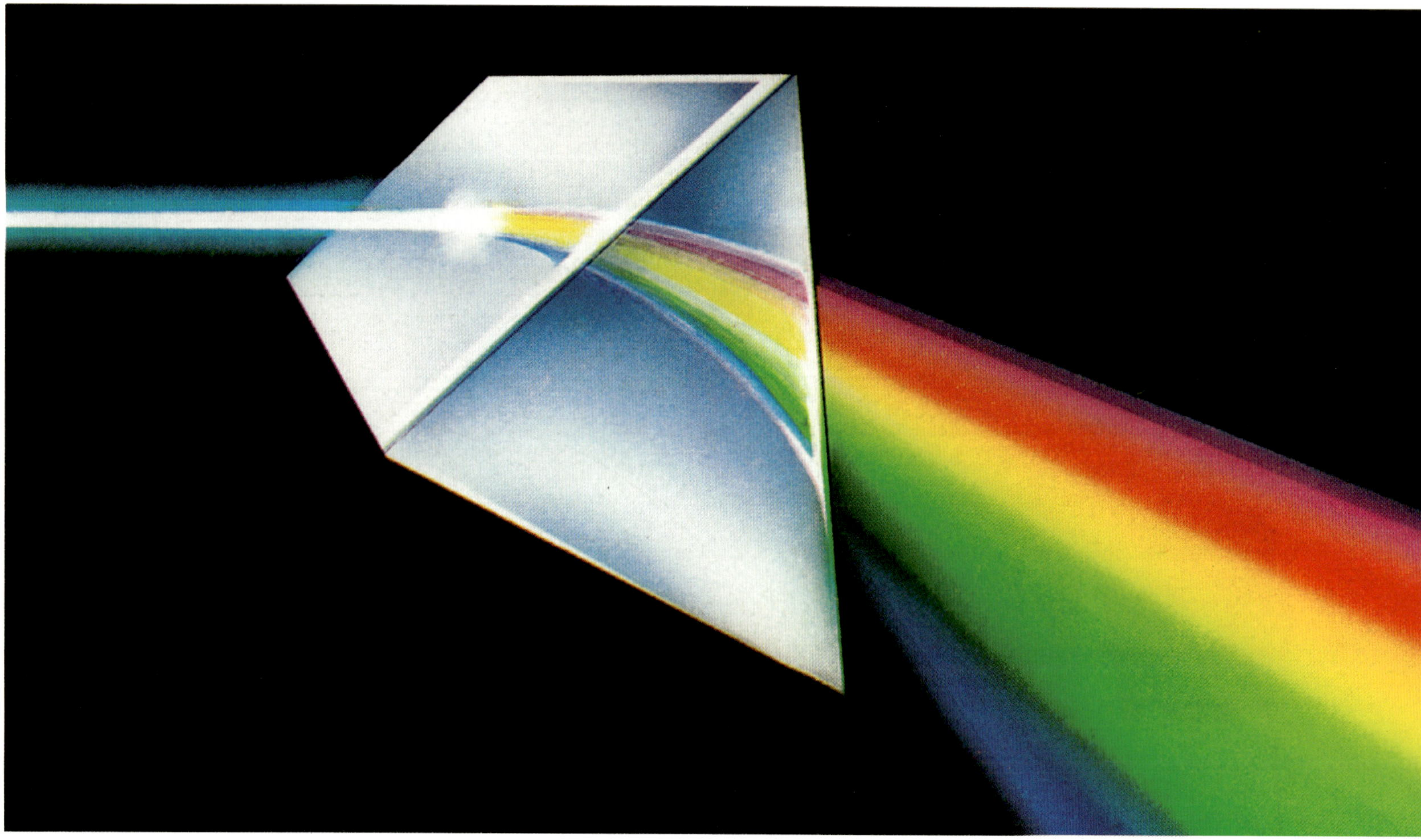

그림 2-2. Newton이 보여주었듯이 빛은 색을 가진 광선들로 나눠진다.

빛의 가산 혼합 (The Additive System)

모든 색 이론은 Isaac Newton 경의 이론에 기초하고 있다. 그는 광선이 유리 프리즘을 통과하면 여섯 가지의 색으로 나눠지는 것을 알아냈다(그림 2-2). 하지만 그가 발견한 더욱 중요한 사실은 모든 가시적인 색을 연출할 수 있는 주체는 빛 그 자체이지 그 빛을 받는 사물이 아니라는 것이다. 이것의 기전은 어떤 것일까? 물체를 향해 움직이는 광선을 상상해 보자. 예전까지만 해도 빛의 색이 흰색이므로 광선은 흰색인 것으로 인식되고 있었다. 그러나 Newton의 연구로 인해 우리는 이 흰색이 모든 색의 조합이라는 것을 알게 되었다. 광선이 어떤 물체에 닿을 때 물체의 색은 다음과 같은 세 가지 양상을 띤다.

- 빛이 함유하는 모든 색의 광선을 흡수하고, 그 결과 빛의 부재상태인 검정색을 나타낸다(그림 2-3).
- 모든 색의 광선을 반사하고 그 결과 빛의 색인 흰색을 나타낸다.
- 색의 광선을 부분적으로 흡수하거나 반사하여 그 결과 반사된 광선의 혼합색을 나타낸다(그림 2-4).

위에 언급된 세 가지 가능성으로 인해서 두 가지 사실을 확인할 수 있다.

첫째, 검정색은 빛의 부재로 인한, 즉 색의 부재로 인한 결과이다. 이는 밀폐된 공간에서 한 줄기 빛도 들어오지 못하게 한 후 캄캄한 내부를 연출하는 것과 같은 효과이다.

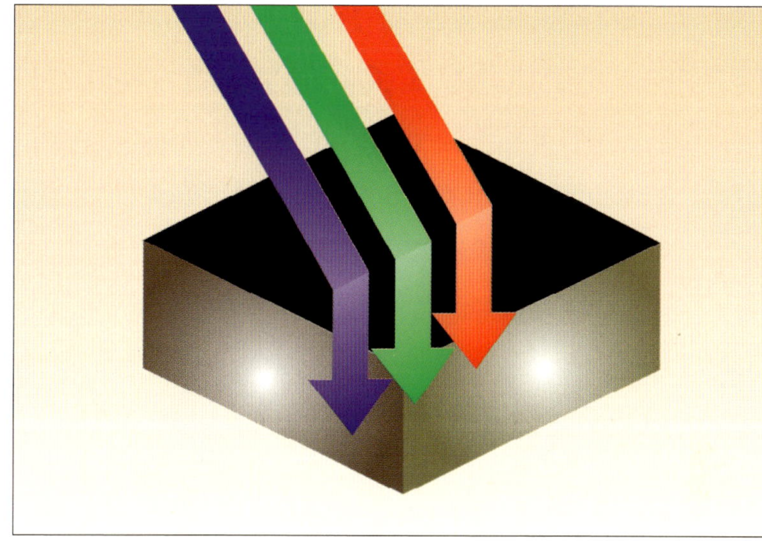

그림 2-3. 광선들이 검정색의 색소에 의해 흡수되는 장면이다. 그 결과 빛의 부재로 색이 존재하지 않게 된다. 만약 반대로 색소가 흰색이라면 광선은 모두 반사될 것이고 반사된 광선은 흰색으로 보일 것이다.

둘째, 흰색은 모든 색의 혼합체이다. 이를 증명하기 위해서는 빛이 흰색이라는 사실만 인지한다면 충분할 것 같다. 흰색의 물체는 그 어떤 광선도 흡수하지 않으므로 가장 불투명한 반면 모든 빛을 반사하는 성향을 지니고 있다. 이 개념은 기공과정에서 대단히 중요한데, ceramic이나 그 외 다른 재료를 불투명하게 해야 하는 필요성에 당면하기 때문이다. 사실 이러한 흰 색소들과 그들의 빛을 반사하는 성질을 이용해서 porcelain powder, resin 또는 그 외의 재료를 우리가 원하는 정도까지 불투명하게 할 수 있게 되었다.

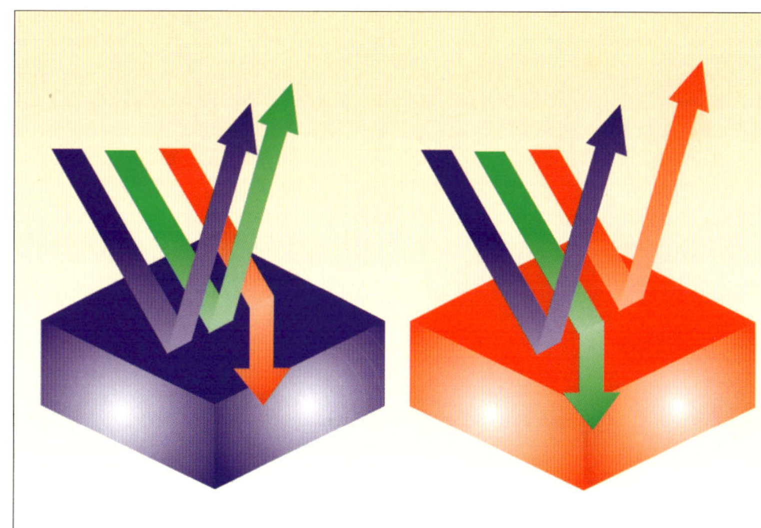

그림 2-4. 광선들은 흰색이나 검정색을 제외한 색을 지닌 물체에서는 색소의 종류에 따라 흡수되거나 반사된다. 위 그림의 경우 빨간 색소는 녹색 광선을 흡수하는 데 반해 주황색, 보라색 광선들은 반사시킨다. 그 결과 가산 혼합에 의해 빨강색으로 보이게 된다.

빛의 가산 혼합은 spotlight, 텔레비전, 무대 장치 등에 사용되는 조명 색깔에도 적용된다. 우리가 색소를 가지고 작업할 때에는 또 다른 체계인 감산 혼합에 의한 적용을 받는다. 이 두 가지의 체계는 상호 대립적인 것이 아닐까 생각된다. 감산 혼합은 색 혼합과 연관된 일체를 지배하는 시스템이다. 두 가지 색을 혼합했을 때의 결과는 광선에 적용되는 가산 혼합과 색소에 적용되는 감산 혼합에 의해 결정된다. 그림 2-5와 2-6을 관찰해보면 가산 혼합이 적용되는 원색(혼합해서 얻을 수 없는 색상)은 감산 혼합이 적용되는 이차색(원색들을 하나씩 차례로 혼합한 것)이 아니며 반대도 마찬가지이다. 삼원색을 섞을 경우 가산 혼합에 의해서는 흰색이 되고, 감산 혼합에 의해서는 검정색이 된다. 즉, 빛의 가산 혼합에 의해 생성되는 색 혼합은 점점 더 밝은 색을 띠며 그 결과 두 가지 또는 그 이상의 혼합 색보다 흰색의 함유량이 훨씬 더 많다. 만약 똑같은 혼합 색에 빛의 감산 혼합 원리를 적용시킨다면 혼합색보다도 더 어두운 회색으로 나타날 것이다. 이상의 원리는 색 이론을 지배하는 기준이 되고 있다.

치과기공계라는 전문 분야에서 우리는 빛의 감산 혼합을 매우 중요하게 다루어야 하며 이를 숙지함으로써 성공적으로 우리의 작업을 수행해 나갈 수 있을 것이다.

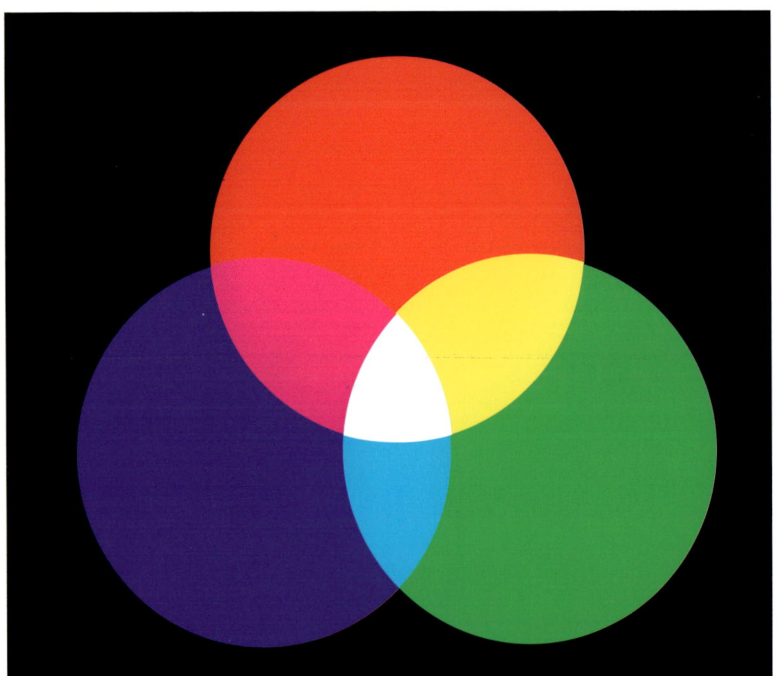

그림 2-5. 가산 혼합은 텔레비전과 무대 조명에서의 색 발생에 적용된다.

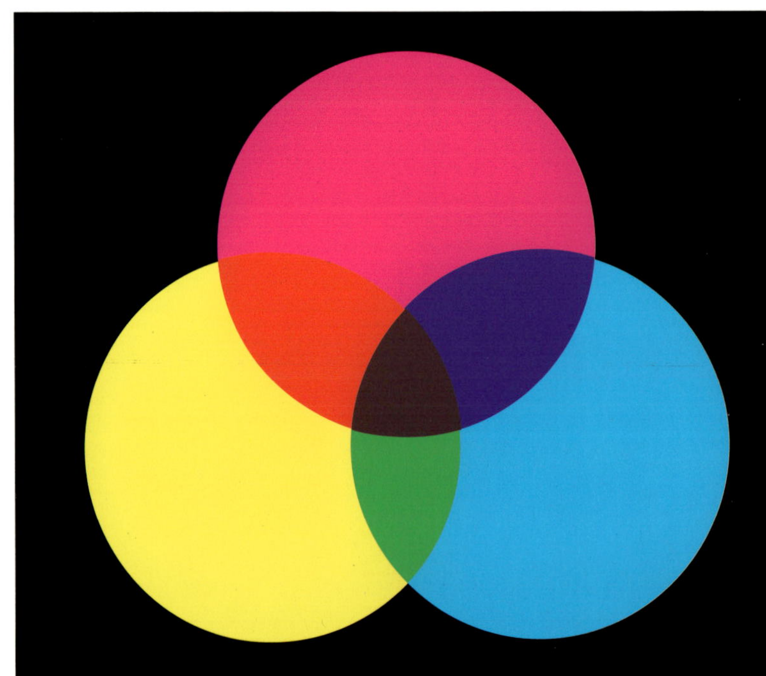

그림 2-6. 감산 혼합은 색소들을 이용하여 발생되는 모든 색에 적용되며 최적의 수복물을 제작하기 위해서는 이 원리를 인지하는 것은 매우 중요하다.

빛의 감산 혼합 (The Subtractive System)

이미 언급된 바와 같이 우리의 관건은 '빛의 감산 혼합' 이다. '빛의 감산 혼합' 이라는 이름에 주목하자. 이것은 큰 특징이며 장점과 함께 단점을 수반한다. 그림 2-6에서 보듯이 삼원색을 섞으면 검정색(빛의 부재)이 산출된다. 이것은 두 가지 또는 그 이상의 색을 혼합하면 검정색에 가까운 회색이 산출됨을 의미한다. 왜냐하면 한 가지 지침에 따라 원색들을 연속적으로 충분히 혼합하지 않는 한 검은색은 나타나지 않기 때문이다. 따라서 색을 혼합할 경우 검정색이 나오기는 어렵고 오히려 회색이 산출된다. 이러한 원칙을 crown의 축성에 적용시키면 dentin powder에 색을 첨가하고 반투명 powder로 덮으면 결국 삼원색을 혼합하는 결과와 같다. 이 때 명도가 원래의 dentin보다도 낮아지는 결과로 나타난다. 그렇다면 '명도' 란 무엇인가? 다음 장에서 '명도' 에 대해서 자세히 다루겠지만, 이는 색이 반사하거나 흡수하는 빛의 양을 뜻하고, 요약해서 흰색 또는 회색의 정도를 말하기도 한다. Porcelain powder를 절대로 진동하지 않도록 주의를 주는 이유는 색이 중간 정도의 습도에서 최고의 속력

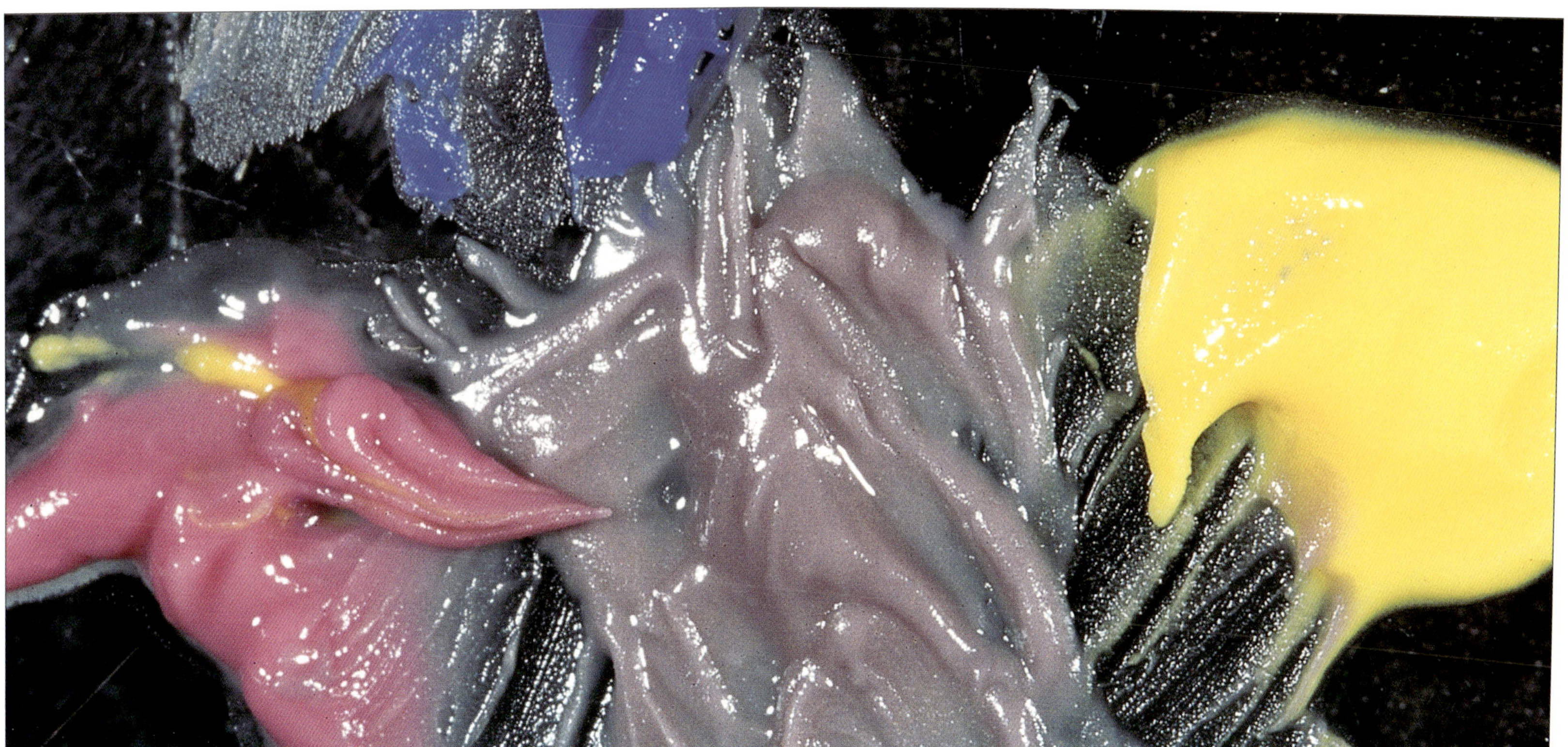

그림 2-7. 삼원색을 혼합하면 명도가 중간 정도인 neutral 회색이 얻어지며 이 회색은 우리의 작업에 매우 유용하게 쓰인다.

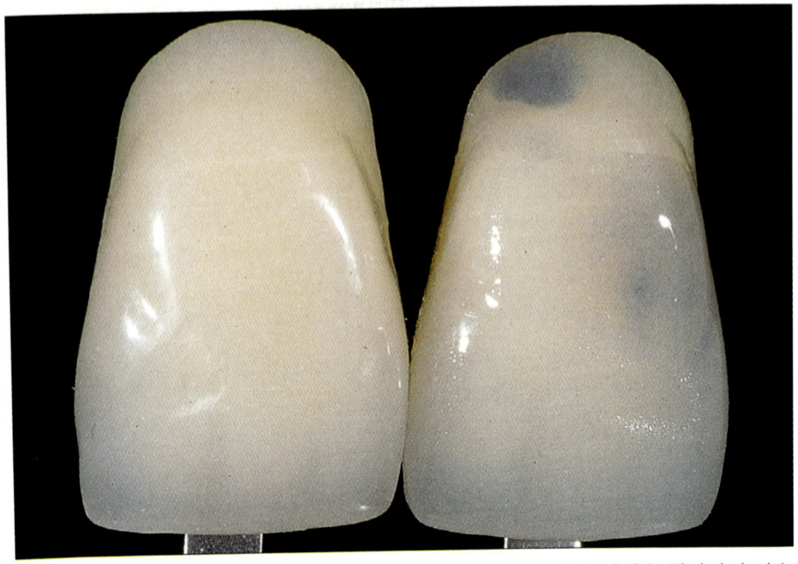

그림 2-8. 치아의 명도를 감소시키려고 흰색과 검정색을 혼합한 회색을 첨가하면 단순히 회색 stain만 남을 뿐이다.

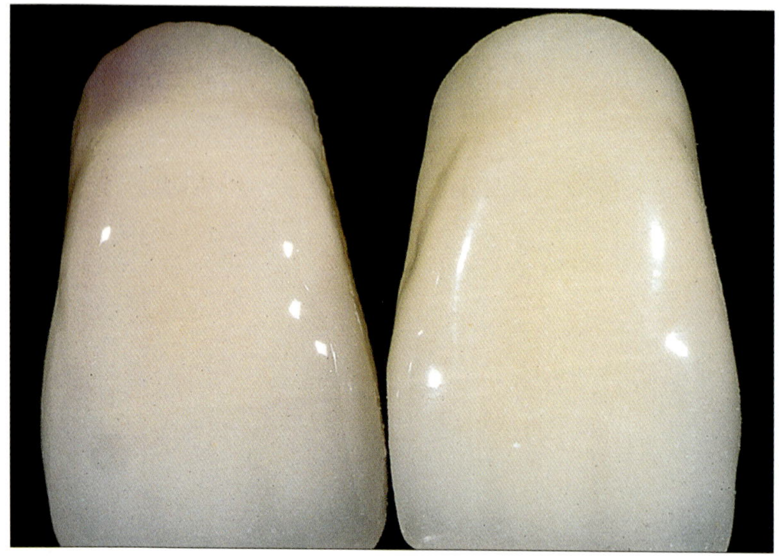

그림 2-9. 그러나 동일한 치아에 neutral 회색을 첨가할 경우 명도가 감소하는 것을 확연히 알 수 있다.

으로 혼합되기 때문이다. 즉, 순식간에 감산 혼합이 작용되어 치아는 결국 회색에 가까운 색을 띠게 된다.

'빛의 상실' 이외에도 감산 혼합이 가진 또 다른 특징을 알아보자. 삼원색은 파랑, 빨강, 노랑이다. 이들을 차례대로 섞으면 2차색인 초록(파랑+노랑), 주황(빨강+노랑)과 보라(빨강+파랑) 색이 나온다. 삼원색을 동시에 섞으면 검정색이 된다. 이것이 감산 혼합의 도해이지만, 실제로 삼원색을 혼합하면 회색이 된다. 이 회색을 neutral 회색(그림 2-7)이라고 하는데 이는 작업에 매우 유용하다.

PFM crown을 제작하여 X 라는 색이 나왔는데, 그 색이 너무 밝거나 투명하다고 상상해보자. 우선 약간의 회색을 첨가하여 지나친 명도를 감소시킨다. 물론 여기서 회색은 지금까지 우리가 알고 있는 검정색과 흰색의 혼합이 아니며, 이런 회색은 결코 우리의 작업에 유용하지 않다. 만약 이런 회색을 crown에 첨가한다면 회색 stain만 생기지 결코 치아의 명도를 감소시킬 수 는 없을 것이다. 왜 그럴까? 명도를 낮추려면 빛을 최대한 반사하는 색, 즉 가장 불투명한 흰색을 섞어야 하기 때문이다. 따라서 회색으로 결코 명도를 조절할 수 없으며 만약 꼭 필요할 경우 명도에 있어서 중성인 neutral 회색을 사용하여야 한다. 그림 2-8에서 보면 흰색과 검정색을 섞은 회색은 단지 회색 stain일 뿐이다. 반면 neutral 회색은 색조와 채도의 변화를 최소화하면서 명도를 감소시키는 것을 확연하게 알 수 있다(그림 2-9). 다음 장에서 이에 관해서 좀 더 자세히 다루겠다. 앞서 설명했듯이, 이 neutral 회색은 삼원색의 혼합 색이며 이는

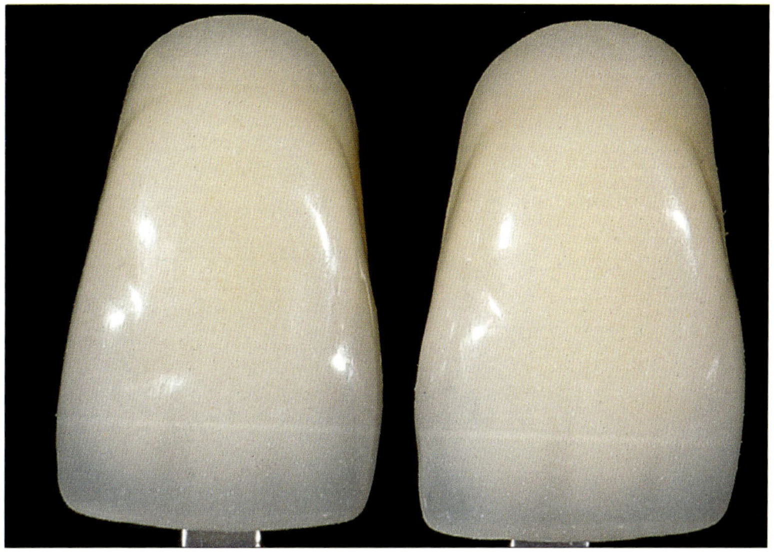

그림 2-10. Chromascop shade guide 320번 치아의 기본 색을 관찰해 보자.

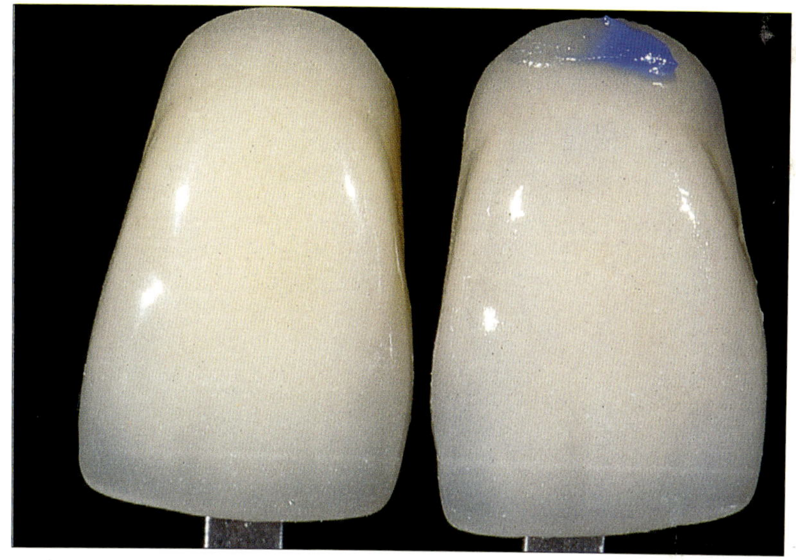

그림 2-11. 만약 Chromascop shade guide의 320번 치아에 파랑색 stain을 칠하면 회색으로 변하는 것을 관찰할 수 있다. 이 결과로 320번 치아의 기본 색은 주황색임을 알 수 있다.

우리 작업에 매우 유용한 특성을 가지고 있다. 모든 상아질의 색은 원색 또는 혼합 색으로서 매우 눈에 띈다.

대체로 이들은 주황, 빨강, 노랑색의 범위 안에 있다. 치아의 기본(dominant)색을 이해하기 위해서는 빛의 감산 혼합의 또 다른 특징인 보색에 대한 이해가 필요하다. 예를 들어 Y색의 보색인 X가 다른 하나의 색과 혼합될 경우 결과는 neutral 회색이다. 이를 이해하기 위해 먼저 주황색의 보색이 무슨 색인지 생각해보자(그림 2-6). 이 때 생각해야 할 점은 주황색이 어떻게 만들어졌는가 하는 것이다. 정답은 빨강색과 노랑색이다. 2차색인 주황색이 원색인 빨강과 노랑의 산물이라면 이 두 가지 혼합색에 무슨 색을 섞으면 neutral 회색이 나올까? 정답은 파랑색이다.

이로써 파랑색의 보색이 주황색이며 그 역도 성립함을 알게 되었다. 이 사실은 우리의 일상 작업에 아주 유용하다. 예를 들어 Lopez 부인의 crown 색이 조금 맞지 않는다고 하자. 우선 "무슨 색을 첨가할까"라는 질문이 제기될 것이다. 가장 합당한 답은 상아질에 가장 가까운 기본 색이 될 것이다. 그렇다면 기본 색은 무엇인가? 우리는 그것이 무엇인지 모르지만 어떻게 그것을 찾을 수 있는가를 알고 있다. 그림 2-10에서 crown을 대신하는 shade guide를 살펴보자. 기본 색이 무엇인지 알기 위해 3가지 원색을 stain처럼 표면에 바른 후 변화를 관찰하자. 이 실험의 목적은 상아질의 기본 색에 대한 보색을 찾기 위함이다. 감산 혼합에 의해 어떤 색을 첨가할 때 치아가 회색으로 변하는가를 안다면 보색을 찾을 수 있을 것이다. 그림 2-11에서 치아에 파랑색을 첨가할 경우 회색

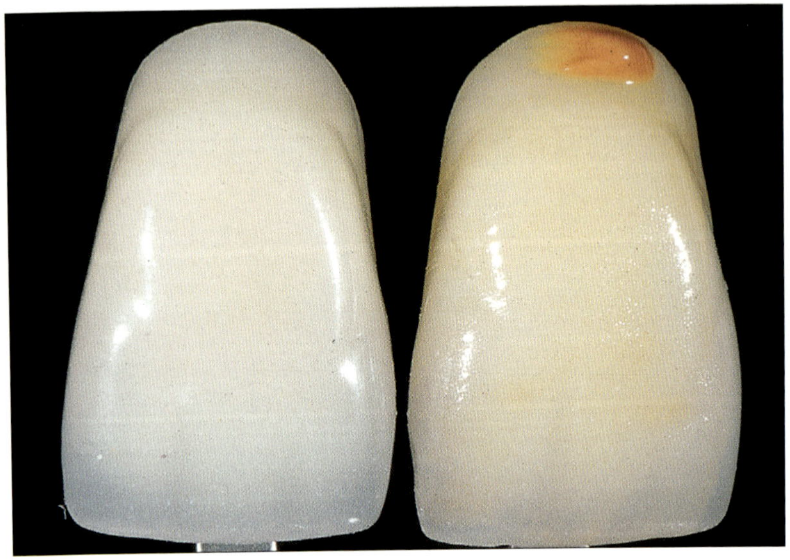

그림 2-12. 만약 Chromascop shade guide 320번 치아에 주황색 stain을 입히면 상아질의 기본 색이 어떻게 포화 되는가 알 수 있다.

으로 변하는 것을 명백히 볼 수 있다. 따라서 파랑색의 보색인 주황색이 이 상아질의 기본 색이라는 것을 확인할 수 있다. 이로써 주황색을 첨가하여 치아의 색을 좀 더 다양하게 진행시킬 수 있음을 알게 된다(그림 2-12). 이는 마치 영국사람에게 다른 언어가 아닌 영어로 해야만 의사소통이 되는 것과 비슷한 이치다.

이상으로 감산 혼합에 대해 대략적으로 기술하였다. 이를 인지함으로써 다양한 색들을 본격적으로 다룰 수 있는 계기가 되었으면 한다.

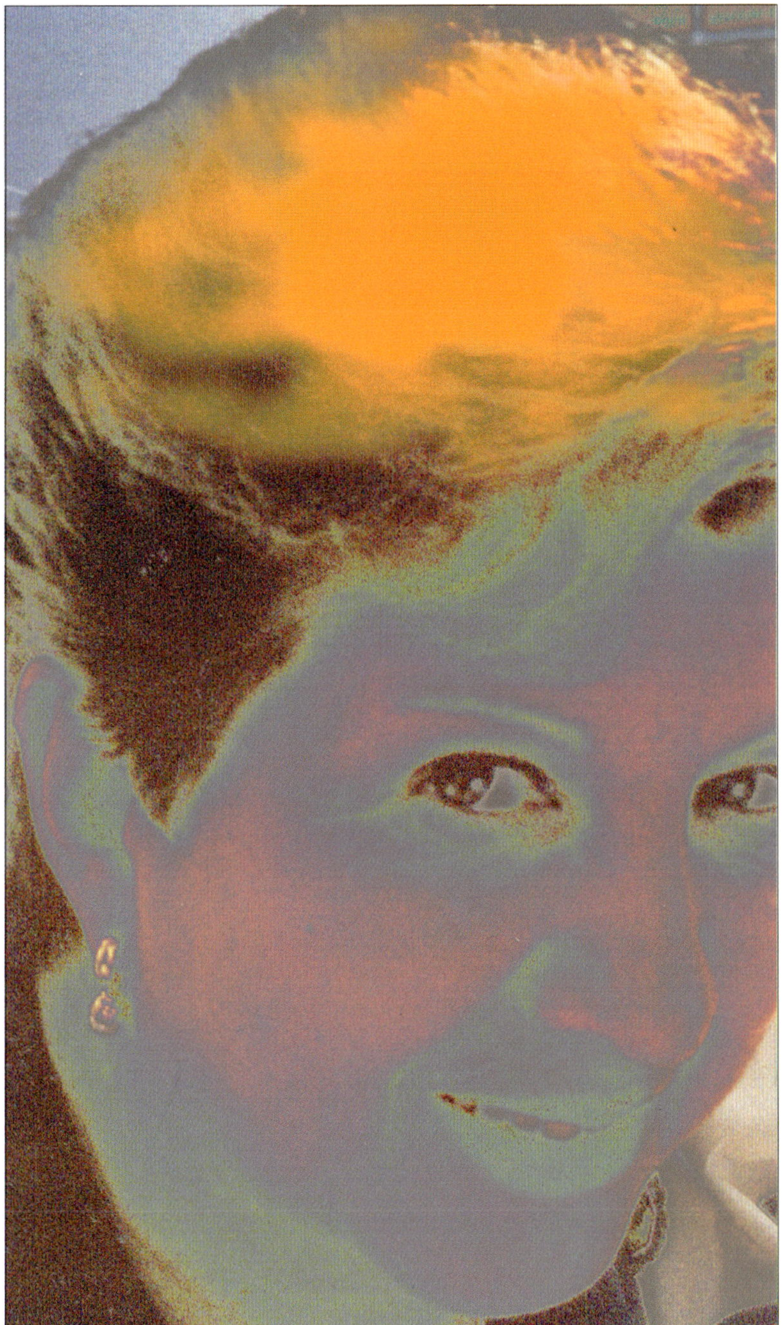

그림 2-13. 사람의 기억 속에 존재하는 색에 대한 인지도는 매우 주관적인 것이다.

색을 표현하는 언어

우리가 가장 먼저 알아야 할 것은 색을 표현하는 언어이다. 그런데 색에 관해서 어떻게 의사소통을 할 수 있을까? 이는 매우 어렵기는 하지만 아주 불가능한 일은 아니다. Munsell도 그의 연구를 발전시키는 단계에서 저자와 같은 이런 생각에 골몰했던 것 같다. 그가 직접 개발한 색 특성들에 의하여 색의 변화를 삼차원적으로 보여 준 연구는 이를 반영하고 있다. 그러나 이를 다루기 전에 먼저 Munsell이 제기한 문제와 그 중요성을 좀 더 명확히 설명해 줄 수 있는 몇 가지 일화를 들려주고자 한다. 한번 이런 상상을 해 보자. 당신이 기공소에서 작업 중일 때 전화벨이 울린다. 수화기를 들자 치과의사의 목소리가 들려온다. 그리고 Tellez 부인에게 biscuit 상태의 crown을 시적하니 정말 만족스러운데 색만 조금 더 주황색으로 바꾸었으면 좋겠다고 한다(그림 2-13). 하지만 어떤 '주황색' 을 말하며 또 '조금' 이란 도대체 얼마만큼을 뜻하는 것인가?

사실 치과의사의 요구사항을 처음부터 완벽하게 이해했다고 생각하겠지만 막상 위와 같은 두 가지 문제를 놓고 보면 무엇인가가 잘못되었다는 것을 눈치챘을 것이다. '주황색' 이라는 말을 들을 때 사람들은 각자 나름대로 주관적인 주황색을 떠올린다. 따라서 내가 생각하는 주황색이 치과의사가 생각하는 주황색과 일치할 가능성은 매우 희박한 것이다. 결국 우리는 Munsell의 지침을 따라 색 언어를 배워야 할 필요성에 직면한다.

Munsell은 색의 3가지 특성을 hue(색조), chroma(채도), value(명도)로 설명한다. 색조와 채도는 인지하기 쉬우나 명도는 큰 골칫거리이다. 차근차근 풀어나가기 위해 의사소통에 참고가 되는 guideline이 필요한데, Ivoclar의 Chromascop shade guide가 그 중의 하나이다. 이런 색 지침서는 매우 명확하고 대조적인 방법으로 각 색의 상아질과 translucent 형태를 보여주므로 잔존 상아질에 신속하고 정확하게 접근하도록 도와준다.

먼저 색조에 관해 알아보자. 그림 2-14에서 볼 수 있는 ceramic들은 주황색, 노랑 톤의 주황색, 갈색 톤의 주황색으로 나뉜다. 좀 더 자세히 기술하면 색조는 흰색의 A그룹, 회색의 B그룹, 주황색의 C 그룹, 갈색의 D 그룹 등으로 세분할 수 있으며, 각기 다른 색조를 띠게 될 것이다.
두 번째 특성인 '채도'는 색이 포함하고 있는 색조의 양을 생각하면 좀 더 이해하기 용이할 것이다. 그림 2-15에서 색조가 짙고 채도가 높은 색이 서서히 옅어지며, 채도가 낮은 상태로 변하며, 명도가 낮아지는 것을 발견할 수 있다. Shade guide를 살펴보면 310번은 가장 채도가 낮은 상

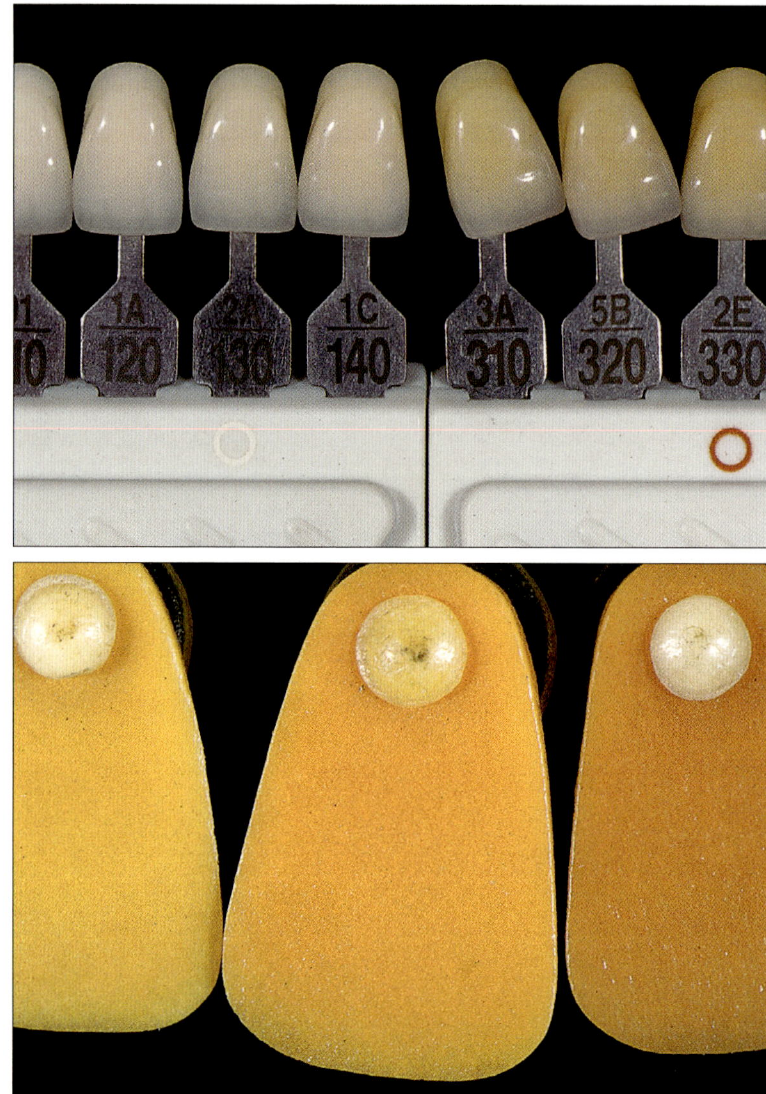

그림 2-14. 사진의 ceramic들은 주황색, 노랑톤의 주황색, 갈색톤의 주황색 등 세 가지로 나뉘는데 그 차이점이 확연하다.

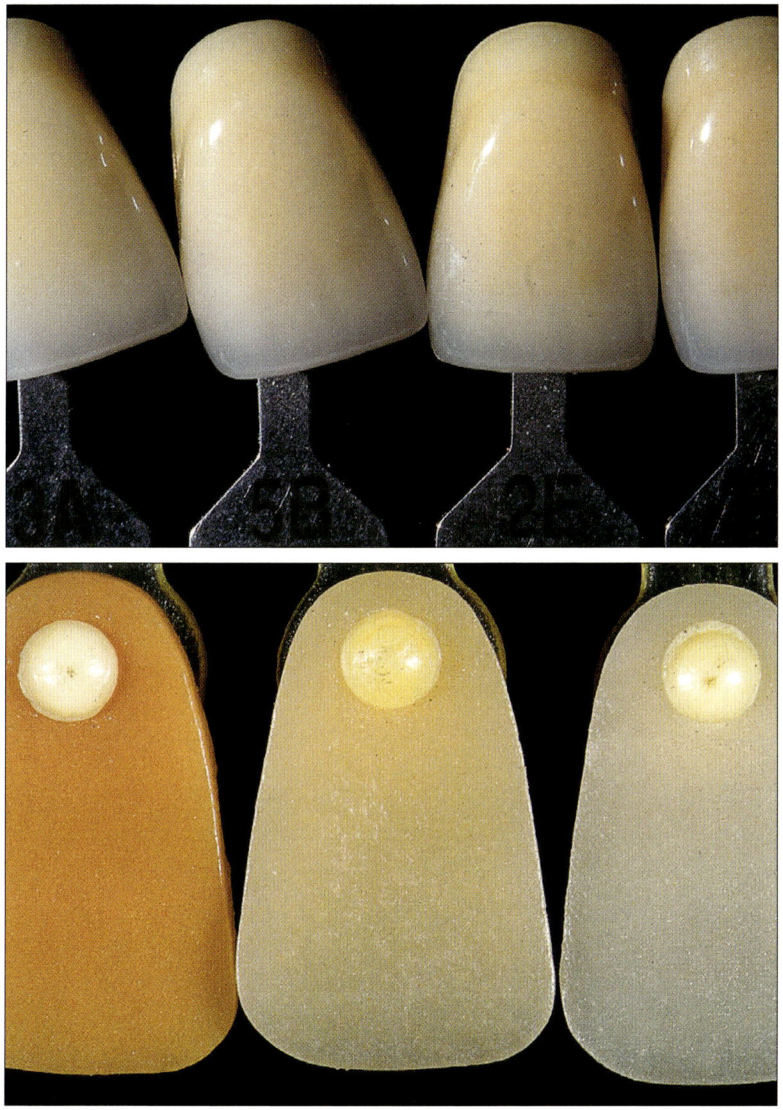

그림 2-15. 만약 포화 상태의 색조에 점차적으로 반투명한 색을 첨가하면 그 색은 불포화 상태가 될 것이며 색조는 그대로이다. 단지 채도만을 변화시키게 된다.

태이고, 320번은 중간 정도의 채도를 가진 상태이고, 340번은 채도가 가장 높은 상태임을 알 수 있다. 색의 채도를 높이기 위해서는 기본 색을 알아야 한다고 이미 언급한 바 있다. 또한 특별한 상아질색을 제조하는 데 사용한 정확한 혼합물을 이용함으로써 색의 채도를 정확히 높일 수 있다. 한편 Ivoclar사의 d.SIGN 시스템의 'shade' kit는 색의 채도를 증가시키는 데 매우 유용하게 사용된다. 앞서 영국 사람과 의사소통을 하려면 영어를 써야 한다고 말했었는데, 만약 그 영국 사람의 출신 지역 고유의 억양, 어조 및 표현법까지 구사한다면 더 큰 호감을 살 것이다. 바로 이런 것들이 'shade'에 비유될 수 있다. 어떤 색의 채도를 증가시키기 위한 최적의 매체는 'shade'를 사용하는 것이다.

환자의 치아 색에 조화를 이루려면 색조와 채도의 두 가지 특징을 확인하는 작업이 중요하고, 이것은 color map을 참조하면 비교적 용이하게 할 수 있다. 그러나 색의 명도는 여전히 큰 난제로 남아 있다.

명도

Munsell이 말한 색의 세 번째 특징인 명도에 관하여 알아보자. 이것은 세 특징 중에서 가장 중요한 부분을 차지한다. 우리의 일상 작업 중에서 매일 색에 관해서 고민하지만 색에 관한 99%의 문제점들이 바로 이 명도 때문에 발생한다. 수복물이 나머지 치아들보다 더 어둡거나 더 밝은 색으로 나오는 경우가 많지 않은가? Dentin powder와 incisal powder만을 사용해서 축성할 경우 명도로 인해서 문제가 발생할 가능성은 매우 적다. 심미적으로 훌륭한 수복물을 만들지 못할 수도 있지만 적어도 명도에 기인한 것은 아니다. 그 예로 아주 적은 종류의 porcelain powder로 치아의 일부를 수복할 때에는 빛의 감산 혼합의 영향을 받는 명도는 거의 변화가 없다. 반면 많은 종류의 porcelain powder로써 보다 복합적인 색을 부여하고자 할 때에는 명도의 변화가 뚜렷해진다. 따라서 후자의 경우에는 빛의 감산 혼합으로 인해 명도가 감소하는 것을 이론적으로 미리 계산에 넣어 두어야 할 것이다. 그렇다면 명도는 무엇으로 이루어져 있을까? 명도는 색이 함유하는 흰색 또는 검정색의 양을 뜻하며, 여기서 검정색은 회색으로 간주하는 경우가 많다. 흰색이 많을수록 빛을 더 많이 반사해서 밝고, 회색이 많을수록 빛을 덜 반사하여 어두워진다. 그림 2-16을 보면 색조와 채도가 동일할지라도 명도에 따라 색이 달라질 수 있음을 확연히 알 수 있다. 좌측은 dentin 위에 흰색으로 포화된 반투명 powder로 명도를 증가시킨 모습이다. 중앙의 dentin은 제조업자가 제공한 것이고, 우측은 neutral grey로 포화된 반투명 powder로 명도를 낮춘 모습이다. 다시 말해서 소량의 powder로 명도만 조절했을 뿐 색조나 채도는 변화시키지 않은 상태이다. Munsell은 저서에서

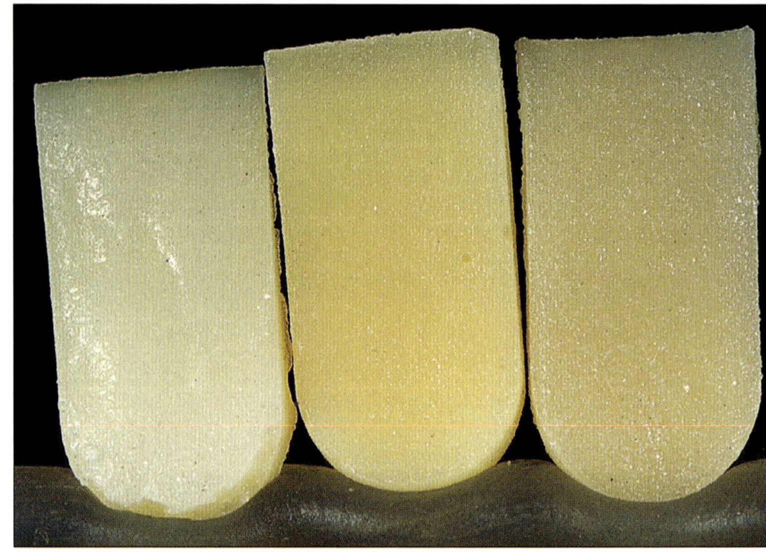

그림 2-16. 어떤 색에 흰색이나 회색을 첨가할 경우 색조와 채도를 변화시키지 않는 상태에서 명도가 변화하는 속도를 관찰할 수 있다.

'value' 라는 표현을 사용했는데 나는 'luminosity' 라고 부르는 것을 선호한다. 보다 함축적이고 들었을 때 이해하기 쉽기 때문이다.

지금까지의 설명은 명도를 인지하는 방법을 설명하였고 그 다음 문제는 "명도를 어떻게 복원할 것인가" 하는 것인데 물론 쉽지 않은 일이다.

축성(build-up)에 관해서는 나중에 자세히 다루겠지만 먼저 그 구조를 살펴보면 세 층으로 구성되어 있음을 알 수 있다. 가장 심부에는 dentin powder가, 중간층에는 특징적인 기본색을 지니는 powder가, 최외층에는 법랑질을 재현한 translucent한 powder가 있다(그림 2-17). 따라서 '어떻게 명도를 조절할까' 하는 막연한 문제에서 이제는 '어느 층의 명도를 처리할까' 하는 구체화된 질문으로 옮겨간다. 여기에는 첫 번째, 두 번째, 세 번째 층이라는 세 가지 선택의 폭이 주어진 것이다. 그림 2-16은 최외층에서 명도를 조절한 경우인데, 명도가 증가할수록 dentin의 노출은 점차 감소함을 알 수 있다. 점점 opaque해지기 때문에 나타나는 당연한 결과이다. 그렇다면 만약 opaque한 흰색 porcelain을 최심층에 축성하면 어떻게 될까? 그림 2-18에서 보듯이 첫 번째 층에서 명도를 조절했을 경우 그 결과는 매우 흡족할 만하다. 즉, 좌측 dentin에서는 명도가 높아져도 색조와 채도는 그대로인데, 이유는 porcelain이 더 이상 opaque하지 않기 때문이다. 우측 dentin에서는 명도가 점차적으로 낮아지고 있으나 그림 2-16에서처럼 확연한 변화는 드러나지 않는다. 결론을 내리자면 명도를 높이기 위해서는 최심층의 첫 번째 층에서 조절하는 것이 바람직하다. 최외층은 치아가 불투명해질 위험성이 커서 조절의 폭에 한계가 있기 때문이다. 반면, 치아의 명도를 낮추려고 할 경우에는

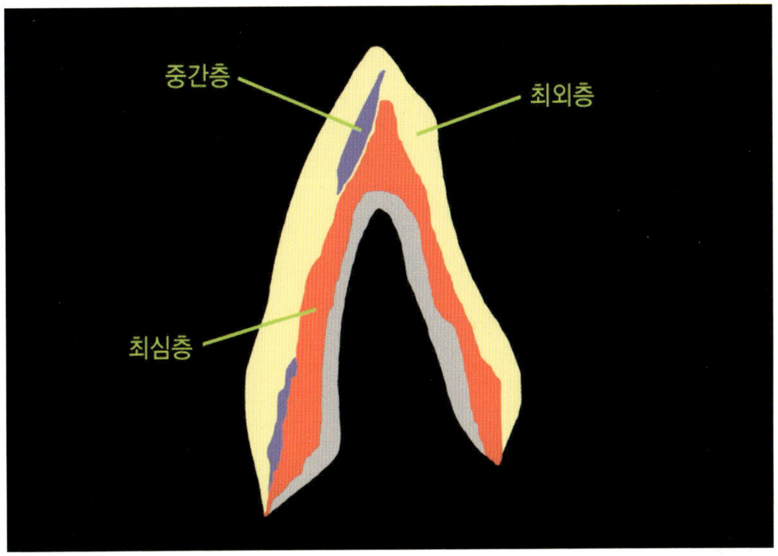

그림 2-17. Porcelain의 축성은 세 층으로 세분화된다. 최심층에 dentin을 축성하고, 중간층에는 색의 특성을 부여하는 곳이다. 그리고 최외층은 반투명 porcelain powder를 이용하여 법랑질을 재현한다.

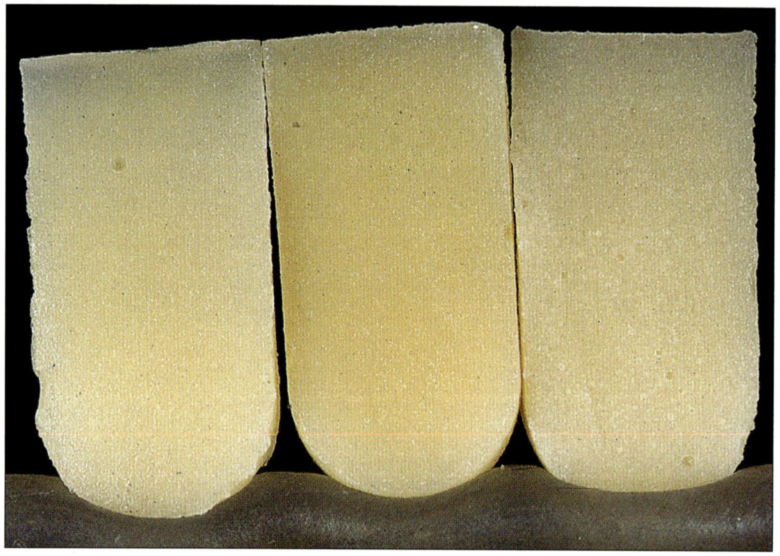

그림 2-18. 첫 번째 층에서 명도를 조절할 경우 치아가 opaque해지는 것을 막으면서 원하는 만큼 최대한 명도를 증가시킬 수 있다.

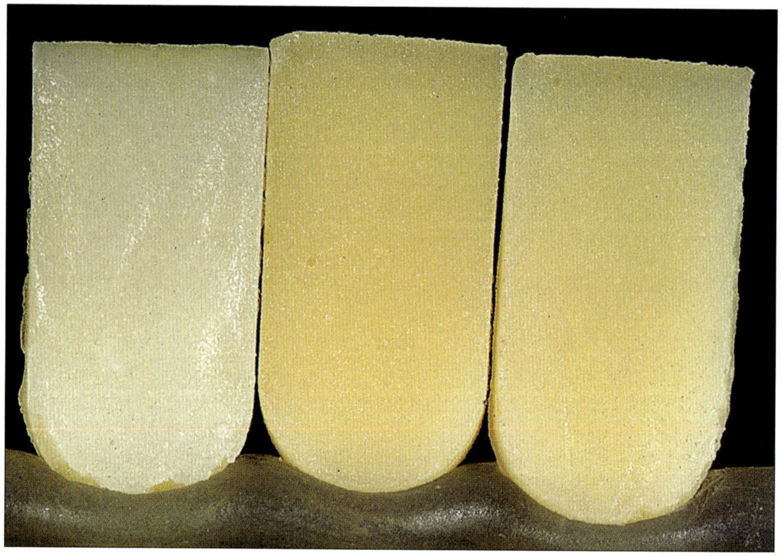

그림 2-19. 좌측은 dentin 위에 반투명한 흰색을 입힌 것이다. 가운데는 제조업자가 제공한 dentin이다. 그리고 우측 dentin은 좌측과 크기는 같지만 첫 번째 층에 흰색의 반투명한 재질을 축성한 것이다. 이 세 가지를 비교함으로써 명도를 조절하는 위치에 따라 치아 색의 변화도 함께 결정됨을 알 수 있다.

그림 2-16과 2-18에서 볼 수 있듯이 외층에서 조절이 가능하다. 색을 조절해도 색조나 채도는 변화되지 않기 때문이다.

실제로 치아 색을 맞출 때 색조나 채도는 비교적 인지하기가 용이한 반면, 명도를 인지하는 것은 쉽지 않다. 또한 설령 조절에 실패하더라도 색조나 채도는 만회할 가능성이 90% 정도이지만 명도는 전혀 가능성이 없다. 그림 2-20에서 '명도가 부적절한' 작업의 한 예를 볼 수 있다. 형태, 크기 및 texture에서는 정확하고 실제 치아에 근접하려는 노력이 담겨 있다. 그러나 색의 차원에서 보면 색조와 채도는 적합하나 명도가 맞지 않아 회색으로 보이고 결국 인접치와 조화를 이루지 못하고 있다. 물론 중간층의 색이나 잔존치의 법랑질(enamel)을 재현하기 위해서 최외층에 첨가한 반투명한 powder의 양에 문제가 있을 수도 있지만 실패의 근본적인 원인은 상아질색을 잘못 선택한 데에서 기인한다. 여기에 대한 해결책은 오직 하나 재제작이다. 대부분의 경우 색 선택 단계에서 얻어진 명도는 그것을 재현하는 단계에서 실패하게 되는데 이것은 치과의사와 치과기공사들이 상아질(dentin)이나 색의 특성을 인지한 것에만 만족하고, 정작 색을 해석하려는 시도를 하지 않기 때문이다. 본인도 색을 맞출 때는 상아질을 보고 단순히 기록하는 정도에 그친다. 그러나 색을 해석할 경우 상아질을 관찰하고 어떻게 복원이 가능할까 등을 심사숙고 한다. 그 다음 어떤 dentin powder를 어느 위치에 얼마만큼 사용해야 잔존치 상아질과 유사하게 될 것인가를 모색한다. 이 문제에 관해서는 색 선택에 관해서 언급한 장에서 좀 더 구체적으로 다루게 될 것이다.

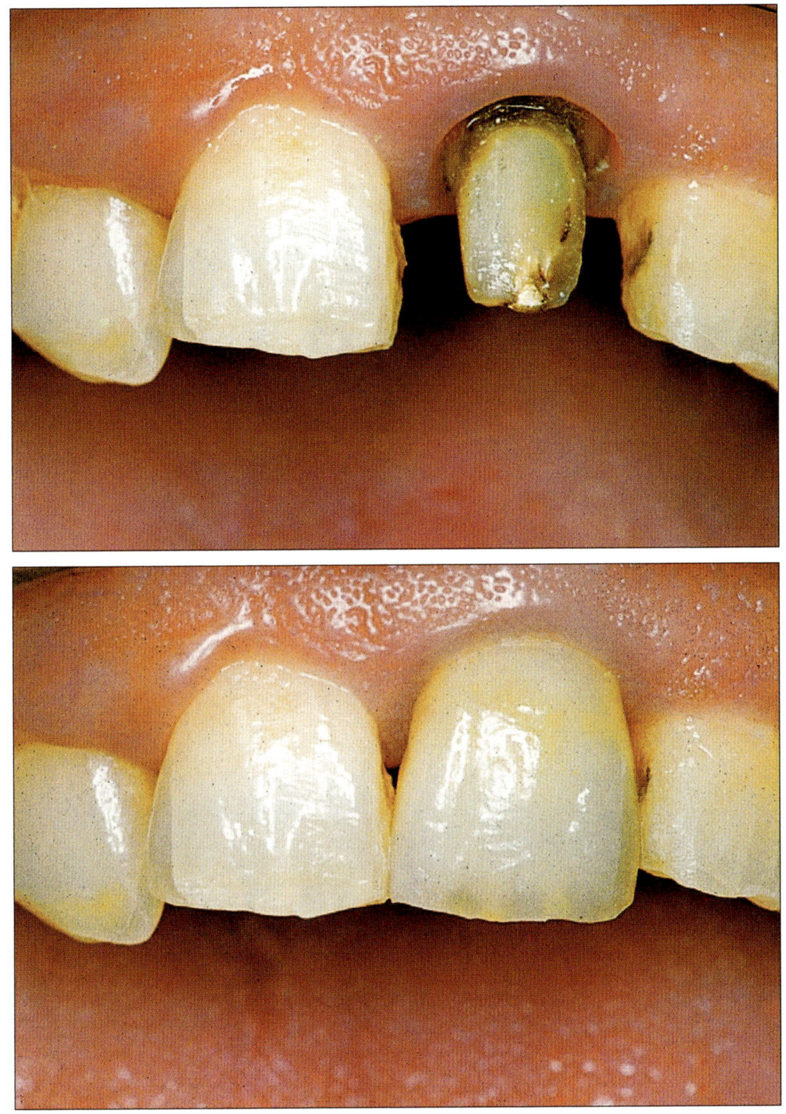

그림 2-20. 구강 내의 crown이 낮은 명도로 인해서 인접 치와 조화를 이루지 못하고 있다는 것을 알 수 있다.

제3장 시각적인 크기와 실제적인 크기

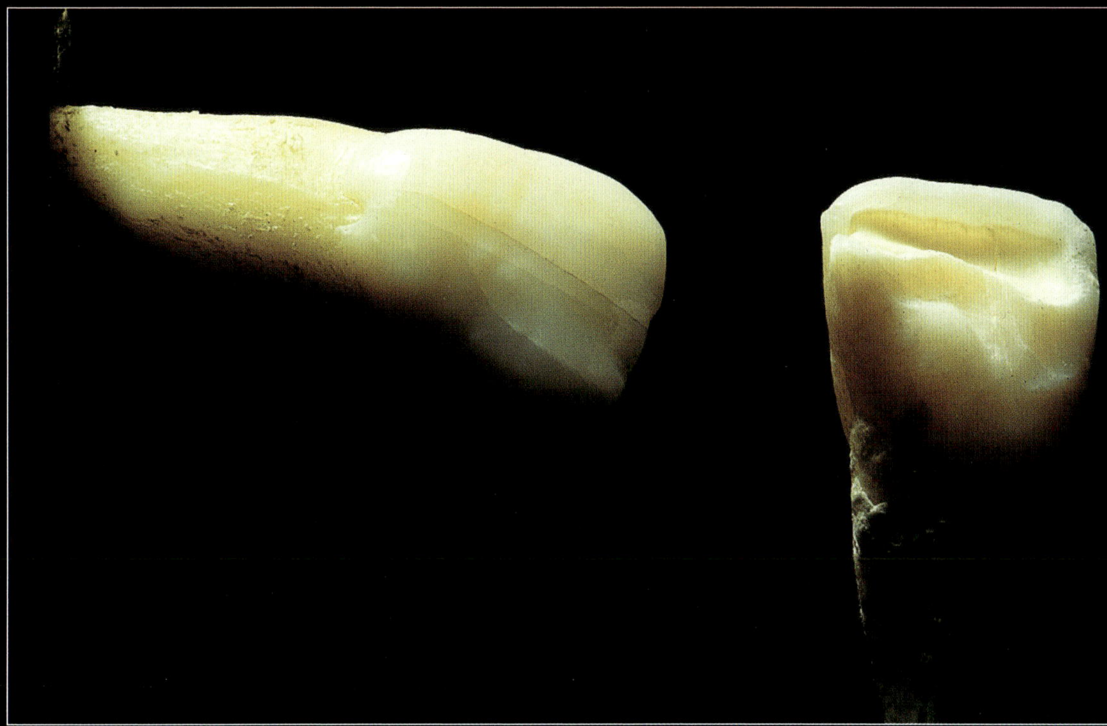

시각적인 크기와 실제적인 크기 (Optical Volume – Real Volume)

그림 3-1을 보면 누구든지 그것이 도마뱀이라고 생각할 것이다. 이렇듯 우리는 주변의 모든 사물을 색보다는 형태로써 식별하게 된다. 만약 이 그림에 색과 표면 질감을 첨가하여 배경 속에 넣는다면 우측 그림과 같이 나타난다(그림 3-1b). 따라서 형태, 색, 표면 질감의 순차적 과정을 거친 물체를 마지막으로 배경 속에 통합시킴으로써 비로소 실제를 획득할 수 있다.

그러나 어떤 물체를 시각적으로 인지하고 내린 해석이 항상 실제와 일치하는 것은 아니다. 그림 3-2에서와 같이 첫 눈에 추론 가능한 것으로 보이던 물체가 자세히 관찰해 보면 비논리적인 형태 때문에 실제의 입체적인 형태로 해석하기 어려운 경우가 있다. 그러나 이렇게 모순된 정보 가운데 형태의 해석이 항상 우세하다. 그러므로 우리가 인지하는 가장 첫 감각은 형태라고 할 수 있다. 치아에서도 이는 예외가 아니다. 치아 형태에 관한 정보가 중요하기 때문에 실제 크기와 시각적 크기를 함께 거론하게 된다. 여기서 실제 크기는 치아가 공간에서 실제로 차지하는 크기이며, 시각적 크기는 우리가 임의로 해석한 치아의 크기와 형태를 말한다. 그림 3-3에서 빨강색으로 표시된 부분은 실제 치아의 총체적 크기이고, 파랑색으로 표시된 부분은 시각적 크기이다. 치아의 형태학적 관점에서 보면 실제 크기는 이미 주어진 것이므로 조절할 수

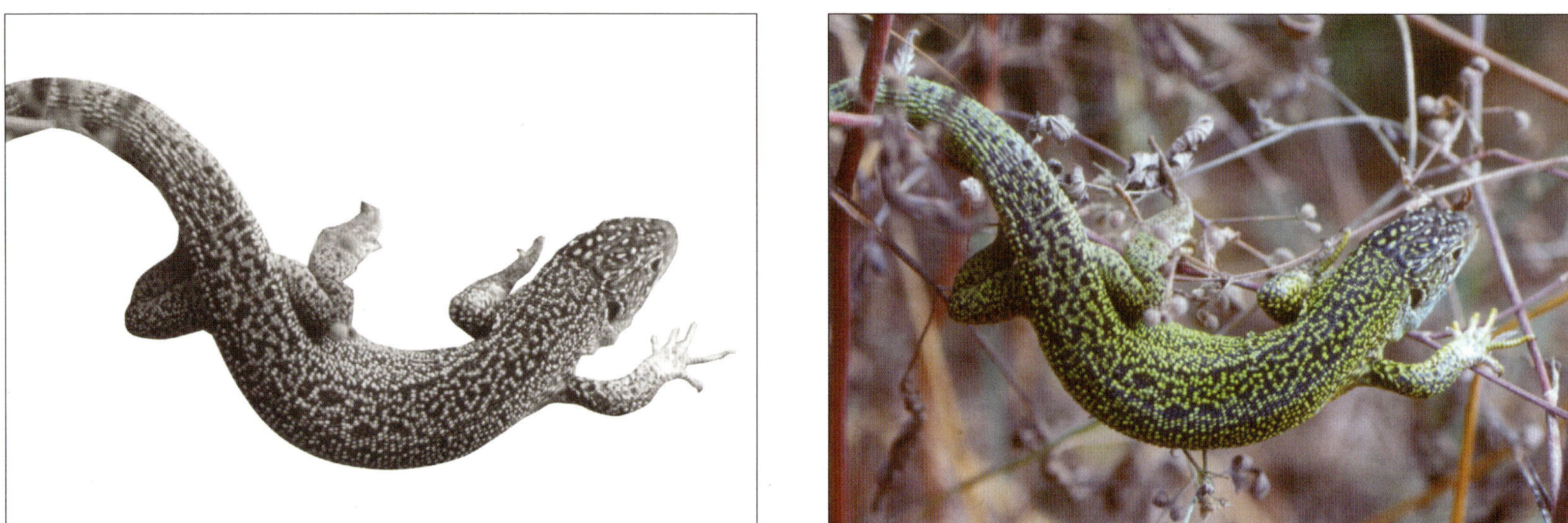

그림 3-1. 치아가 자체의 특징을 가지려면 우선 치아의 형태를 갖추어야 한다.

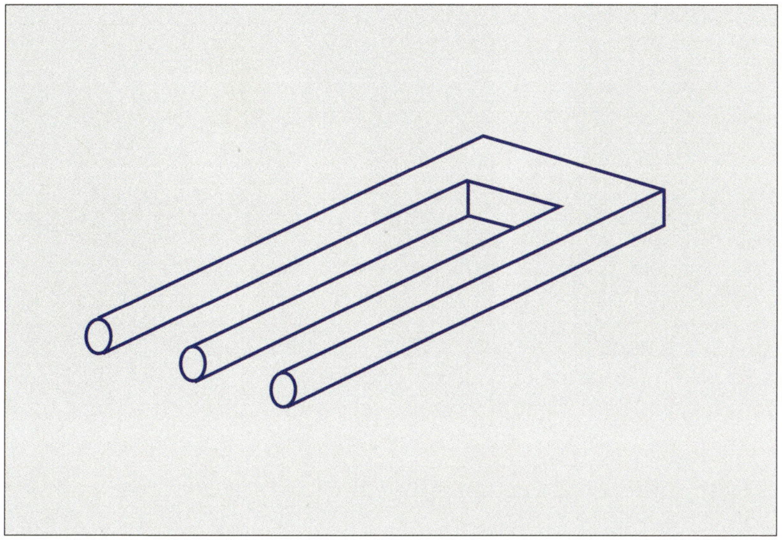

그림 3-2. 비논리적인 형태를 가진 실체라도 얼핏 보기에는 일관성 있게 보일 수도 있다.

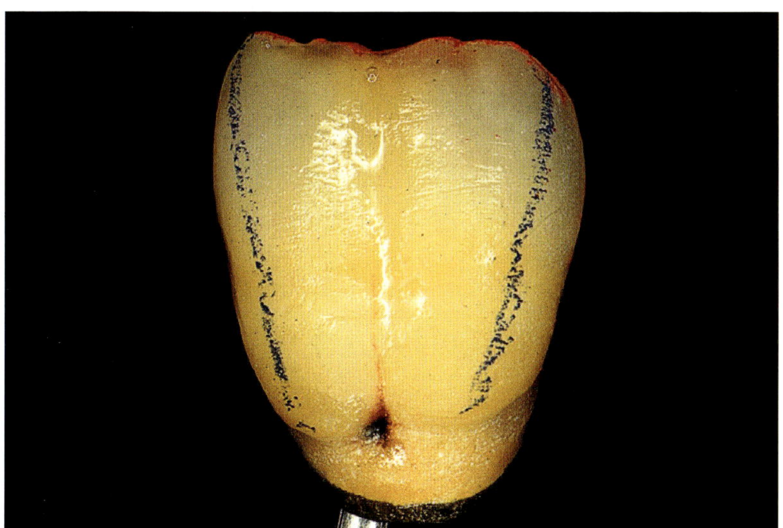

그림 3-3. 치아는 불변의 기본적인 정보와 우리의 기호에 맞게 조절 가능한 시각적 정보를 공유하고 있다.

있는 여지가 거의 존재하지 않는다. Preparation margin과 연조직(soft tissue)의 인상으로 emergence contour가 정해지고, 치아의 폭경은 인접치(adjacent teeth)와의 접촉 범위에 의해 결정되며, 높이는 대합치의 기능과 구조에 의해 뚜렷하게 결정되기 때문이다. 이렇듯 치아의 실제 크기는 이미 정해져 있으며 간과되어서는 안 된다. 그렇다면 치아의 형태와 크기는 어디서 조절할 수 있을까? 해답은 시각적 크기이다. 이를 이용함으로써 독창성을 개발시킬 수 있는 것이다. 그럼 시각적 크기는 무엇으로 이루어져 있는지 알아보자.

그림 3-4. 마분지는 이차원적인 종이 한 장에 불과하다.

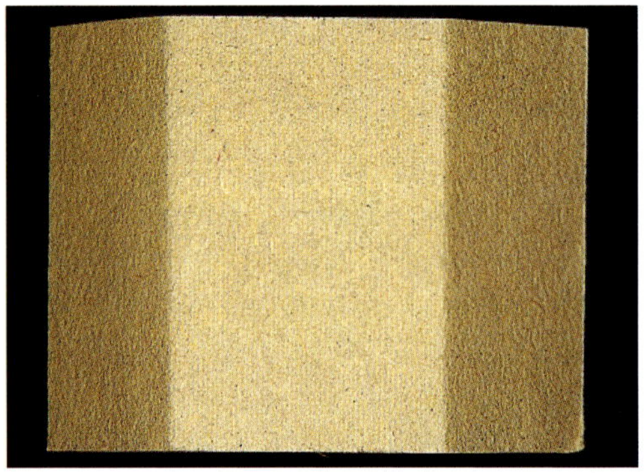

그림 3-5. 그러나 이 마분지를 두 번 접으면 입체감이 생겨난다.

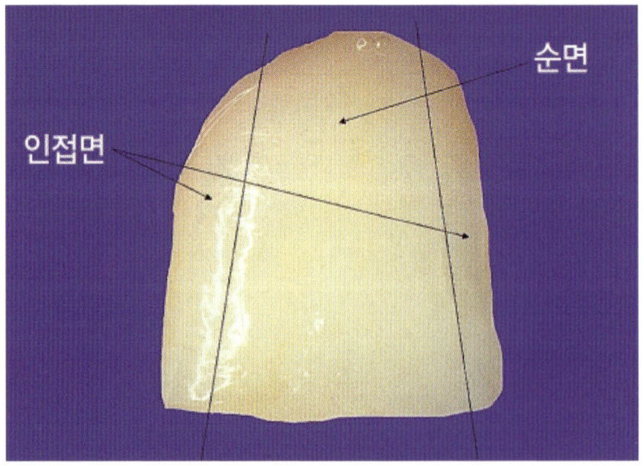

그림 3-6. 접힌 두 각(그림 3-5)을 자연 치아에 대입시키면 각각 순면의 근심 line angle 및 원심 line angle에 해당한다. 이 각들로 인해 우리는 인접면과 순면을 쉽게 식별할 수 있다.

시각적 크기

그림 3-4에 이차원이 분명한 마분지 한 장이 있다. 그런데 만약 이것을 두 번 접으면 어떻게 될까? 그림 3-5와 같이 곧 입체적인 삼차원으로 변하게 된다. 또한 측면(lateral zone)의 음영(shadow)과 중앙에 반사되는 최대의 빛이 대조를 이루어 크기 감을 느끼게 해 준다. 그럼 이 마분지를 치아에 한 번 대입시켜 보자. 빛이 최고조로 반사되는 중앙 부분이 순면(vestibular face), 음영 쪽에 있는 양 측면 부분이 인접면(proximal face)이다. 그리고 마분지의 접힌 부분은 빛 반사의 가장자리 또는 순면의 근심 및 원심 line angle로서 그림 3-3과 3-6에서 파랑색으로 표시된 부분이다. 이 선들은 순면을 인접면으로부터 분리시킨다. 보통 빛을 가장 많이 받는 순면에서 치아의 형태를 판단한다. 이 개념을 이용하면 실제 크기를 거의 변화시키지 않고도 치아의 크기와 형태를 시각적으로 조절할 수 있다.

예를 들어 그림 3-3의 치아를 좀 더 둥근 모습으로 변형시키고자 할 경우 빛이 반사되는 edge를 좀 더 둥글게 만들어 주면 된다. 둥근 모양의 순면을 보고 따라서 치아의 형태도 둥글다고 느끼게 되는 것이다. 만약 치아를 사각형 모습으로 변형시키고자 한다면 edge를 서로 평행되게 처리해 줌으로써 그 효과를 얻을 수 있다. 적절한 결과를 얻기 위해서는 추가적으로 incisal의 근심 line angle과 원심 line angle을 함께 조절함으로써 순면의 edge를 수정할 때 최적의 결과를 얻을 수 있다. 이러한 기준이 우리의 작업을 더욱 용이하게 해 줄 것이다. 예를 들어 그림 3-7과 같이 사각형 형태의 치아를 원할 경우 양쪽 절단 line angle은 직선이며, line angle은 서로 평행해야 한다. 만약 둥근 형태의 치아를 원할 경우 절단 line angle은 둥글어야 한다(그림 3-8). 만약 삼각형 형태의 치아를 원할 경우 근심 line angle은 직선이며, 원심 line angle은 둥

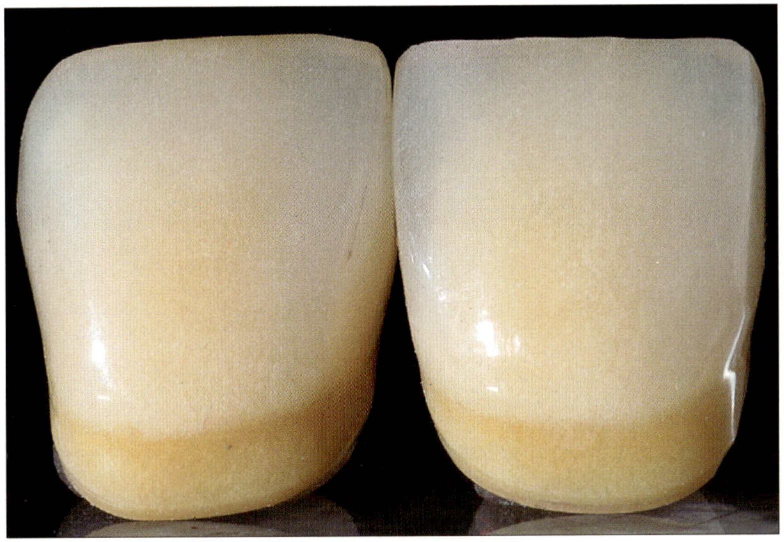

그림 3-7. Edge, 절단면의 근심 line angle 및 원심 line angle 등을 조절함으로써 치아의 형태를 얼마든지 사각형으로 만들 수 있다.

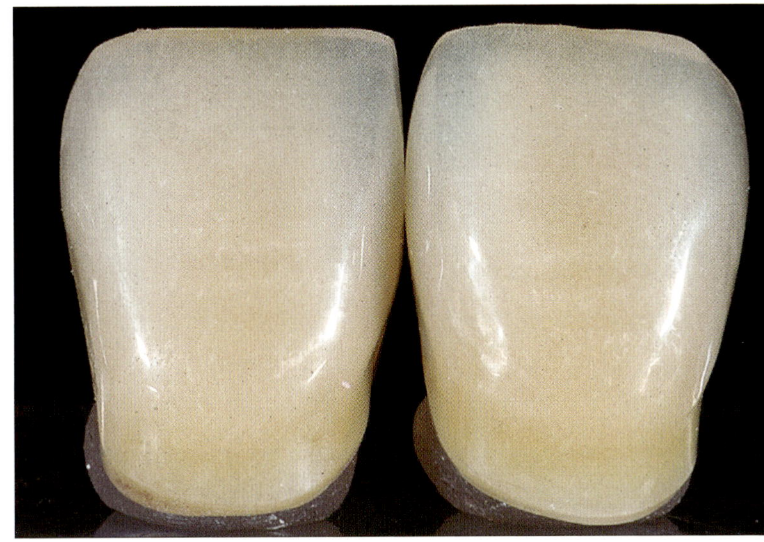

그림 3-8. 동일한 방법으로 둥근 모양의 치아를 만들 수도 있다.

글어야 한다(그림 3-9). 이상은 전형적인 예이지만 작업을 시작할 때 꼭 주지할 사항임을 강조하고 싶다.

대개는 복원할 치아의 형태가 정확하므로 crown에 입체감을 조금 더 실어주면 그것으로 충분하다. 이는 순면을 그대로 유지시킨 상태에서 밖으로 드러나는 인접면 양을 변화시키는 손쉬운 방법이다. 인접면이 많이 드러나는 치아는 시각적으로 항상 더 커 보일 것이다.

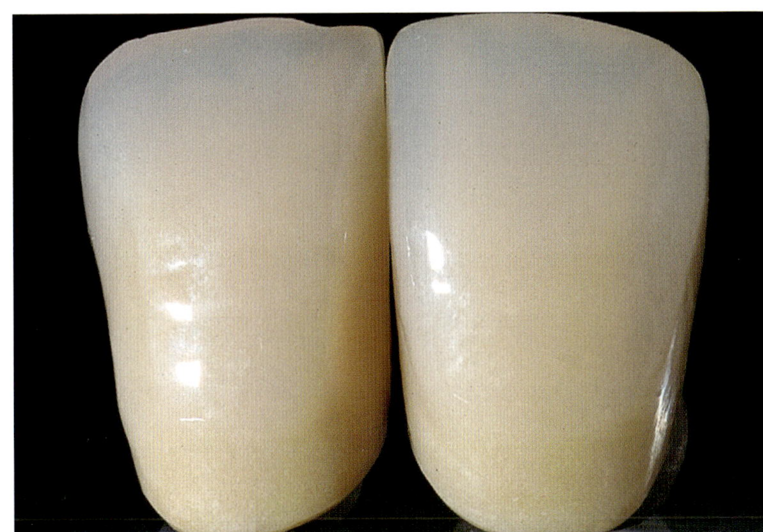

그림 3-9. 동일한 방법으로 삼각형 모양의 치아를 만들 수도 있다.

그 예로써 그림 3-10의 하악 전치부(lower anterior area) veneer preparation을 보자. 이 환자의 주관심사는 눈에 띄는 diastema를 개선시키는 것이고, 그림 3-11과 같이 Empress veneer를 제작했다. 이러한 수복물은 단기간에 심미적인 결과가 나올 뿐만 아니라 preparation 및 정확한 형태를 평가할 수 있게 하는 데 매우 용이하게 쓰인다. 수복물을 대략적으로 관찰하면 veneer가 마치 모두 규격에 맞는 것 같지만 자세히 분석해 보면 diastema를 해결하면서 어색해 보이지 않도록 시각적 크기의 조절이 필요했다. 좌측 측절치(#32)의 형태를 세부적으로 분석해 보자.

그림 3-10과 비교해 보면서 이 치아가 차지하는 공간과 인접면의 양을 관찰하자. 논리적인 관점에서 볼 때 인접면이 많이 보이는 치아는 회전된 위치에 있어야 한다. 그러나 치아의 절단면(incisal edge)이 치열궁 내에 위치하므로 부적합한 위치는 아니고 그보다 더 중요한 문제는 우리가 cover해야 할 공간과 제작해야 할 치아의 순면 크기를 일치시키는 것이다. 결론적으로 그림 3-10과 3-11에서처럼 수복해야 할 면적이 과도한 경우에도 치아의 절단면과 순면이 조화를 이루고 치아의 크기와 위치가 적당하다면 만족스러운 심미적 성과를 거둘 수 있을 것이다.

이러한 기술에 힘입어 치아의 형태와 입체감을 조절하여 그럴듯한 외관을 부여할 수 있게 되었다. 그런데 만약 이런 시각적인 크기 조절과 4장에서 다룰 반투명성을 결합시키면 그 결과는 어떻게 될까? 명도가 높은 크기와 반사가 적은 크기의 대조로 인하여 크기의 시각화가 뚜렷해지는 결과가 초래될 것이다. 이 양자는 전적으로 상호 보완적인 기술이다. 그

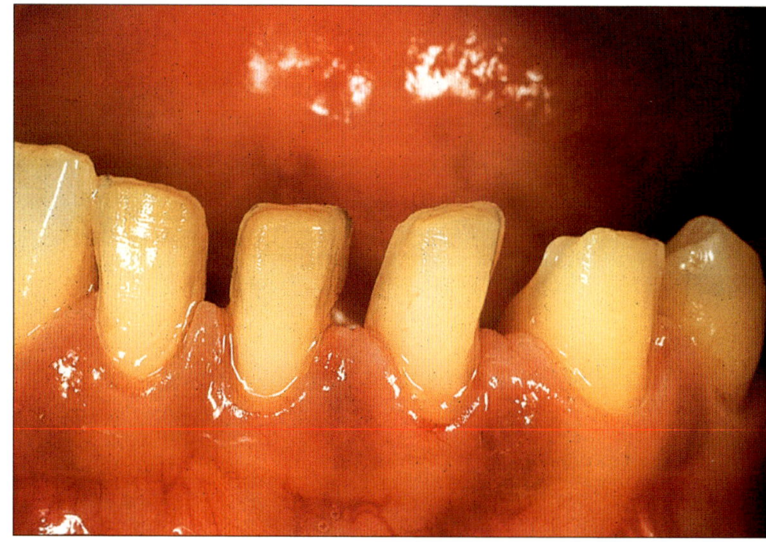

그림 3-10. Veneer preparation으로 diastema의 공간을 폐쇄하는 것이 가장 시급한 문제이다.

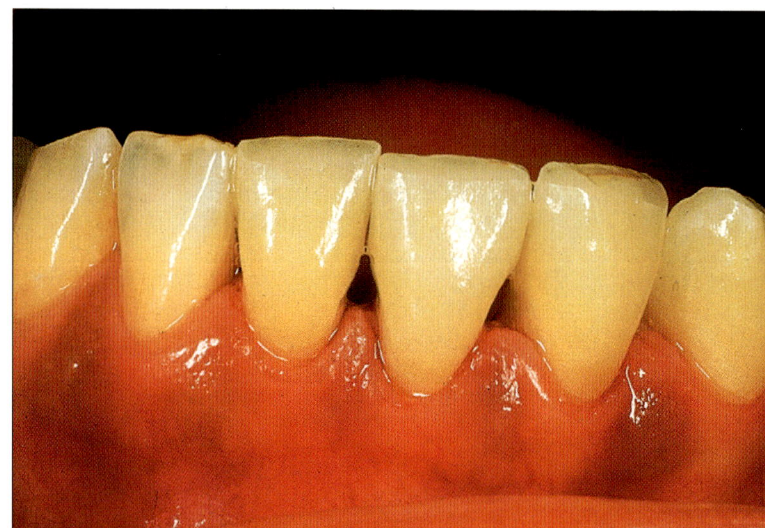

그림 3-11. 치아간 간격을 좁혀서 정상적인 치아 형태와 크기를 만들기 위해서 순면 edge를 조절하면서 그 크기와 형태를 만들어 나가야 했다. (Barcelona, Dr. Oriol Llena 임상증례)

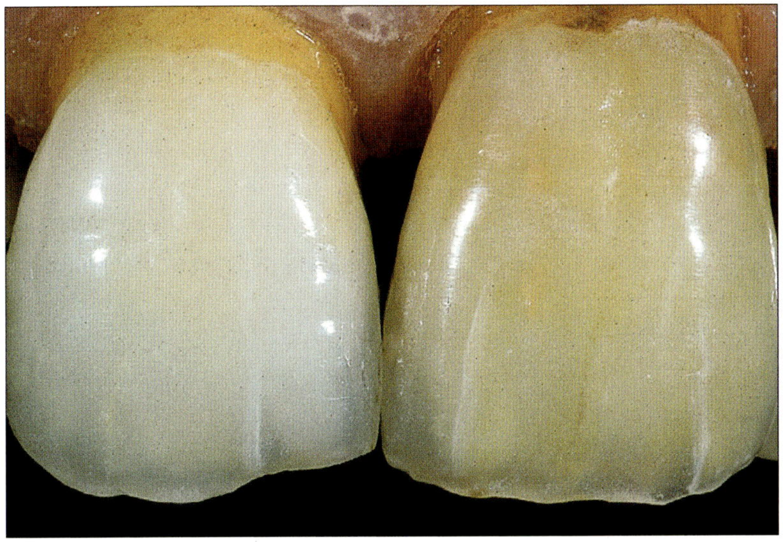

그림 3-12. 만약 빛과 음영을 실제 크기와 대비하는 기술을 사용한다면 매우 흥미로운 결과를 얻게 될 것이다.

예로 상악 전치의 구조를 살펴보자. 이 때 빛을 반사하는 가장자리 영역에 덜 밝은 translucent한 powder를 사용함으로써 시각적으로 유리한 효과를 얻을 수 있다. 왜냐하면 명도의 대조로 인한 시각적 입체감으로 치아의 삼차원적 효과가 강조되기 때문이다(그림 3-12). 아울러 양자의 기술 결합은 우리가 임상적(clinical) crown과 해부학적(anatomical) crown을 명확하게 구별 짓고자 할 때 효용성을 발휘한다. 높은 채도의 opaque dentin powder를 치근에 사용하고 낮은 채도의 더 반투명한 powder로 치경부를 만들어 보자. 그 결과 그림 3-13a, b처럼 임상적 crown과 해부학적 crown을 형태학적인 관점에서 선을 사용해서 과장되게 구분하지 않아도 자연스러운 결과를 얻을 수 있다는 사실을 알 수 있다. 이처럼 양자의 기술을 결합시킨 유사한 사례와 용도는 이 외에도 많다.

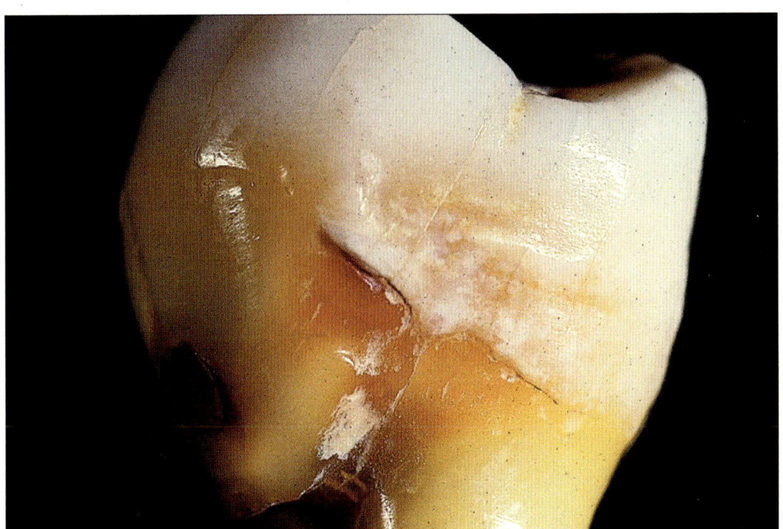

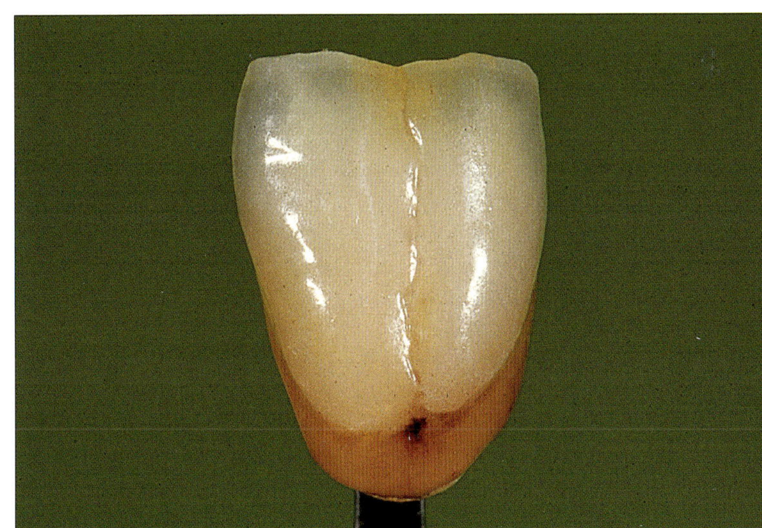

그림 3-13. a, b, 명도의 대비를 통해 형태 및 크기에 대한 이해를 높일 수 있다.

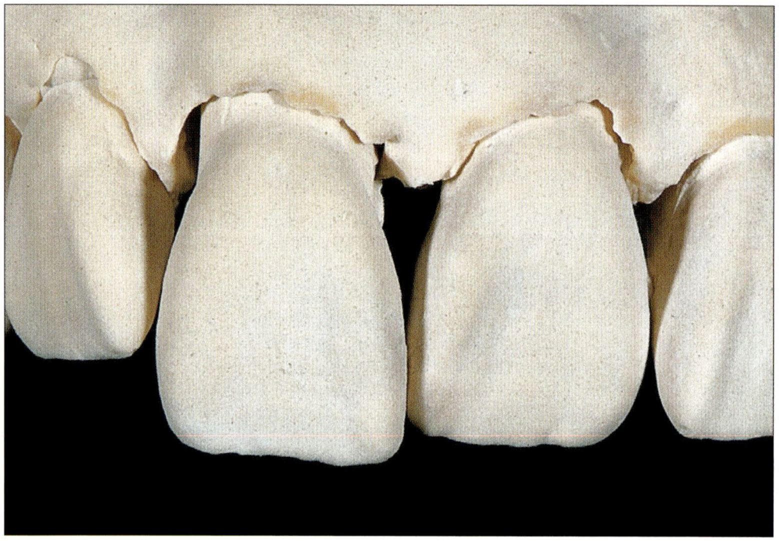

그림 3-14. Model 사진.

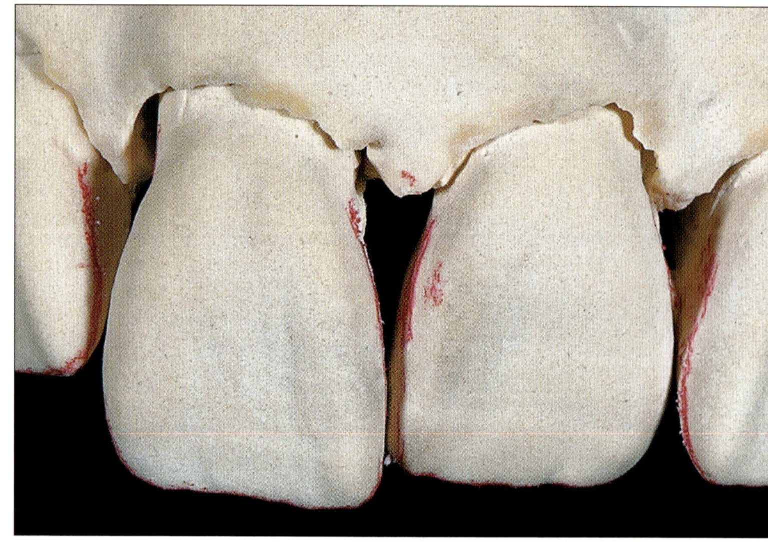

그림 3-15. 우선 치아의 전체적 크기를 확인한다.

형태와 크기의 분석

우리가 전치부 치아를 수복하는 모든 경우마다 부딪히는 문제는 치아의 형태와 길이에 관한 것으로서 이는 새로운 증례를 접할 때마다 제기되는 논리적인 질문이다. 여기에 대한 해결의 열쇠는 잔존치(remaining teeth), preparation, 연조직 및 작업 모형에 있다고 볼 수 있다. 제일 먼저 할 일은 잔존치의 형태 즉, 삼각형, 사각형, 원형 등을 관찰하는 일이다. 이를 위해서 그림 3-14를 관찰해 보자. 그림 3-14는 동료인 Victor Hugo가 제공한 모델로써 치아의 전반적인 형태를 평가할 수 있다. 여기서 우선적으로 알아낼 것은 치아의 전체적인 크기다. 이것은 치아가 공간에서 차지하는 최대한의 크기이자 치아의 실제적인 길이와 넓이를 뜻한다.

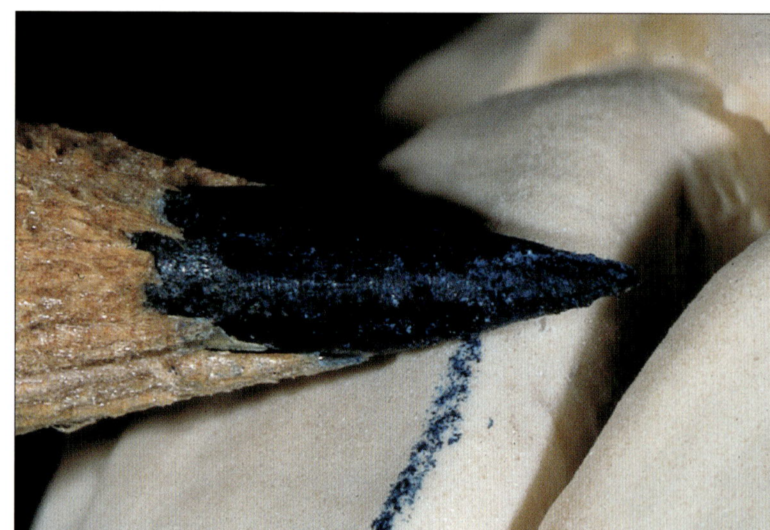

그림 3-16. 연필로 edge에 접선을 긋는다.

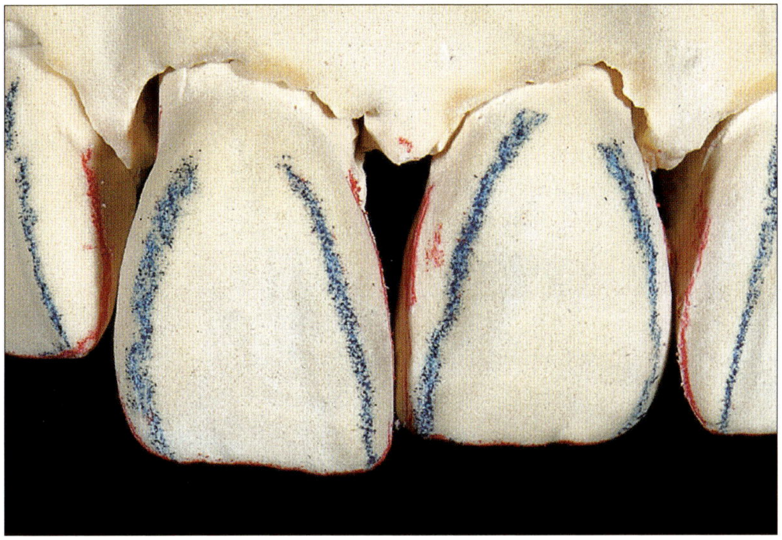

그림 3-17. 연필로 edge를 따라 뚜렷하게 표시한다.

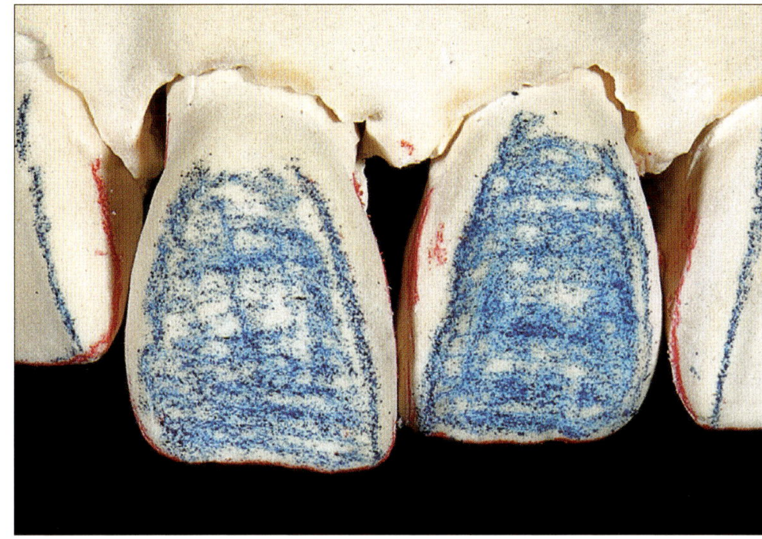

그림 3-18. 두 edge로 둘러싸인 면이 순면이며, 이는 치아의 시각적인 형태를 결정짓는 가장 중요한 요소이다.

그림 3-15와 같이 치아의 전체적인 크기를 빨강색으로 표시해서 식별하기 쉽도록 하였다. 전체적인 크기가 중요한 이유는 이로써 접촉면과 papilla를 지지하는 인접면 triangle 등을 폐쇄해서 불필요한 black area를 없앨 수 있기 때문이다. 실제적인 크기 파악이 끝나면 그 다음 단계로 치아의 시각적 크기와 형태를 분석해 보는 일이다. 그 과정을 순서대로 정리하면 첫째, 연필로 순면 가장자리에 접선을 그어 나간다(그림 3-16). 둘째, 이렇게 표시된 두 줄은 순면과 인접면을 완전히 분리시킨다(그림 3-17). 셋째, 치아의 형태가 삼각형인 것을 확인할 수 있다(그림 3-18). 넷째, 인접면이 그림 3-19에 표시된 바와 이 규정되었다. 이로써 치아의 크기에 관한 정보를 얻을 수 있다.

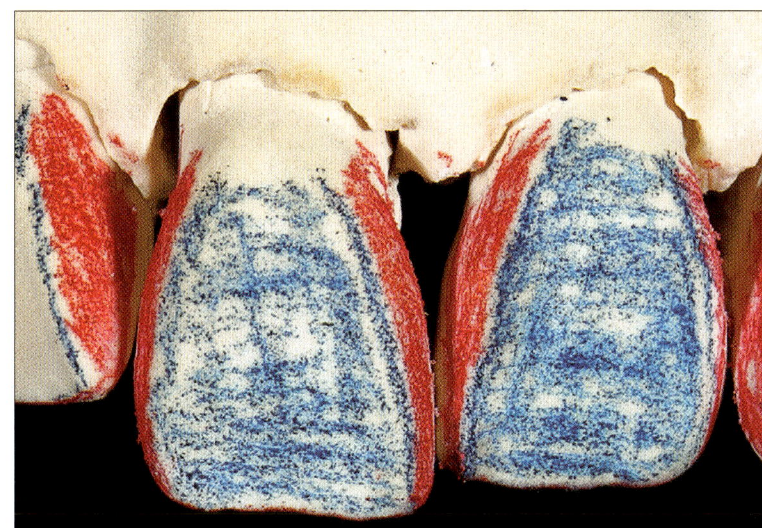

그림 3-19. 인접면은 치아의 크기를 결정짓는 요소이다.

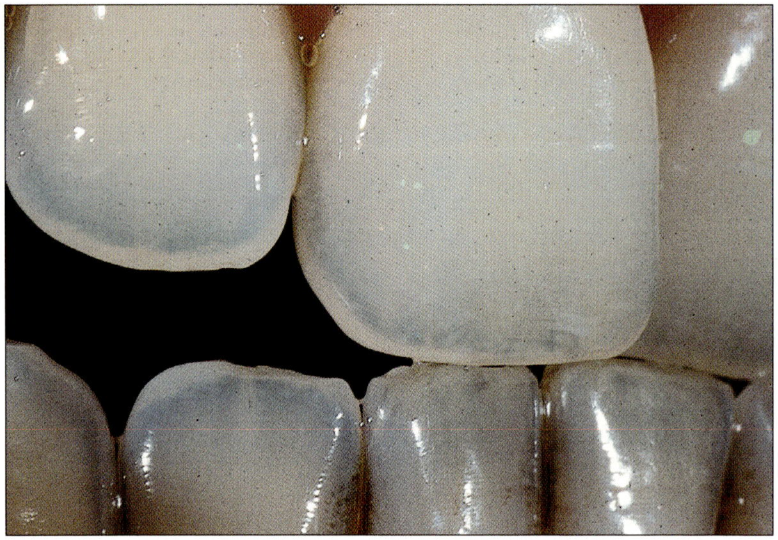

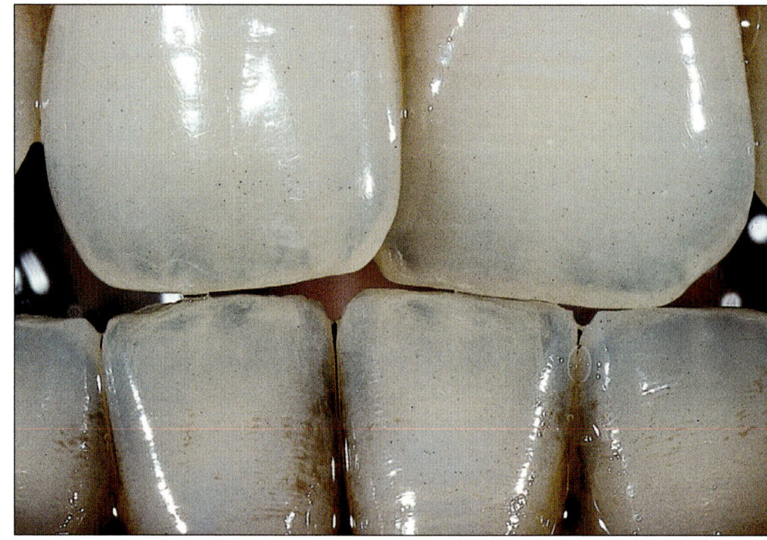

그림 3-20. a, b, 치아의 형태를 결정짓는 중요한 요소에는 incisal의 근심 line angle 및 원심 line angle이 있다.

이상과 같은 기본 정보를 바탕으로 하여 형태의 미묘한 차이를 알아보도록 하자. 다음과 같은 의문점들이 제기될 수 있다. Incisal이 원심 line angle이 곡선에 가까운가, 직선에 가까운가?(그림 3-20a, b). 여기에서 인접면이 보이는가, edge가 치아의 전체적 크기와 거의 일치하는가? 절단면이 오목한가, 볼록한가?(그림 3-21). Abrasion으로 인한 함몰부가 있는가, 아니면 약간의 충격에 의한 것인가? 색을 포함한 치아의 형태를 분석할 때 명심할 점은 정면에서 보이는 것에만 의존해서는 안 된다는 것이다.

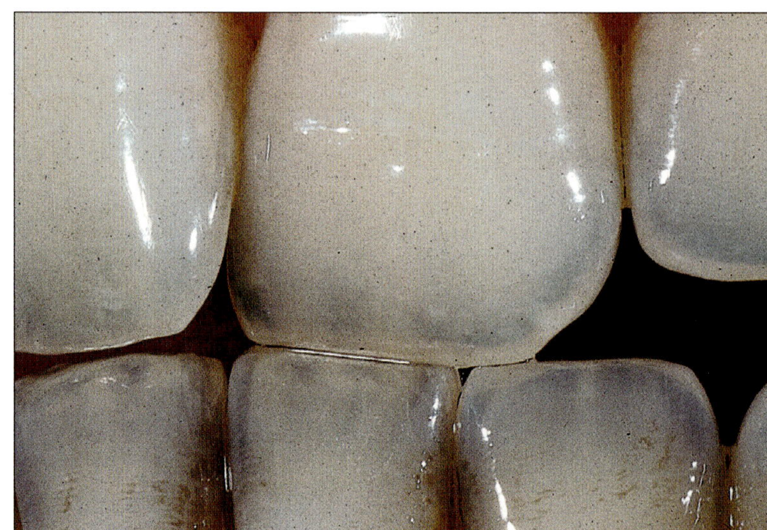

그림 3-21. 치아 형태의 특성들은 잔존치아에 의해 결정되기도 한다. 중절치 절단면의 경우 대합치를 관찰함으로써 그 형태를 가늠할 수 있다.

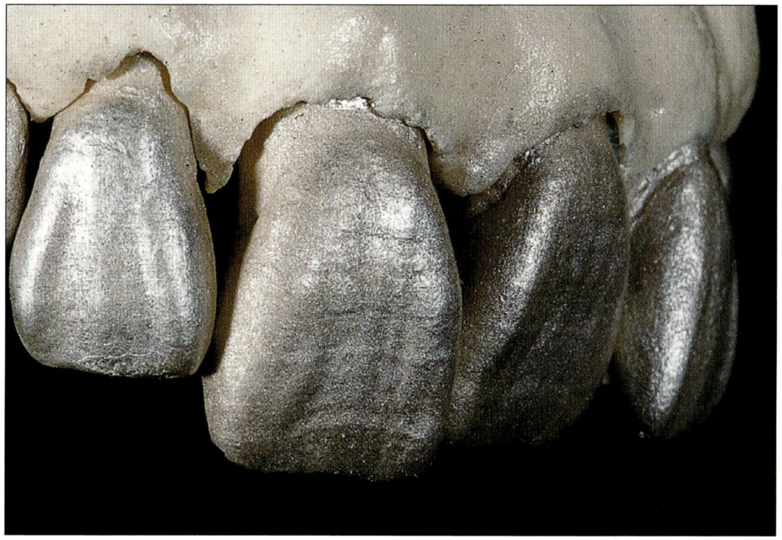

그림 3-22a.

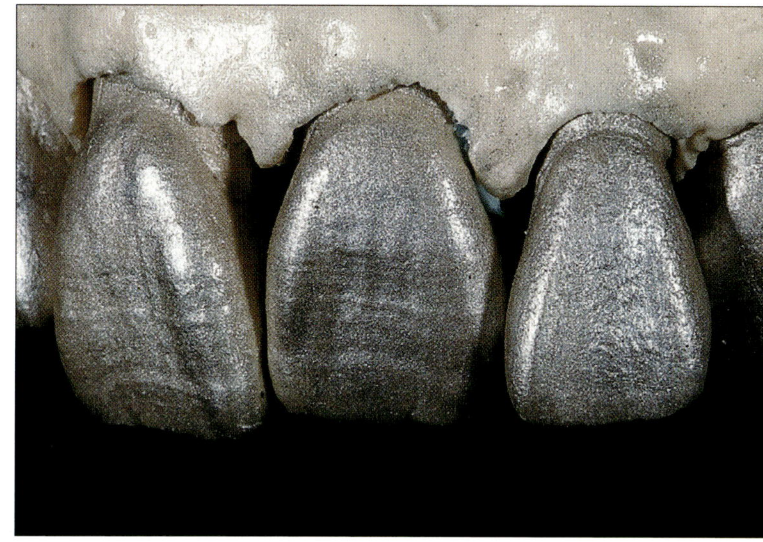

그림 3-22b.

치아의 모든 특징을 찾기 위해서는 측면, 정면, 및 측면 이미지(그림 3-22a~c) 등을 빠짐없이 자세히 관찰하는 것이 유리하다. 결론은 치아가 가진 모든 정보를 찾고 분석하는 것이 그 치아를 가장 유사하게 수복할 수 있는 비결이다.

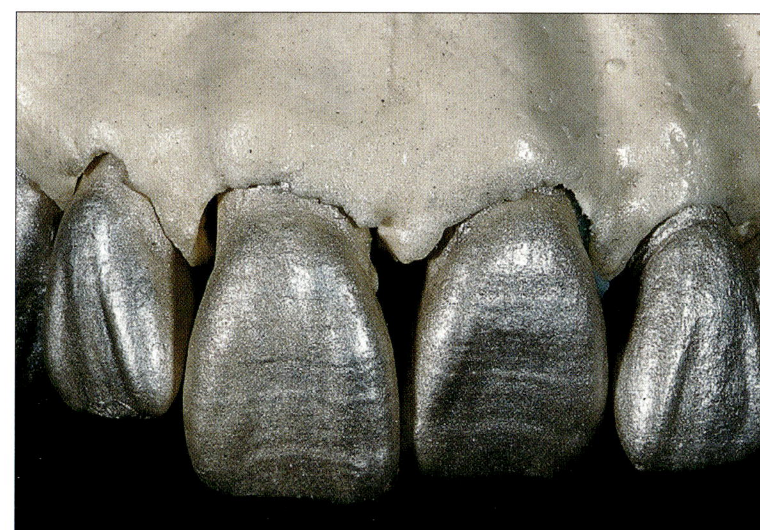

그림 3-22c.

그림 3-22. a~c, 치아를 다양한 각도에서 관찰함으로써 원하는 정보를 좀 더 용이하게 얻을 수 있을 것이다.

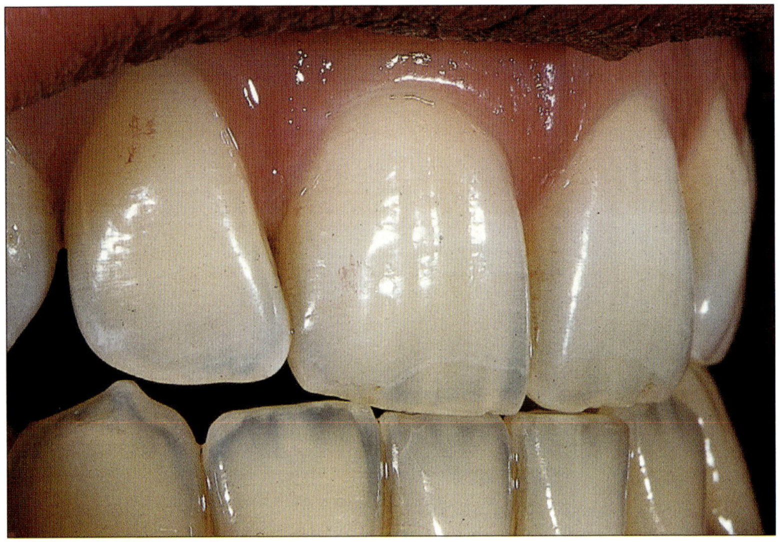

그림 3-23a.

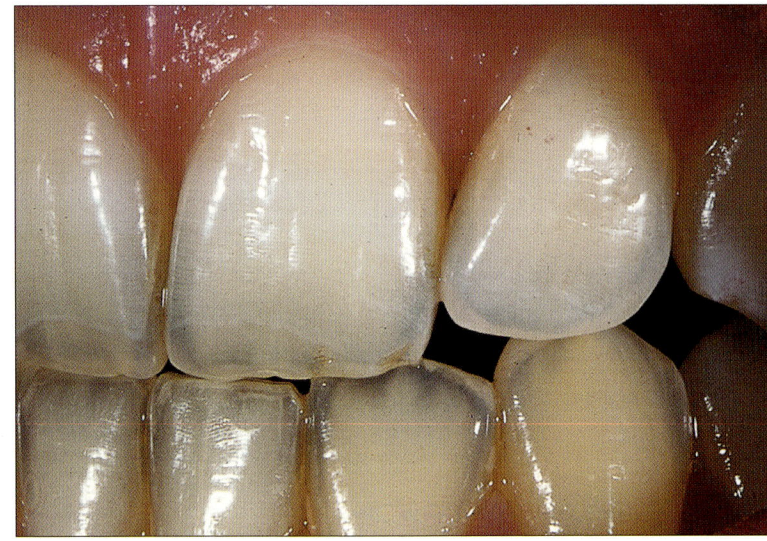

그림 3-23b.

치아의 배열과 발전

이제까지는 치아 형태에 관한 정보를 얻기 위해 model을 관찰해 보았다. 다음으로 model에서 얻은 정보를 어떻게 해석해서 환자를 만족시키는지 알아보기 위해 전치부 wax-up을 마련해 보았다. 그러나 이에 앞서 wax-up 과정 가운데 꼭 명심해야 할 중요한 요소를 분석하고 넘어가자.

실제와 같은 치아 형태를 구현하는 것만으로 환자들의 기대치에 부응했다고 할 수 없다. Model(그림 3-14)의 치아를 심미치료의 최종적인 결과로 받아들이는 환자는 아무도 없을 것이다. 실제적이고 자연스러운 형태는 심미적 완성도에 있어서 반 정도 밖에 차지하지 않는다. 그렇다면 나머지 절반을 완성하려면 무엇이 필요할까? 그 해답은 배열

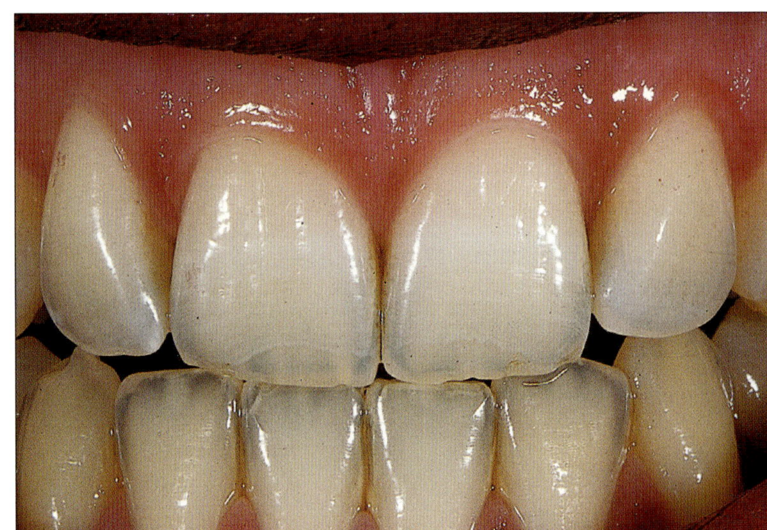

그림 3-23c.

그림 3-23. a~c, 형태 못지않게 중요한 것은 전체 치아의 배열이다.

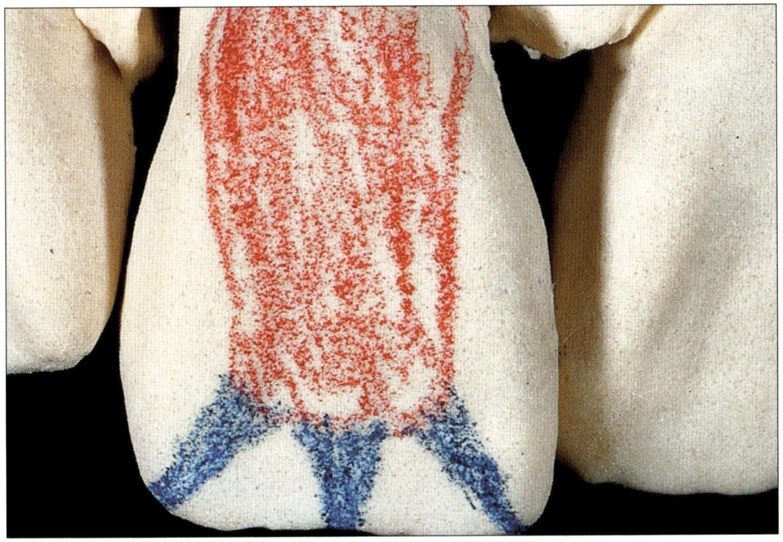

그림 3-24. 우리는 기본적인 정보들을 획득하는 방법을 익혀야 할 것이다.

(composition)이다. 배열이란 환자의 인접치, 입술 및 미소와 관련된 치아의 위치를 뜻한다. 제1장에서 언급했듯이 환자의 유일한 소망은 잃어버린 심미성을 회복하는 것인데, 이는 형태보다는 배열에 의해 회복될 가능성이 더 높다. 미소의 가장 큰 주역은 중절치(central incisor) 임을 염두에 두고 순면 정렬이나 길이 등에서 항상 우선적으로 고려해야 할 것이다. 또 중절치는 항상 측절치(lateral incisor) 보다 길어야 하며, 순면도 조금 더 넓어야 한다(그림 3-23a~c). 한편, 이에 못지않게 눈에 띄는 것이 견치(canine)인데, 이들은 적극적인 미소에 약간의 환상을 가미해 주는 요소이다. 따라서 견치가 간과되지 않고 현저히 드러나기 위해서는 그 높이가 전치와 동일해야 함을 명심하자. 한편, 두 개의 소구치(premolar)는 형태적인 면보다 위치적인 면에서 훨씬 더 중요한 치아들이다. 절치와 견치가 얼마나 정확한 형태로 수복되느냐는 바로 이들에 달려 있기 때문이다. 이들은 한 요소를 다른 요소와 연결시키는 심미적 결합의 역할을 담당한다. 즉, 결합의 핵심 담당자인 것이다.

그러나 소구치가 얼마만큼 둥근 모양인가 하는 문제는 중요치 않다. 사실 소구치의 가장 중요한 특징 중 하나는 치축(axis)이다. 치축이 근심에 위치할수록 전치가 주역이 될 가능성이 커진다. 그림 3-23a, c에서 보듯이 자연치에서는 근심으로 위치한 치축의 배열을 흔히 찾을 수 있다.

비록 치과기공사의 관심사는 아니지만 전치부 배열에 관한 또 하나의 관점은 치은 높이에 있다. 즉, 전치와 견치가 절단면(incisal edge)에서 중요한 역할을 하는 것처럼 치은의 높이에서도 마찬가지로 중요한 역할을 한다. 전치와 견치는 일관성 있는 위치를 유지하되 소구치보다 길어야 한다. 이러한 이유 등으로 인해 치주 치료에 대한 중요성이 최근 몇 년간 더욱 부각되었다.

이상으로 배열에 관한 언급을 마치고 다시 전치부 wax-up으로 돌아가자. 우선 일차적으로 할 일은 기본적인 정보를 획득하는 것이다. 그림 3-24에서 전치를 관찰해 보자. 중앙의 그림 표시는 예상하는 preparation의 윤곽을 의미한다. 이 윤곽을 바탕으로 하여 치아의 최고 넓이와 높이를 나타내는 원추(cone)를 그릴 수 있다. 이는 작업에 들어가기 전 우리가 알아야 할 기본적인 정보이다.

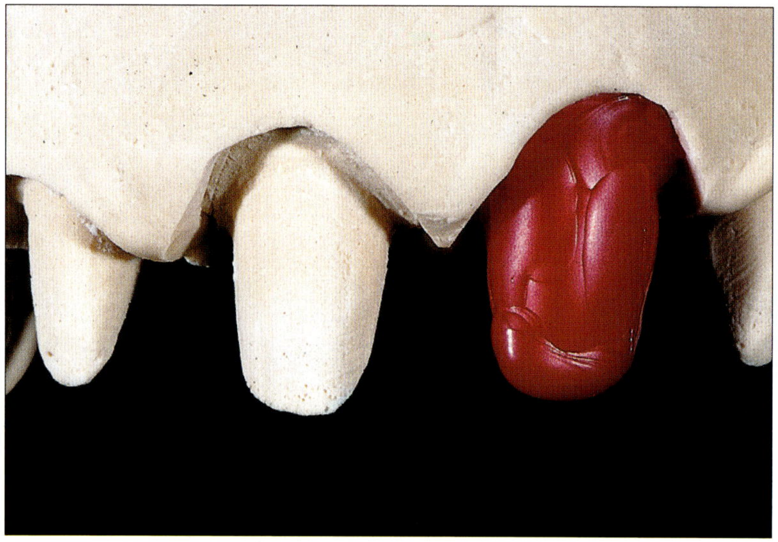

그림 3-25a.

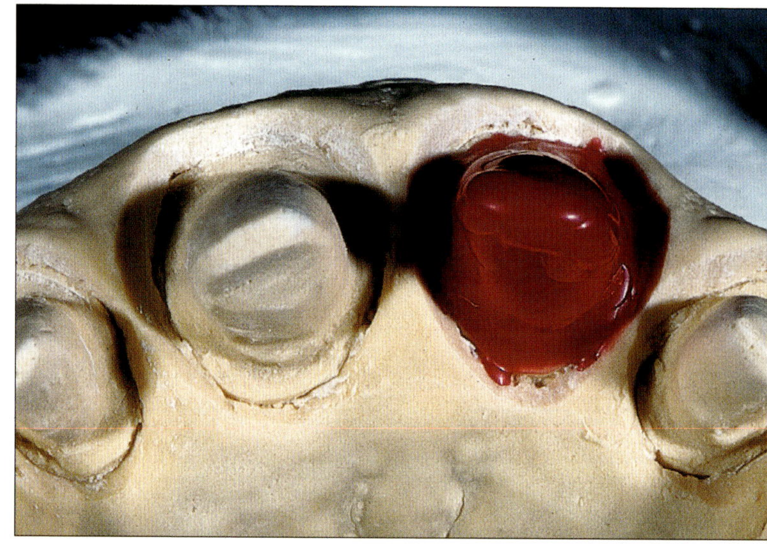

그림 3-25b.

그 다음 준비할 것은 약 0.3mm 두께의 진하고 선명한 색의 wax coping(그림 3-25a~c)으로써 metal core로 해석할 수 있다. Wax coping은 그 투명함을 통해서 우리가 사용할 수 있는 공간을 측정하는 데 큰 도움이 된다. Core의 두께가 0.3mm이므로 wax-up 전체를 측정한 후 간단한 계산을 통해 얼마만큼의 면적을 도재 축성에 사용할 지 알 수 있다. 이 외에도 바람직하지 않은 상황들을 사전에 미리 제거할수록 실제 작업에서는 유리한 환경이 될 것이다. 이런 면에서 저자는 항상 진단 wax-up을 선호한다. 이로써 임시 수복물을 위한 wax-up을 준비할 수 있고, 또 결과가 만족스러울 경우 porcelain powder로 반복 작업만 하면 된다. 이에 관해서는 뒷장에서 다루기로 하겠다.

Wax core가 완성되면 cone을 몇 개 더 만들어서 치아의 길이를 찾는데,

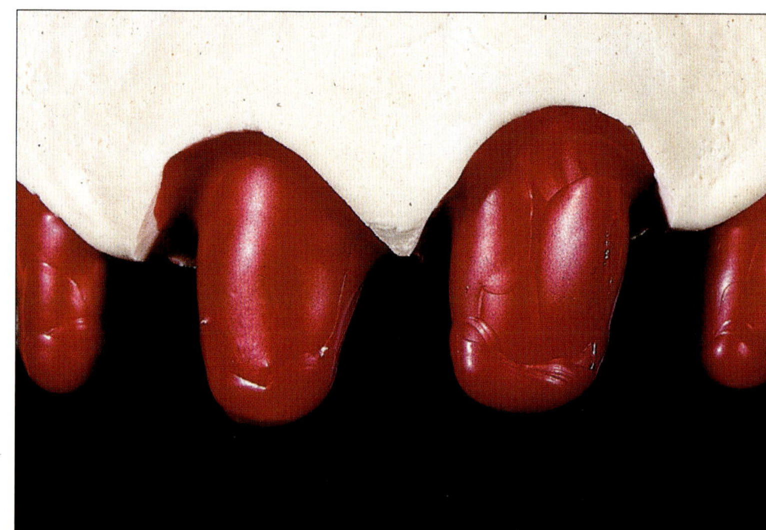

그림 3-25c.

그림 3-25. a~c, Wax로 coping을 만들어 metal core를 재현한다.

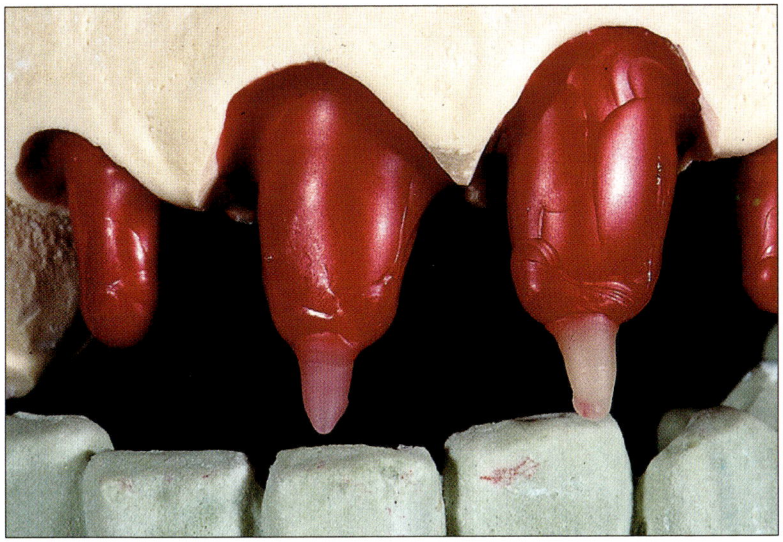

그림 3-26a.

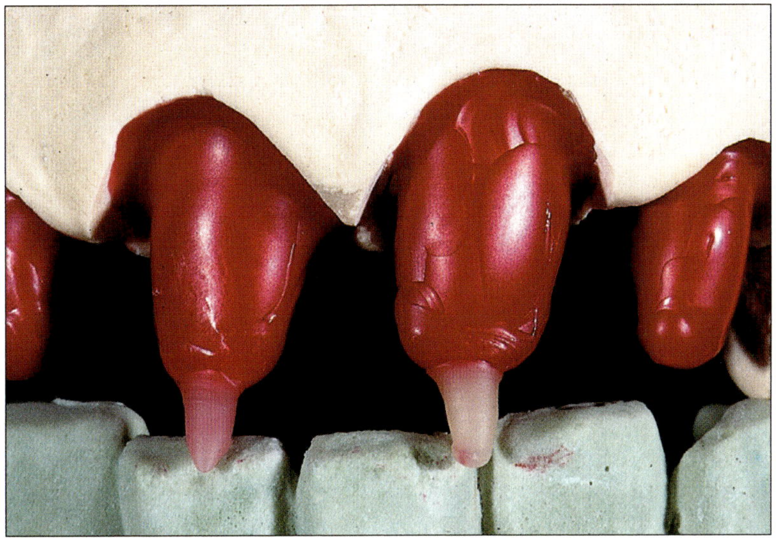

그림 3-26b.

이는 기능 및 배열, 교합기를 통한 측방 및 전방 운동의 조절을 통해 가능하다(그림 3-26a~c). 이의 목적은 전방 운동(protrusion)시 cone의 접촉을 시도하며, 측방 운동시 견치의 접촉을 유도하며 cone을 disclusion 시키는 데 있다.

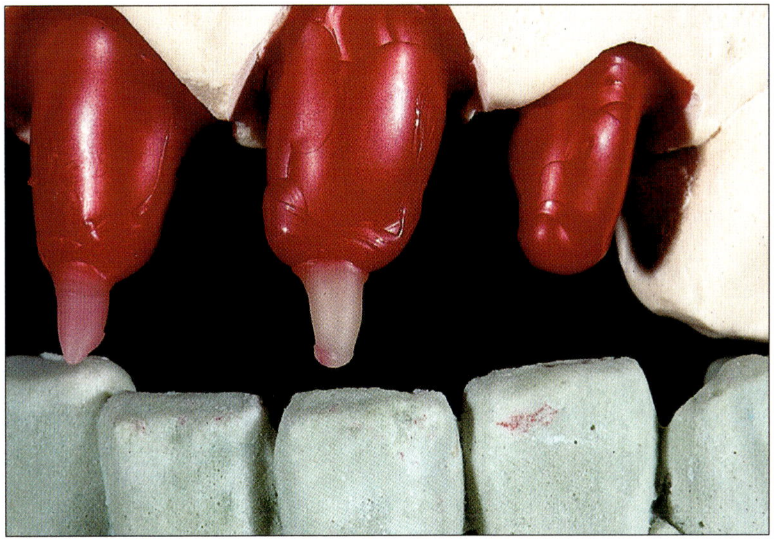

그림 3-26c.

그림 3-26. a~c, 전방운동과 측방운동을 재현함으로써 치아의 길이를 결정해 주는 cone을 만들 수 있다.

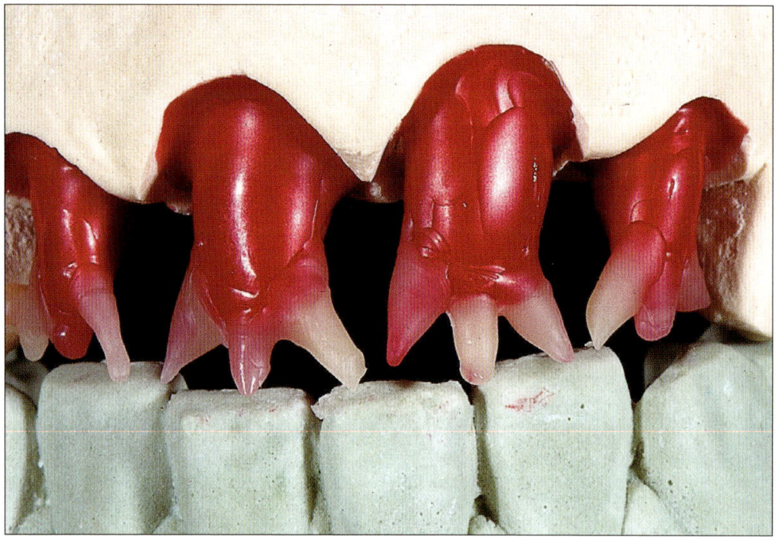

그림 3-27a.

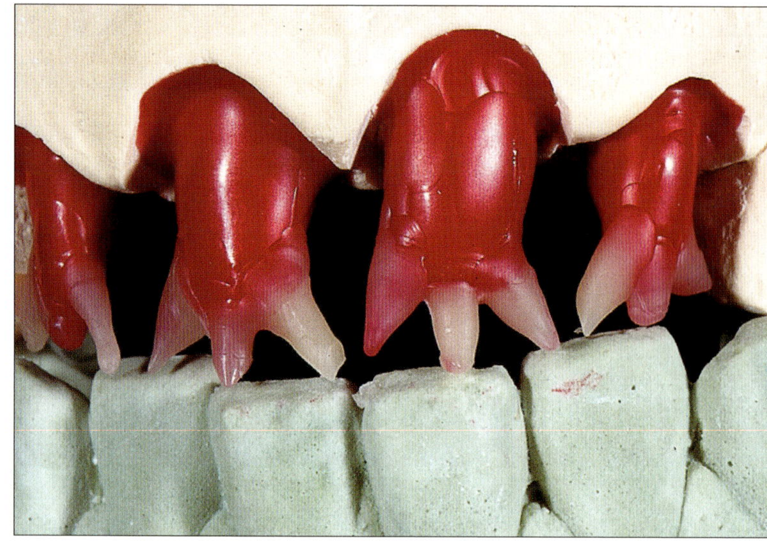

그림 3-27b.

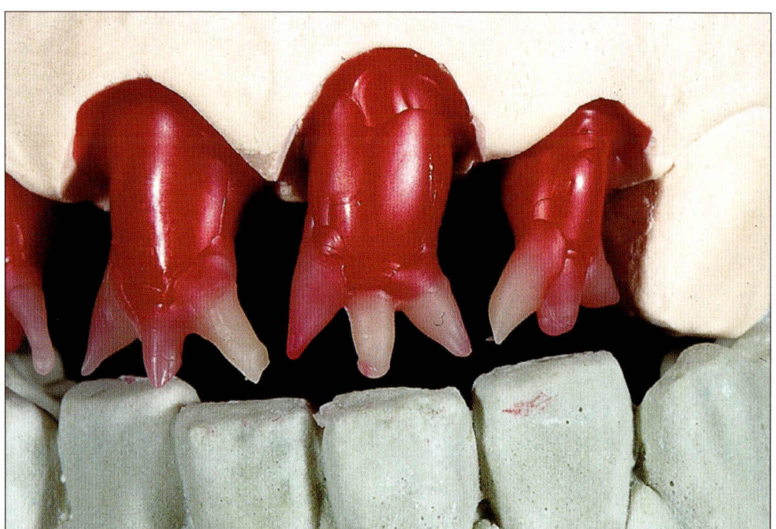

그림 3-27c.

치아 길이가 정해지면 치아의 최대 폭경을 찾는다. 이는 공간들의 일관성 있는 분포를 찾는 것을 의미하며, 각 치아의 형태만큼이나 친숙하다. 치아의 폭경을 표시하기 위해 다른 cone을 만들어 기준점의 위치를 정한다(그림 3-27a~c).

그 다음은 매우 간단한 작업으로서 모든 기준점과 wax를 결합시켜서 치아의 총체적 크기를 설계하는 일이다. 그림 3-28과 같이 마지막 단계와 최대 폭경을 연결시킨 후 이를 최대 높이점에 연결시켜서 총체적 크기를 완성시킨다.

그림 3-27. a~c, 두 개의 cone을 추가하여 치아가 차지할 폭경을 결정한다.

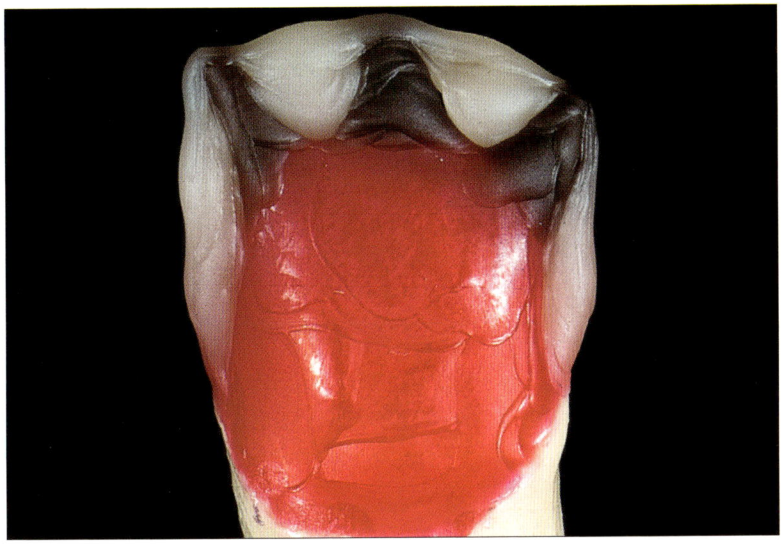

그림 3-28. 이제 남은 일은 치아의 전체적 크기를 얻기 위해 기본적인 정보를 모두 결합하는 것이다.

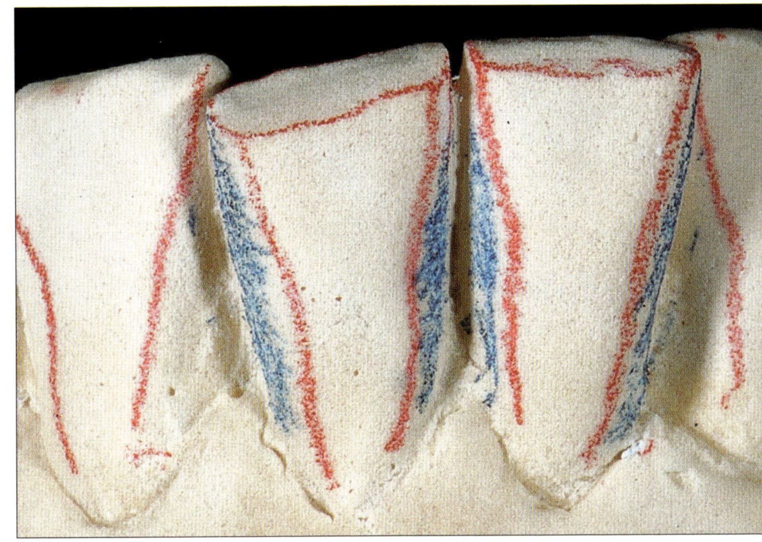

그림 3-29. 잔존치의 인접면과 순면을 인식하는 일은 매우 중요하다. 상악 전치부 전체를 수복할 경우 대합치 순면을 통해 그 형태를 파악할 수 있기 때문이다.

일단 전체적인 크기가 정해지면 잔존치의 순면 edge를 관찰하여 좀 더 정밀성을 부여하는 일만 남아 있다(그림 3-29). 치아 형태가 삼각형이라는 사실을 파악한 후 coping의 가장 자리에 edge를 나타내는 선을 올린다. 이로써 치아의 최종적인 형태에 관한 아이디어를 얻을 수 있을 것이다(그림 3-30).

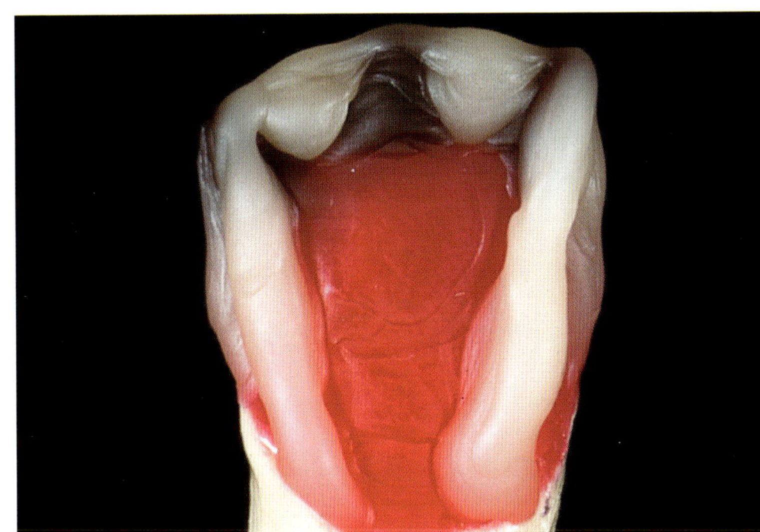

그림 3-30. 잔존치의 형태와 크기를 인식한 후 edge 부위에 wax를 올린다.

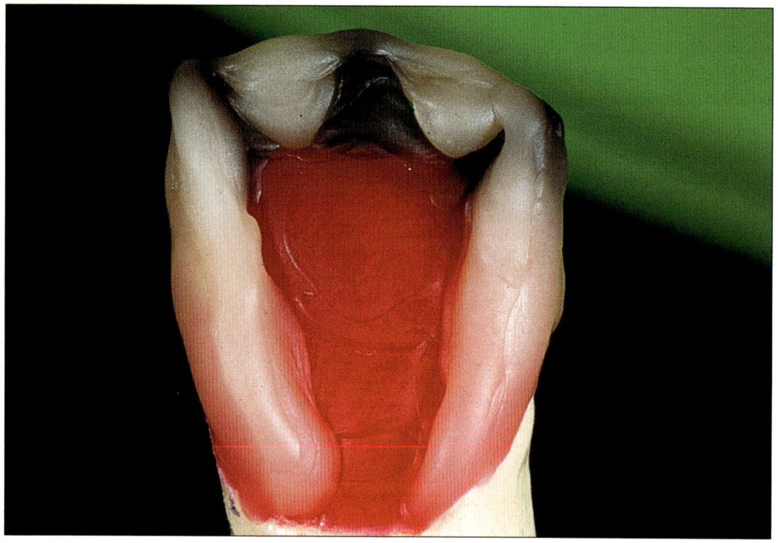

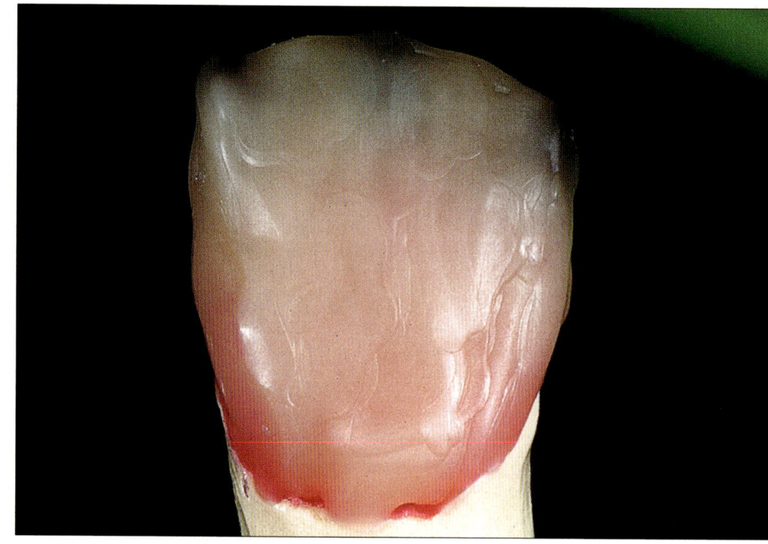

그림 3-31. a, b, Edge 가 제공하는 정보를 이용하여 이제 edge를 연결하여 순면을 만들고 또 인접면을 만든다.

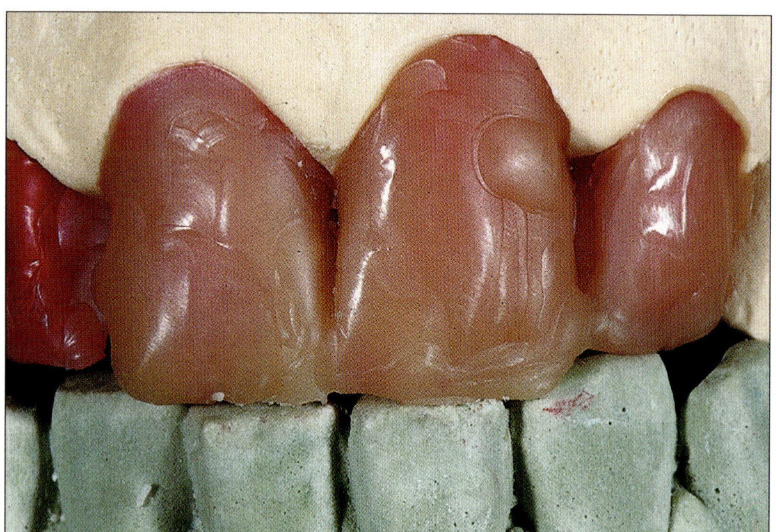

그림 3-32. 대략적인 wax model의 모습이다.

다음 단계는 아주 간단하며 정보가 제공하는 요점들을 마무리하는 것이다. 첫째, 전체적 크기로 규정된 부분을 edge까지 wax-up한다(그림 3-31a). 둘째, 순면을 wax-up하면 이는 서서히 원심과 근심 edge 에 결합되어 대략 최종적인 형태로 완성시킨다(그림 3-31b).

마지막으로 wax-up이 끝나면(그림 3-32) 세부적인 부분들을 polishing하여 최종적인 형태로 완성시킨다(그림 3-33a~c).

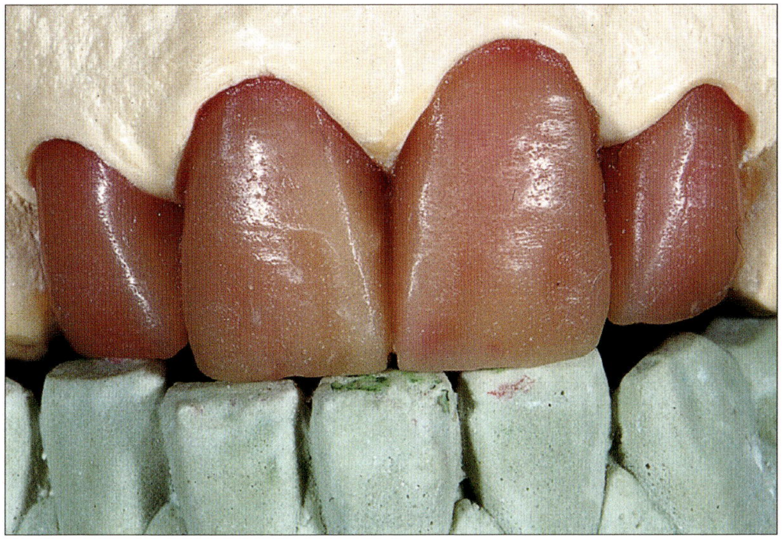

그림 3-33a.

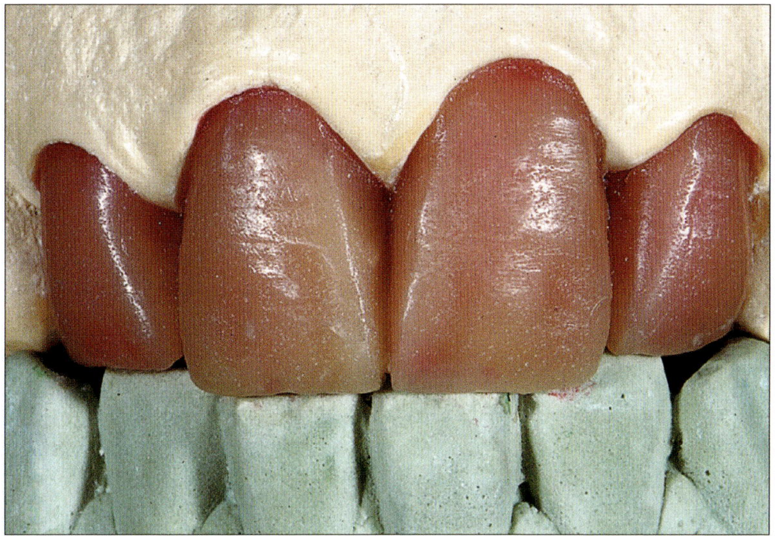

그림 3-33b.

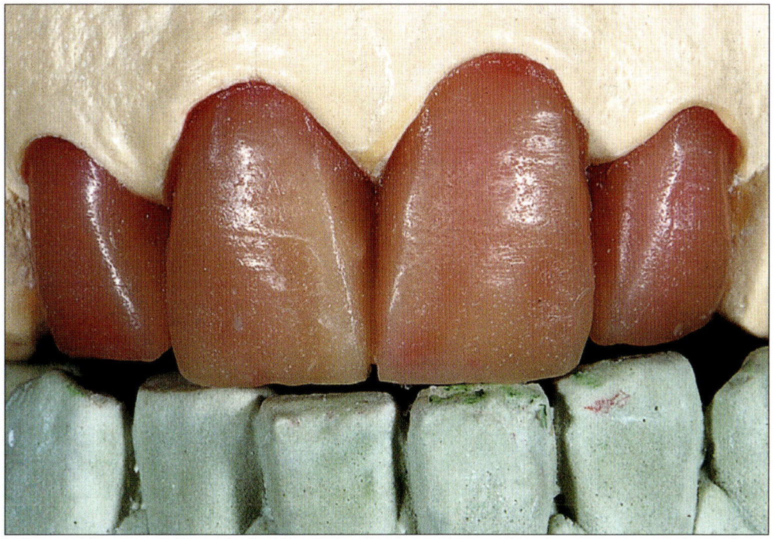

그림 3-33c.

그림 3-33. a~c, 좀 더 실제적인 모습을 갖추기 위해서 세밀하게 다듬는다. 이 때 치아의 기본적인 형태를 유지하는 범위 내에서 작업이 이루어져야 한다.

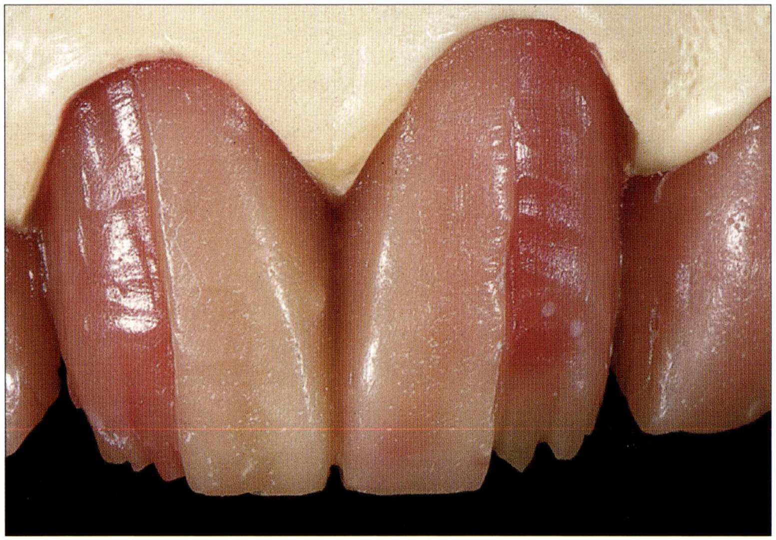

그림 3-34a.

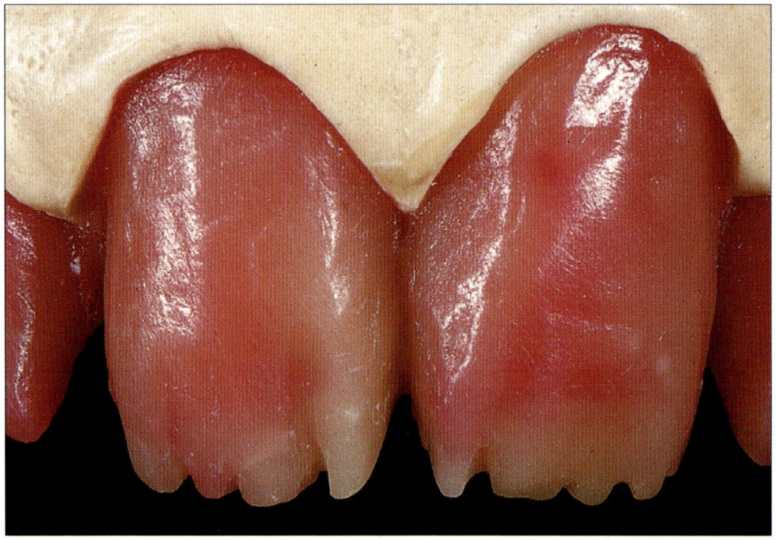

그림 3-34b.

그림 3-34. a, b, Wax를 cut-back하여 상아질 core의 형태를 만든다.

임시 수복물 (Provisional Restoration)

Wax-up이 끝나면 환자를 위한 임시 수복물을 제작할 수 있다. 임시 수복물의 역할은 매우 중요하다. 첫째, 이미 시행된 모든 임상 작업을 보존하는 데 목적이 있다. 또한 치과의사, 치과기공사 및 환자가 미래의 도재 수복물을 기능적 및 심미적으로 분석할 수 있게 한다. 저자는 이 두 번째 기능을 첫 번째 기능에 못지않게 중요한 것으로 꼽는다. 기대에 부응하는 수복물로 말미암아 환자들이 정상적인 사회생활을 영위해 나갈 수 있는 희망을 갖게 되기 때문이다. 이런 점은 치과기공사뿐 아니라 치과의사들의 작업 부담감을 많이 덜어줄 것이다. 만약 조금이라도 마음에 들지 않는 점이 있다면 만족스러울 때까지 임시 수복물에서 수정할 것을

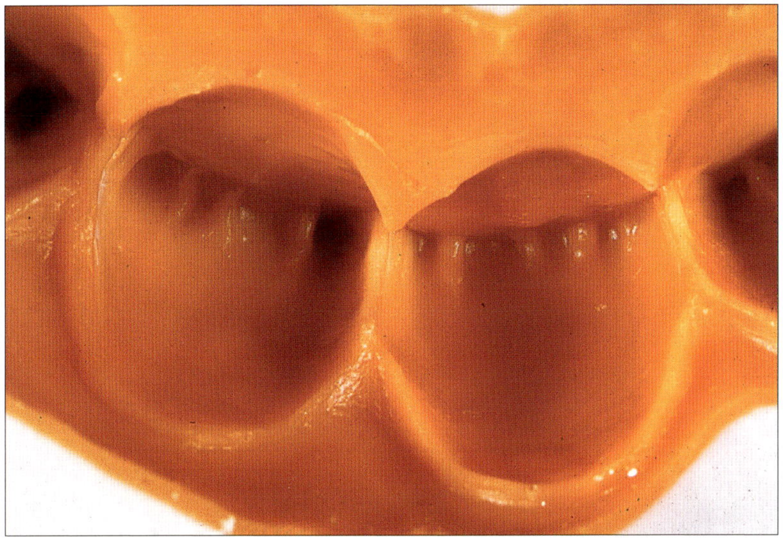

그림 3-35. 이 상아질 core를 silicone으로 인상 채득한다.

권한다. 이 단계에서는 간단한 방법으로 형태 및 배열의 세부 사항들을 수정할 수 있지만 최종 수복물에서 수정하려면 많은 노력이 필요하기 때문이다.

이러한 점을 감안하여 작업을 진행하기 전에 임시 수복물을 여러 번 수정함으로써 최적의 결과를 얻기 바란다.

몇 년간 심미적인 임시 수복물이 사용되어 온 사실은 정교한 형태에만 주력한 것이 아니라 다양한 색에도 공을 들였음을 의미한다. 그러나 이는 색에 관한 최적의 결과를 얻기보다도 dentin과 incisal이 제공하는 색 이상의 다양한 효과를 얻고자 하는 시도로써 해석되어야 한다.

앞에 소개된 wax-up 작업에 근거하여 silicone 인상을 채득한다. 앞으로의 사용을 위해서 silicone으로 채워진 tray를 보관한다. 첫째, 최외층인 반투명층이 차지할 공간을 미리 감안하여 기구를 이용하여 wax를 깎아낸다(그림 3-34a, b). Porcelain powder로 작업할 경우 dentin core에 다소 근접한 형태가 만들어진다. 둘째, 이처럼 축소된 dentin core 형태를 한 번 더 silicone 을 사용하여 인상을 채득한다(그림 3-35). 이 방법은 훌륭한 임시 모형을 준비하는 데 매우 편리한 방법이나 원래의 wax-up된 모형을 보존시킬 수 없다는 단점을 수반한다. 따라서 wax를 cut-back하기 전 단계에서 그 모형의 최종적인 인상을 뜨고 stone을 부어 모형을 보관하는 방법을 권하는 바이다. 이로써 최종 wax model이 제공하는 정보를 잃지 않게 될 것이다.

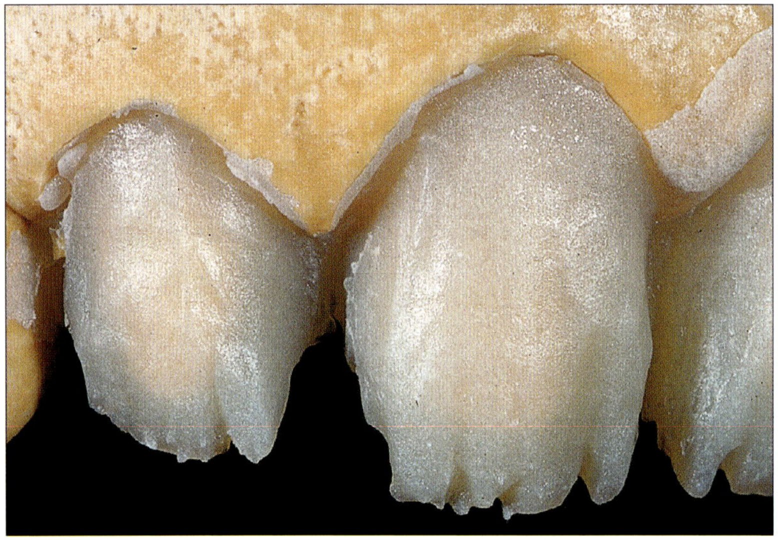

그림 3-36a.

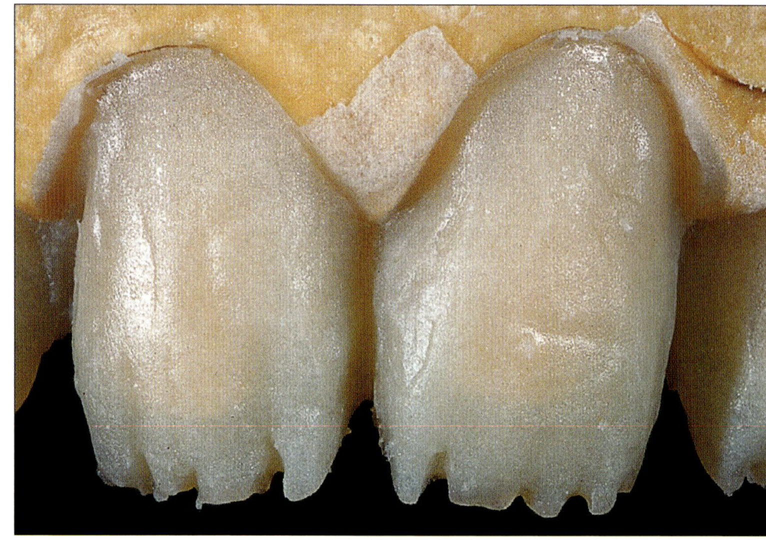

그림 3-36b.

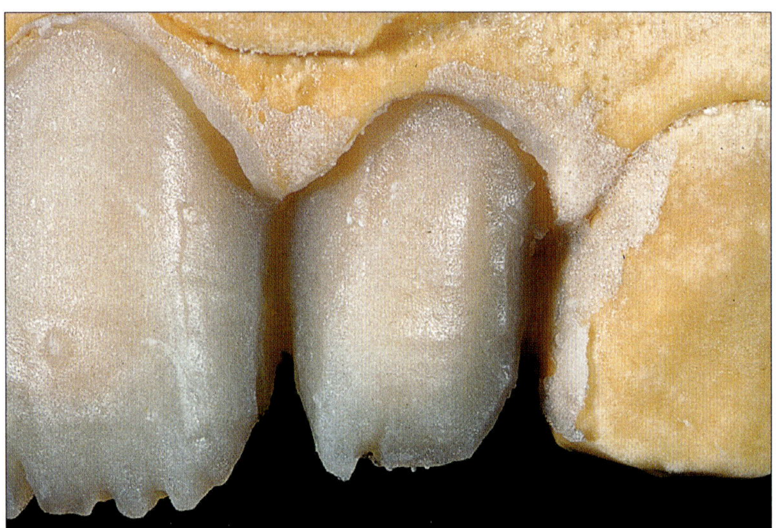

그림 3-36c.

그림 3-36. a~c, 두 번째의 silicone 을 사용하여 resin으로 dentin core를 만든다.

셋째는 resin으로 dentin core를 제작하는 단계이다. 여기에는 최초의 model과 마지막 단계에서 얻은 silicone 인상을 사용한다. 이 model에서 silicone 인상체를 사용하여 원하는 dentin 색의 resin으로 된 core를 제작한다(그림 3-36a~c). 여기서는 Vita 사의 상아질 A2를 사용하였다.

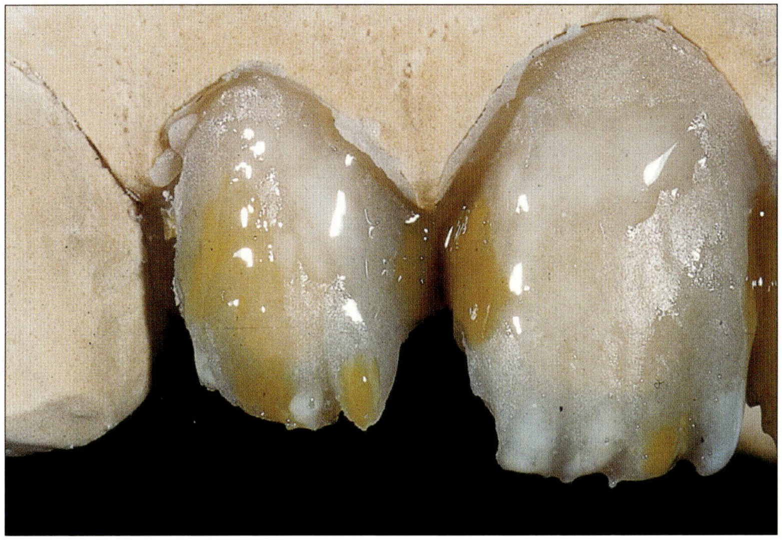

그림 3-37a.

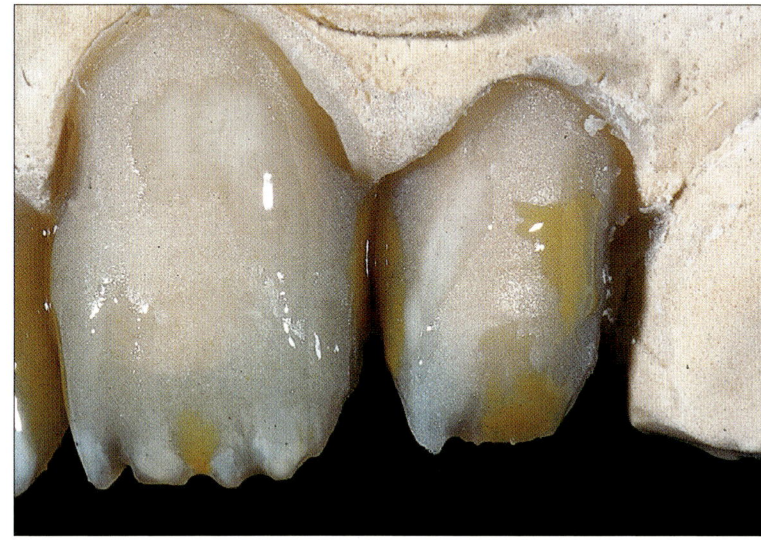

그림 3-37b.

Tragis Vectris system의 광중합재료를 사용한 상아질 core로서 내재된 작은 특징들을 창출해 낼 수 있다. 예를 들어, 어떤 부분은 더 포화되게 만들고 mamelon과 같은 부분은 더 밝게 하는 등 색의 특징을 강한 부분보다는 미세한 부분에 초점을 맞추어 제작한다(그림 3-37a~c). 한 가지 명심할 세부 사항은 모든 광중합 심미재료는 경화 후에 경화 전보다 덜 포화된 색의 형태를 나타내는 성질을 지닌다는 것이다.

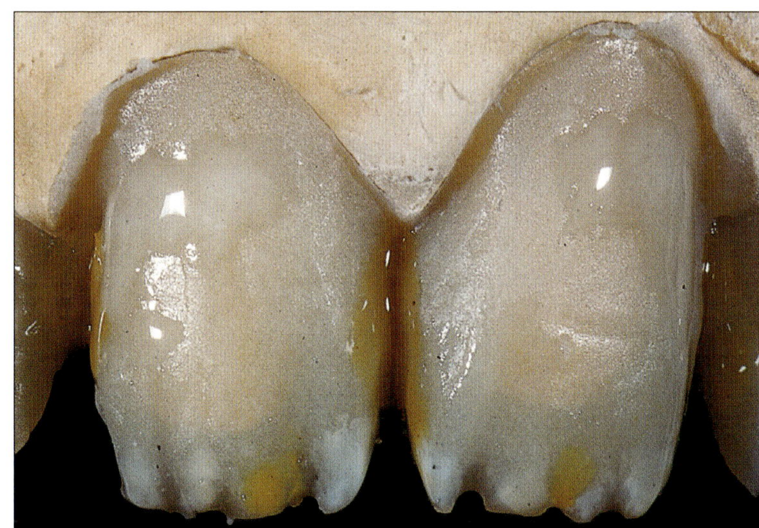

그림 3-37c.

그림 3-37. a~c, 'Targis' 와 같은 광중합 레진을 사용하여 몇 가지 기본적인 색의 특성을 표현할 수 있다.

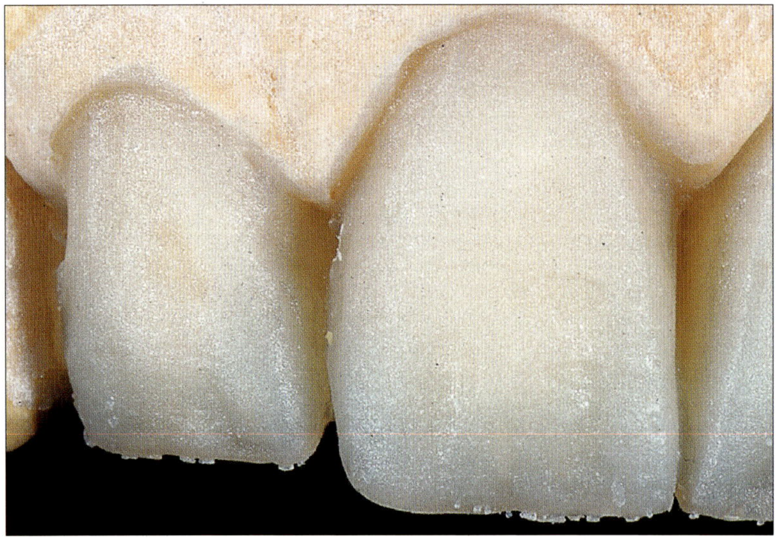

그림 3-38a.

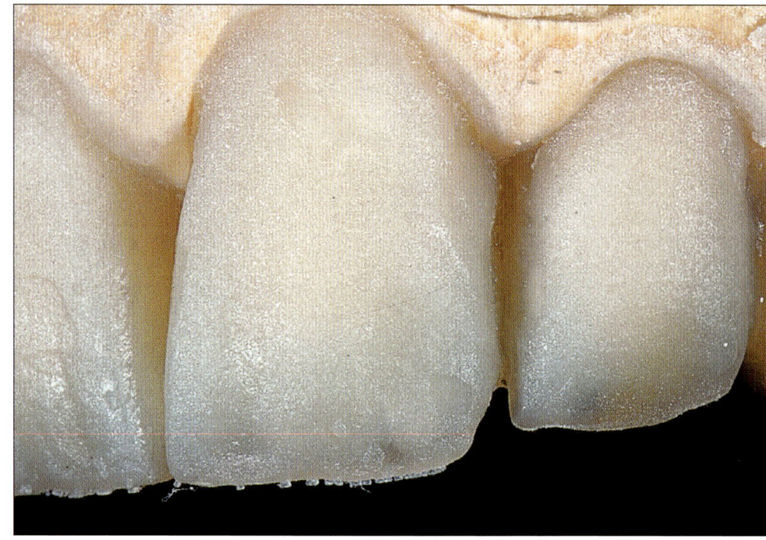

그림 3-38c.

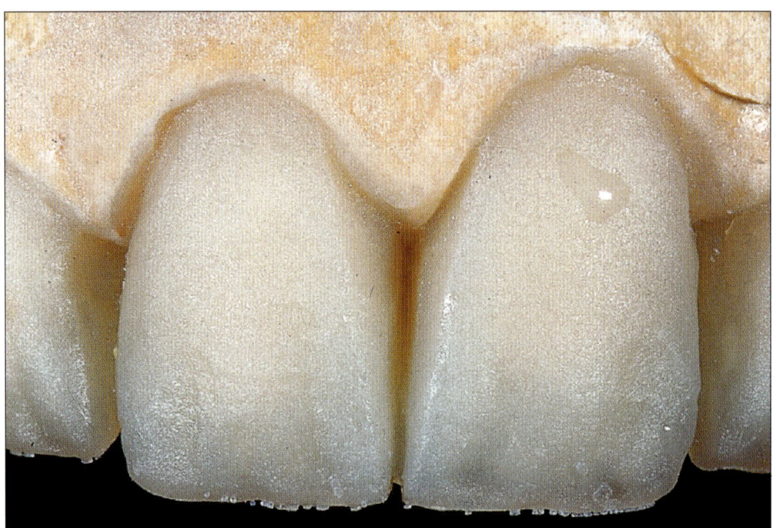

그림 3-38b.

그림 3-38. a~c, 색의 특성을 표현한 후 처음 채득한 silicone 인상의 도움을 받아 그 위에 최외층 반투명층을 축성한다.

네 번째 단계는 최초의 silicone 인상을 사용하여 반투명 재료로써 치아의 형태를 완성하는 단계이다. 여기서는 반투명 재료로 S1 incisal을 사용하였다(그림 3-38a~c). 이렇게 하여 임시 수복물이 일단 완성되었다. 이제 임시 수복물을 인상체에서 떼어내고 치경부의 형태를 따라서 치아의 emergence profile 경계선을 정한다. 이 작업은 항상 연조직 인상이 보존된 모형들로 작업하기 때문에 간단하다. 마지막으로, 임시 치아를 polishing하면 비로소 광택을 발한다(그림 3-39a~c). 이와 같은 임시 수복물은 기능적인 면(그림 3-40)과 심미적인 면을 모두 만족시킬 수 있어야 한다(그림 3-41).

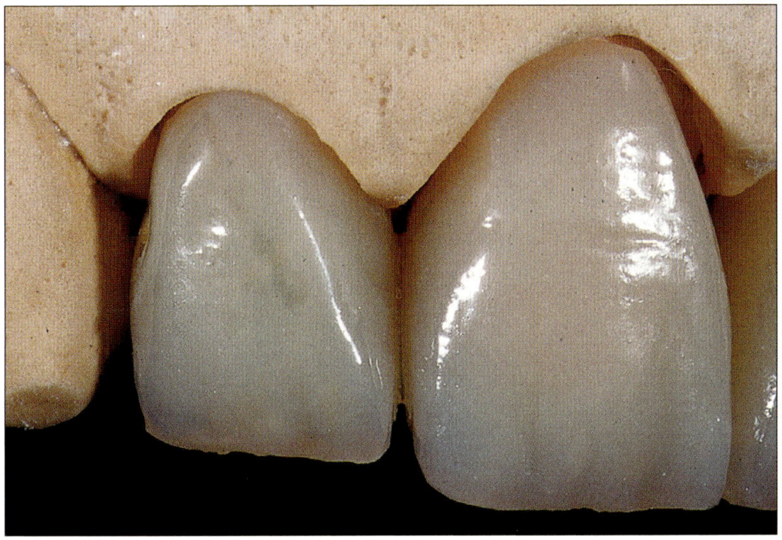

그림 3-39a.

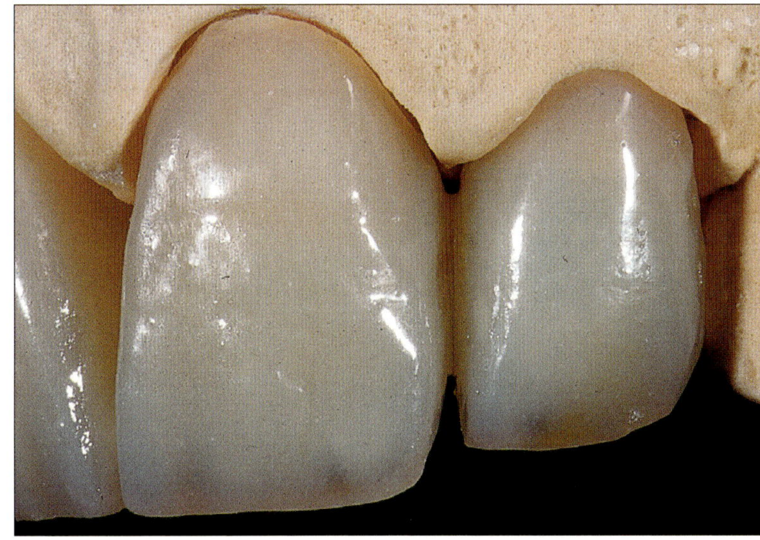

그림 3-39b.

이미 언급한 바와 같이 이와 같은 임시 수복물을 제작하면 최종 crown을 제작하는 데 있어서 큰 도움이 된다. 그림 3-42의 그림들을 차례로 살펴보면 최종적 ceramic crown에서 임시 수복물의 형태를 재현하는 일이 얼마나 쉬운지 알 수 있을 것이다. 이러한 방법에 힘입어 임시 crown 또는 최종 crown을 제작할 때 훨씬 더 개인의 특성을 살린 crown을 만들 수 있을 것이다. 이는 곧 치아의 형태가 환자와 조화를 잘 이룬다는 것을 의미한다. 모든 정보의 기본적인 사항들은 환자 치아의 주변 환경에서 발견된 것이기 때문이다.

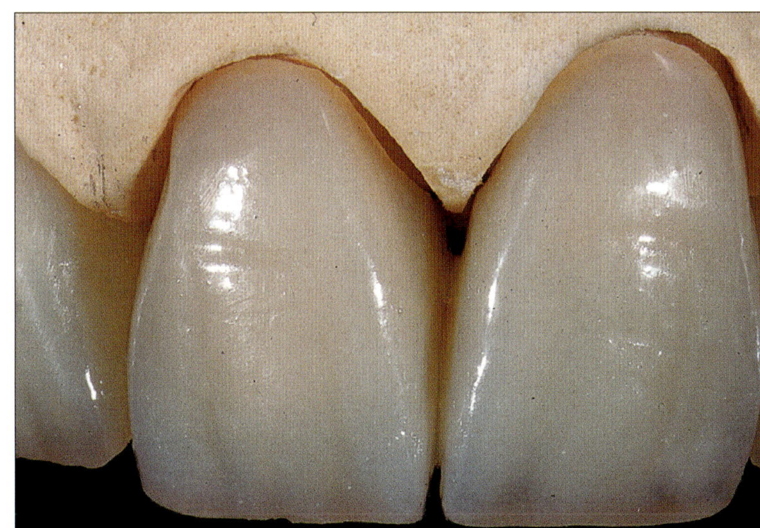

그림 3-39c.

그림 3-39. a~c, 임시 치아를 polishing하면 이제 환자의 구강 내에 장착할 준비가 완료된 것이다.

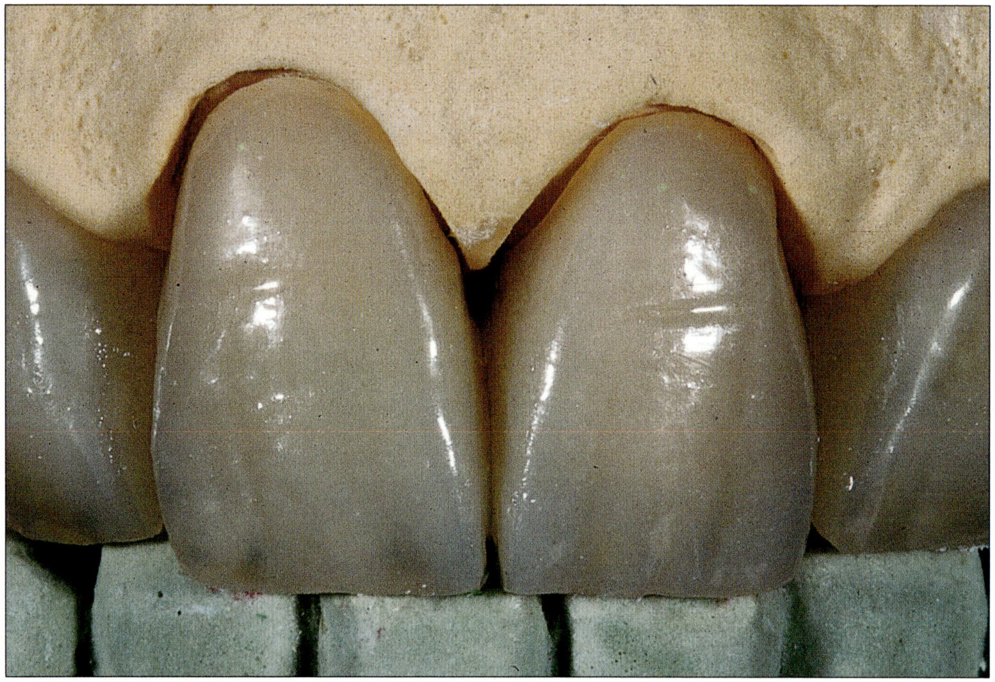

그림 3-40. 완성된 임시 수복물을 기능적인 면에서 관찰하고…

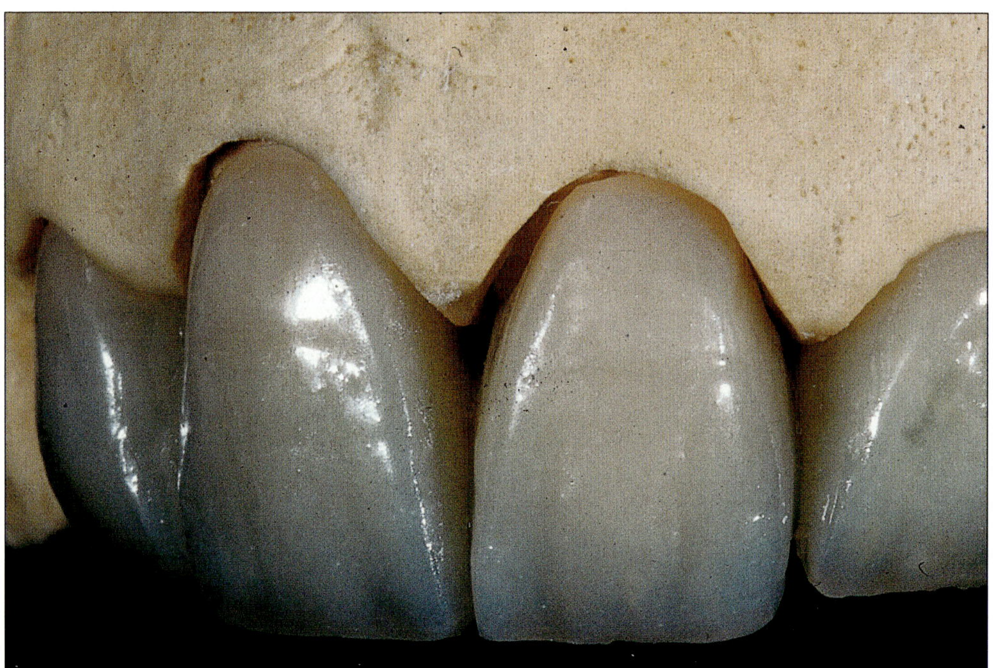

그림 3-41. 또 심미적인 관점에서 관찰해 보자.

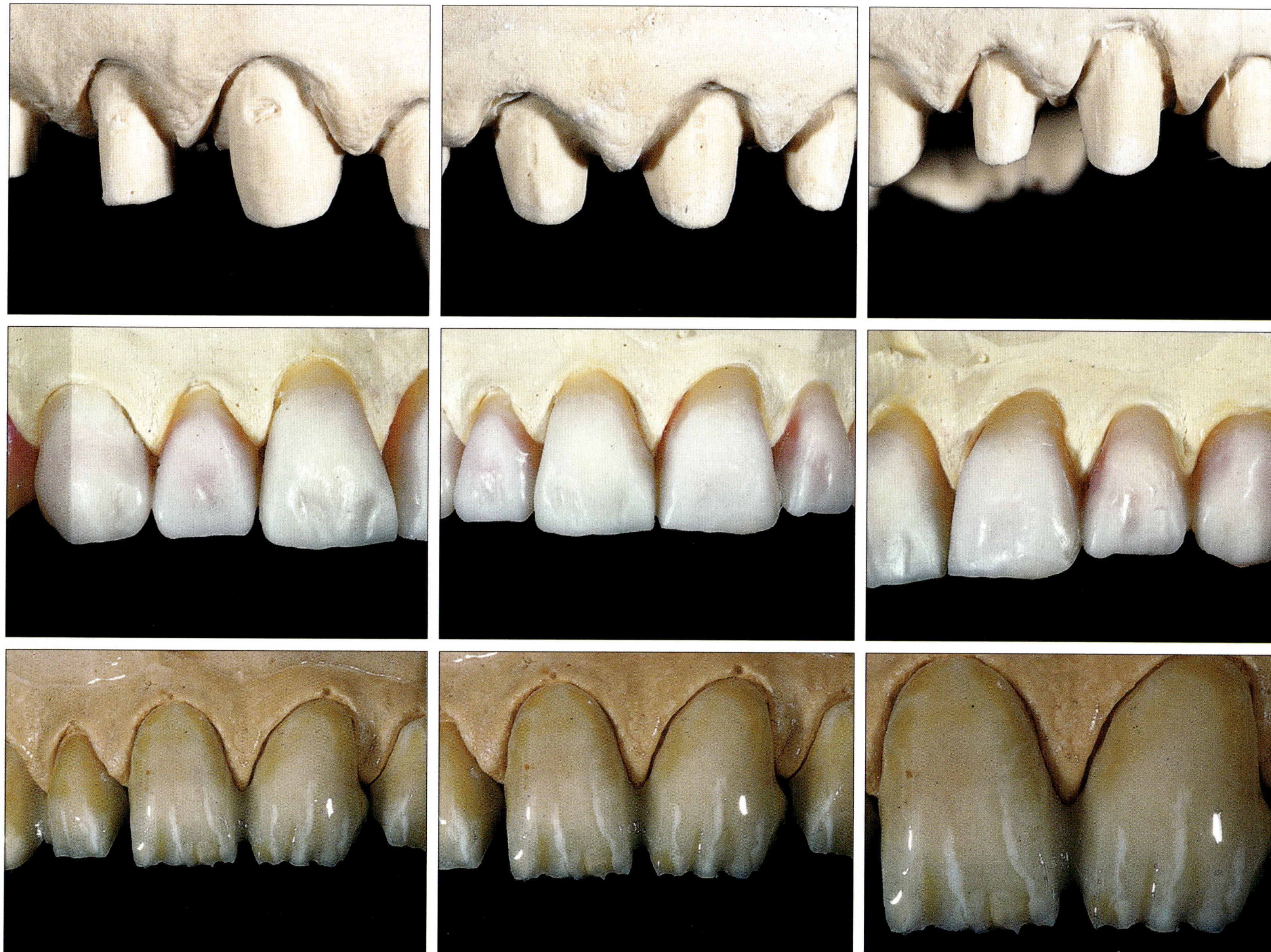

그림 3-42. Wax-up을 효율적으로 함으로써 동일한 crown을 임시 수복물 또는 최종 crown으로까지 발전시켜 나갈 수 있다. 이미 완성된 wax-up 모형에서 채득된 silicone 인상체가 최종 수복물을 제작하는 데 중요한 역할을 한다. 여기서는 최종 수복물의 제작을 위해서 Empress II를 사용하였다. (Barcelona, Dr. Saurina 임상증례)

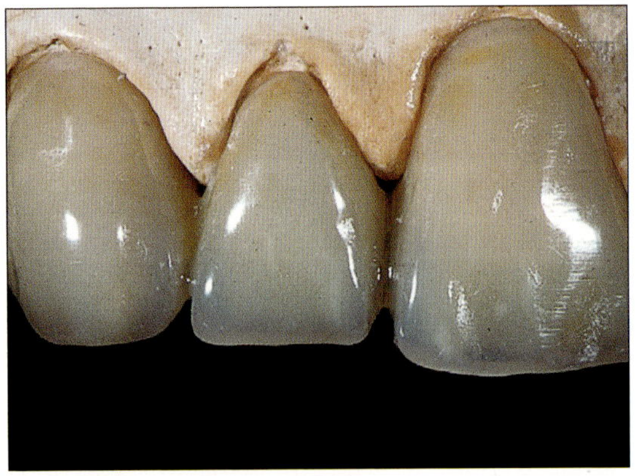
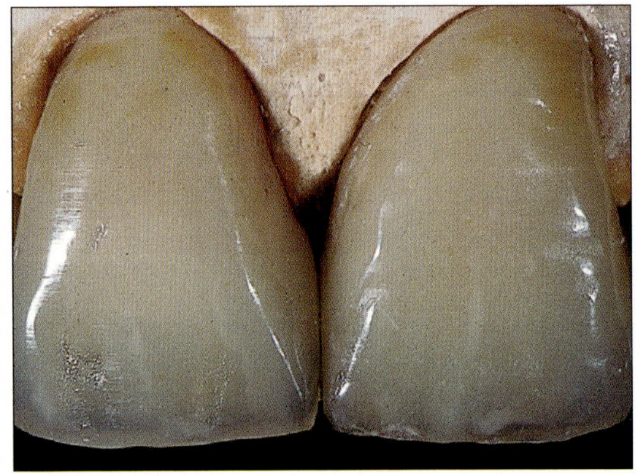
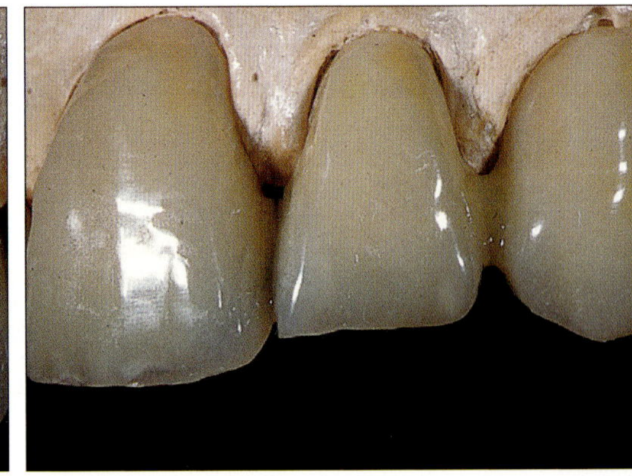
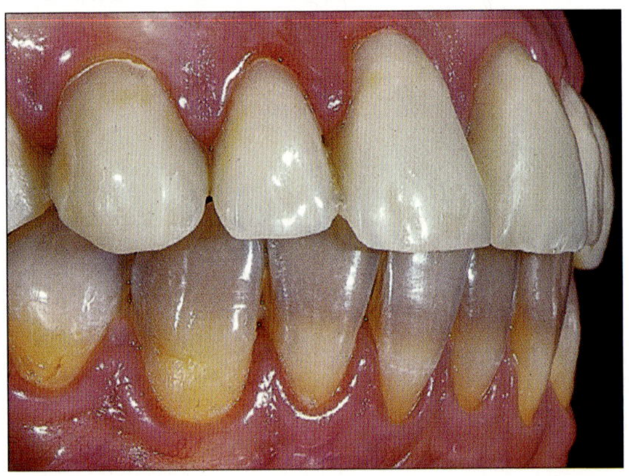
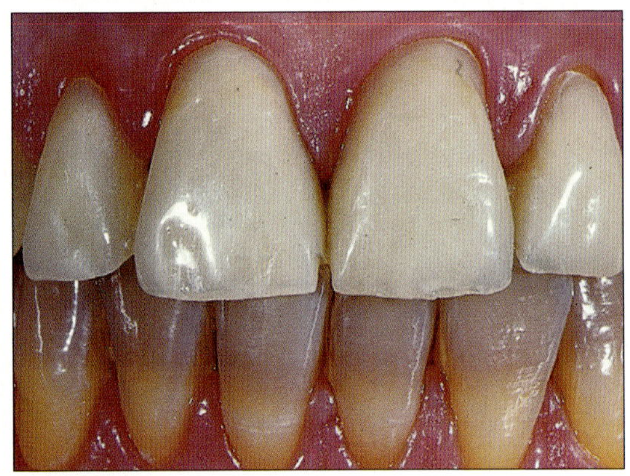
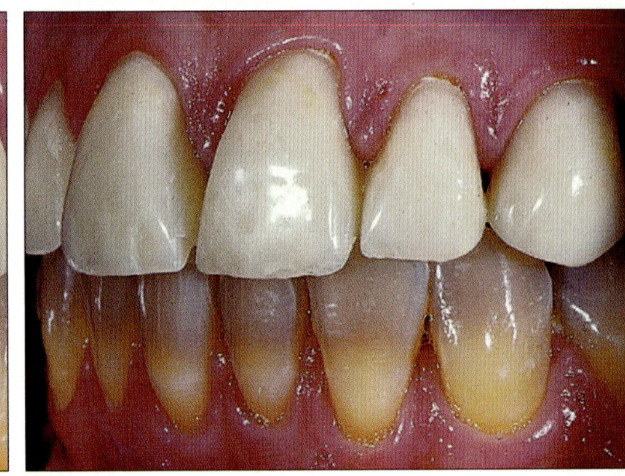
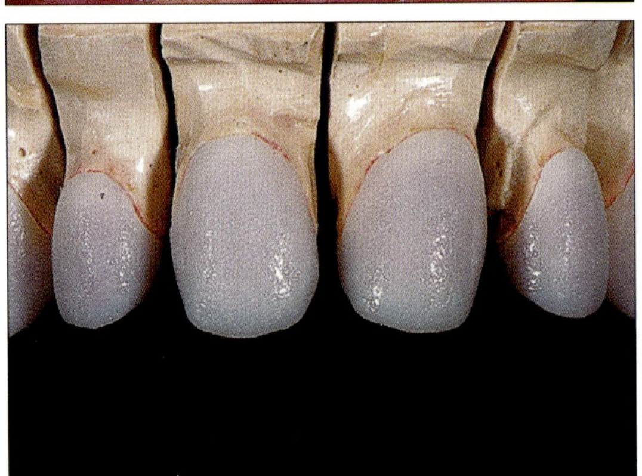
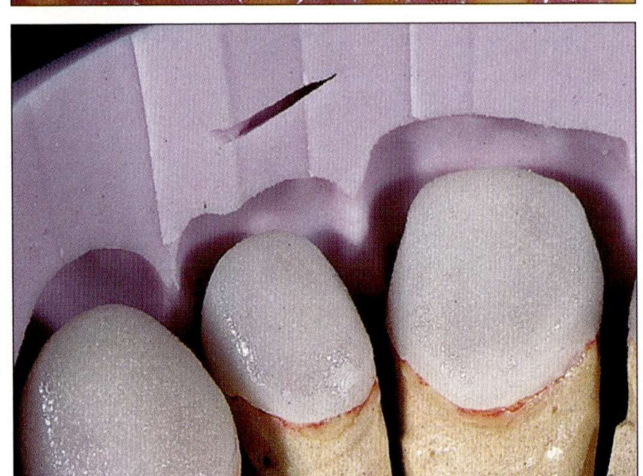
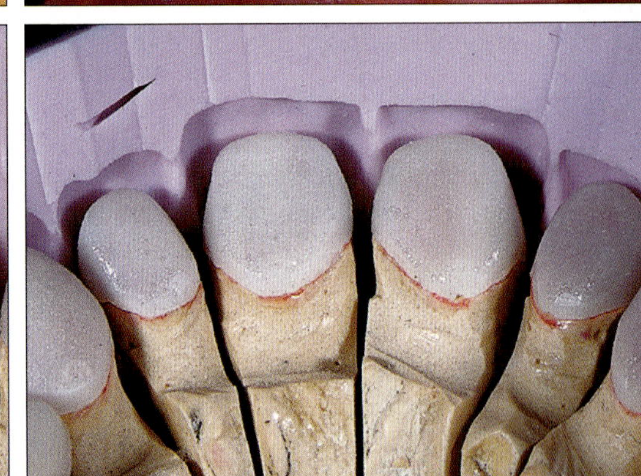

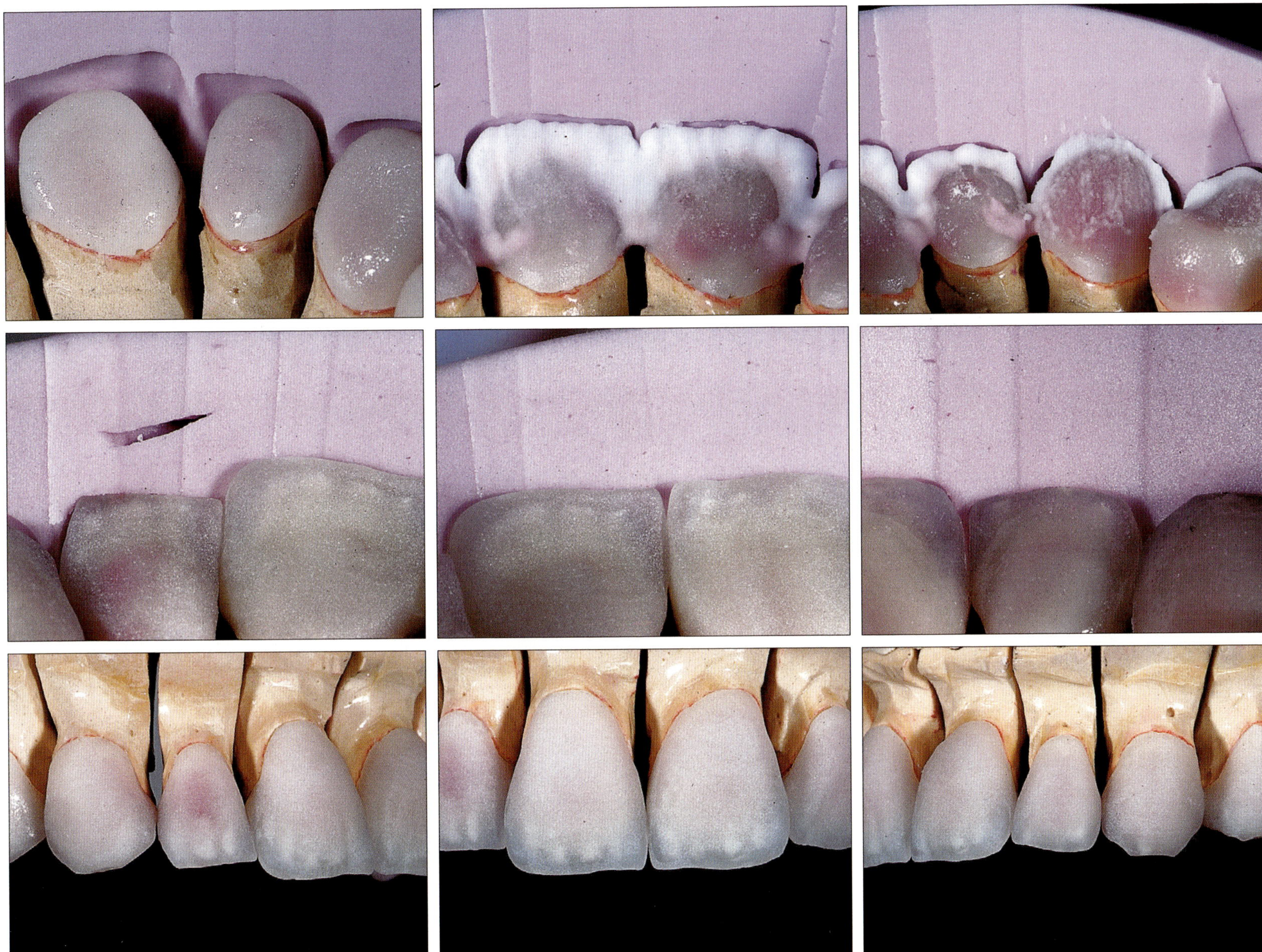

제4장 색 특성의 네 번째 요소로서의 반투명성

87

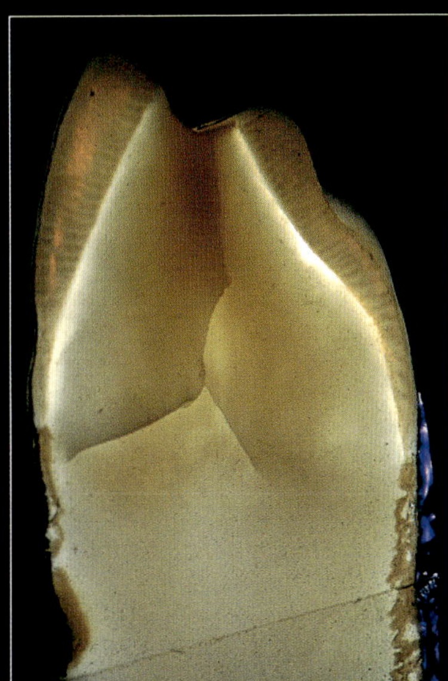
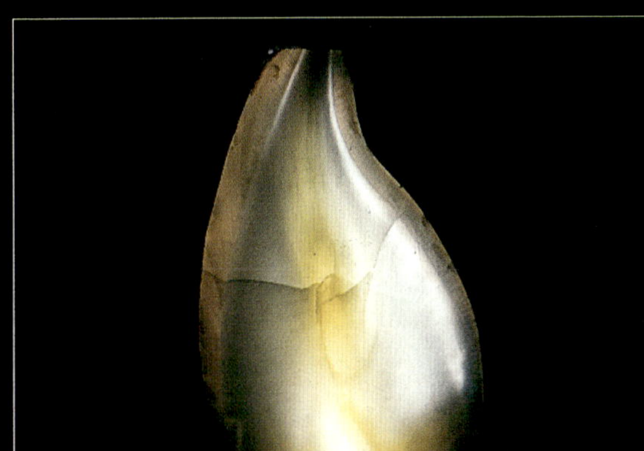
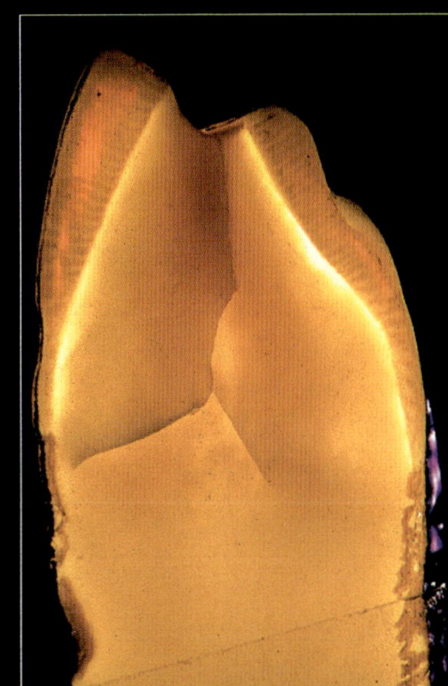

색 특성의 네 번째 요소로서의 반투명성

색의 명도는 3장에서 언급한 것 이외에도 재료의 반투명한 특성으로 말미암아 반투명성에도 영향력을 행사한다. 2장의 '색 이론'에서 이미 언급된 바 있지만 색은 세 가지 특성 즉, 색조, 채도 및 명도를 지닌다. 명도로 인하여 여러 가지 문제점이 야기될 때마다 이를 조절하려고 노력하면서 명도를 조절했을 뿐 아니라 반투명성까지도 조절하였다. 따라서 저자는 색의 네 번째 특성인 반투명성이 매우 중요한 요소임을 확신하였다.

예를 들어, opaque dentin이 밝아질수록 더욱 불투명해지는 것을 관찰할 수 있다. 이는 논리적인 관점에서 볼 때도 옳다. 색의 명도를 증가시키려면 흰색으로 포화상태를 만들어야 하기 때문이다. 만약 완벽하게 불투명한 색이 있다면 그것은 흰색이며, 그 이유는 흰색의 빛 반사 능력 때문이다. 결과적으로 조화를 이루는 색을 얻는 비결은 명도와 반투명성의 조화점을 찾는 것이라 단정지을 수 있으며, 이러한 노력은 색에 있어서 성공의 밑바탕이 될 것이다.

그 동안 저자는 반투명한 재질을 지칭할 때 '투명(transparent)'이라는 단어를 사용해 왔는데, 사실 '투명'이라는 말은 잘못된 용어이다. '투명'하다는 것은 유리창처럼 빛이 100% 통과할 수 있는 porcelain을 의미하므로, 실제로 투명한 porcelain은 그 어디에도 쓸모가 없다(그림 4-1). 우리는 늘 반투명한 재료로 작업하며, 빛을 부분적으로 통과시키는

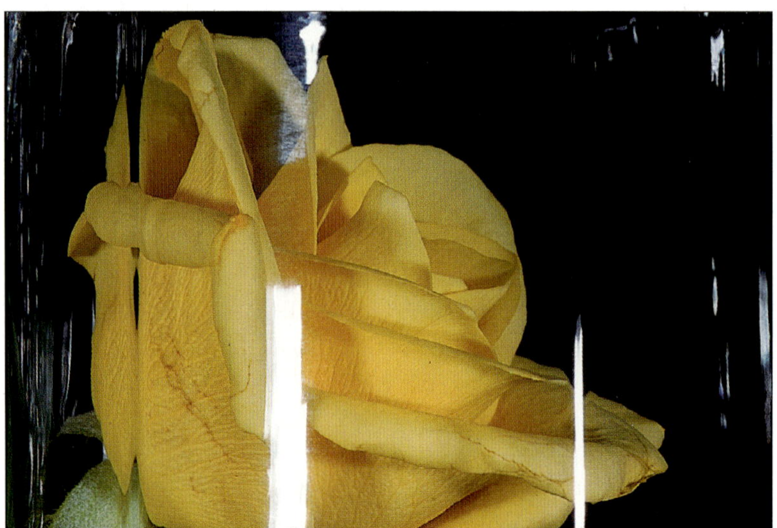

그림 4-1. 빛은 반사되지 않고 통과한다. 이와 같은 현상은 수복물에 아무런 영향도 끼치지 않고 도움도 되지 않을 것이다.

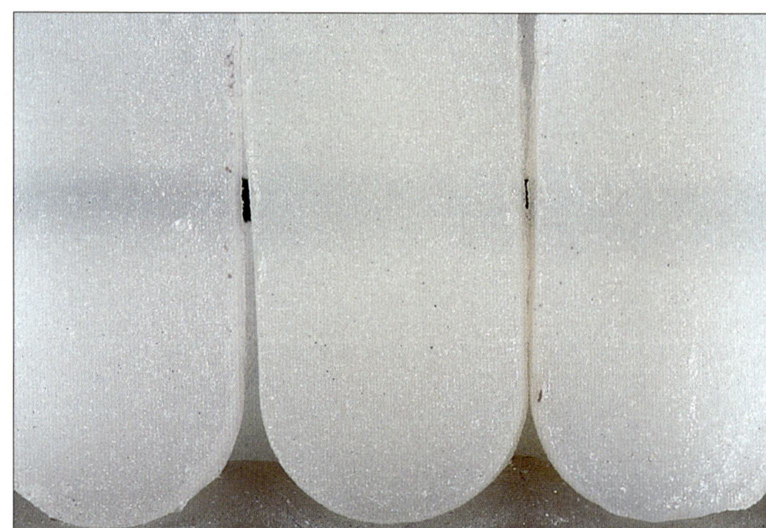

그림 4-2. 반투명성은 명도만큼 중요한 개념이며, 이 양자는 상호 연관성이 크다. 따라서 반투명성은 색의 네 번째 특성으로 간주해야 할 것이다.

이와 같은 '반투명성'에 힘입어 법랑질의 깊은 효과를 표현할 수 있게 되었다. 그림 4-2에서 다양한 반투명의 사례를 볼 수 있다. 먼저 맨 좌측 샘플을 보면 나머지 두 개보다 빛을 훨씬 쉽게 통과시키며, 그 결과 배후에 있는 짙은 선이 가장 명확하게 드러난다. 이러한 짙은 선을 실제 우리가 만드는 모든 상아질과 치아의 색 특성이라고 가정해 보자. 이러한 가정의 취지는 다음과 같다. 즉, 법랑질의 수복은 반투명성에 근거해야 하며, 수복물 전체의 명도와 반투명성을 변화시킬 때 우리는 한 가지 이상의 결과를 얻을 수 있는 것이다.

그림 4-2의 반투명 샘플(sample)들을 더 관찰해 보자. 흰색으로 포화된 상태는 빛이 자유롭게 순환하는 것을 방해하여 배후에 있는 짙은 선을 시각적으로 서서히 덜 인식하게 한다. 결국 우측의 반투명 샘플에 도달해서는 선을 거의 식별할 수 없게 된다. 그러나 이런 효과는 명도와 반투명을 조절할 수 있는 반투명 재료의 흰색 양에만 의존하지 않는다. 사용되는 반투명 도재의 양과 축성하는 층에도 많은 영향을 받는다. 명백한 사실은 최외층에 축성하는 반투명 재질의 양이 많을수록 불투명성 및 반투명성의 효과가 커질 것이라는 것이다. 만약 NT(Neutral Transparent)를 다량 사용한다면 더 심도 있는 색을 얻을 수 있을 것이며, 반대로 Effect 2를 원할 경우 높은 명도와 불투명성을 얻을 것이다(그림 4-3).

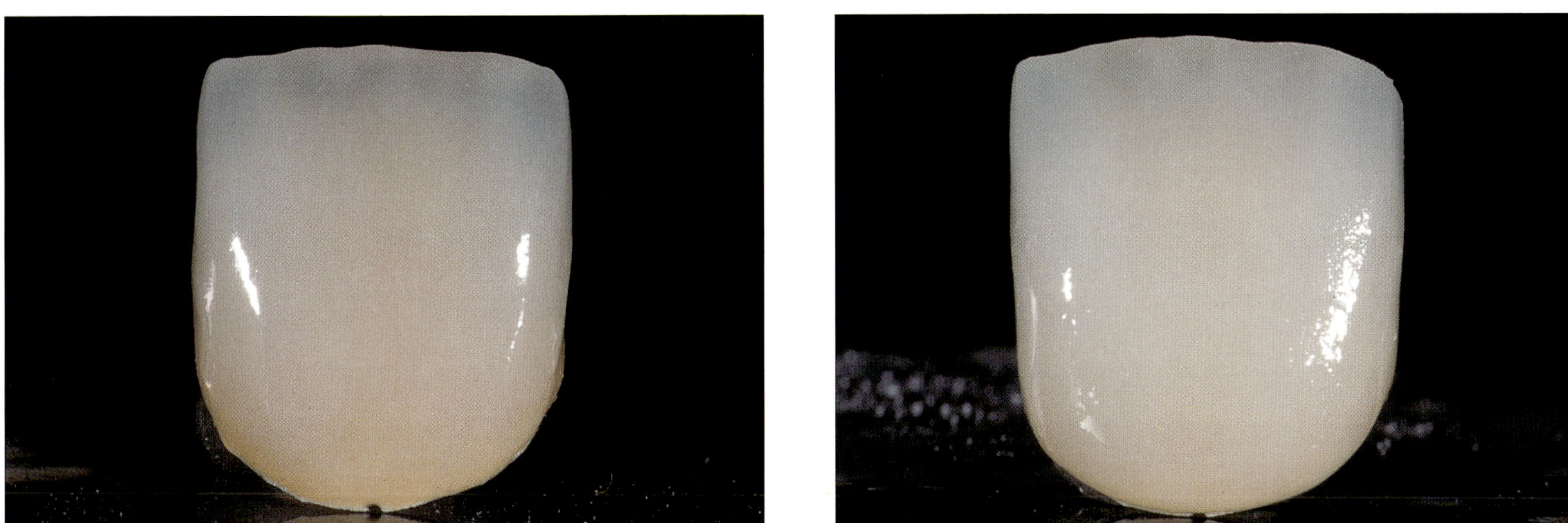

그림 4-3. 두 개의 동일한 치아에 반투명 재질의 두께에 차이를 둔 사진이다. 반투명 재질의 양에 따라 반투명성이 변화하며, 이는 곧 치아 색의 변화를 의미한다.

따라서 작업을 할 때 두 가지 단계에 주의를 기울여야 한다. 첫째, 색 선택시 상아질의 tone과 색 조절에 초점을 맞출 뿐만이 아니라, 아울러 최종 재료인 반투명한 porcelain powder도 신중히 선택해야 한다. 이렇게 사용된 반투명한 porcelain powder는 치아의 법랑질과 유사한 효과를 나타내 줄 것이다. 둘째, 축성 단계에 매우 유의하며 dentin core의 두께를 매우 정확하게 조절해야 한다. 즉, 원하는 효과를 얻기 위해 알맞은 양의 반투명 재료를 사용할 수 있는 공간을 만들어야 하는 것이다(그림 4-4).

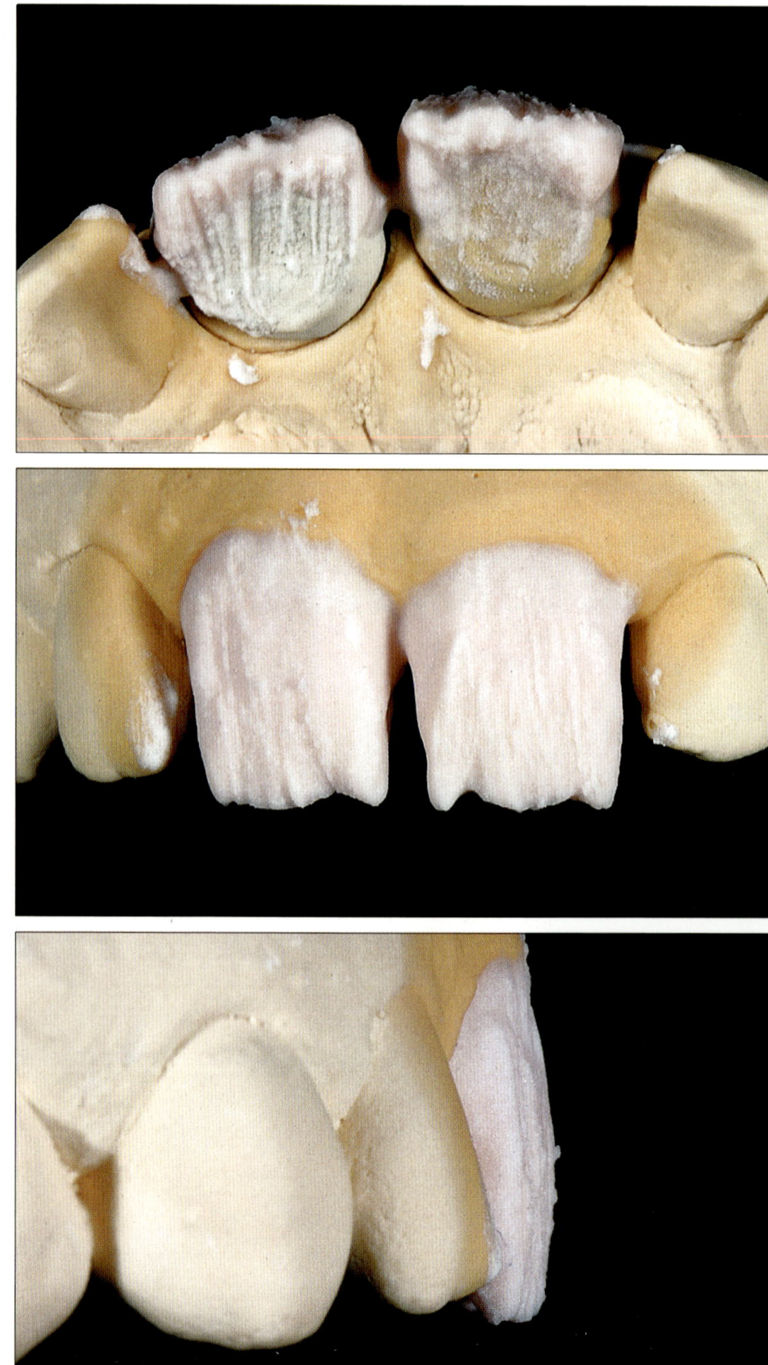

그림 4-4. Dentin core를 축성할 때 그 위에 올리는 반투명한 powder를 위한 공간을 감안하는 것이 중요하다. 그림 4-3a, b에서 보듯이 최종적인 치아 색이 여기에 의존하기 때문이다.

Opalescence

그림 4-5에 두 개의 porcelain 절편(mass), 좀 더 정확히 표현하자면 두 개의 파란 반투명 porcelain 절편이 있다. 이 둘 사이에는 어떤 차이점이 있을까? 해답은 명도와 반투명성이다. 좌측 절편(Effect 1)이 우측 절편(Impuls transparent blue)보다 명도와 반투명도가 높은 것이 확연하다. 여기서 '명도와 반투명도가 동시에 높은 것'에 대해 한번 생각해 보자. 실제로 이 둘은 상호 모순되기 때문에 병행하는 것은 불가능하다고 여겨져 왔다. 그러나 이 경우에는 흰색을 사용한 포화도의 증가가 아니라 Effect 1의 opal 효과 때문에 이것이 가능하다.

Opalescent porcelain은 동시에 깊이와 명도를 나타낸다. 만약 누군가가 opalescence의 뜻을 묻는다면 이는 반투명성을 유지 또는 증가시킴과 동시에 명도를 증가시키는 opalescent porcelain의 특성 때문이라는 말할 것이며 이를 추호도 의심치 않는다. 모든 opalescent porcelain은 반투명하며 동시에 명도가 높다.

일반적으로 심도 있는 색 효과를 내려고 할 때 빛을 흡수하면서 대비 효과가 강한 보다 밝은 여러 종류의 porcelain powder를 사용함으로써 흡족한 결과를 얻었다.

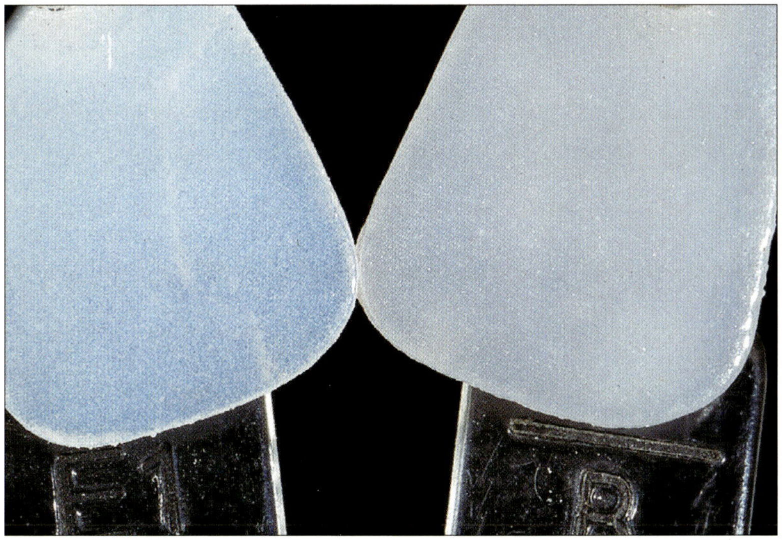

그림 4-5. Effect 1과 같은 반투명의 opal 재질과 명도와 투명도 면에서 전자와 상반되는 Impuls transparent blue를 대조해 보자. 이로써 우리는 opalescent porcelain과 transparent porcelain의 차이점을 알 수 있다.

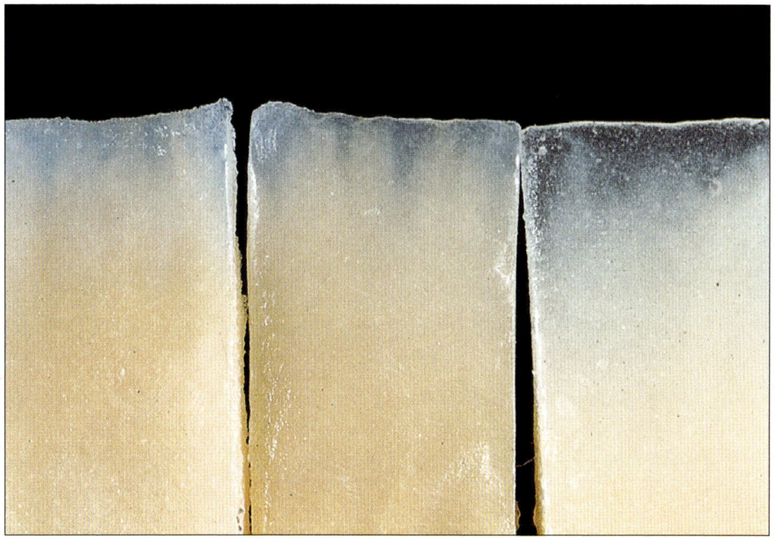

그림 4-6. Incisal 1/3에 각각 다른 반투명 재료로 축성한 세 개의 porcelain 절편으로서 좌측은 opalescent E1, 중앙은 Impuls transparent blue, 우측은 순수한 NT porcelain이다. 중앙의 Impuls transparent blue는 깊이감을 나타내는 대신, 명도를 상실하는 단점이 있다. 이 현상은 우측의 순수한 NT을 사용했을 때 더욱 심화된다. 그러나 만약 opalescent porcelain을 사용한다면 반대의 결과가 나타날 것이다.

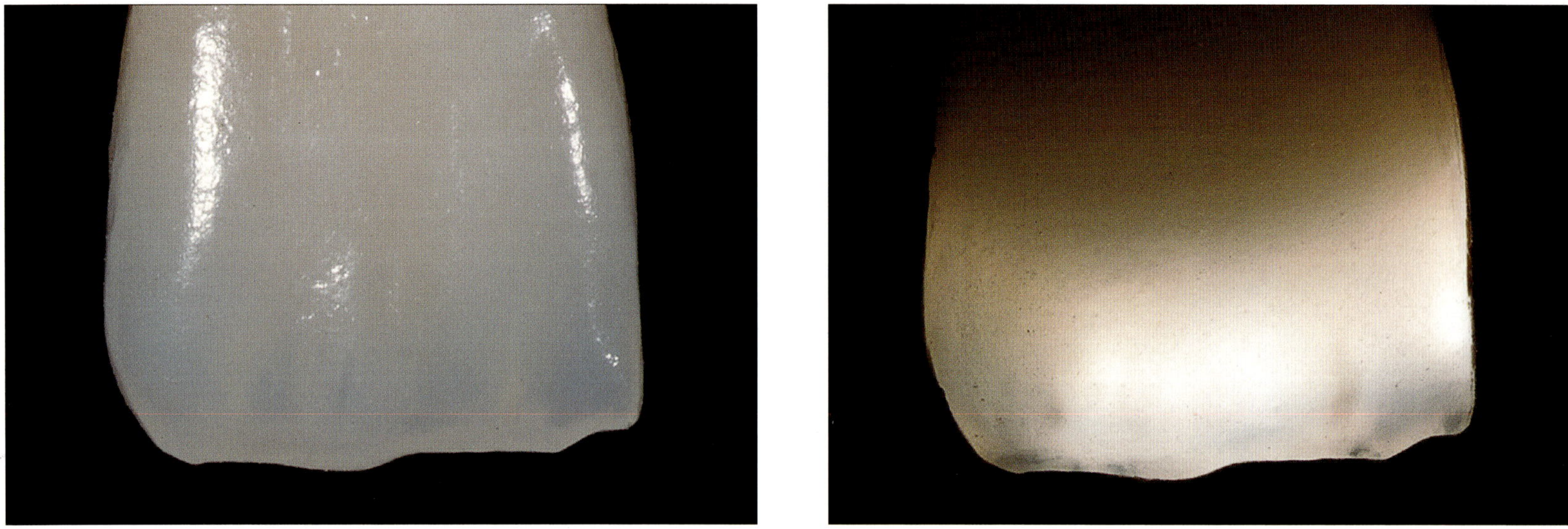

그림 4-7. a, b, Incisal 1/3에 빛에 대해 각각 대조적인 반응을 나타내는 porcelain powder를 축성했다. 이로써 빛이 통과하는 재료에 따라서 다양한 강도로 통과하는 모습을 볼 수 있다. 즉, 반투명 재질에서는 빛을 발하며 opal 재질에서는 음영을 드리운다.

그러나 이제 더 밝은 opalescent porcelain의 도움으로써 회색을 쓰지 않고도 동일한 결과를 얻을 수 있게 되었다. 그림 4-6에서 incisal 1/3에 각각 다른 반투명 재질로 축성한 세 개의 ceramic을 볼 수 있다. 좌측은 순수한 opalescent porcelain, 중앙은 순수한 transparent blue를 축성하였다. 이 양자를 비교해 봄으로써 반투명의 효과가 양쪽에 다 존재하는지 여부를 알 수 있다. 이때 명도는 Effect 1으로 축성한 것이 더 우세한데 그 이유는 그림 4-5에서 설명된다. Opalescent powder는 반투명성과 명도의 증가를 함께 나타내기 때문이다. 우측은 순수한 NT porcelain으로 제조된 것으로 빛이 매우 쉽게 통과하여 구강처럼 어두운 곳에서도 NT 층 전체를 통과하는 것을 볼 수 있다. 그러나 이로 인해 명도는 뚜렷하게 감소된다.

Ceramic crown의 incisal 1/3에는 일반적으로 다양한 반투명의 재료들이 사용된다. 이 다양한 반투명 재료들은 서로 대조를 이루면서 심도에 대한 큰 시각적 착각을 불러일으킨다. 그림 4-7 a와 b를 통해 각기 다른 ceramic에서 다양한 강도로 빛이 통과하는 것을 관찰할 수 있다. 빛에 대해 반응하는 crown을 생각해 보면 그 효과를 확실히 이해할 수 있을 것이다. 아울러 빛이 opalescent powder를 만날 경우 어떠한 특별한 방법으로 굴절되는지 주시해 보자.

Opal은 치아의 법랑질과 유사한 방법으로 빛을 굴절시키는 특성을 지닌다(그림 4-8a~c). Opal을 관찰해 보면 얇은 미네랄 영역에서 배후에 있는 짙은 색은 결코 식별되지 않은 상태로 반투명의 강한 느낌을 체험할 수 있다. 이때 어둠이 아닌 빛의 존재를 암시하는 다양한 색이 산출된다.

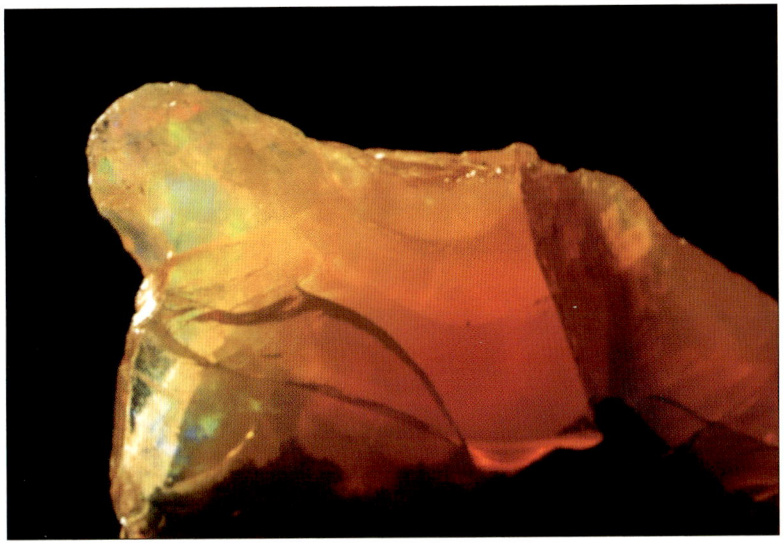

그림 4-8a.

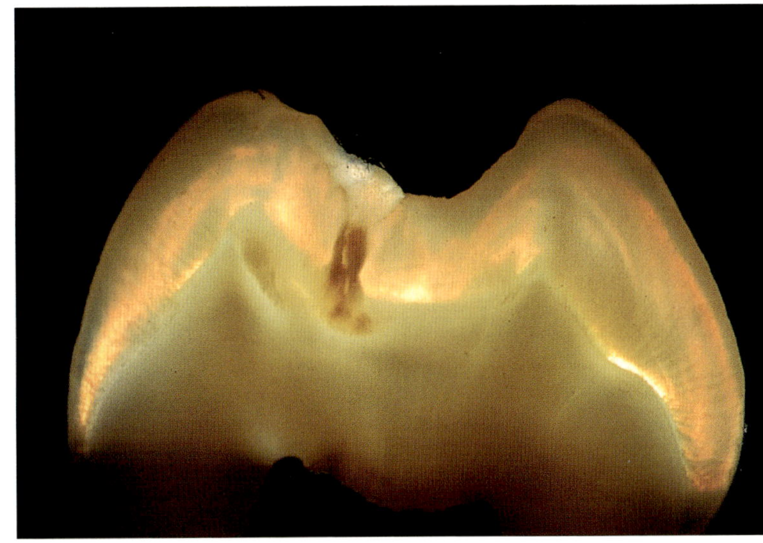

그림 4-8b.

이는 빛이 opal을 관통할 수 없으며, 오히려 그 내부에 갇혀서 순차적으로 반사된다는 사실에 기인한다. 이러한 특별한 빛의 반사는 자연치 법랑질과 아주 유사하다. Opalescent powder는 우리에게 새로운 가능성을 제시해 주었다. 수복물이 회색으로 변하지 않을까 하는 우려 없이 반투명성이 강한 절단면을 만들 수 있게 된 것이다. 또한 명도를 조절하고 중간층의 'luminous islands' 를 생성하는 데 많은 도움을 주었다.

그러나 opalescence는 색의 결과가 아닌 opal 분자구조의 결과로서 자연치와 매우 흡사한 방법으로 빛을 굴절시킨다. 그림 4-9a~c를 보자. 그림 4-9a에서는 물의 완전한 투명성 때문에 물고기는 뚜렷하게 보인다. 그러나 그림 4-9b, c처럼 물에 우유를 타서 흰색의 포화상태를 만들면 명도가 높아지는 동시에 반투명성을 잃는다. 모든 빛이 반사되고 불

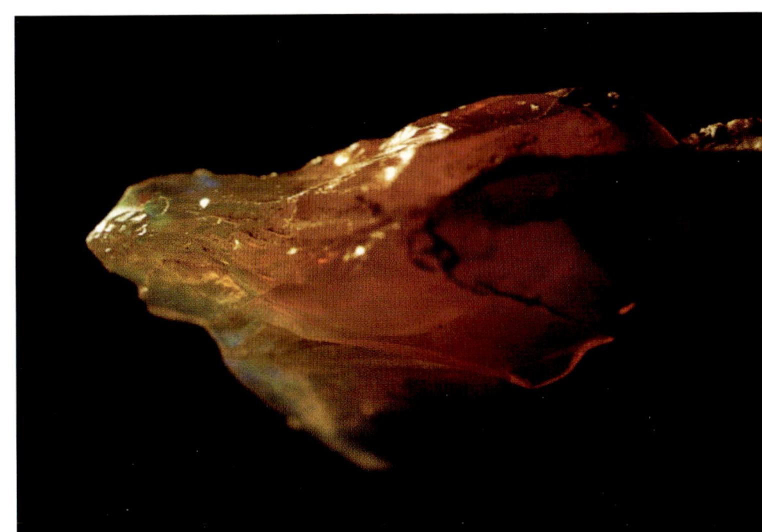

그림 4-8c.

그림 4-8. Opal은 자연치의 법랑질과 매우 흡사한 방식으로 빛을 굴절시키거나 반사시킨다.

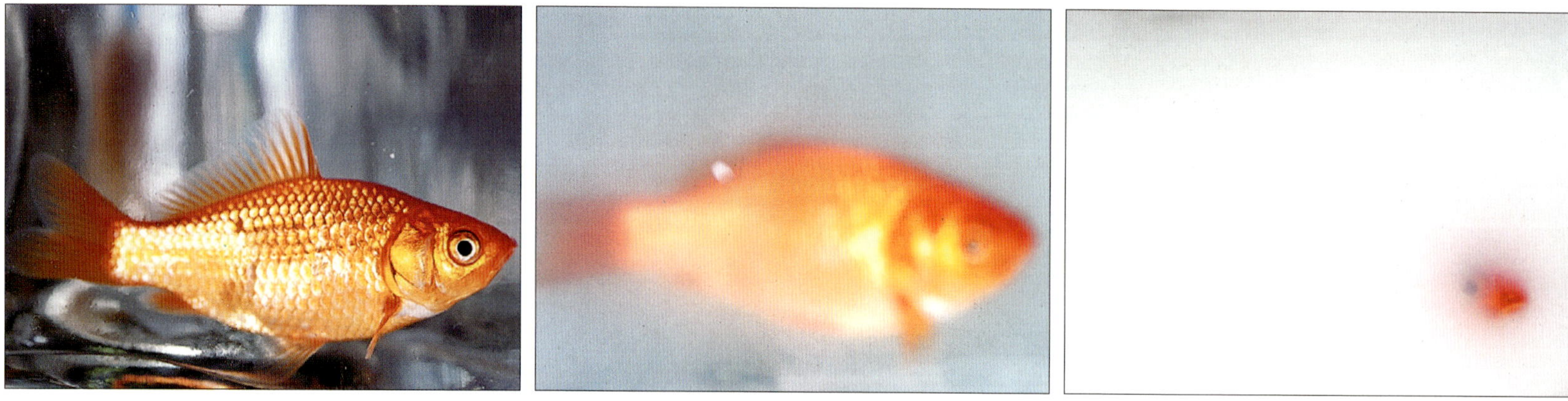

그림 4-9. a~c, 마지막 층의 명도를 조절할 경우 명도는 충분히 증가시킬 수 있으나 대신 반투명성은 잃게 될 것이다. 이러한 과정을 거치면 그림의 물고기가 사라지는 현상처럼 상아질도 시야에서 사라지는 결과가 초래될 것이다.

투명성이 증가하여 결국 물고기가 시야에서 사라지는 최대한의 포화 상태에 도달하는 것이다. 이것은 색을 조절함으로써 우리 작업에 명도를 어떻게 이용해야 할 것인가를 보여주는 좋은 예이다. 또한 최외층에서는 명도 조절을 할 수 있는 여지가 별로 없다는 사실을 이해할 수 있게 된다. 왜냐하면 최외층에서 명도를 조절하면 치아의 반투명성이 변하게 되기 때문이다. 따라서 최외층에서 명도를 조절할 생각은 버리고 최심층인 dentin에서 시도할 것을 권하는 바이다. 단, opalescent powder는 예외로 취급한다. 그림 4-10a~c는 Robert Winter가 article에 기고했던 내용인데 비록 이 증례에 완전히 적용되지는 않지만 매우 생생한 예이다. 그림 4-10a를 보면 완전히 투명한 유리그릇의 모습이다. 그런데 만약 유리컵을 깨뜨릴 경우(그림 4-10b)에는 명도가 증가하는데, 병이 깨지면서 빛 굴절이 엄청나게 발생되기 때문이다. 그림 4-10c와 같이 유리컵을 산산조각 낼 경우에는 명도가 점차적으로 증가하여 결국 가루가 되어 완전히 흰색이 된다. 재질의 분자 구조를 조절함으로써 명도가 변화되었기 때문이다. 위의 두 가지 예는 우리의 작업에서 opalescent powder와 conventional powder를 사용할 때 파생되는 차이점을 생생하게 보여주고 있다.

저자가 d.SIGN porcelain powder를 사용하는 이유는 재료의 특수한 빛 굴절 방식이 치아의 법랑질과 매우 흡사하기 때문이다. 치아의 법랑질은 자연치의 색을 나타내는 데 있어서 가장 큰 역할을 한다. 이것은 치아의 색을 나타내는 요소가 아니지만, 반투명성을 나타내고 명도를 결정짓는 역할을 한다. 그림 4-11a~d는 산 용액으로 법랑질을 제거하여 순수한 상아질 core를 관찰할 수 있는 몇 개의 자연치 모습이다. 이 사진을 통해 색에 관련된 법랑질의 중요성이 부각됨을 느낄 수 있을 것이다. 그리고 상아질은 치아의 색조, 채도 및 명도를 지니고, 법랑질이 치아에 반투명성을 부여해 주는 요소라는 결론을 도출해 낼 수 있다. 이러한 사실을 이해한 후 그 다음으로 주의 깊게 관찰한 것은 색 특징에 관련된 법랑

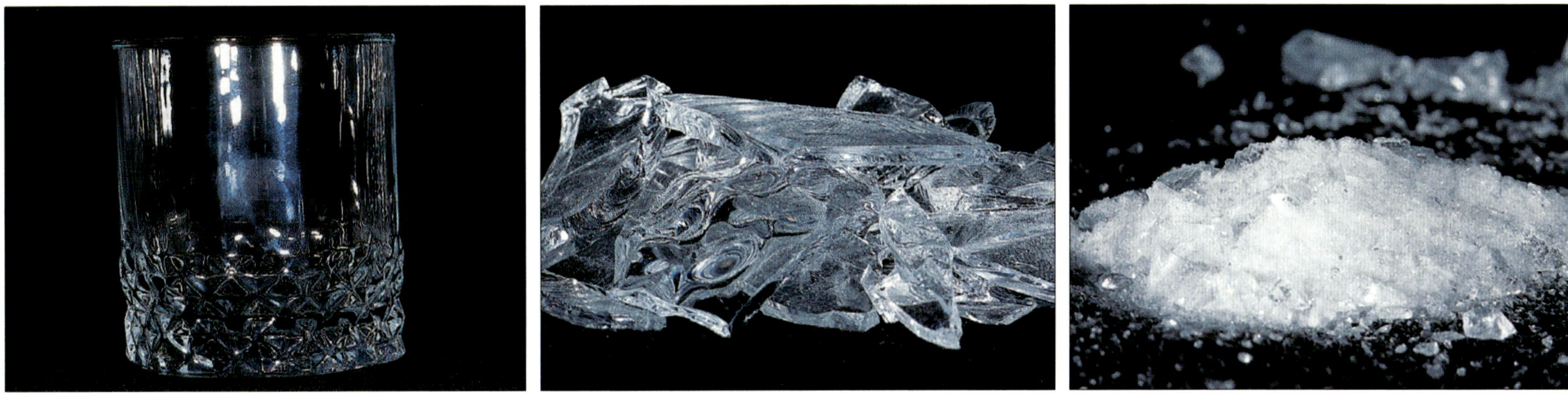

그림 4-10. a~c, 아울러 숙지할 사항은 자연치의 법랑질과 유사한 방법으로 빛을 굴절하는 분자 구조의 재질을 연구하는 것이다.

질의 중요성이었다. 법랑질의 역할을 알기 이전에는 색 특성들을 상아질로만 국한시켰다. 그러나 법랑질이 색의 특징을 표현하는 데 아주 큰 주역임을 발견한 이후부터 어쩌면 이것이 수복에 더욱 용이한 요소라는 생각이 떠올랐다. 즉, 상아질층의 위층이자 반투명인 최외층 아래의 중간층에서 수복한다면 설령 작업 중 실수를 하더라도 위치의 접근 및 수정 작업은 훨씬 수월할 것이다.

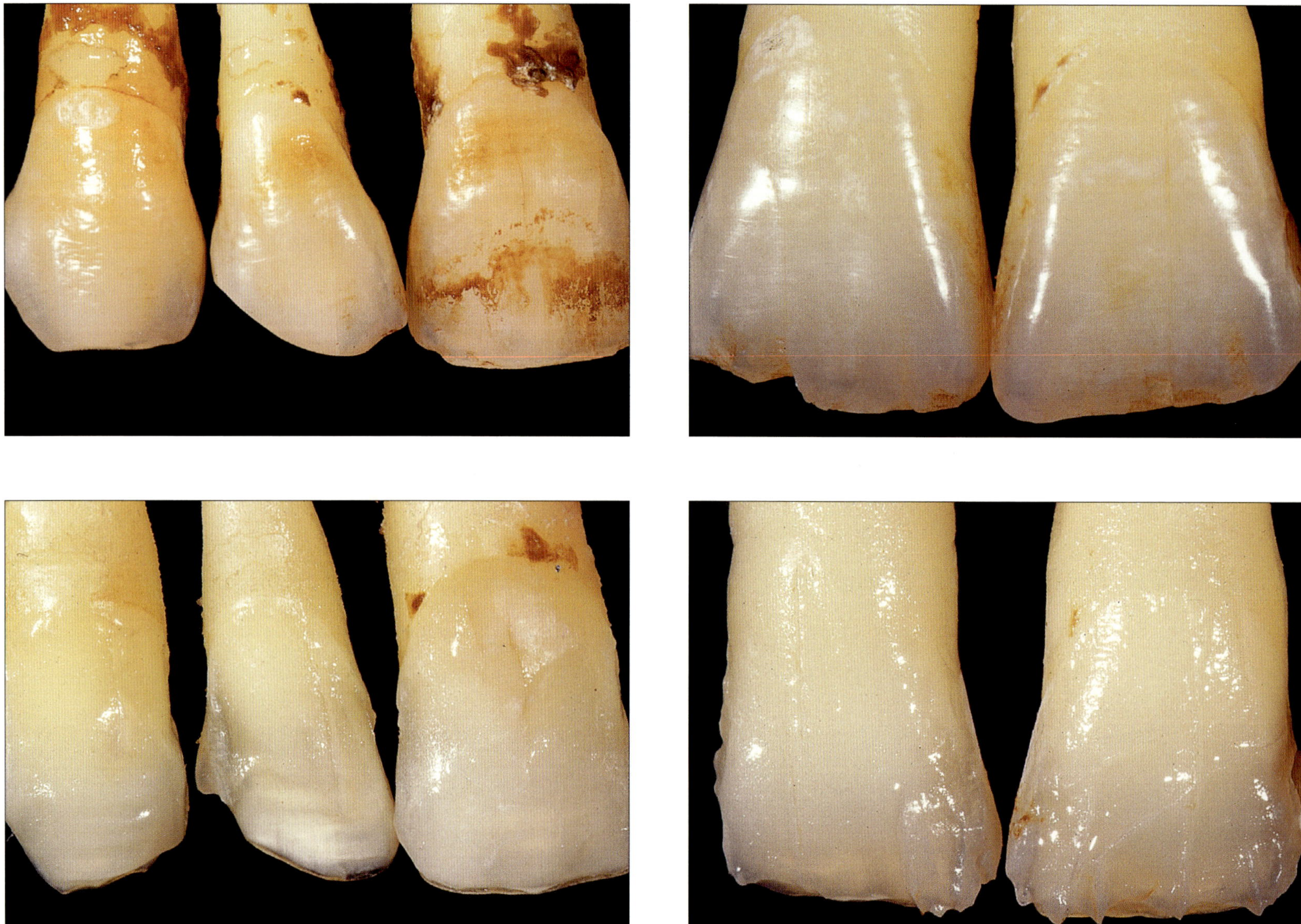

그림 4-11. a~d, 자연치의 법랑질이 제거된 상태를 보면 법랑질의 색에 대한 기여도를 깨달을 수 있다.

'Luminous Islands' 란 무엇인가?

일반적으로 crown의 축성을 논할 때 대부분의 사람들이 dentin과 incisal를 먼저 떠올린다. 그러나 만약 이것이 전부라면 색의 관점에서 볼 때 보잘 것 없는 수복물임이 자명해진다. 최적의 결과를 얻기 위해서는 무엇인가가 더 필요하다. 바로 그 요소가 'luminous islands', 즉 색의 작은 부분이다. 이를 논하기 이전에 먼저 그림 4-12a를 보면 하나의 원을 볼 수 있다. 이 원이 의미하는 것이 무엇일까? 원이 자신의 출발점으로 되돌아오는 선이라는 사실을 배제한다면 원을 이차원적 도형으로만 늘 인식한다는 자체가 흥미롭다. 이렇듯 이차원 도형이라는 생각에서 벗어나지 못한다면 그 누구도 원을 크기를 가진 물체, 즉 입체적이라고 해석하지 않을 것이다. 그림 4-12b를 보자. 어떤 변화가 온 걸까? 이제 우리는 원 대신 구를 뚜렷이 볼 수 있다. 위의 그림과 자세히 비교해 보면 동일한 그림에서 원의 아래 반쪽에 음영을 부여한 차이점을 발견할 수 있다. 바로 그 순간 원이 구로 변한 것이다. 이렇듯 물체가 이차원에서 삼차원으로 바뀌는 데 필요한 것은 빛의 대비와 음영이며, 이는 화가가 그림을 그릴 때 사용하는 기법이다. 그들은 끊임없이 밝은 색 과 어두운 색을 대비시켜서 캔버스를 우리가 들여다 볼 수 있는 작은 유리창으로 전환시킨다. 이로 인해 우리는 주제의 깊이와 삼차원적인 느낌을 감상할 수 있는 것이다.

한편 그림 4-13을 보면 동일한 크기의 흰색 사각형과 검은색 사각형이 있다. 이들은 같은 위치에 놓여 있지만 상이한 명도로 인해 각각 다른 느낌을 준다. 즉, 밝은 사각형은 더 가깝게, 어두운 사각형은 멀리 떨어져

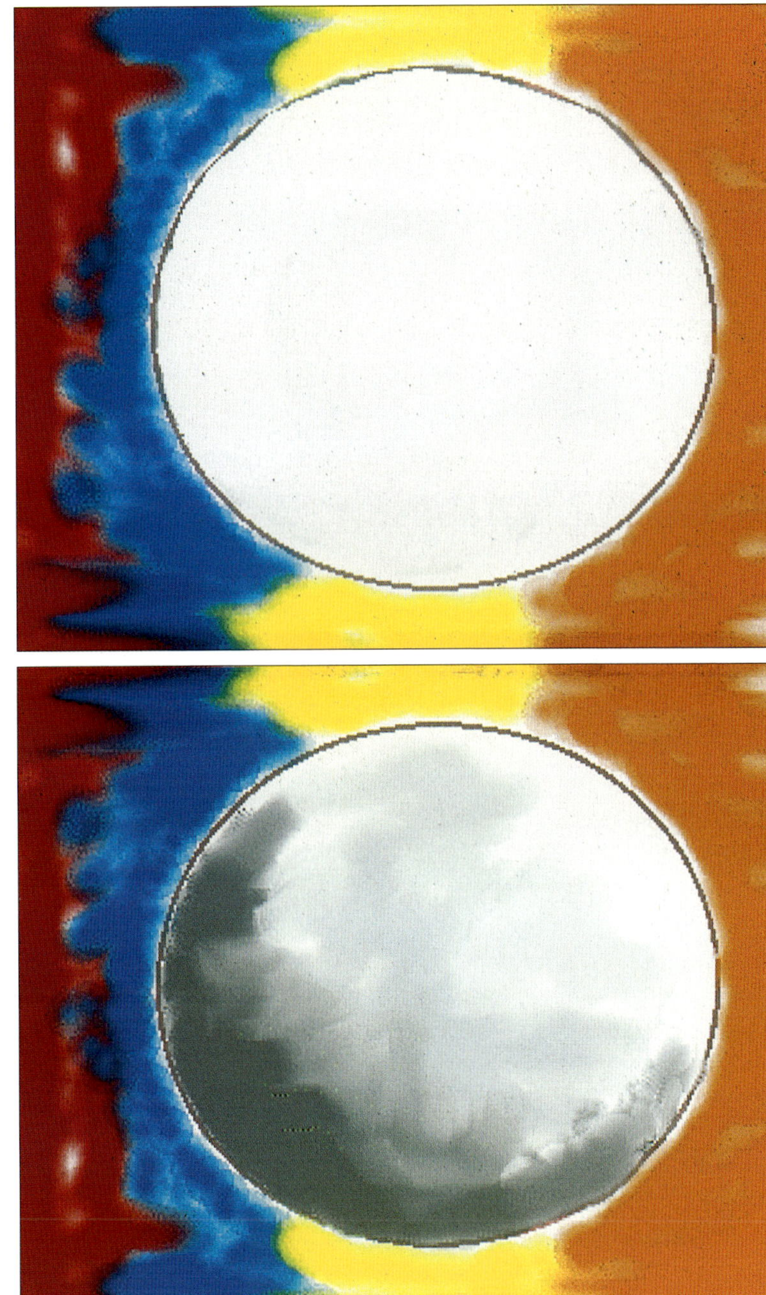

그림 4-12. a, b, 원은 항상 이차원적으로 보이는 도형이다. 하지만 음영 처리와 빛의 대비가 가미되면, 삼차원적 입체감을 지닌 구로 변화됨을 인지할 수 있게 된다.

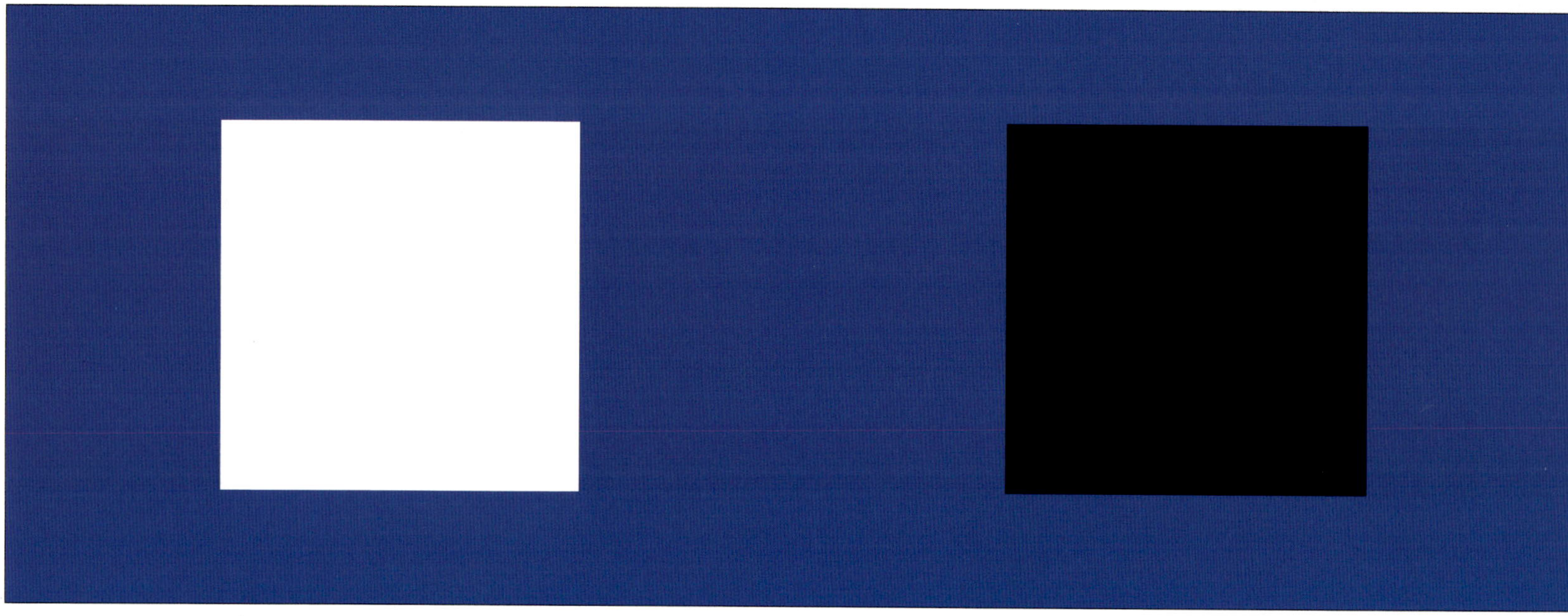

그림 4-13. 두 사각형의 시각적 크기를 비교해 보면 흰색 사각형이 검은색 사각형보다 더 크고 우리에게 더 다가오는 듯한 느낌을 준다.

있어 보인다. 크기가 시각적으로 조절됨에 따라 밝은 사각형은 확대되어 보이고, 어두운 사각형은 수축되어 보이는 현상이다. 이는 빛을 많이 반사하는 색은 시각적으로 팽창하고 빛을 많이 흡수하는 색은 수축하려는 경향의 결과로 인한 것이다.

그렇다면 이 모든 현상을 우리의 작업에 어떻게 적용시킬 수 있을까? 첫째, 수복물은 두 개 이상의 porcelain powder로 구성되어야 하는데 그렇게 함으로써 더 큰 삼차원적 효과를 얻을 수 있기 때문이다. 모든 치아는 상아질의 기본층, incisal, 주황색 영역 및 mamelon과 같은 특징적인 색 영역을 제외하더라도 우리가 식별하고 재현하는 데 필요한 밝은 영역을 포함하고 있다. 그림 4-14에서 자연치를 관찰해 보자. 우선 밝은

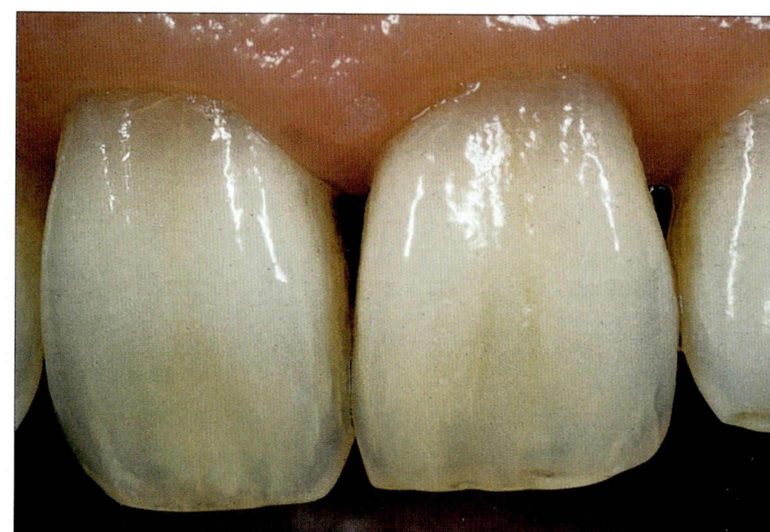

그림 4-14. 도재를 축성할 때 'luminous islands'를 인식하고 재현시킬 것을 항상 염두에 두어야 할 것이다.

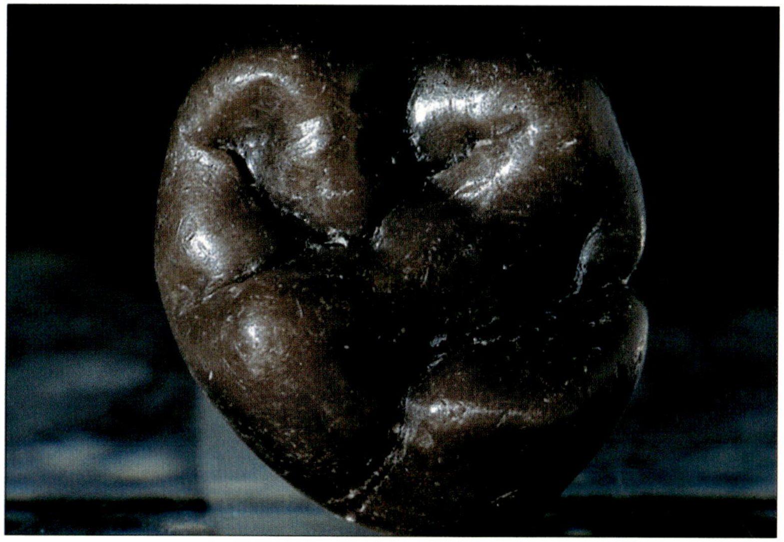

그림 4-15. a, 많은 빛을 흡수하는 wax로 교합면을 형성할 경우 그 형태를 관찰하는 것은 매우 어렵다.

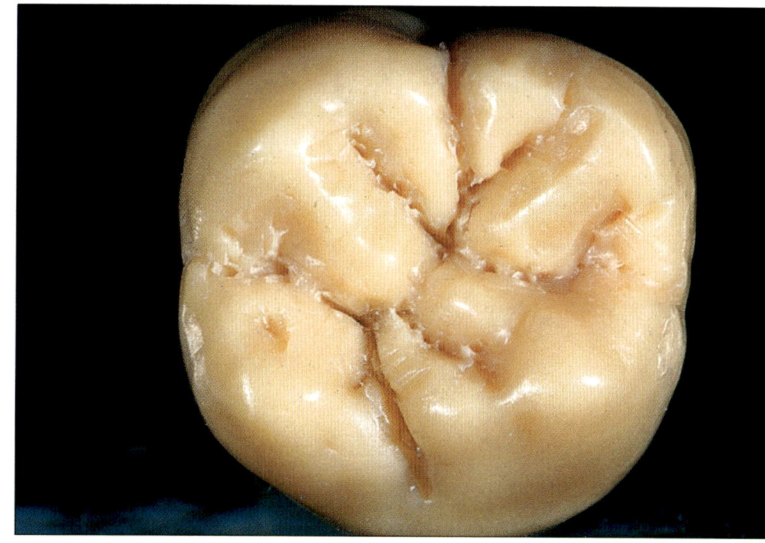

그림 4-15. b, 불투명한 wax로 만들 경우 교합 형태가 과장되어 보이는 경향이 나타날 것이다. 왜냐하면 크기를 관찰하기 위해서는 cusp의 형태를 이용하여 음영을 획득해야 하기 때문이다.

영역들을 식별하여 shade map에 옮기는 작업을 통해 축성 과정에 도움을 주어 원래의 특징을 재현하려고 한다. 하지만 실제로 밝은 영역은 자연치에서는 명도가 약간 높은 흰색의 부분으로서 결코 명확히 인식될 수 없다. 따라서 법랑질 탈회와 같은 색 특성으로 간주할 수 없다.

그림 4-15a의 구치 wax-up에서 cusp와 fossa를 식별할 수 있는가? 분명하지는 않다. 어두운 색의 wax가 모든 빛을 흡수하여 형태 파악이 불가능하기 때문이다. 그림 4-15b에서는 상아질 색의 아주 불투명한 wax를 사용하였다. 논리적으로는 교합면의 전체적인 형태를 뚜렷하게 감상할 수 있어야 하는데, 단색의 wax를 사용하였기 때문에 그 결과 무의식적으로 매우 과장된 형태를 부여하게 되었다. 왜 이런 현상이 나타났을까?

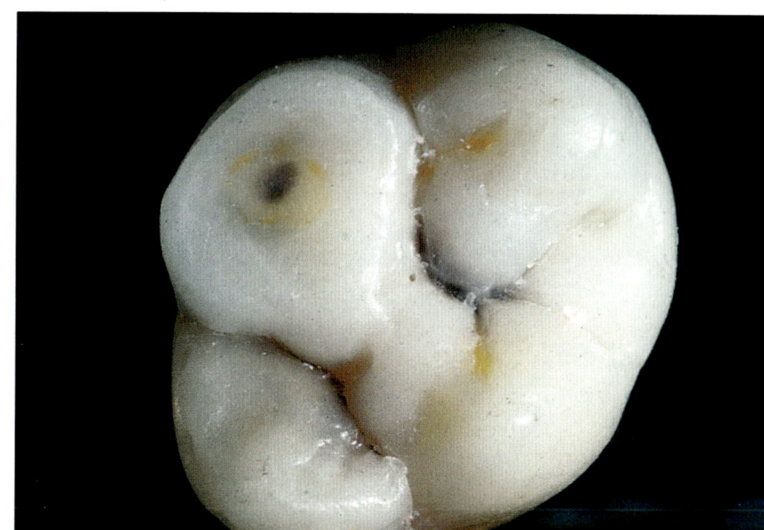

그림 4-15. c, 유색 wax를 사용하면 fossa에서 빛을 흡수하는 색과 cusp에서 빛을 반사시키는 색을 대비시킴으로써 더욱 실제적인 형태를 제작할 수 있다.

앞에서 언급했듯이 크기를 식별하기 위해서는 빛의 영역과 이에 대조되는 음영의 영역을 필히 관찰해야 하며, wax-up시 저자는 이에 대한 노력을 포기하지 않았다. 그러나 저자는 단색의 wax로만 작업하기 때문에 빛과 음영의 영역들을 실제의 방법으로 획득해야만 했다. 이와 반대되는 사례가 그림 4-15c이다. 그림 4-15c는 구치(molar)의 또 다른 wax-up인데, 여기서는 실제에서 찾을 수 있는 색을 사용하였다. 이러한 방법을 이용하면 훨씬 더 실제적인 크기를 얻을 수 있을 있다. Fossa에서 빛을 흡수하는 색을 사용하였고, cusp에서 빛을 반사하는 색들을 사용하였기 때문이다.

이제 구치(molar)의 마모된 cusp에 주목해 보자. 뚜렷한 명도를 가진 몇 가지 색을 차례로 대비해 봄으로써 완전히 편평한 표면에서 시각적인 깊이의 착각을 일으킬 수 있다. 그림 4-16a~f 중 첫 번째인 그림 4-16a를 통해 입체감이 거의 없는 매우 평평한 느낌의 교합면 형태를 가진 구치를 볼 수 있다. 사진을 차례대로 보면 fossa에 포화 상태의 색을 추가했을 때 깊이감을 더 느낄 수 있게 된다. 그리고 마지막 사진에서 보여주듯 fossa의 포화된 색을 cusp의 매우 밝은 색과 대비시켜 나간 결과 실제에 존재하지 않는 cusp-fossa 간의 깊이를 획득할 수 있음을 알게 된다. 따라서 연속적으로 대비를 표현하면 할수록 더 많은 양의 시각적 크기를 얻게 될 것이다. 이 개념은 internal layering을 할 공간이 거의 없는 preparation에서 매우 유용할 것이다. 자명한 사실은 교합면이나 순면의 내적 및 외적인 입체감을 얻기 위해서는 이에 의존해야 한다는 것이다.

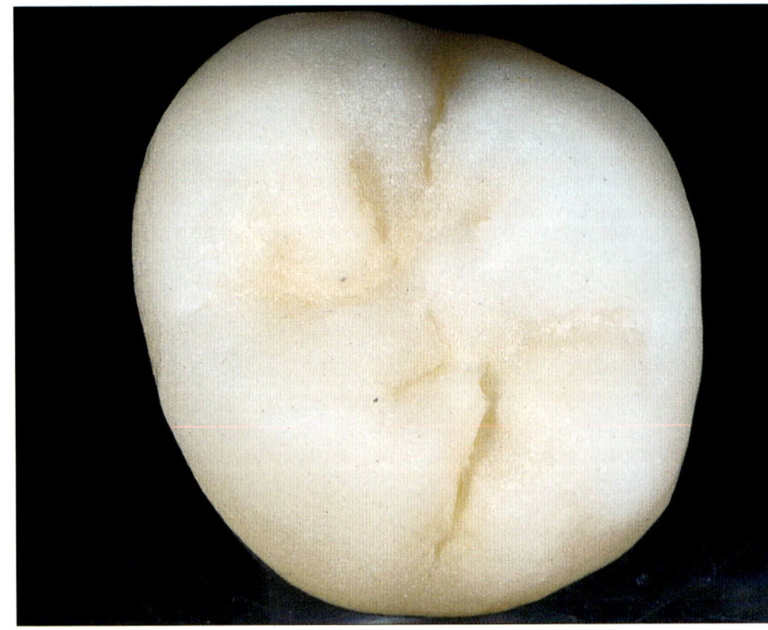

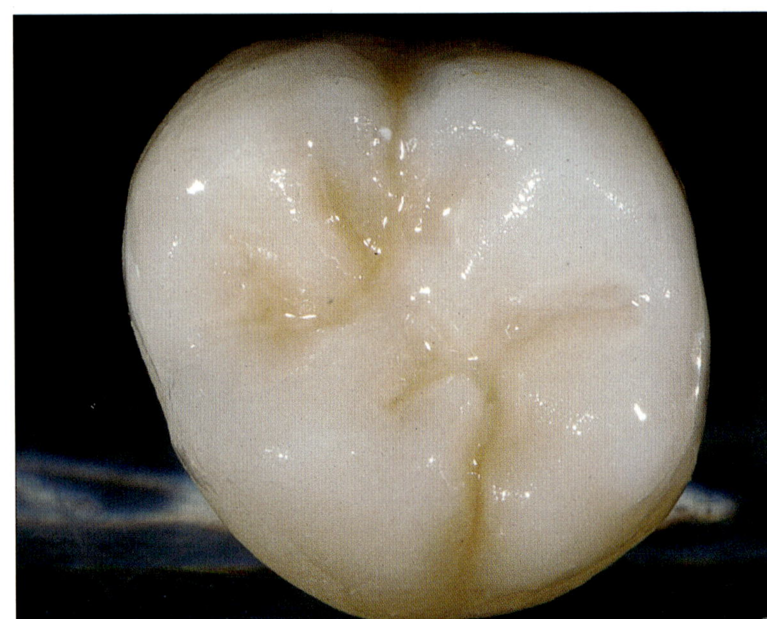

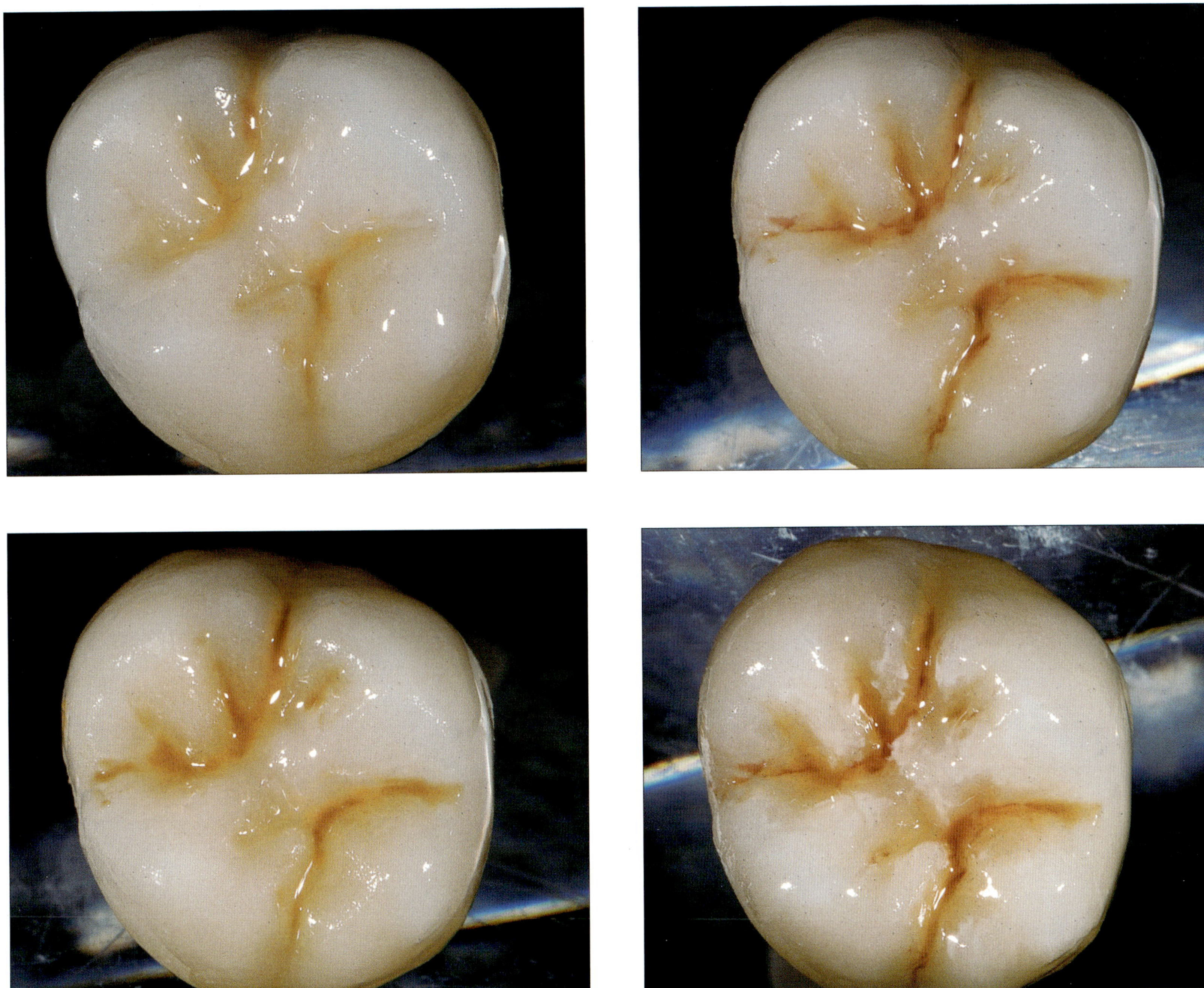

그림 4-16. a~f, 그림 4-14와 같은 방법을 사용함으로써 조절할 공간적 여유가 별로 없는 치아에서도 시각적 크기를 획득할 수 있다.

제5장 Color Matching

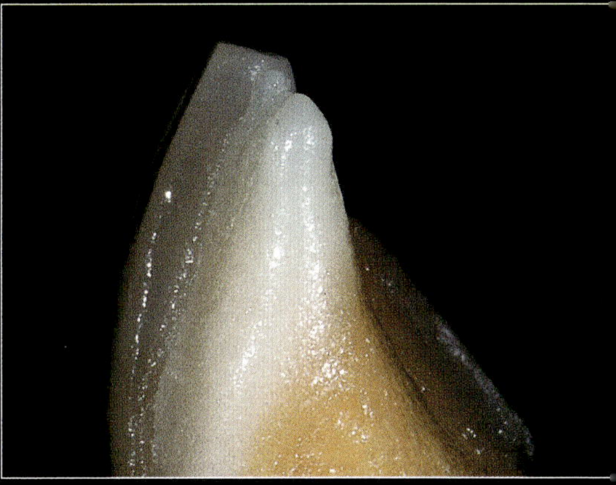

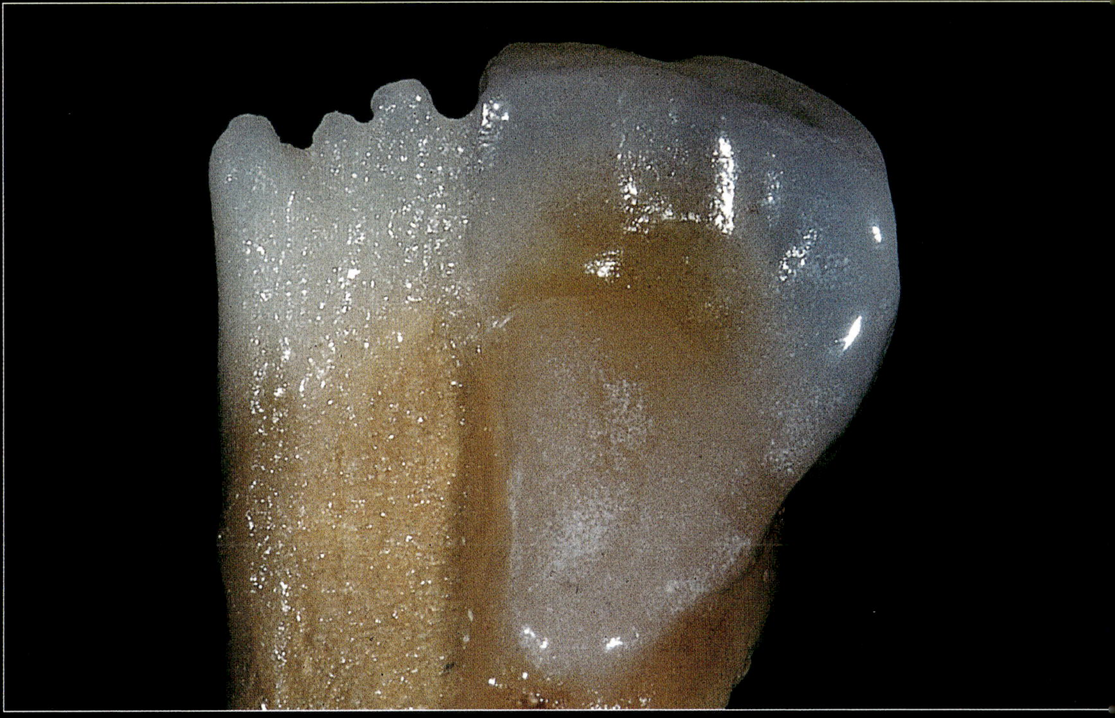

Color Matching

Ceramic에 대해 논할 때 가장 많이 거론되는 것 중의 하나가 '색의 조화(color matching)' 에 관한 것이다. 어떤 조명을 사용해야 할까? 어떤 재료를 이용하여 할까? 어떤 기준들을 따라야 할까? 등의 통상적인 질문들에 대한 답은 각양각색이다. 그러나 색의 선택은 복잡한 것이 아니고 아주 단순한 것이라고 생각한다. 오히려 crown을 제작하는 과정에서 선택한 색을 재현시키는 일이 훨씬 더 복잡하다. 첫 번째 질문은 색을 선택하는 장소인데 이것은 누가 하는가에 따라 다를 수 있다. 치과의사라면 당연히 병원에서, 치과기공사라면 그의 기공소에서 행해야 할 작업이다. 단지 자기가 속한 곳이 편해서가 아니라 모든 전문 작업은 적절한 장소에서 이루어져야 하기 때문이다. 또한 동일한 작업 환경 내에서 일함으로써 최선의 방법으로 임무를 실행할 수 있기 때문이기도 하다. 양질의 조명뿐 아니라, 이미 친숙한 여러 가지의 기구가 손에 닿는 곳에 있다는 것을 염두에 두자. 반면 당신이 참여한 몇몇 실습 코스에서 색을 조절하려고 무던히 애썼지만 정작 자신의 역량을 100% 발휘할 수 있었던지 떠올려보면 이와 같은 사실을 이해하기 쉬울 것이다.

원칙적으로 누가 색을 정하는가는 큰 상관이 없다. 하지만 만약 색의 선택을 치과의사가 담당했다면 정보를 치과기공사에게 전달하는 일이 더욱 복잡하다는 사실에 대해서는 누구든 공감할 것이다. 그뿐 아니라 crown을 제작하는 사람은 'shade guide' 를 분석하고 이해해야만 하는 사실이 논리적이라고 할 수 있다.

저자가 이미 언급한 것처럼 색을 정하는 일이 매우 복잡한 것은 아니다. 왜냐하면 도재 수복물의 제작에 있어서 가장 중요한 요소는 치아의 형태, 크기 및 표면구조이기 때문이다. 단, 색의 특성에 있어서는 명도에 많은 관심을 가져야 하는데 이 단계에서의 실수는 작업에 필연적인 실패를 초래하기 때문이다. 색조와 채도를 최대한 맞추는 일이 우리의 임무이나 여기서의 실수는 크게 영향을 끼치지 않는다. 채도가 다른 몇 개의 치아도 미소 안에서 조화롭게 공존할 수 있기 때문이다. 한 치아를 다른 치아에 연결시키는 변하지 않는 고리가 바로 명도이다.

저자는 이제 '색의 선택(shade taking)' 이라는 중요한 개념을 바꾸고자 한다. 만약 색의 선택 때 빛의 감산 혼합 효과를 간과한다면 결코 만족스러운 결과를 얻을 수 없을 것이다. 바로 이 원칙 때문에 '색의 선택' 에서 '색의 해석(color interpretation)' 으로 개념을 바꾸고자 하는 것이다. 왜냐하면 먼저 색을 관찰한 후 어떤 porcelain으로 구성되었는지, 원하는 효과를 얻으려면 어디에 배치할지 등을 해석해야 하기 때문이다. 만약 120번 색을 관찰하고 우리의 모형상에서 2.1mm의 공간이 있을 경우에는 120번 dentin을 사용하면 그것을 재현할 수 있겠지만 0.7mm의 공간만 허용된다면 120번 dentin을 고집할 수 없을 것이다. 이 밖에도 다른 dentin을 사용하기로 결정하는 경우도 있고, 원하는 최종의 색을 얻기 위해 dentin을 조절하는 경우도 있다. 따라서 저자는 색을 분석하고 이를 발전시켜 나가는 작업을 색의 선택이라기보다 '색의 해석' 이라고 하고 싶다.

가장 적합한 조명은 무엇인가?

그동안 치아의 색을 분석하는데 있어서 여러 가지 종류의 조명이 추천되었고 이 모든 것은 대단히 유용하다. 하지만 흔히들 선전하는 것처럼 어떤 제품이 특히 좋다고 보지는 않으며 어떤 제품도 유용하다고 본다. 단, 우리의 작업에 문제를 야기하는 metamerism 현상을 조절하는 일은 필수적이다. 그러나 이에 대처하는 것은 쉬우므로 걱정할 필요가 없다.

Metamerism은 색에 관한 하나의 현상이며, 이를 이해하기 위해서는 2장의 '색 이론'을 참조해야 한다. '색 이론'에 의하면 빛은 색을 전달하는 역할을 하는 광선으로 분산된다. 빛을 받은 물체의 색소들은 광선의 일부를 흡수하고 일부는 반사시킨다. 우리 눈은 반사된 광선들의 결과로 나온 색을 인지하게 된다. 그리고 이와 같은 색은 우리가 관찰하는 빛에 따라서 변화한다(그림 5-1). 이 사실은 논리적으로 타당하며, 실제로 이와 같은 현상을 많이 보았을 것이다. 우리가 metamerism 현상을 접할 때 두 개의 상이한 색이 하나의 동일한 광원 아래에서 서로 비슷해지거나 동일한 색이 된다.

이를 이해하기 위해서 색을 선택하는 일상적인 상황을 한 번 상상해 보자. 우선 환자의 치아 색을 선택하려고 준비한다. 천장에 달린 형광등 아래에서 shade guide에 따라 치아의 색을 정하고 "바로 이 색이야!"라고 생각한다. 그리고 선택한 dentin으로 crown을 제작한다. 그런데 작업 후 shade guide와 치아 색을 비교해 보고서는 도무지 이해할 수 없다. 두 개의 색이 동일하지 않기 때문이다. 결국 한 손에 crown을, 다른 손에는 shade guide를 들고 방을 서성거린다. 그러다가 가까스로 한 쪽 귀퉁이에서 두 색이 비슷한 것을 발견하고 안도감을 느낀다. 여기서 당신은 무의식적으로 crown과 shade guide의 색 사이의 metamerism 현상 즉, 상이한 두 색의 서로 닮는 지점을 찾으려고 한 것이다. 그렇다면 어떻게 이런 일을 피할 수 있을까? 해답은 색의 선택 과정 중에 metamerism 존재 가능성을 찾아야 하는 것이다.

위의 사례로 돌아가서 적합한 상아질을 찾았다고 믿었을 때 또 다른 광원 아래에서 색을 확인했어야 했다. 즉, 형광등 아래에서 선택한 색을 작

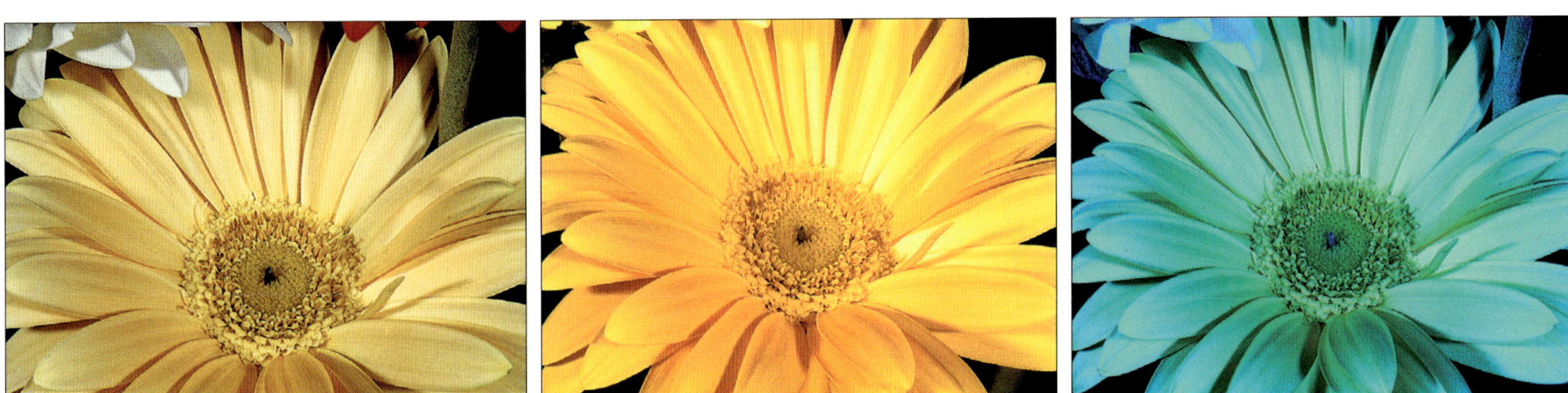

그림 5-1. a~c, 동일한 사물일지라도 이것들을 비추는 광원에 따라 다른 색으로 보인다.

업용 책상의 전등 빛 아래에서도 고려해야 한다. 만약 전등 빛에서도 두 개의 dentin이 똑같은 방향으로 변화하고 계속 동일하게 보인다면 이는 곧 환자의 치아색과 동일하다는 의미이다. 반면 광원을 변화시켰을 때 환자 치아는 주황색으로 포화되고 shade guide의 dentin은 노랑색으로 변한다면 이는 metamerism 현상의 신호이므로 색의 선택을 다시 시작해서 알맞은 dentin powder를 찾아야 할 것이다. 아울러 또 다른 광원을 이용하여 dentin powder를 환자의 자연치 법랑질과 비교, 검증의 단계를 밟기를 권하는 바이다.

Shade를 정할 때 무엇을 써야 할까?

우리는 색을 선택할 때 일반적으로 손쉽게 구할 수 있는 상업용 shade guide를 사용한다. 그러나 저자는 이런 shade guide로는 불충분하다고 생각한다. Shade guide의 배후에 잠재된 의도와 황도 십이궁 표시의 점성술을 비교해 보자. 지구에 사는 수백만 명의 사람들을 유사한 특징이나 성격에 따라 궁수자리, 사자자리 등 고작 12그룹으로 나눈다는 것을 믿을 수 있는가? Shade guide도 이런 맥락에서 매우 유사하다. 그 많은 사람들의 치아 색을 상업용 guide의 shade 수만큼(13~16개 정도) 분류하는 것은 불가능한 일이 아닐까 싶다. 더욱이 상업용 guide는 이미 정해진 축성법, 비현실적인 두께와 금속이 존재하지 않는 내부구조 및 소성 온도와 입자 면에서 실제로 우리가 사용하는 재료와 전혀 연관성이 없는 porcelain powder로 몇 차례 제작된다는 사실을 염두에 둔다면 더욱 부정적인 견해를 떨칠 수가 없다. 한편 개인화 할 수 있는 shade guide가 시중에 나와 있는데, 이는 치과기공사들이 각자의 축성 방법 및 porcelain powder를 사용하여 shade guide를 발전시킬 수 있도록 개발된 상품이다. 또한 metal 구조를 닮은 core가 있어 여러 가지 조합도 가능하다. 예를 들어, 3개의 mamelon이 있는가 하면, 4개의 mamelon도 있고, 유년층의 치아와 노년층의 치아가 각기 다른 상아질과 조합되는 등 무궁무진하다(그림 5-2). 그러나 이 같은 guide마저도 타당성이 없다고 보는 이유는 점성술의 경우와 유사하기 때문이다. 이런 shade guide를 사용하는 것은 치아의 무수한 색과 형태에도 불구하고 결국 standard shade guide를 답습하는 데서 벗어나지 못함을 의미한다. 따라서 온 인류를 13~16가지 색 정도로 분류하는 대신, 가능한 한 최대한의 분류를 만들어 나가도록 노력해야 할 것이다. 그렇지 않고서는 우리 또한 점성술 수준에서 벗어나지 못할 것이다.

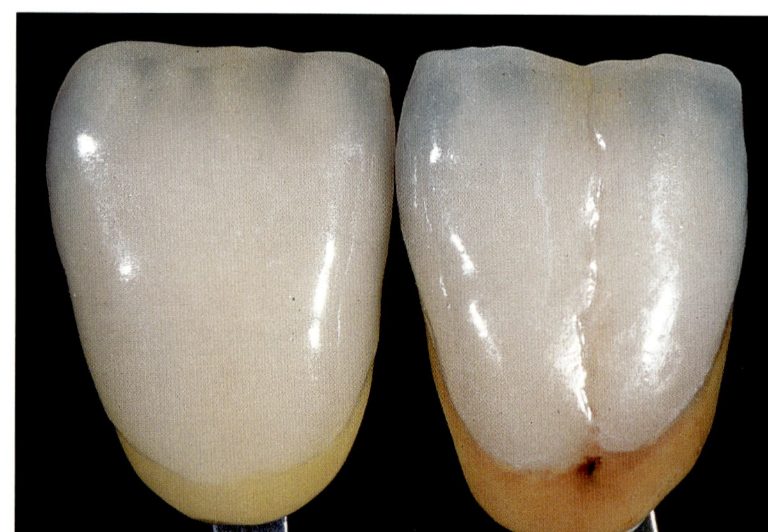

그림 5-2. 이와 같은 shade guide를 사용하여 우리의 축성법에 어울리는 치아를 제작할 수 있다. 그러나 색의 선택시 결국 통상적인 shade guide와 유사한 문제가 발생되므로 연습 차원에서만 이용해야 할 것이다.

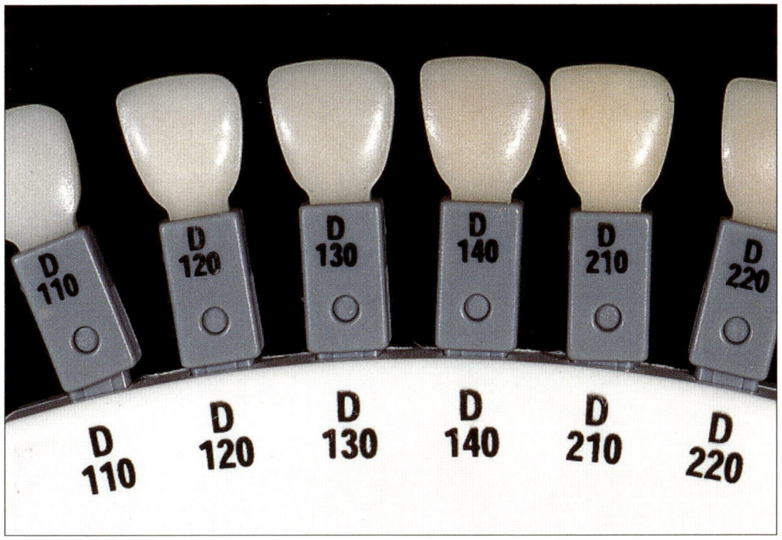

그림 5-3.

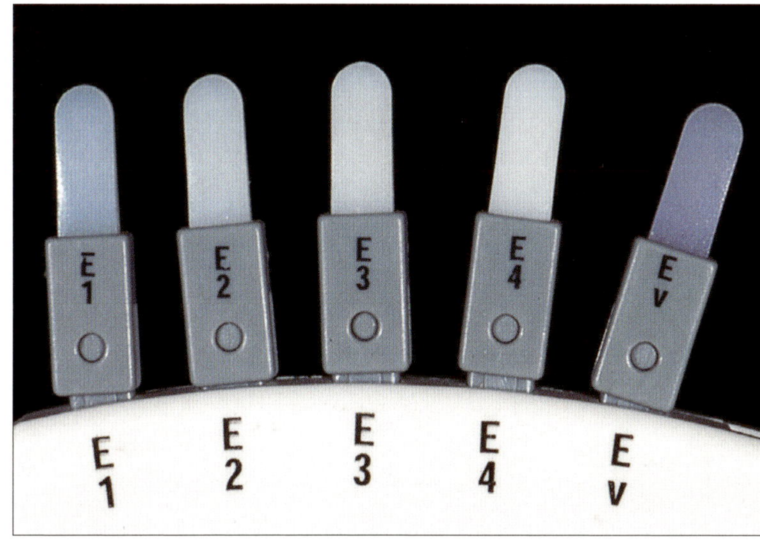

그림 5-4.

저자는 색의 선택 시에 사용할 수 있는 유용한 도구로 ceramic kit에 포함되어 나오는 shade guide를 꼽는다. 우리가 사용하는 porcelain powder의 모든 색을 포함하고 있기 때문이다. 이런 방법으로써 환자의 치아 색과 shade guide의 dentin색을 비교, 확인하는 작업이 용이해진다.

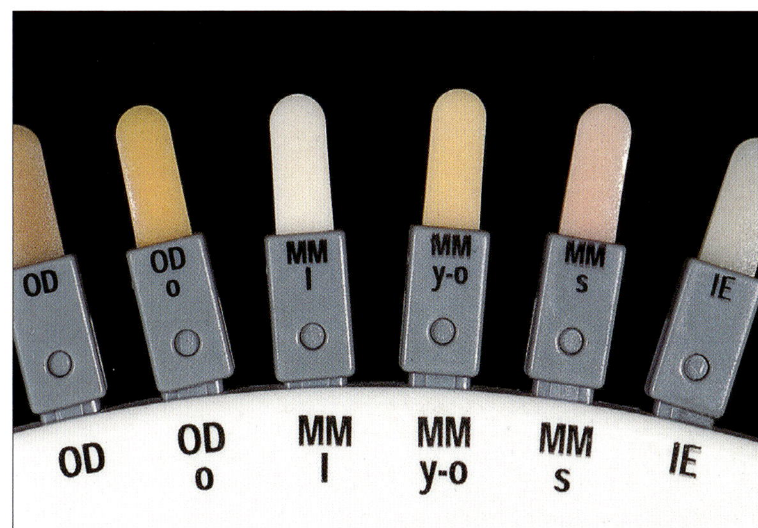

그림 5-5.

그림 5-3~5. 상품화된 순수 상태의 shade guide로 말미암아 개인에 맞는 porcelain powder를 찾는 일이 훨씬 더 용이해진다.

치아 색의 구조

우선 치아에 존재하는 서로 다른 색의 영역들을 찾는다. 일반적으로 3개의 차별화된 구역, 즉 치경부, dentin body 및 절단부가 있다(그림 5-6). 치경부는 대체로 dentin core보다 더 포화되고 어두운 색을 띤다. 이 부분은 crown에서 연조직으로 이행하는 전이구역이며 매우 중요하다. 특히 black space가 존재하는 경우에서는 치경부에 더 많은 주의를 기울여야 한다. 색과 형태로써 crown과 치근(root)에 적용할 모든 정보를 조절하여 자연스럽게 black space를 폐쇄해야 하기 때문이다.

Dentin body는 제일 중요한 영역으로써 색조, 채도, 그리고 무엇보다도 명도를 책임진다. 굳이 치아의 형태를 생각하지 않더라도 순면의 많은 부분을 보여주는 부분으로서 치아의 형태는 90% 정도가 순면에 의존한다.

그 다음 절단부는 상아질이 사라지고 순수한 법랑질만 보이는 부분이다. 이 부분은 우리가 반투명한 재료를 선택할 때 가장 큰 도움이 되는 부분이다. 이런 순수한 반투명한 부분은 축성의 마지막 과정에서 다루는 색의 특성을 지지하는 역할을 할 것이다. 색에 관해 언급할 때 incisal 부분은 매우 두드러진 두 가지 특징을 보인다. 하나는 우리가 충실하게 복원해야 할 opalescent zone이고, 또 하나는 치아의 mamelon을 부여하여 빛의 확연한 대조를 나타내는 영역이다.

위의 세 부위 중 개인적으로 치경부가 제일 까다롭다고 생각한다. 공간이 제일 부족하기 때문에 결과적으로 원치 않았던 opacity가 나타나게 되고, 특히 연조직과 접촉하는 부위라서 결점이 묻혀지기보다 오히려 두드러지는 결과를 초래한다.

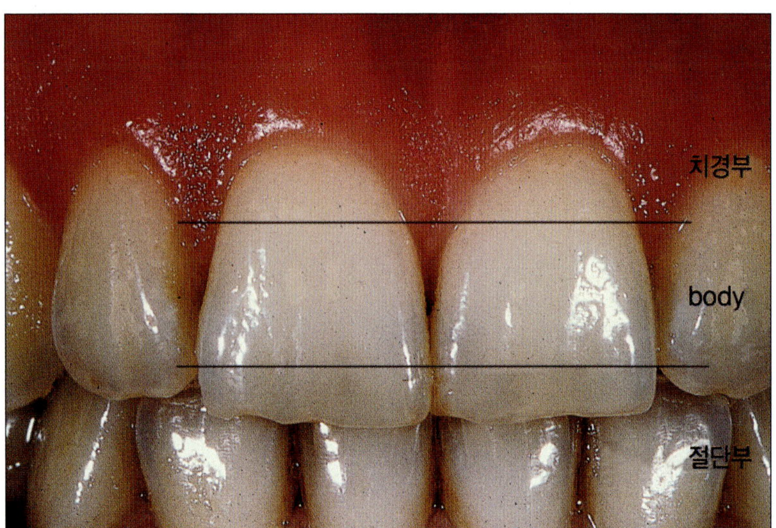

그림 5-6. 일반적으로 자연치는 세 부분으로 나뉜다. 어둡고 채도가 높은 치경부, 밝고 채도가 낮은 상아질, 상아질이 사라지고 법랑질만 남은 절단부이다.

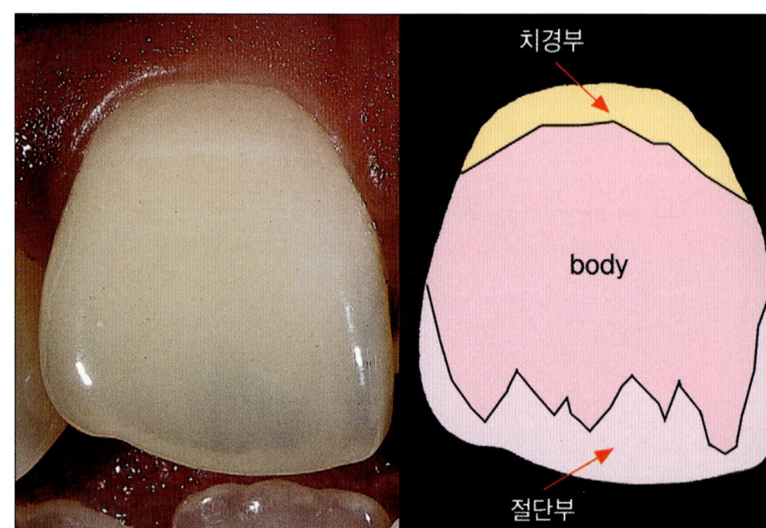

그림 5-7. 종이에 치아의 형태를 그려 보자. 가능한 한 가장 구체적인 방법으로 세 영역으로 분할해 보자.

환자의 자연치에서 이 세 부위를 확인하고 종이에 유사하게 그려 보자. 이것은 자연치에서 관찰한 분할된 세 영역을 재창조하는 작업이다(그림 5-7). 치아를 관찰하여 법랑질 색을 찾고 색 지도에 옮길 때는 색뿐 아니라 색의 강도와 색을 관찰한 장소 등을 꼭 기록해야 한다.

색의 선택 및 기타 사항들

환자와 면담하면서 환자의 인상, 성격 및 치아의 상태를 관찰한 이후의 첫 단계에서는 현 상황을 아주 자세히 관찰하는 노력이 요구된다. 이로써 치아에 대한 직접적인 시각과 색의 선택 과정을 보다 구체적으로 분석하는 위치에 서게 된다. 저자는 언제나 이 첫 느낌을 제일 중요시한다. 이 때 받은 감각들은 색의 구조를 단계별로 분석할 때 부딪히게 되는 많은 의문점들을 해소시켜 줄 것이다.

배치 구성이 끝나면 standard shade guide를 이용하여 치아가 속하는 shade 그룹을 찾는 단계로 넘어간다. 이의 목적은 shade의 주된 색조 즉 주황색, 노랑색, 빨강색 등을 찾는 데 있다(그림 5-8). 일단 그룹을 정한 후에는 앞서 언급된 전 단계에 의해서 metamerism의 영향을 받지 않도록 하여야 한다. 치아가 어떤 shade 그룹에 속하는가를 파악한 후 dentin을 차례로 하나씩 찾아나간다. 그리고 이미 선택한 색조의 범위 내에서 포화의 정도를 확인해야 한다.

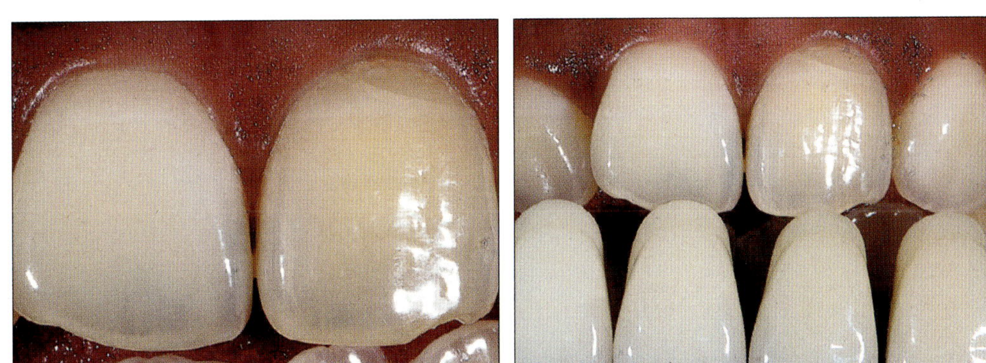

그림 5-8. 먼저 일반적인 shade guide에서 치아가 속하는 색 그룹을 찾아야 한다.

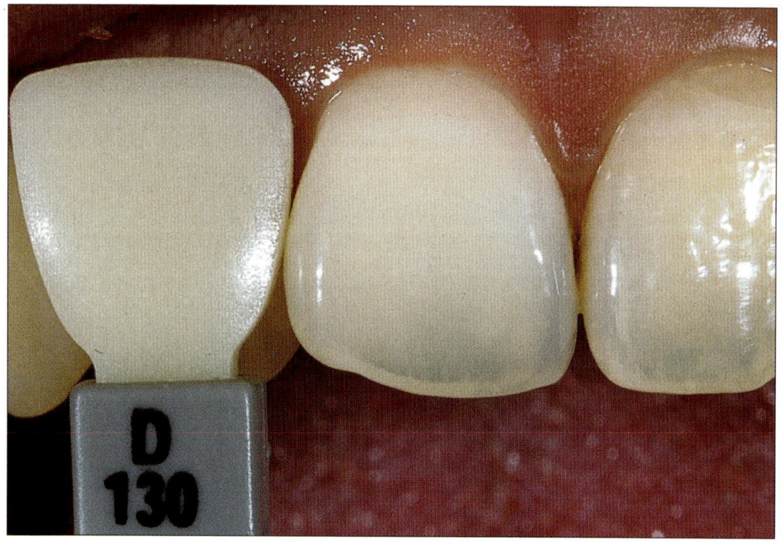

그림 5-9. 다음에 individual dentin guide를 이용하여 치아색에 가장 적합한 dentin을 찾아야 한다. 여기서는 Chromascop 130 dentin을 사용하였다.

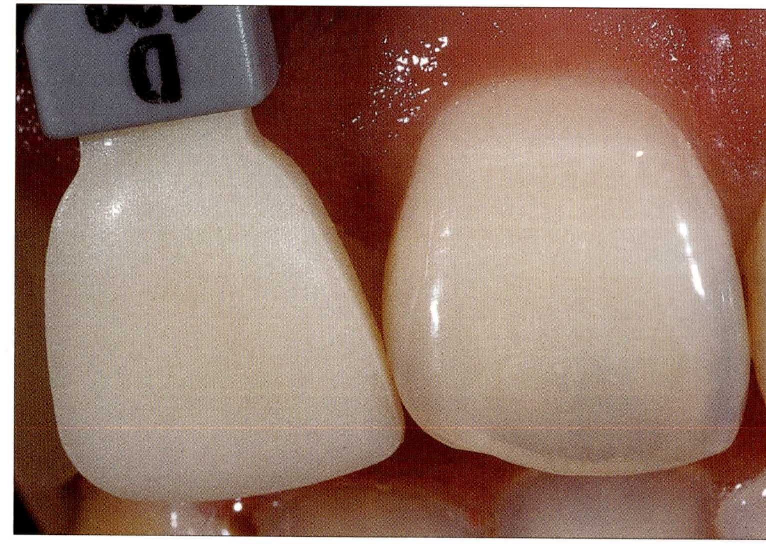

그림 5-10. 치아의 주된 상아질은 대체로 cervical 상아질보다 명도가 더 높고 채도가 낮다. 여기서는 Chromascop 120 dentin을 이용하였다.

이 작업은 ceramic kit에 포함된 shade guide를 사용하여 실행한다(그림 5-9, 5-10). 때로 core가 속한 그룹과 다른 그룹에서 치경부 dentin을 발견할 수도 있다. 이는 흔한 일은 아니지만 크게 문제되지 않는다.

한편 색을 분석하는 단계에서는 빛의 감산 혼합 개념을 명심해야 할 것이다. 색을 다루는 작업만으로도 빛의 필연적인 감소는 골칫거리다. 이 현상을 이해하기 위해서 그림 5-11~5-13을 보자. 완성된 crown 1/2과 순수한 dentin 1/2의 명도를 비교하여 완성된 반쪽에서 어떻게 명도가 감소했는지 관찰할 수 있다. 색의 선택시에 항상 이 사실을 염두에 두어야 하며 필요한 경우 해결책을 위한 조치를 취해야 한다. 즉, 축성 과정에서 얻어질 최종적인 dentin shade보다 더 밝은 dentin powder를 선택함으로써 명도의 손실을 피해야 할 것이다. 이는 우리가 끊임없이 고군분투해야 할 과제이다. 위험 부담 없이 명도가 감소하는 것을 감당하려면 명도를 얻으려는 노력이 필요한 것이다. 반면 어떤 이유로 인해 명도가 지나치게 높을 때는 크게 문제되지 않는다. 최외층에서 재빨리 수정하면 되기 때문이다. 단지 반대 상황에서는 아무런 해결책이 없다. 저자가 색의 선택보다 '색의 해석'을 선호하는 이유 중 하나도 이 때문이다.

치아에서 세 영역의 위치를 정하고 그 영역에 필요한 porcelain powder를 선택하는 일이 끝나면 비로소 축성의 기초가 세워졌다 할 수 있다(그림 5-14). 색에 관련된 이 과정을 정확히 수행하는 것이 중요한데, 수복물이 자연스럽게 제작되는가의 여부가 여기에 90% 이상 좌우되기 때문이다. 이제 남은 일은 shade island 위치와 자연치의 모든 색 특징들을

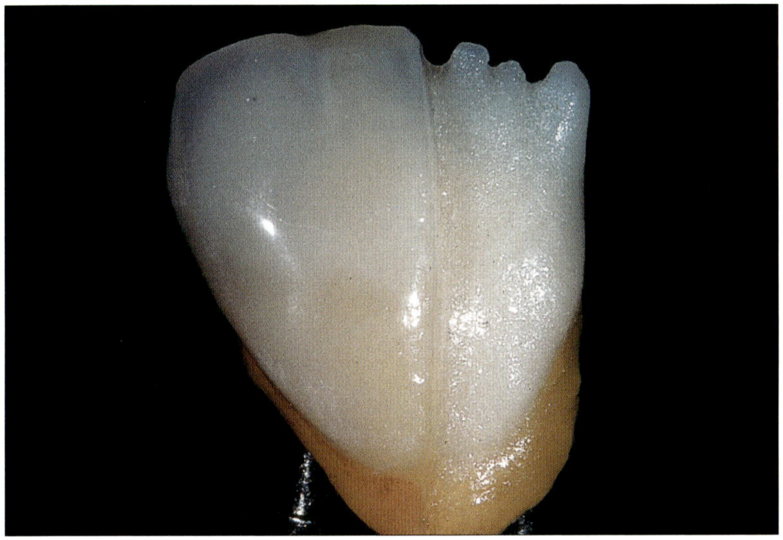

그림 5-11.

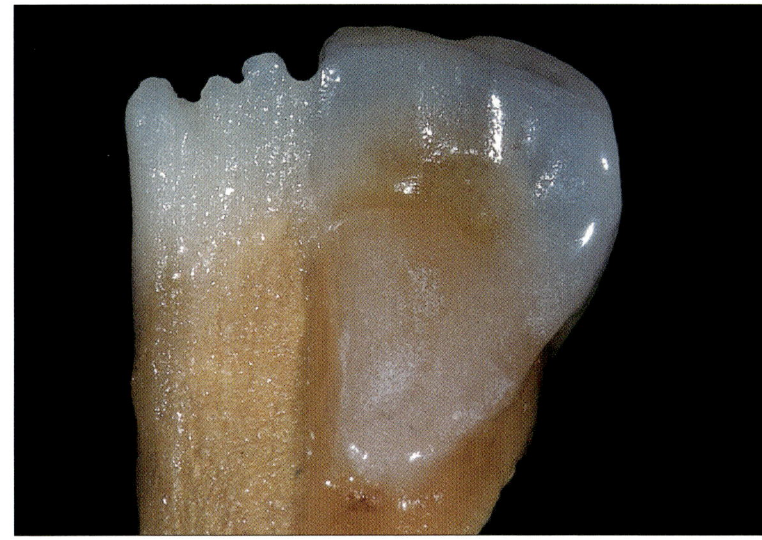

그림 5-12.

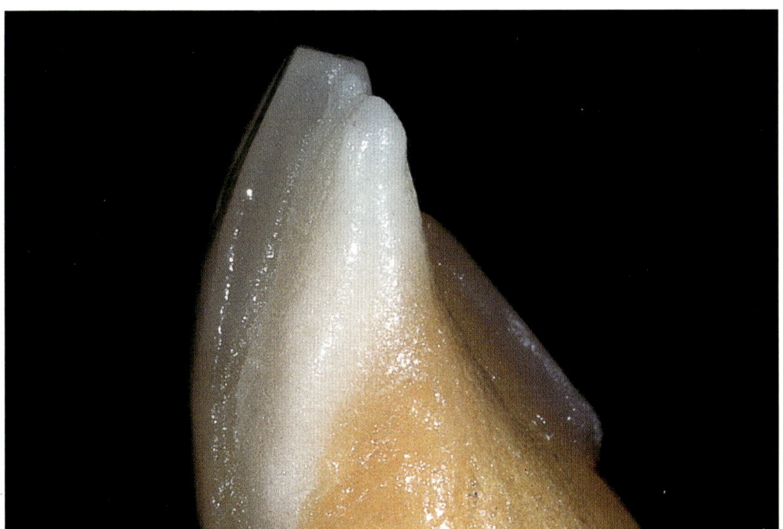

그림 5-13.

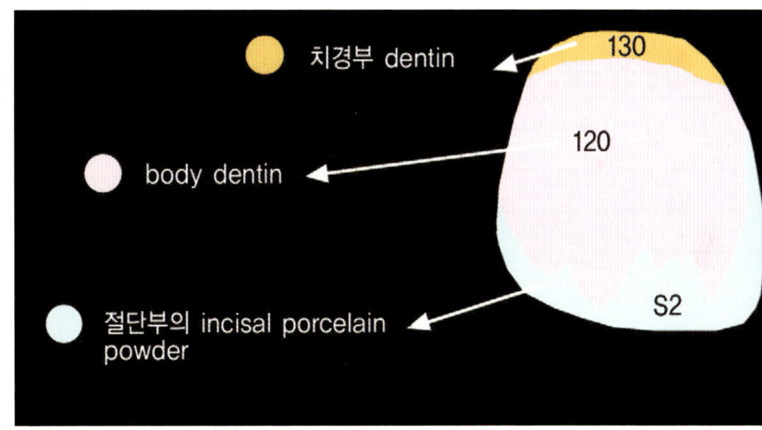

그림 5-14. 일단 축성의 기초을 마련하고 이를 바탕으로 하여 색 지도를 발전시킨다. 색 지도에는 사용할 dentin 및 incisal porcelain powder를 정하는 데 그치지 않고 세 영역도 표시해둔다.

그림 5-11~13. 빛의 감산 혼합의 영향으로 색 특성을 부여하고 반투명 powder를 축성한 후에 dentin core의 명도가 낮아지는 것을 명백히 볼 수 있다.

밝혀내는 일이다. 여기에는 오직 한 가지 대책만이 있을 뿐이다. 즉 치아를 관찰하고 확인하며, 차례로 색 지도에 기록(그림 5-15~22)하는 일이다. 이 그림들은 dentin mamelons, shade islands, incisal halo 등을

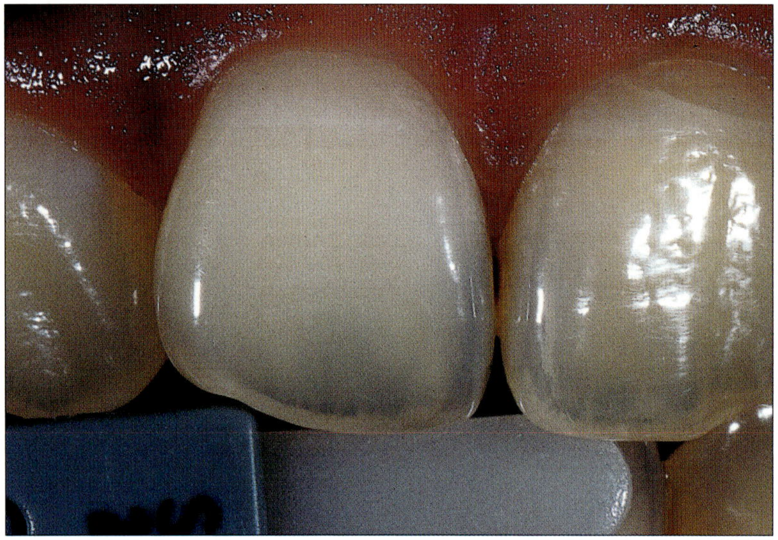

그림 5-15. 절단부 1/3의 반투명성을 잘 관찰하여 이에 적합한 반투명 재료를 선택한다.

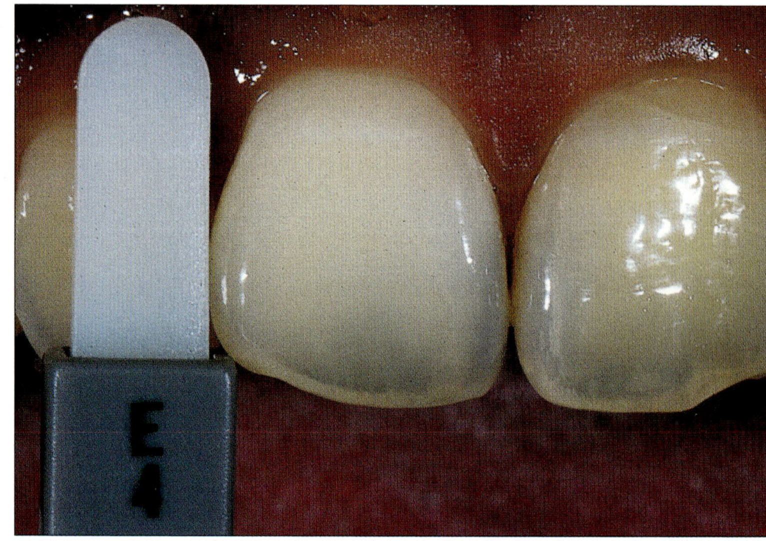

그림 5-16. 이 치아는 작고 흰 색 특성을 띠며 높은 포화 상태를 보여서 Impuls E4를 사용하기로 하였다. 만약 이 정도로 포화 상태가 아니었다면 Effect 3를 썼을 것이다.

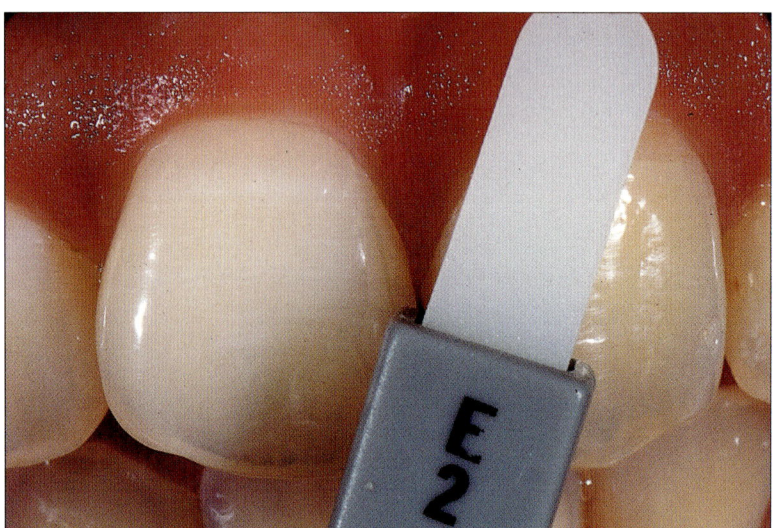

그림 5-17. 이 치아의 축성의 중간층(내층과 외층 사이)은 Effect 2와 같은 흰색 incisal로서 더 밝게 하는 것이 가능하다.

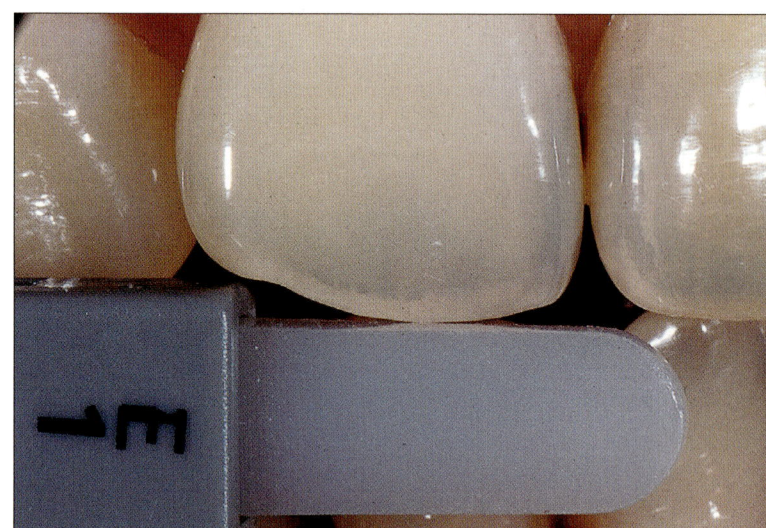

그림 5-18. 절단부 1/3에서는 매우 뚜렷한 opalescent zone을 감상할 수 있다. 이 특성을 재생하기 위해 매우 순수한 Effect 1을 사용할 것이다.

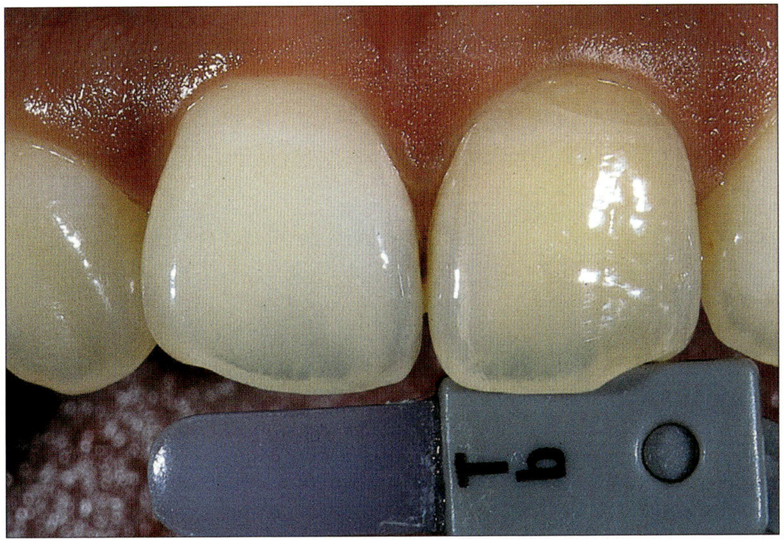

그림 5-19. 절단부 1/3의 원심 line angle에서 보면 푸르스름한 반투명성이 보인다. 이런 색 특성은 opalescence와 혼돈하기 쉽지만 결코 많은 양의 opalescent로 얻을 수 있는 색이 아니다. 이 치아의 푸른 색을 재현하기 위해서는 반드시 Impuls의 Transparent Blue를 써야 한다.

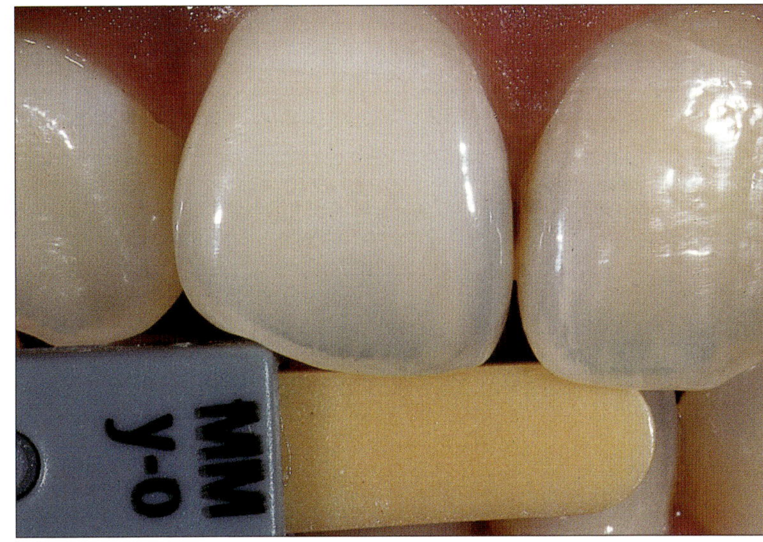

그림 5-20. 작은 mamelon은 Impuls porcelain 색의 효과인데 여기서는 MMYO가 사용되었다.

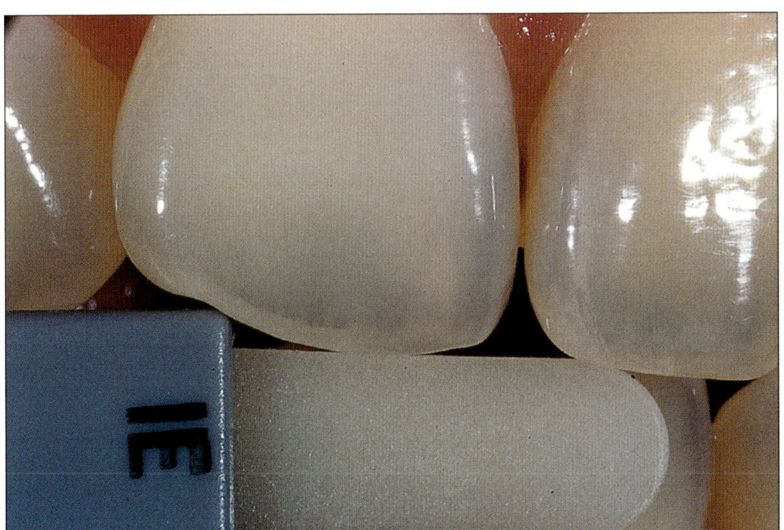

그림 5-21. Incisal edge의 일반적인 halo 효과는 특별히 이 용도로 만들어진 Impuls Incisal Edge와 같은 재료로 재현할 수 있다.

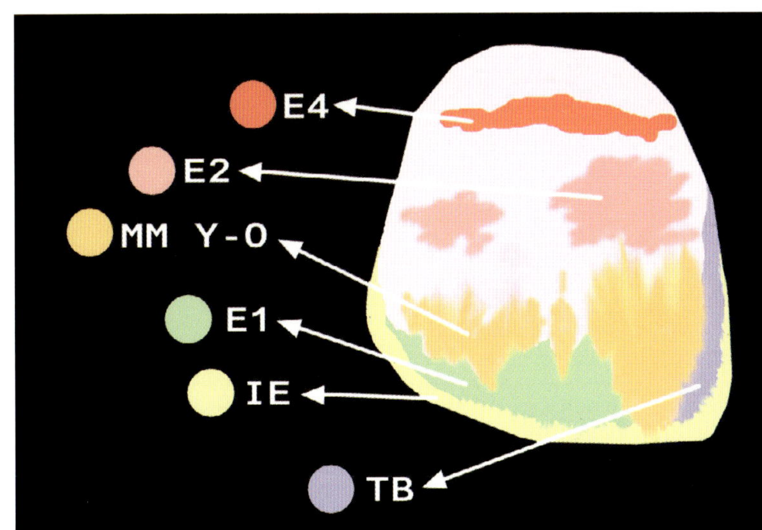

그림 5-22. 색의 특성을 나타낸 색 지도를 발전시켜 나가야 한다.

보여주고 있다. 이 단계에서의 실수는 자연스러움의 정도를 다소 변경시킬 뿐 성공과 실패의 가름길이 되지는 않는다. 이 과정에서는 관찰한 색의 모든 특성을 재현하는 것이 중요하다. 색을 같은 영역에 배치할 것인가, 또는 동일한 강도로써 나타낼 것인가 등은 필수적이지 않고 색을 나타내는 것만으로도 충분하다.

축성의 기초와 색의 특성을 이룬 다음에는 최종적인 porcelain powder를 찾는 것이 마지막 단계이다. 이 과정은 축성의 마지막 층을 올리는 작업으로서 자연치의 법랑질을 대치하는 것이다. 여기서는 단 한 번의 실수도 범하지 않도록 각별히 유의해야 한다. 만약 실수하면 이제껏 쏟아온 노력이 모두 허사로 돌아가기 때문이다. 치아의 반투명성을 현저하게 변화시켜 결과적으로 전체적인 조화에 영향을 끼칠 것을 짐작할 수 있다. 저자는 이 반투명한 재료를 적절한 위치에 올리는 작업은 감성(feeling)의 문제라고 늘 말해 왔다. 일반적으로 반투명성은 두 가지 두드러진 유형으로 나뉘고 Neutral Transparent와 포화되지 않은 순수한 incisal powder가 그것이다. 우리의 주요 관심사는 아무 문제없이 빛을 통과시키는 반투명한 재료이므로 Neutral Transparent를 선택할 것이다(그림 5-23).

여기서 눈에 띄는 큰 차이점은 반투명성이다. 그림 5-24에서 Neutral Transparent(NT)가 흰색으로 덜 포화된 상태고, 그 결과 incisal porcelain powder보다 opacity와 명도가 낮은 것을 명확히 관찰할 수 있다. 이는 반투명성에 지대한 영향을 끼쳐서 Neutral Transparent(NT)가 빛을 더 빨리 통과시켜 배후에 dark line 이 나타나는 결과를 초

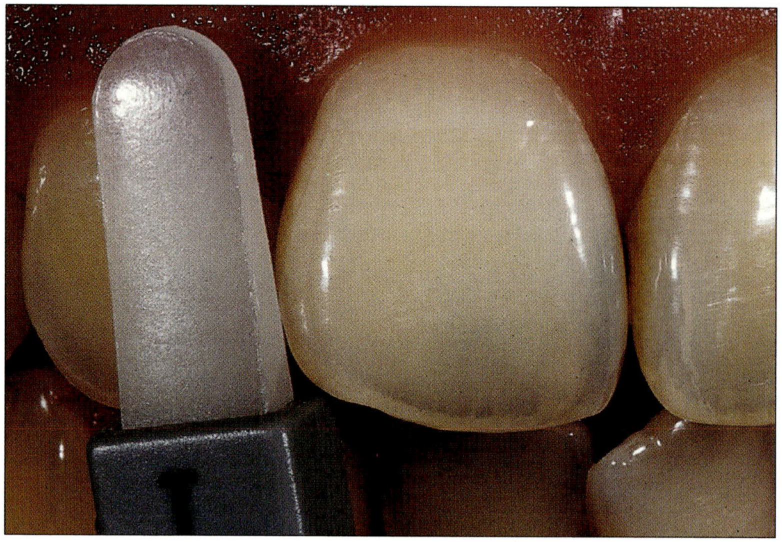

그림 5-23. Neutral Transparent를 사용하여 자연치의 법랑질을 재현시킬 것이다.

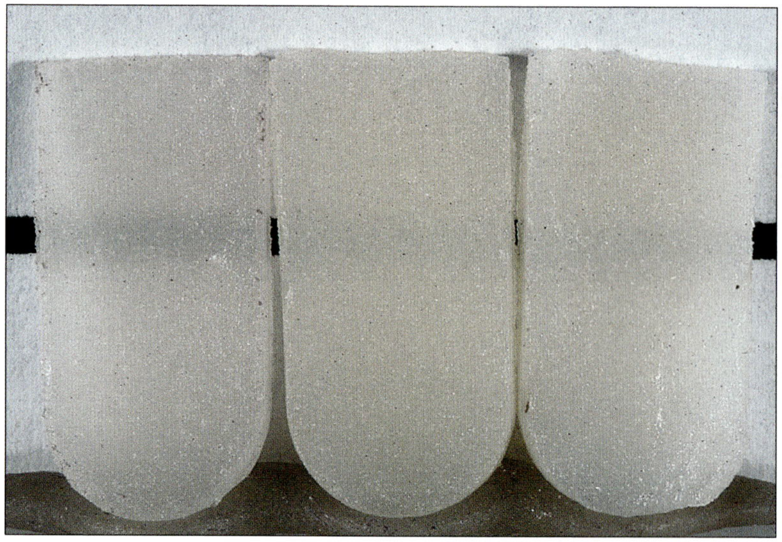

그림 5-24. 통상적으로 우리의 축성 과정 중에 Neutral Transparent 을 사용하는 데 빛이 어떤 속도로 법랑질층을 통과하는가에 따라 NT 또는 Incisal porcelain powder를 쓴다.

래하는 반면, incisal porcelain powder는 빛의 통과를 방해하여 dark line을 명확히 인지하지 못하게 한다.

이미 언급한 바 있지만 어떤 반투명성을 다루는가를 찾는 일은 feeling이다. 우리는 빛이 치아 법랑질을 통과해서 상아질에 도달하는 속력을 느낄 수 있도록 집중해야 한다. 만약 빛이 법랑질의 반투명성에 의해 방해 받지 않고 상아질에 도달한다고 느끼면(그림 5-25) Neutral Transparent를 사용해야 할 것이다. 그러나 반대로 빛이 최심층까지 제대로 통과하지 못한다는 느낌이 든다면(그림 5-26) '아마도' incisal porcelain powder를 사용해야 하는 경우일 것이다. 여기서 '아마도'의 의미는 매우 높은 명도를 지닌 법랑질의 경우에는 Effect 2, Effect 3와 같이 흰색으로 과포화된 incisal porcelain powder를 사용하는 가능성을 남겨 두기 위함이다.

이상과 같은 방법으로 색 지도를 완성할 수 있다. 다음은 porcelain 수복물을 완성시키는 단계이다.

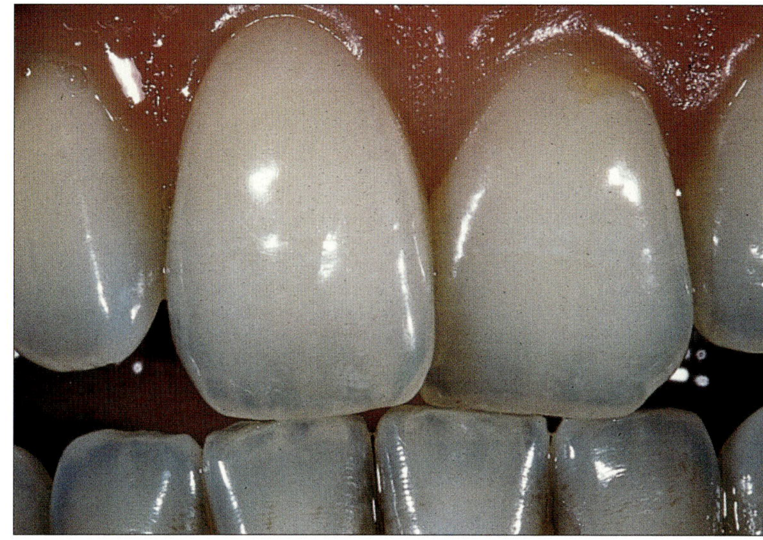

그림 5-25. 이 사진에서는 빛이 어떻게 순식간에 통과하여 상아질에 도달하는가를 명백히 볼 수 있다. 결과적으로 Neutral Transparent의 필요성을 느낀다.

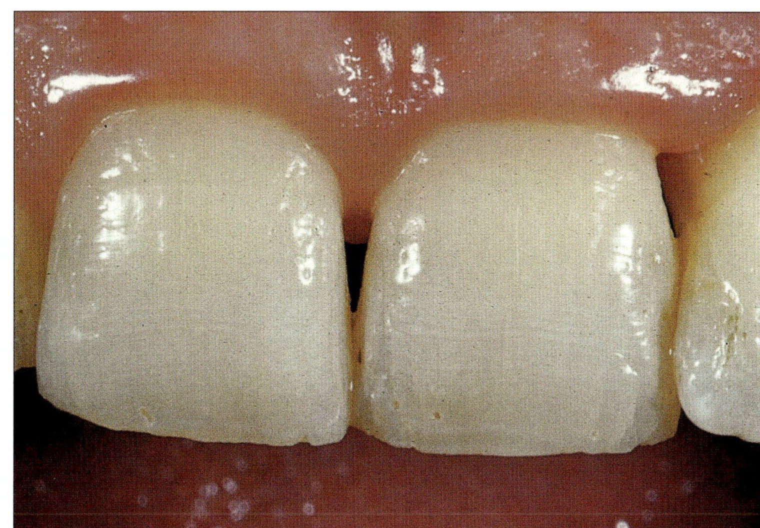

그림 5-26. 그림 5-25와는 대조적으로 빛이 상아질을 통과하는 것이 얼마나 어려운가를 관찰할 수 있다. 이런 경우 Incisal TS1을 이용하여야 한다. 매우 불투명한 법랑질의 치아에서는 희고 채도가 높은 반투명 powder를 사용하거나 Impuls E2나 E3와 같은 opaque porcelain powder를 사용해야 할 것이다.

제6장 Margin 부위

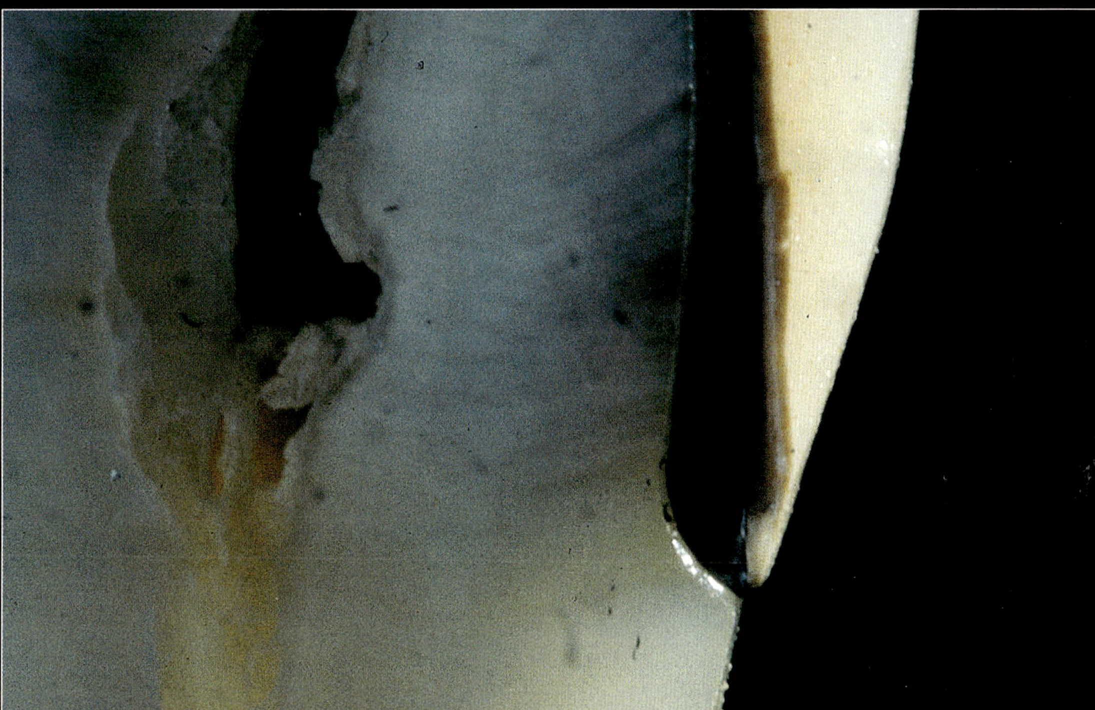

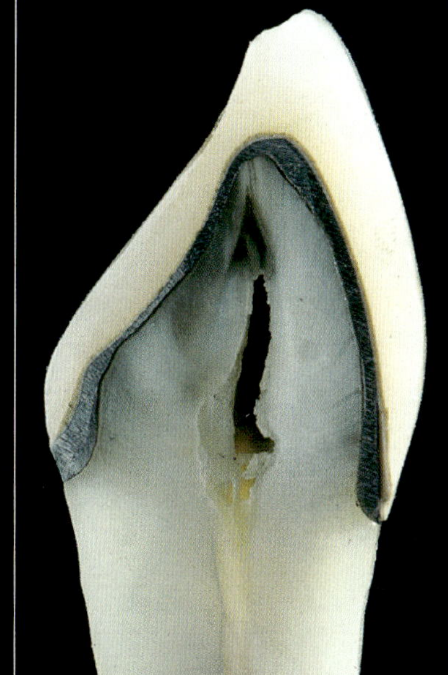

1

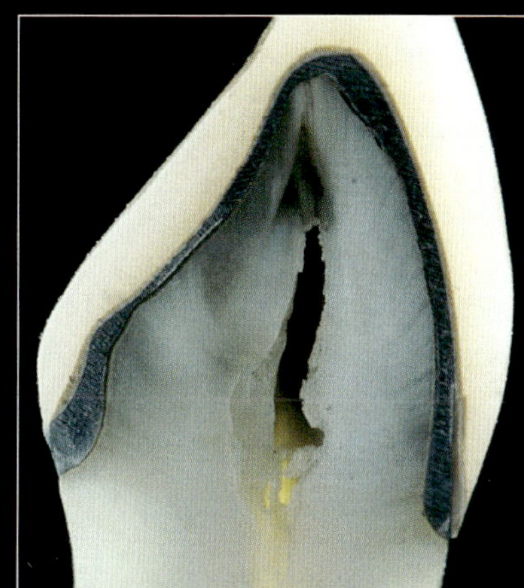

이 장은 이제까지 설명한 것을 실행에 옮기는 단계이다. 그러나 지식이 전제되지 않는 한 기술은 발전하지 않는다. 즉, 아무리 손기술이 좋아도 치아의 형태를 숙지하고 이해하지 못한다면 제대로 치아의 형태를 완성할 수 없을 것이다.

또한 어떤 것을 발전시킬 때는 기초부터 시작해야 한다. 따라서 도재 수복물 제작 시에는 그 기초가 되는 치아의 preparation부터 이야기를 전개하고자 한다.

우선 어떤 종류의 preparation을 할 것인가를 분석해야 한다. 오늘날 환자들의 심미적 요구에 부응하려면 최적의 심미와 margin의 적합도를 동시에 이루는 preparation을 찾아야 한다. Metal ceramic restoration을 위한 수복 시에는 90° shoulder가 가장 심미적인 preparation이다. 그러나 그 외 일반적인 preparation의 유형도 분석해 보자.

Knife-edge(그림 6-1). 이 형태의 preparation은 기술상 큰 이점들이 있지만 그에 상응하는 심미적 효과는 없다. 즉, 치아에 가해지는 외상이

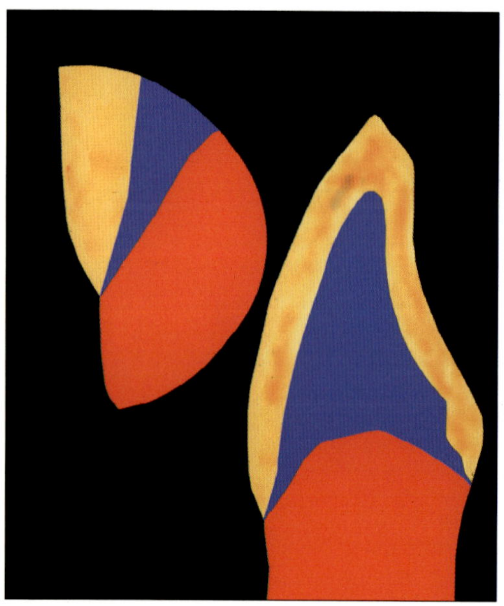

그림 6-1. Knife-edge margin은 margin부의 sealing을 용이하게 한다. 단 bevel이 주어진 metal이 finish line으로 사용되었을 경우에 한해서이다. 전치부보다는 구치부에 적합하다.

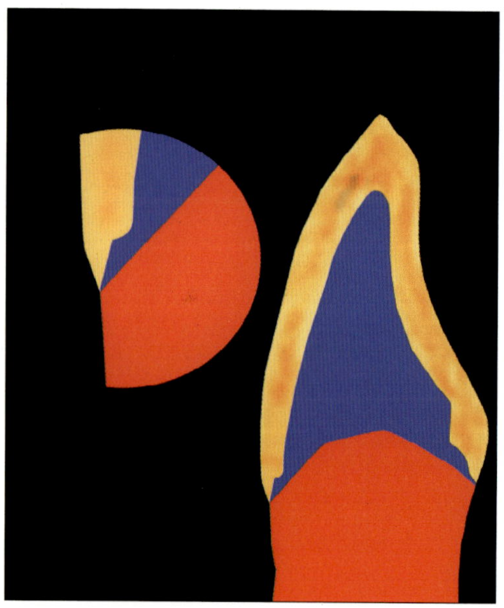

그림 6-2. Bevelled chamfer는 margin부 적합도가 우수하다. 단 bevel이 주어진 metal이 finish line으로 사용되었을 경우에 한해서이다.

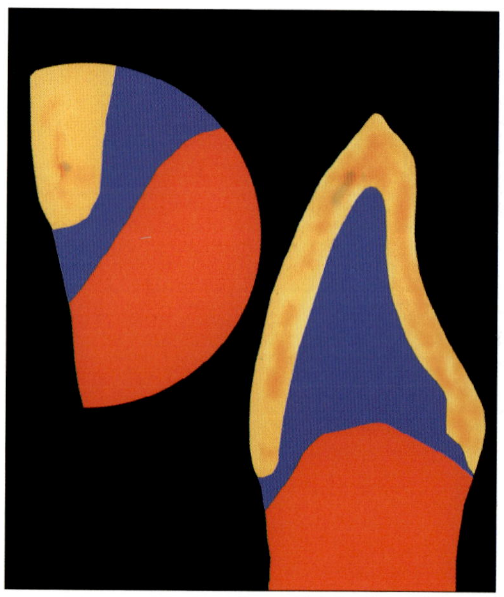

그림 6-3. Chamfer preparation은 metal ceramic의 margin부 처리에 있어서는 가장 성공적이지만, 결과적으로 나타나는 금속의 opacity로 인해 심미성은 떨어진다.

적기는 하지만 도재가 없는 metal collar 부위는 주로 구치에 적합하다. 전치부에서는 비심미적인 metal collar 대신 metal-ceramic으로 처리할 수도 있다. 그러나 이러한 기술은 porcelain을 얇은 metal edge에 두는 위험성을 내포한다. Porcelain을 소성하는 과정에서 금속의 역방향으로 필연적인 수축력이 작용하고 그 결과 margin이 부정확해질 가능성이 크다. 논리적으로 볼 때 metal과 porcelain이 만나는 margin 부위의 porcelain 두께는 꽤 얇다. 따라서 공간은 있지만 원하는 만큼의 심도 효과를 얻기 어렵고 opaque한 느낌을 얻게 된다.

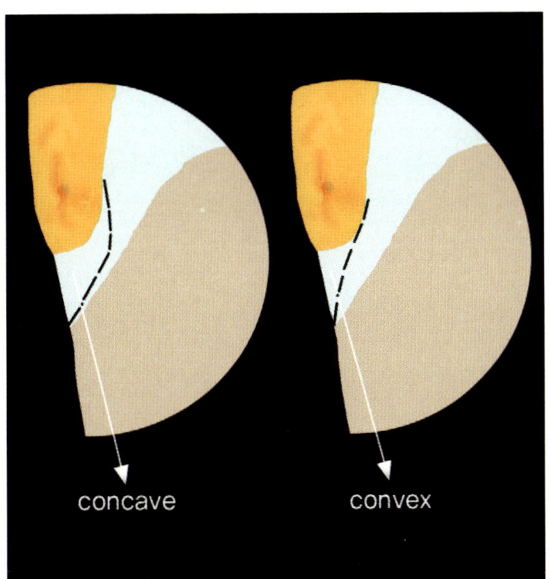

그림 6-4. 축성하는 porcelain의 공간을 위해 metal에 bevel을 줄 때 볼록(convex)한 형태로 한다. 오목(concave)하면 margin이 맞지 않는 매우 약한 구조물이 야기되고 결국 porcelain의 수축 압력을 지탱하지 못하기 때문이다.

Bevelled chamfer(그림 6-2). Knife-edge finish와 매우 흡사한 심미적 한계점이 있으므로 유사한 방법으로 다루어야 한다.

Chamfer(그림 6-3). 앞의 방식과 기공과정은 매우 유사하나 적절한 margin의 적합도를 얻기 위해서는 기술상 난점이 추가된다. Metal ceramic restoration에서는 chamfer margin이 최적인데 적합도에 불리한 영향을 끼치지 않으면서 porcelain 공간을 더 허용하기 때문이다. 이 방법으로 porcelain의 필연적인 수축에 저항할 수 있는 충분한 metal의 두께를 확보할 수 있다. 심도 있는 색을 재현하는 데 필요한 공간도 보장되므로 metal로 인한 opacity도 해결될 것이다. Wax 작업 시 치경부에 metal chamfer를 형성하고 주조 후에는 다듬어서 porcelain을 위한 공간을 확보한다. Porcelain을 위한 공간은 concave 또는 convex 두 형태가 있고 정확한 형태는 convex이다. 이 부분이 concave하면 porcelain에 더 많은 공간을 허용하지만 metal을 약화시키고 그 결과 porcelain을 소성할 때 발생되는 수축을 지탱할 수 없다. 마치 Knife-edge finish에서 metal ceramic 부위의 불량한 margin과 매우 유사하다(그림 6-4).

90° shoulder(그림 6-5). 우리가 작업하는 가장 심미적인 margin이다. 우리가 정말 원하던 porcelain shoulder를 가능하게 하는 유일한 preparation이기 때문이다. 심미적 차원에서 볼 때 모든 방향 즉, 순면, 인접면 및 구개면에서 90° 인 shoulder를 부여하는 것이 이상적이지만 치아 삭제량이 너무 많아지므로 최소한의 필요조건으로 순면과 인접면에만 shoulder를 부여한다.

Shoulder의 Trimming

Margin 부위는 전반적인 수복물의 조화에 가장 중요하며 민감한 영역 중 하나이다. 빛이 metal core에 닿기 전 최소한의 porcelain 두께만이 존재하는 곳이기 때문이다. 한편, 연조직(soft tissue)이나 잔존치와 같은 주변 환경은 빛의 순환을 허용해야 수복물의 조화에 유리하다(그림 6-6). 따라서 metal core가 존재하는 경우에 심미적으로 유리하지 않은 것은 명백하며 빛이 순환하는 구조물의 설계가 필요하다.

그림 6-7a와 b를 보면 순면을 통과한 빛이 metal에 의해 차단되고 치

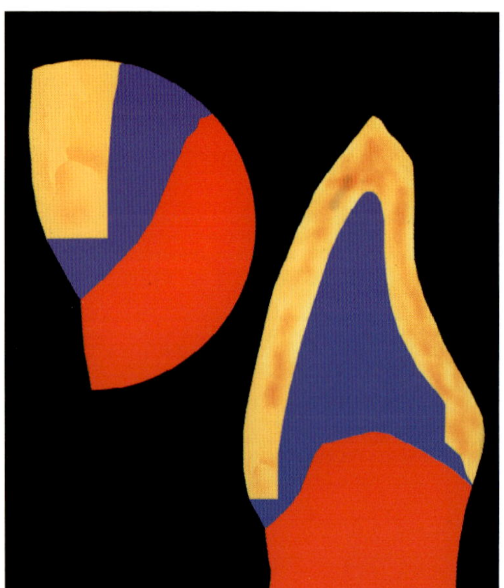

그림 6-5. 이런 유형은 porcelain shoulder의 사용을 충분히 보장해 주는 유일한 preparation이다. 아울러 margin부의 적합도와 심미성 간의 균형을 이루어 준다.

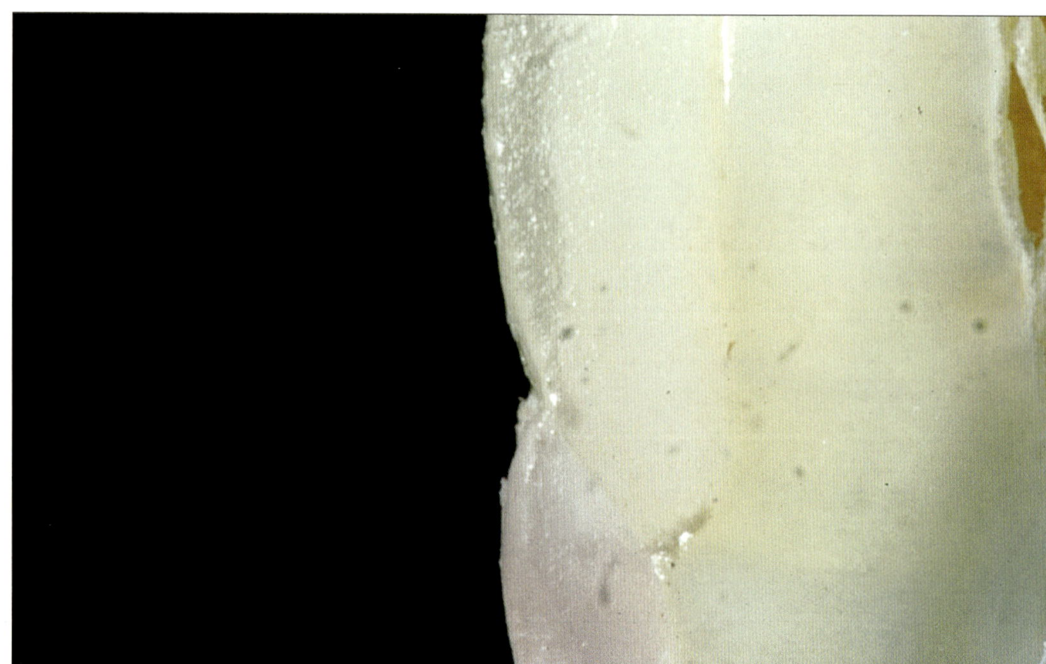

그림 6-6. 빛이 연조직과 crown 및 preparation 간에 자유롭게 순환하는 것이 이상적인 상황이다. 이 경우 Empress II crown이 사용되었다.

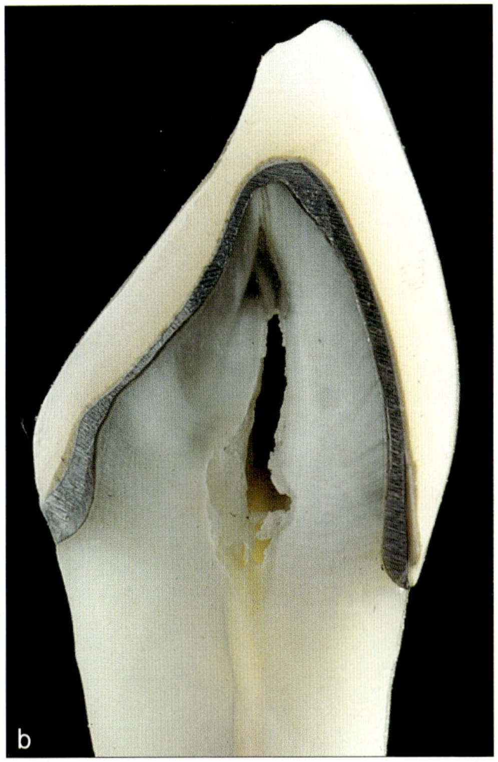

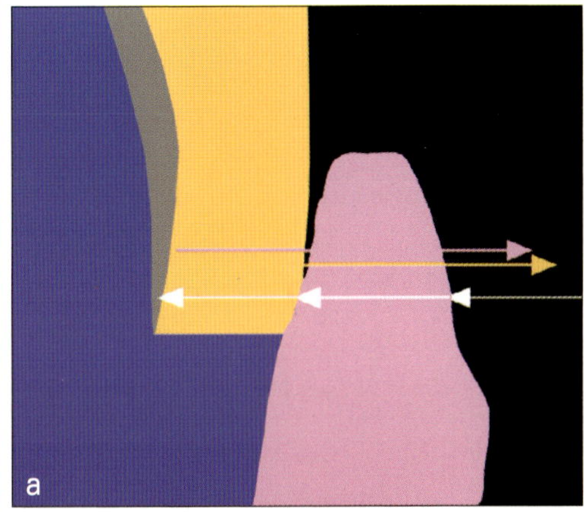

그림 6-7. a, 빛이 순면을 통과하는 도중 일부 반사되거나 흡수되는 과정을 거쳐 metal에 도달한다. 그러나 metal에 의해 차단되어 자유롭게 관통할 수 없게 되고 그 결과 내부에 그림자가 생기게 된다.

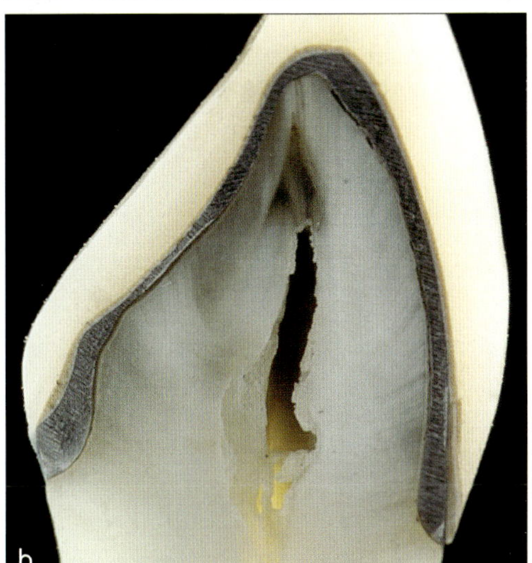

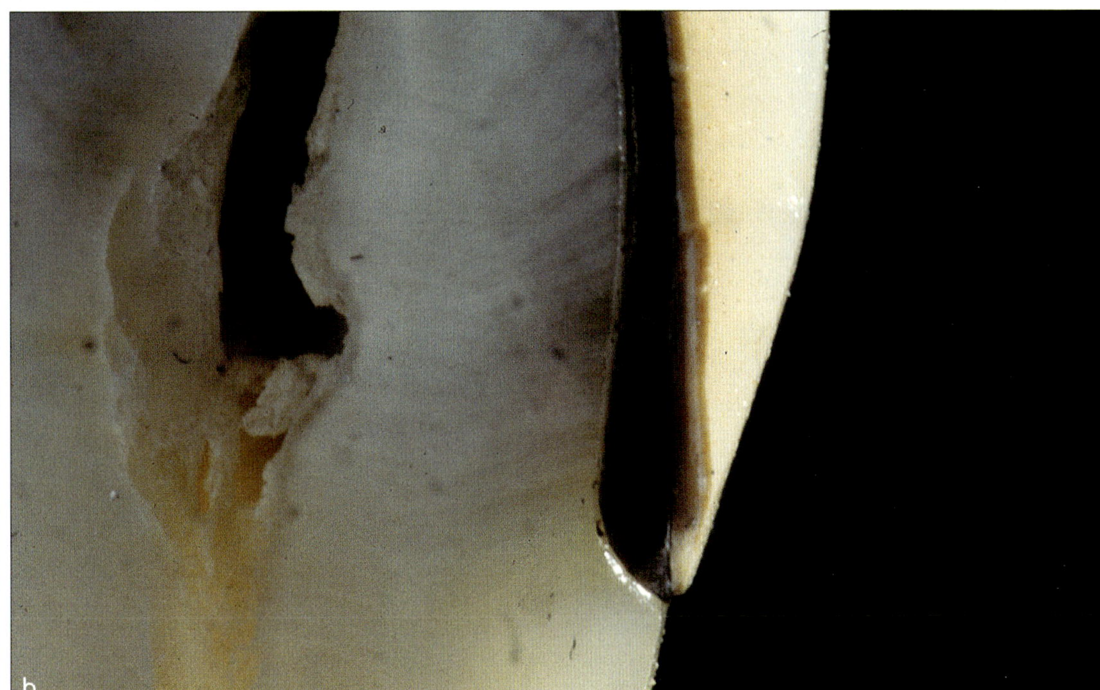

그림 6-7. b, Metal을 trimming하지 않을 경우 이는 빛을 차단시켜 결과적으로 그림자가 생길 것이며 이것이 치경부로 반사된다.

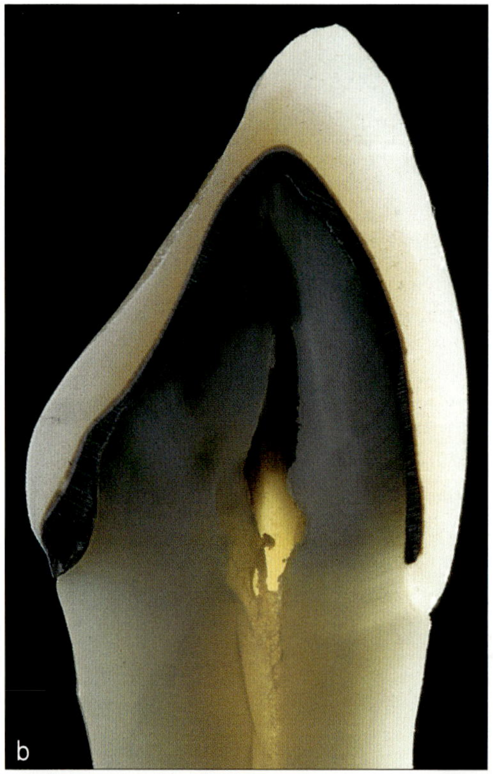

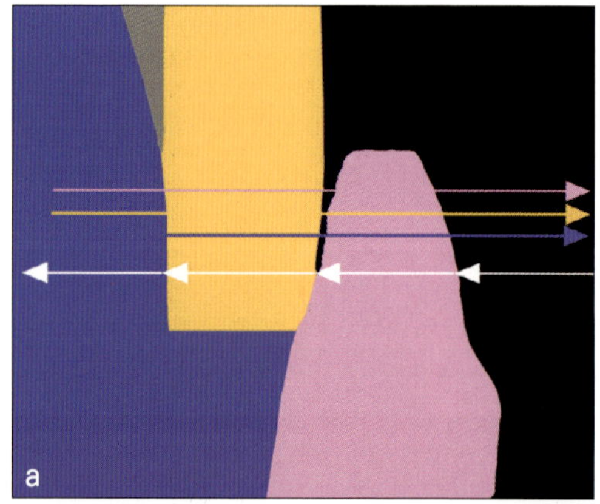

그림 6-8. a, Metal을 trimming할 경우 빛이 내부로 통과하게 되어 연조직과 crown의 심미적 조화에 유리하다.

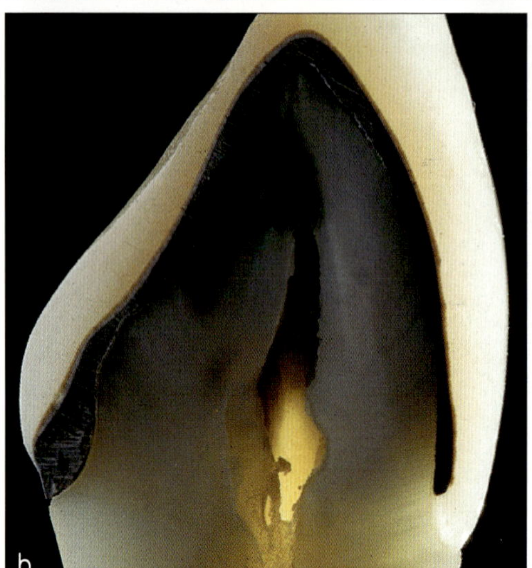

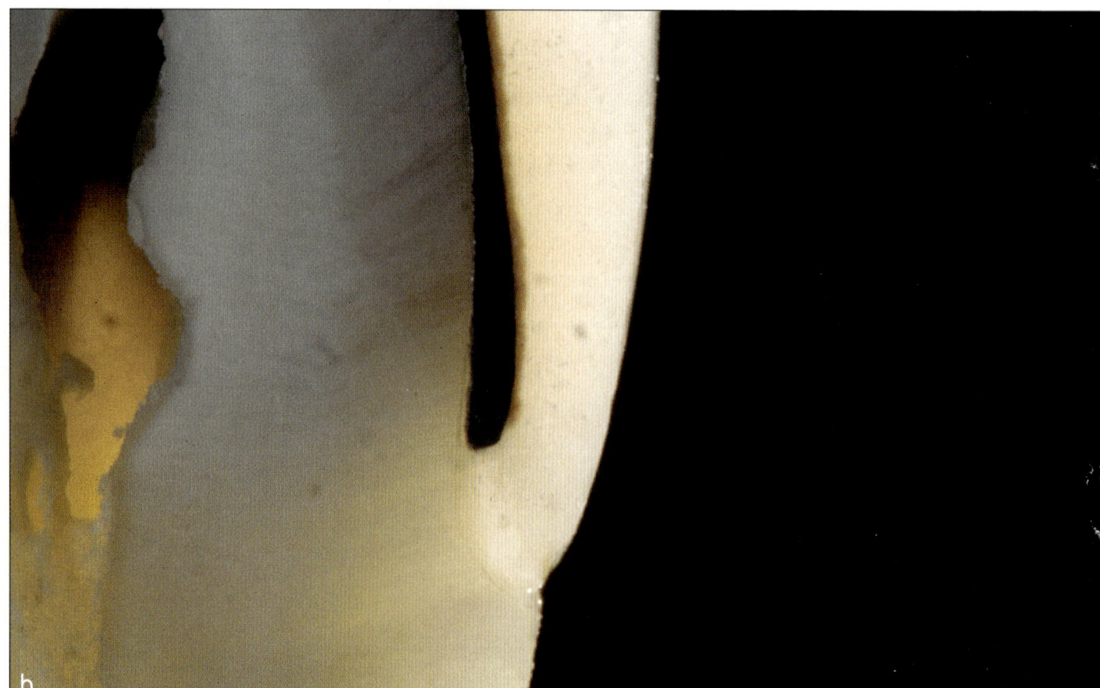

그림 6-8. b, Metal을 trimming할 경우 빛이 자유롭게 순환하여 부드러운 이행부위가 창출된다.

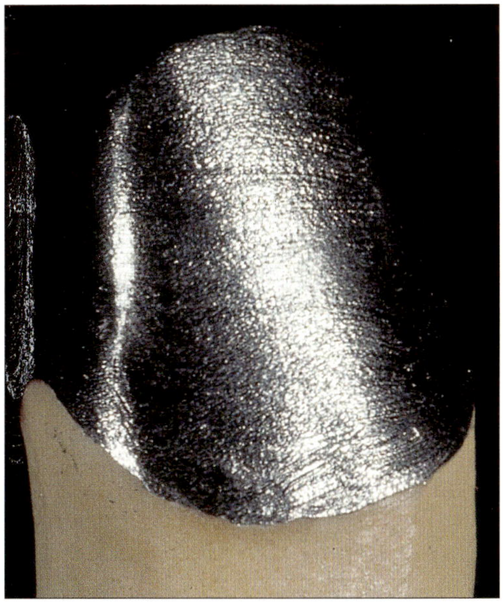

그림 6-9. Metal의 bevel도 trimming해야 한다.

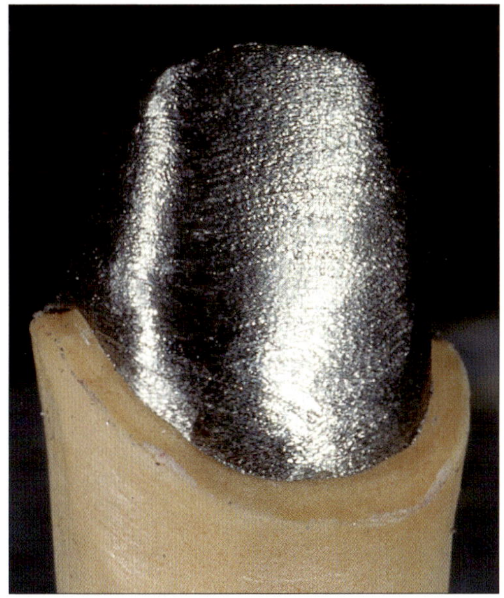

그림 6-10. 우선 metal의 base를 다듬는다.

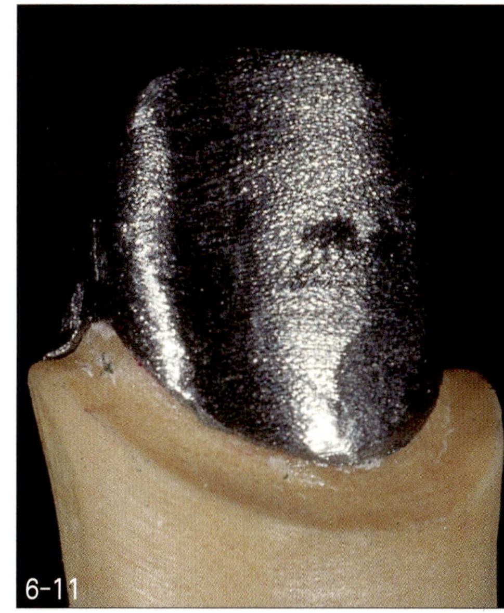

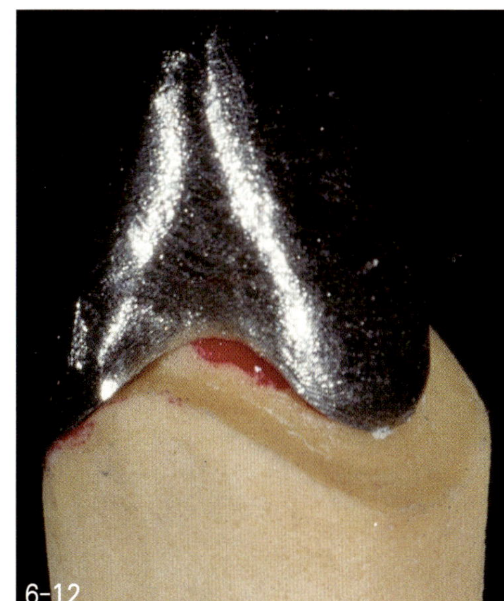

그림 6-11, 12. Shoulder의 양에 따라서 preparation을 따라 최대 2.5mm까지 metal을 다듬을 수 있다. 우리가 처리할 수 있는 shoulder의 양에 따라서 metal의 framework을 잘라 낼 수 있다.

질, 연조직 및 ceramic 사이의 빛 순환을 방해한다. Metal을 삭제해서 줄일 경우 치질, preparation, 연조직 사이의 빛 교류가 용이해질 것이다(그림 6-8a, b).

이제 metal framework을 조절하여 빛의 순환을 돕는 방법에 대하여 알아보자. 그림 6-9는 전형적인 metal framework의 한 예이고, 여기서 제일 먼저 삭제할 부분은 그림 6-10에서처럼 shoulder의 base 부분이다. 이 때 중요한 것은 인접면 접촉점을 훨씬 벗어날 때까지 삭제해야 한다는 점이다. 일단 shoulder 전체가 완성된 후에는 margin을 따라 metal 위쪽을 삭제하는데 이 단계에서 언제나 제기되는 의문점이 있다. Shoulder porcelain을 약화시키지 않고 metal을 얼마나 많이 삭제할 수 있는가 이다. 저자는 shoulder base의 폭만큼을 권하는 바이며 최대

2.5mm이다(그림 6-11, 6-12).

Metal trimming은 연조직, porcelain 및 치질 사이의 빛 순환을 가능하게 하여 치경부(cervical zone)의 조화를 돕는다. 그 결과 색이 자연스럽게 전이되는데 빛이 순면을 통과하여 잇몸에 도달할 때 일부는 반사되고, 나머지는 porcelain을 통과해서 이곳에서 다시 똑같은 현상이 일어나기 때문이다. 다만 차이점은 반사된 빛이 치질에 도달할 때까지 잇몸 색소 전체와 porcelain의 색을 지니고 진행한다는 것이다. 이러한 방식으로 그림 6-6과 같이 연조직과 metal ceramic 수복물 사이의 자연스러움을 얻을 수 있다. 모든 면에서 빛이 자유롭게 순환한다는 점에서 all-ceramic 수복물이 이상적이라고 할 수 있다(그림 6-13).

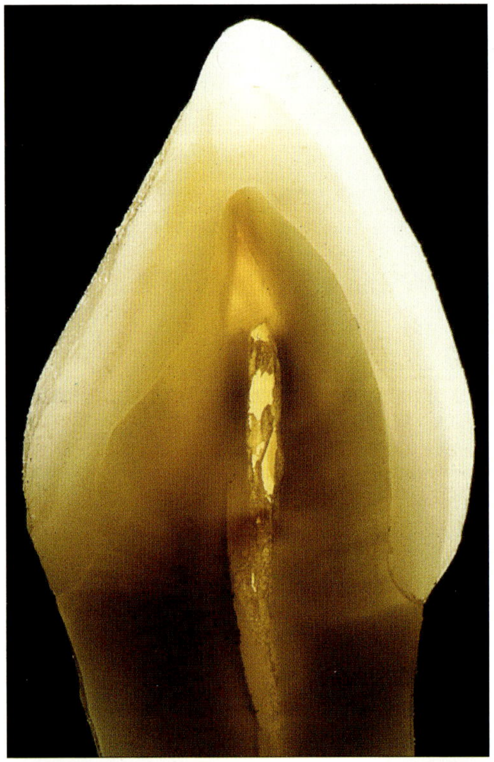

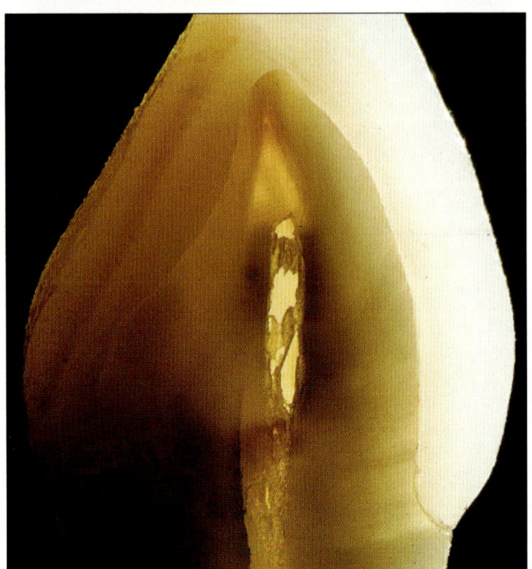

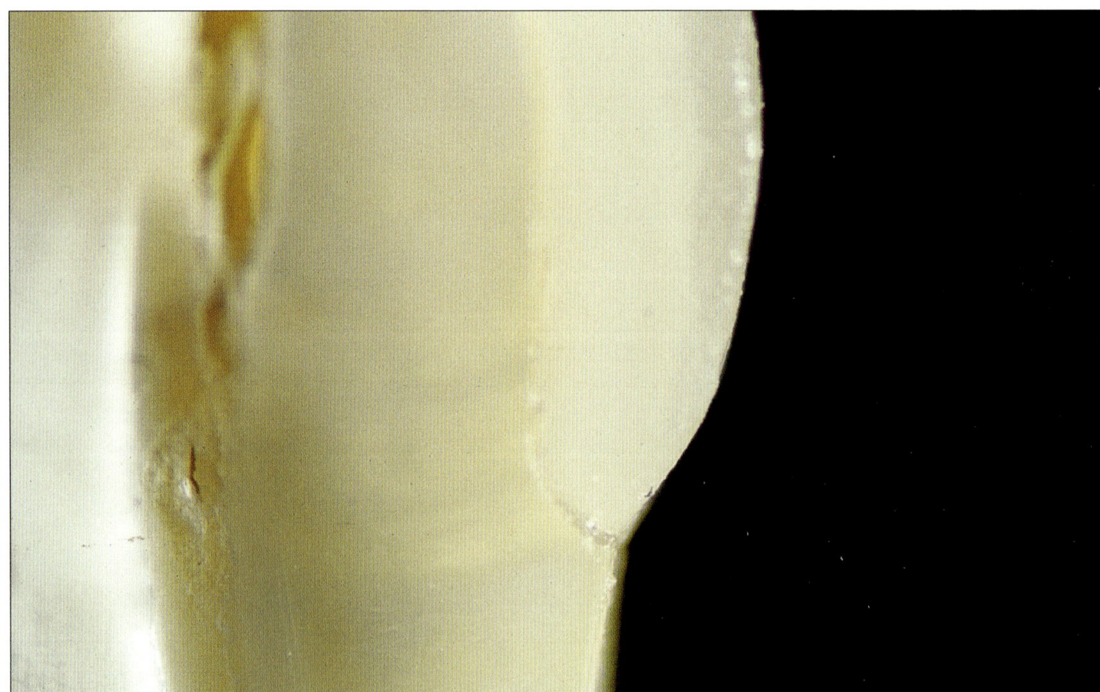

그림 6-13. Empress II로 제작하였고 자연치에서처럼 빛이 자유롭게 순환하게 함으로써 integration을 증진시킨 이상적인 crown이다. 이 재질은 심미성과 margin 적합도 간의 완벽한 균형을 가능하게 한다.

어떤 모형들이 필요한가?

작업을 수행하려면 총 4개의 모형이 필요하다. 주모형은 모든 작업 단계에서 가능한 한 실수를 제어하고자 할 때 이를 사용함으로써 수정이 가능하다. 주모형은 실제 환자 구강 상태에 가장 유사하게 복제해야 하므로 die spacer를 바르지 않고 어떤 형태의 변화도 주어서는 안 된다.

두 번째 모형은 치아 die를 복제한 것이다. 이는 어떠한 수정도 거치지 않은 상태이므로 마지막 과정에서 crown의 sealing을 확실하게 수행하는 데 도움을 준다(그림 6-14).

세 번째 모형으로 통상적인 removable die model을 만들 수 있으며, 이때 각자가 선호하는 시스템을 사용한다. 저자의 기준에서 봤을 때 Zeisser 시스템은 개별 치아 die를 만들 수 있는 매우 유효한 시스템이며, 더 두꺼워진 플레이트의 사용으로 안정성이 증가되었다(그림 6-15). 이 model은 매우 정확하므로 여기에 wax-up과 trimming 작업을 병행한다.

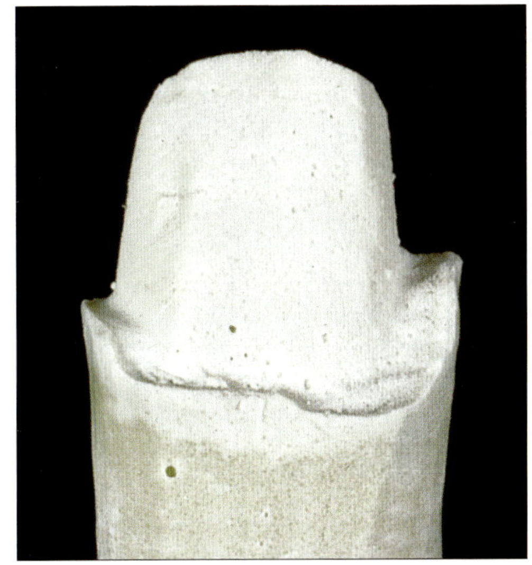

그림 6-14. 두 번째 모형으로부터 얻은 두 개의 die에 low-firing porcelain으로 margin을 sealing한다. 이 단계에서 die는 원형 그대로의 상태를 유지해야 한다. 최종 preparation의 실제 조건들을 100% 재현시키는 일이 필수적이기 때문이다. 단, 사진에 보이는 기포가 die에 생기지 않도록 주의한다.

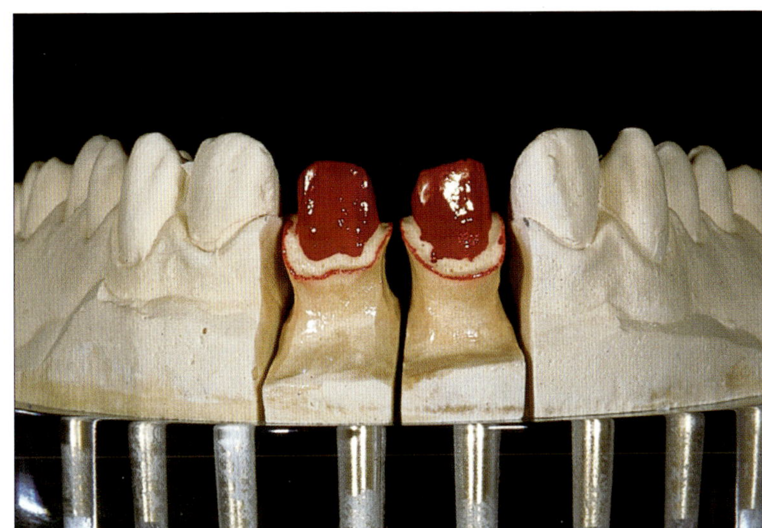

그림 6-15. 세 번째 모형으로써 전형적인 removable die model을 제작하고 여기에 wax-up과 metal trimming을 시행한다.

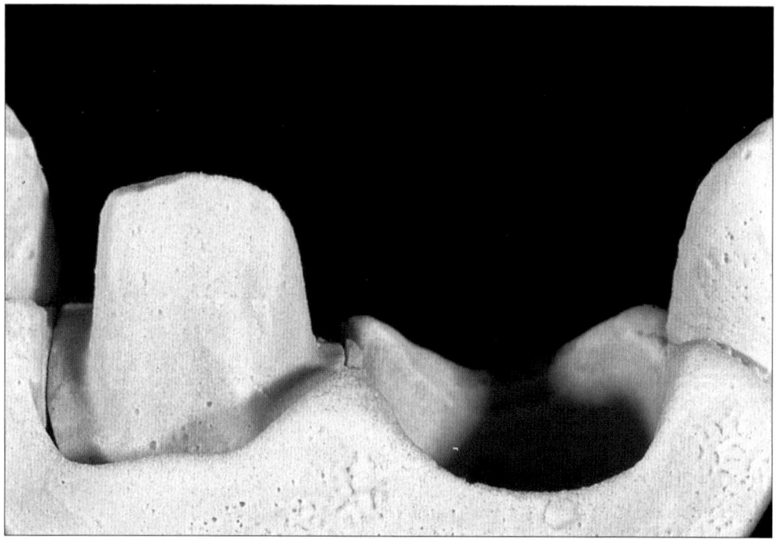

그림 6-16. 축성 기술과 이 모형이 보유한 연조직 인상을 이용하면 작업이 매우 용이해질 것이다.

네 번째 모형으로써 연조직 인상과 관련된 Geller 모형을 제작할 수 있다(그림 6-16). 이 모형은 도재의 축성(build-up) 작업에 매우 유용한데 emer-gence profile이나 가능한 연조직 수정을 연구함으로써 심미적인 수복물을 제작할 수 있기 때문이다(그림 6-17a, b). 이는 실제에 근접한 시각적인 이점을 제공하므로 도재의 축성을 매우 용이하게 해 줄 것이다.

이상의 네 가지 모형을 이용함으로써 작업의 완벽한 조절과 함께 환자의 만족감도 아울러 보장할 수 있다.

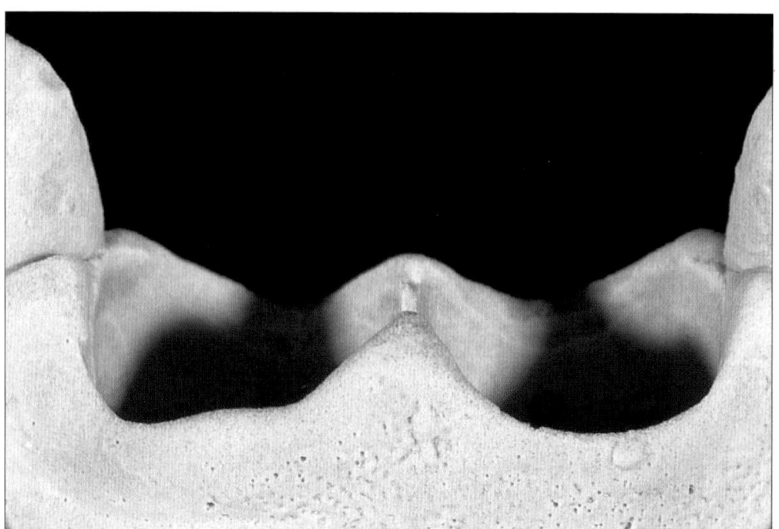

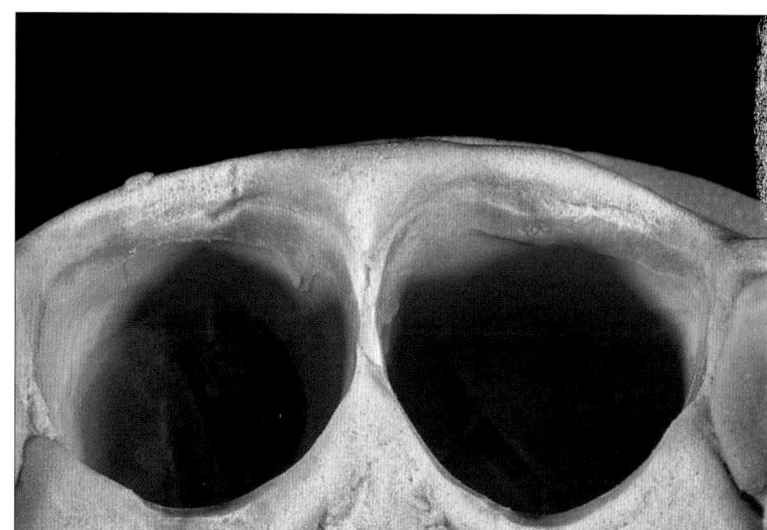

그림 6-17. a, b, 필요한 경우 Geller 모형에서 연조직(soft tissue)을 조절할 수 있는데, 예를 들어 black space를 폐쇄하는 것과 같은 것이다.

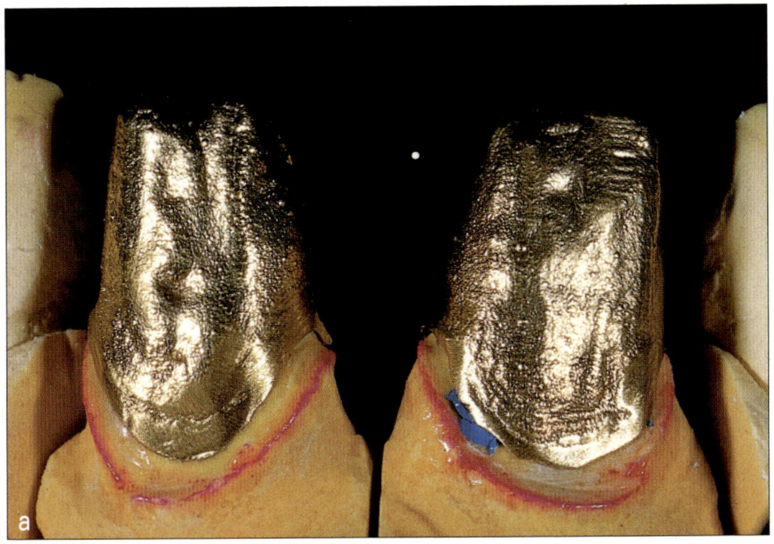

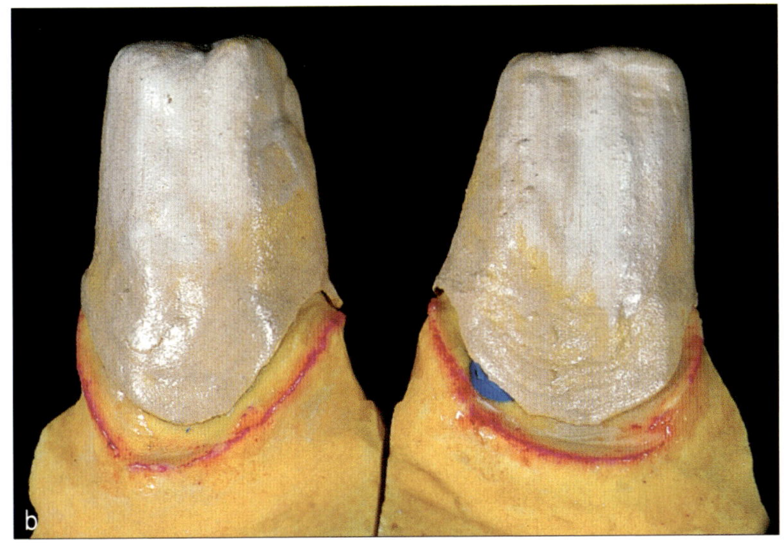

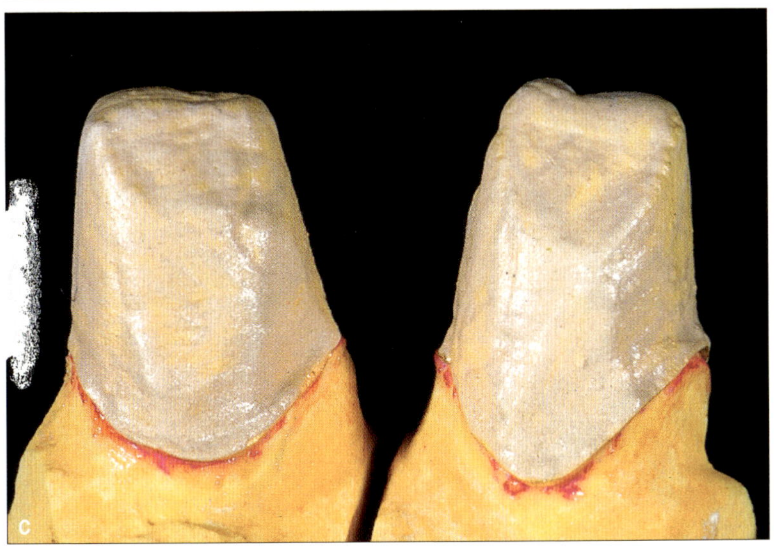

그림 6-18. a~c, 수복물이 die에서 안정적인가를 확인하는 작업이 매우 중요하다.

Porcelain Shoulder

Porcelain shoulder는 가장 심미적인 margin의 형태이다. 비록 적합도의 면에서는 최고라고 단정 지을 수는 없지만 적합도와 심미간의 균형 면에서는 최상의 결과를 보장할 수 있다.

Porcelain shoulder의 큰 장점은 margin에 metal이 없다는 점이다. Margin은 심미적 차원에서 다루기 어려운 영역인데 연조직과의 뚜렷한 명도 대조로 인해 수복물의 존재가 명확하게 드러나기 때문이다.

Porcelain을 올리기 이전에 먼저 shoulder porcelain의 액체가 흡수되지 않도록 stone의 표면이 완벽하게 sealing 되었는지 주의 깊게 확인한다.

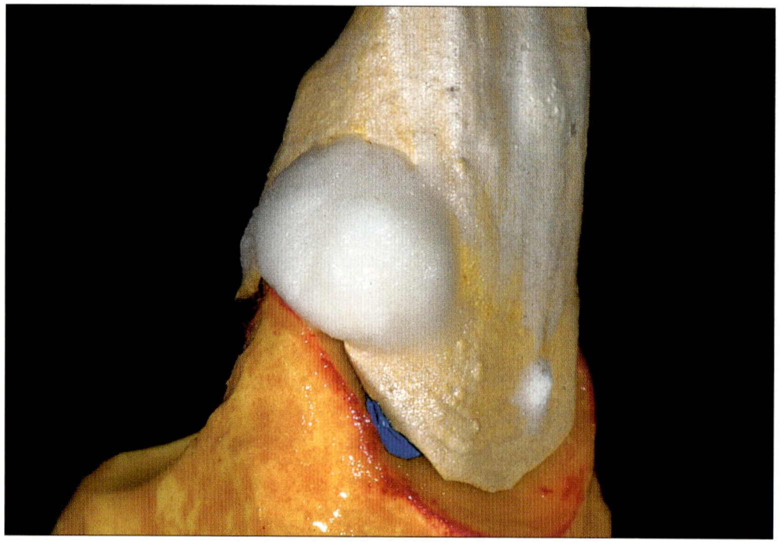

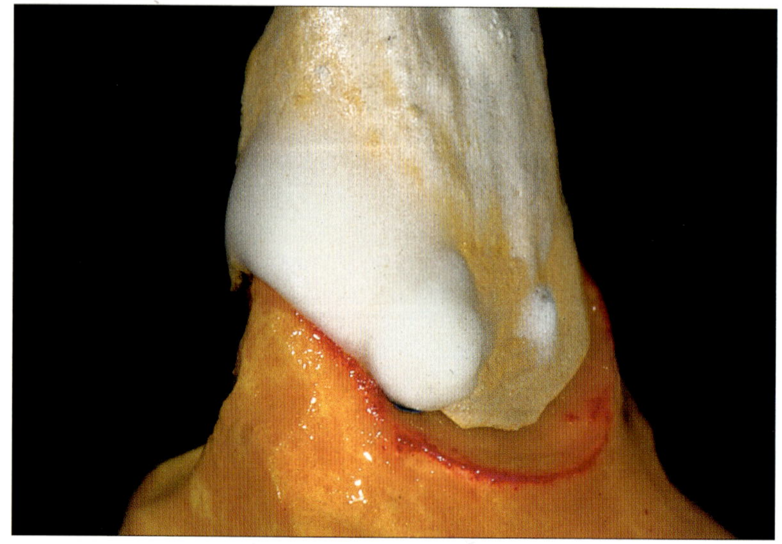

그림 6-19, 20. 저자는 margin 부위의 preparation 위에 shoulder porcelain을 바로 올리지 않고 metal framework의 edge 쪽에 올려놓은 후 안으로 미는 방법을 선호한다. 이렇게 함으로써 적합도의 조절이 좀 더 용이하다.

분리액을 도포하고 metal framework이 잘 안착되었는지 확인한 다음(그림 6-18a~c) shoulder porcelain을 준비한다. 저자의 shoulder porcelain 축성법은 간단하다. 첫째, porcelain 한 덩이를 붓으로 떠서 metal이 끝나는 지점에 정확하게 올린다(그림 6-19). 둘째, 동일한 붓을 이용하여 margin에서 crown쪽으로 porcelain을 밀어 넣는다(그림 6-20). 이로써 대량의 공기를 이동시키므로 기포 없는 shoulder를 얻을 수 있다. 첫 번째 porcelain 덩이를 올린 후 또 한 덩이를 똑같은 방식으로 올려서 전체를 덮을 때까지 반복 작업한다(그림 6-21). 셋째, 진동기구를 이용하여 짧고 균일한 진동을 준다. 이로써 porcelain이 좀 더 치밀하게 되어 입자 사이에 존재하는 공간의 축소가 가능하다. 넷째, shoulder porcelain을 건조시킨다. 만약 porcelain 표면에 휴지를 대고 액체를 흡수하면 미약한 압력에 의한 micro-fracture가 생길 수 있고

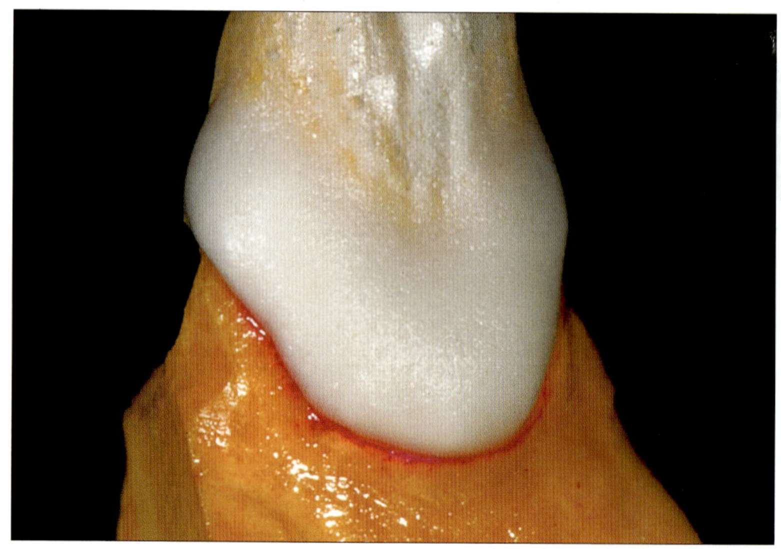

그림 6-21. Preparation이 완전히 덮일 때까지 이 작업을 반복한다.

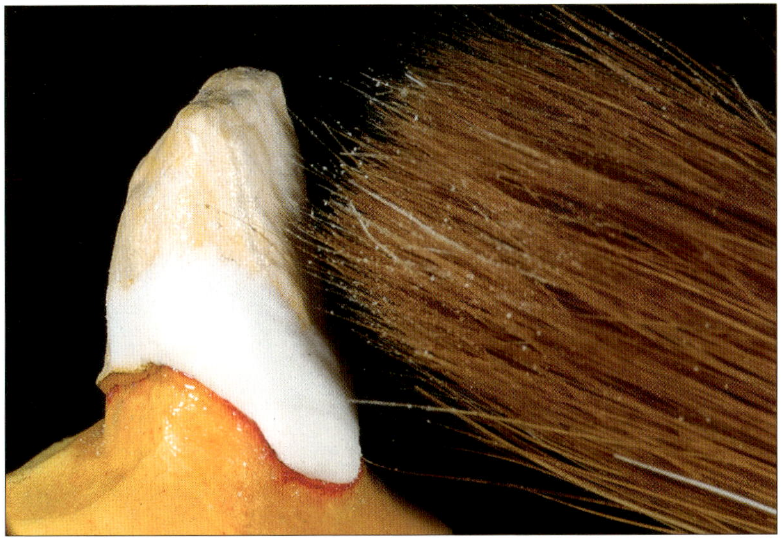

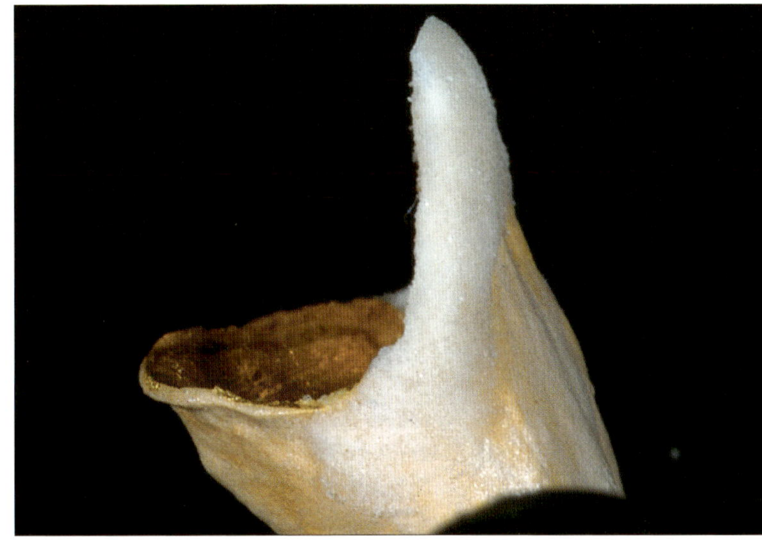

그림 6-22. a, b, Porcelain이 건조하면 shoulder의 방향으로 솔질하여 과형성되지 않도록 한다.

또 shoulder가 쉽게 파절될 수 있으므로 사용하지 않는다. Porcelain의 건조를 위해서는 드라이어를 사용하는 것이 가장 바람직하며, 방향은 건조시키려는 부위의 반대쪽에 두어야 한다. 이처럼 안쪽에서 바깥쪽으로 건조시키면 내부에 습기가 남지 않게 되고 결과적으로 최적의 firing에 영향을 미칠 위험성이 없게 된다. Shoulder porcelain을 건조시킨 후 부드러운 brush로 preparation 방향을 따라 과형성되지 않도록 부드럽게 brush를 사용한다(그림 6-22a, b). 이제 남은 일은 crown을 die에서 빼서 일차 소성하는 것이다.

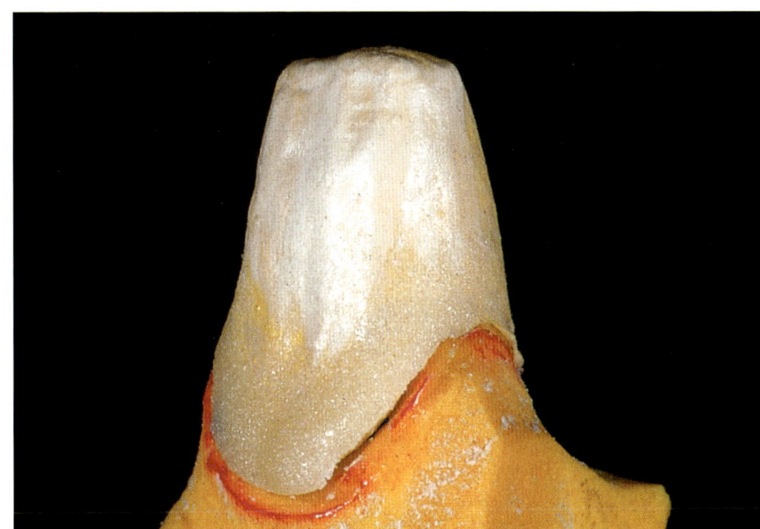

그림 6-23. 1차 소성 후 crown을 die 위에 올려놓고 수축 상태를 확인해 본다.

일차 소성 후 crown을 die에 다시 적합하여 소성과정 중의 porcelain의 수축 여부를 확인한다(그림 6-23).

Metal framework이 존재하지 않는 shoulder에서 더욱 현저한 수축이 일어날 것이 분명하지만 이 문제는 간과해도 좋다. 단지 소성을 세 번해야 하기 때문에 작업을 더 해야 하는 수고스러움이 있다.

이차 소성은 일차 소성에서 일어난 수축을 보상하는 교정 단계이다. 방법은 앞서 행한 것과 유사하다. Porcelain 작은 덩이를 일차 소성이 끝난 porcelain의 margin 부분에 올리고, 마치 진동 효과를 주듯 몇 번 솔질하여 미끄러지게 한다. 이는 소성으로 수축된 공간을 되찾기 위해서이다(그림 6-24). 이 단계에서 porcelain이 치밀하게 되어 흐르며 공기를 전혀 포함하지 않는다는 사실을 주목하자. 이러한 방식으로 shoulder 전체를 완성한다. 둘째, 짧은 진동 및 이전과 같은 방법을 사용하여 건조시킨다. 셋째, porcelain powder가 완전히 건조되면 부드러운 brush로 솔질을 반복한다(그림 6-25). Crown을 제거할 때 매우 신중을 기해야 하며 일단 제거한 후에는 shoulder 전체가 완전히 덮여졌는가를 반드시 확인해야 한다(그림 6-26a, b).

소성 작업이 끝나면 die에 crown을 재배치시켜 잘 맞춰졌는지 확인한다(그림 6-27). Shoulder porcelain의 final sealing은 stability와 marginal fit이 보다 나은 low firing porcelain으로 실행하므로 더 이상 소성하지 않아도 된다.

한편 소성 과정에서 생긴 수축을 분석해보면 수직 수축뿐 아니라 수평 수축도 병행되었음을 알 수 있다(그림 6-28). 이 사실은 이 부위의 심도 있는 색을 낼 수 있는 반투명 재료를 위한 공간 확보가 가능하다는 점에서 매우 유리하다.

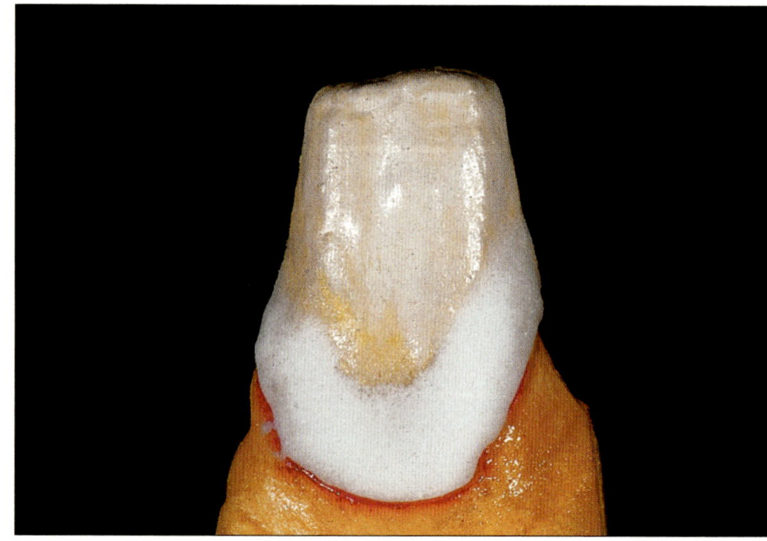

그림 6-24. Shoulder porcelain의 두 번째 층을 입히는 기술은 첫 번째에서와 매우 유사하다.

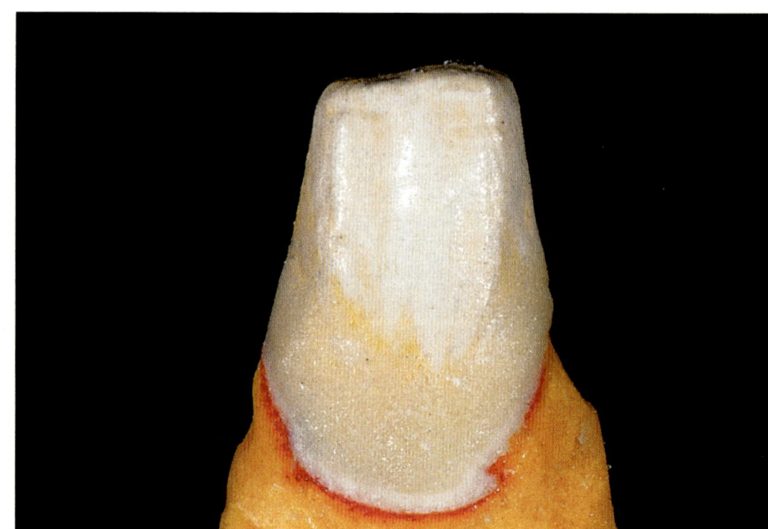

그림 6-25. 두 번째 층의 porcelain이 건조하면 전과 동일한 이유로 솔질해 준다.

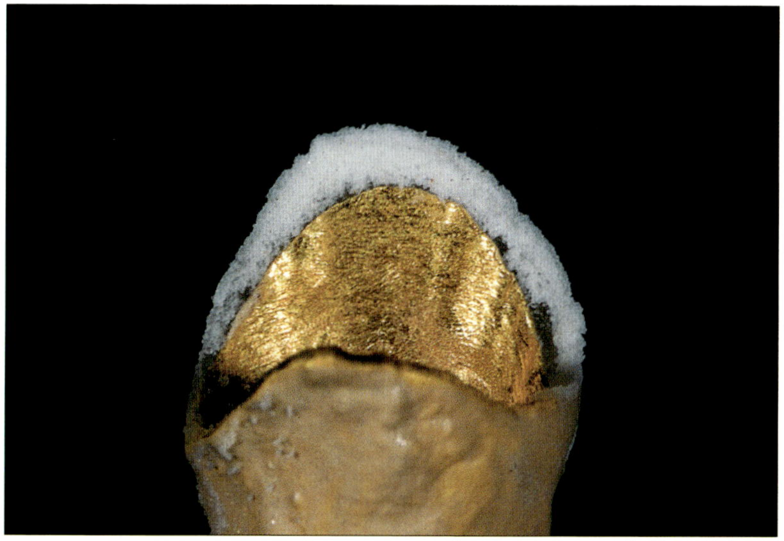

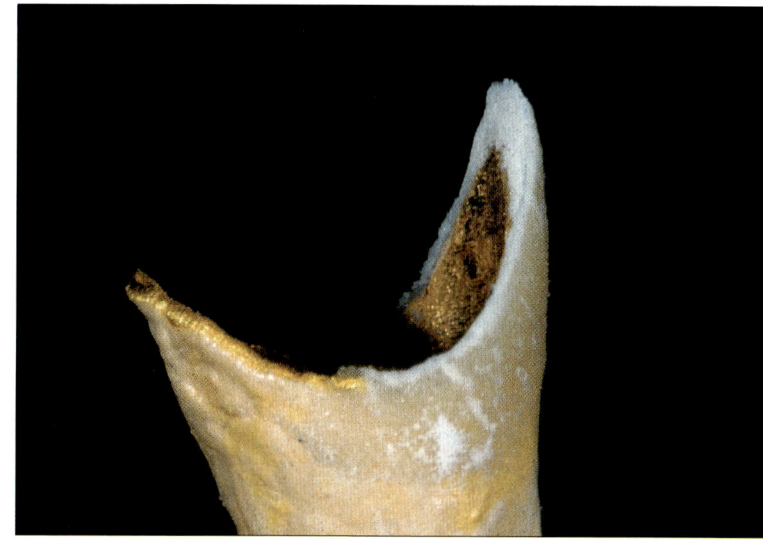

그림 6-26. a, b, 2차 소성이 끝난 crown은 die에서 제거하기가 훨씬 더 어렵다. 그러나 일단 제거한 후 shoulder porcelain이 정확하게 흘렀는지, 기포가 존재하지 않는지 꼭 확인해야 한다.

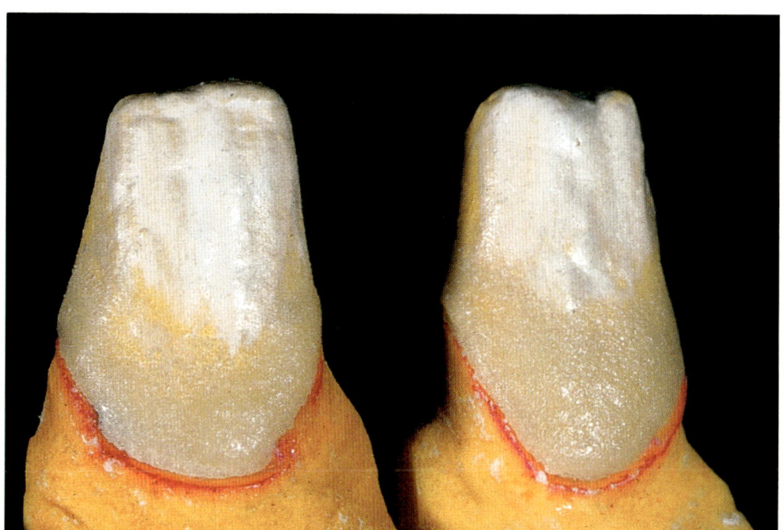

그림 6-27. 2차 소성 후에도 shoulder porcelain에 아직 최종적인 shoulder sealing이 되지 않은 상태이다. 그러나 low-firing glazing 후 sealing하므로 이 문제는 간과해도 좋다.

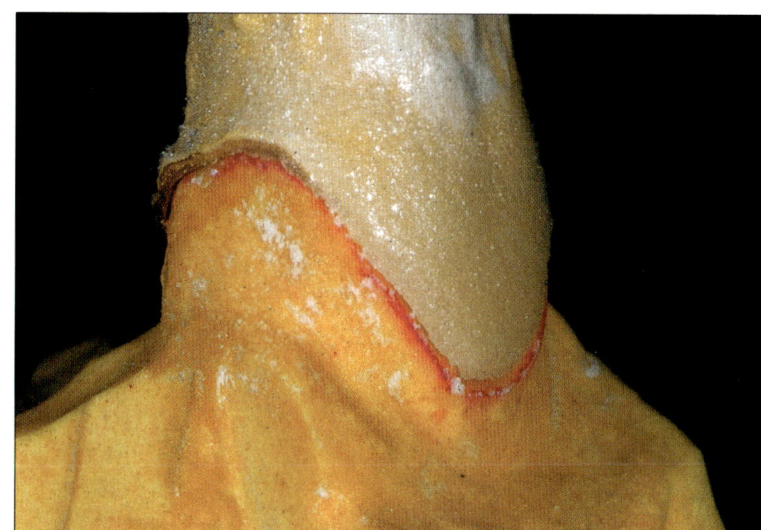

그림 6-28. Porcelain은 수직 수축뿐 아니라 수평 수축도 하므로 이 부위의 심도 있는 색을 부여하는 작업에는 유리할 것이다.

Low-fusing ceramic을 사용한 Sealing

앞서 언급했듯이 porcelain shoulder의 최종 sealing은 수복물이 완전히 완성될 때까지 미루어 놓는다. 소성에 이어 과정의 종료까지 shoulder를 유지시키려는 것은 허황된 일이다. Shoulder porcelain의 높은 용융점은 전 과정 내내 큰 stability를 확보해 준다. 그러므로 일련의 소성 이후에도 stability가 유지될 수 있다.

한편 glazing 전에 margin 부위를 확인해 보는 일이 중요하다. 흥미로운 사실은 low-firing porcelain을 이용하여 재형성이 아닌 final sealing만 하면 된다는 것이다. 만약 이러한 과정에서 stability가 부족해서 잘 맞지 않는다면 glaze firing을 이용하여 교정해야 한다. 일단 원하는 단계에 이르면 die에 crown을 위치시키고 low-firing에서 교정한다. 저자는 690℃에서 KM corrective porcelain을 사용하여 crown 표면의 stability와 색의 stability를 보장하고자 한다. 우리가 기억해야 할 또 다른 특징은 porcelain의 색이다. 반투명 powder는 빛을 순환시키며 이 부위의 조화에 일조함으로써 연조직과 porcelain 수복물 간을 자연스럽게 한다.

Margin의 sealing 방법은 shoulder porcelain의 이차 소성에서와 동일하다. 다만 솔질 단계에서 더 정확성을 기하고 과다한 양을 제거함으로써 과형성되지 않도록 주의한다. Sealing이 끝난 후의 모습을 그림 6-29를 통해 살펴보자. 11번 치아는 sealing되어 preparation margin과 양호한 관계를 유지하는 반면 21번 치아는 아직 해결되지 못한 상태로 남아 있다.

위와 같은 방법으로 marginal fit을 교정할 수 있고, 아울러 만족스러운 치경부 형태로 발전시킬 수 있을 것이다(그림 6-30a~c).

어떤 환자도 marginal fit을 부탁하지 않을 것이고 또 인식하지 못할 수도 있지만 우리는 훌륭한 작업으로써 환자에게 큰 만족감과 행복을 줄 수 있을 것이다.

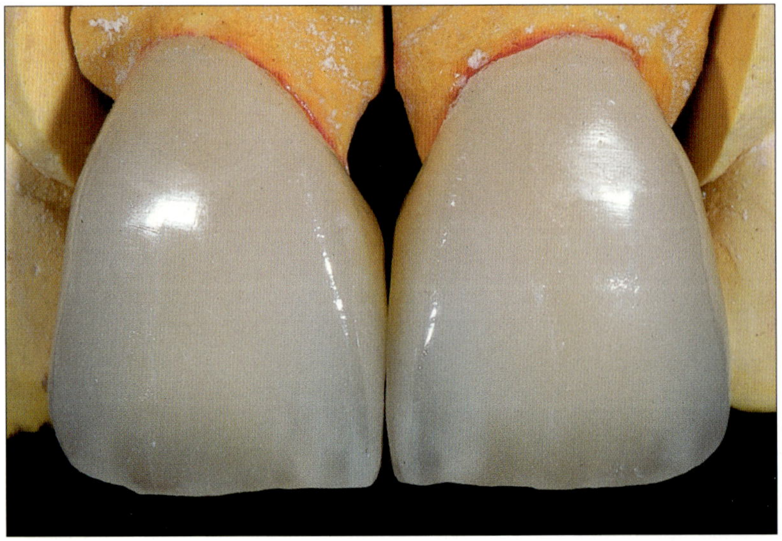

그림 6-29. Low-firing sealing은 기술상 shoulder porcelain의 2차 소성과 동일하다. 다만 차이점은 전자가 690℃ 온도에서 시행되며, 수복물의 색과 형태의 stability를 보장한다는 점이다.

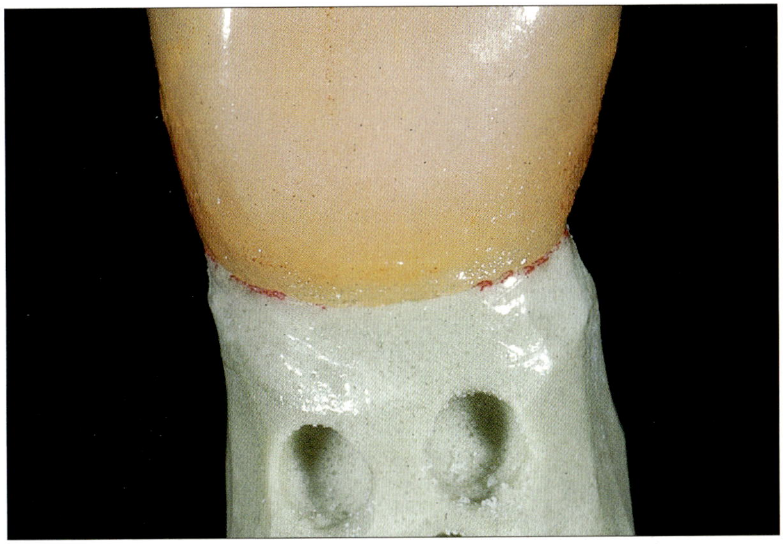

그림 6-30a.

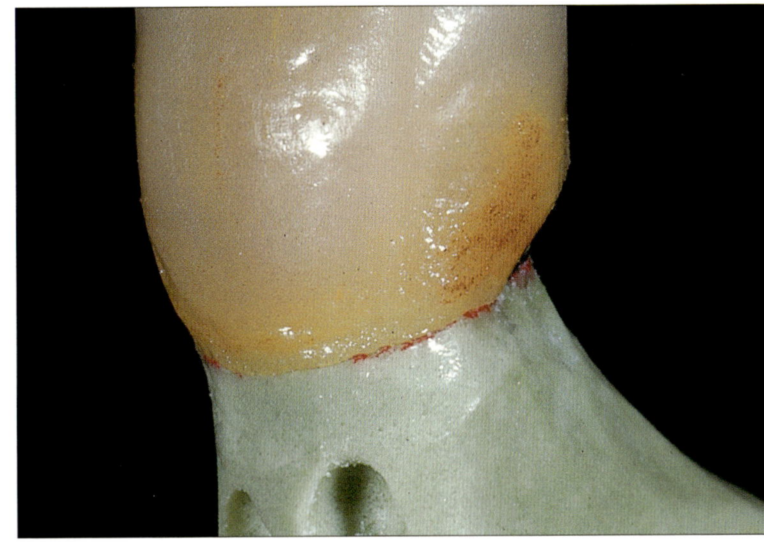

그림 6-30b.

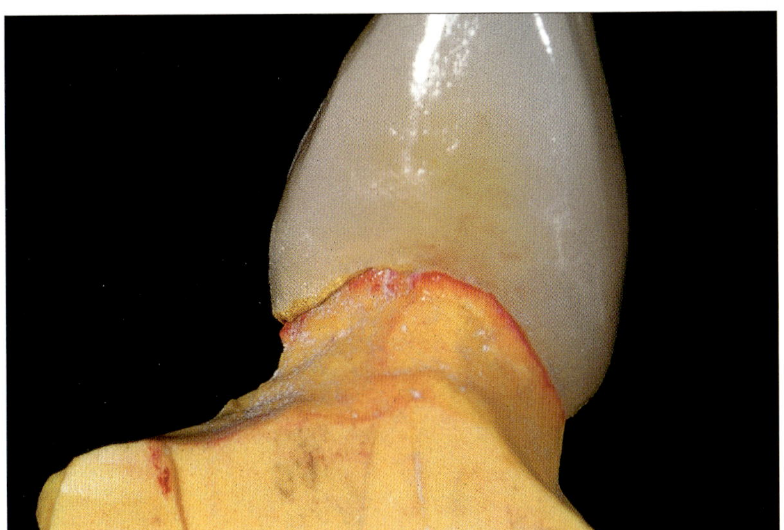

그림 6-30c.

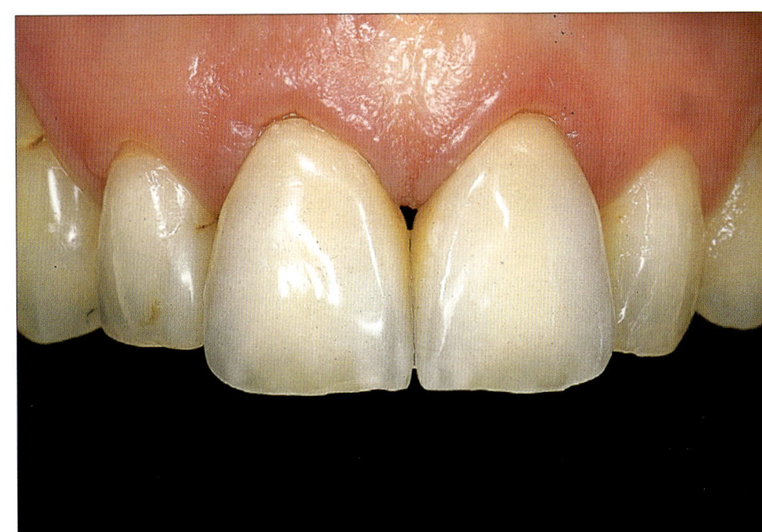

그림 6-31. Crown을 장착한 모습이다. (Dr. Eduardo Anitua의 임상증례)

그림 6-30. a~c, crown이 완성된 후 이 새로운 재료를 이용하여 margin부를 100% sealing 할 수 있다.

제 7 장 전치부 치아의 축성

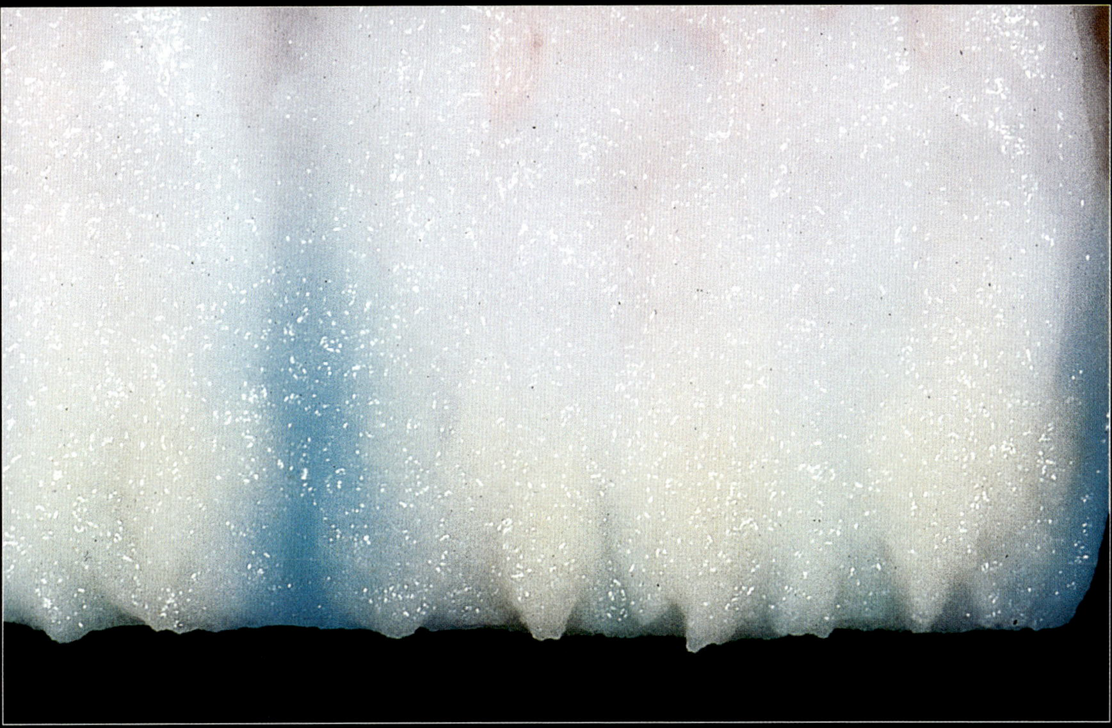

전치부 치아의 축성

Framework의 완성 후 porcelain powder만 축성하면 끝이라고 생각할 수도 있으나 꼭 그렇지만은 않다.

먼저 염두에 두어야 할 것은 치료 후 개인의 특징이나 치아의 특성 등에 관한 환자의 생각이다. 환자에게 잘 맞는 치아를 제작하기 위해서는 색뿐만 아니라 그의 표정 및 개성도 분석해야 함을 뜻한다. 환자는 저마다 뚜렷한 개성을 지니므로 개인에 적합한 맞춤식 치료가 절대적으로 필요하다. 수복할 치아의 형태는 잔존치와 조화를 이루면서 동시에 그 자신만의 개성을 나타낼 수 있어야 한다. 이러한 원칙 내에서 사례별 구성을 분석해 보도록 하겠다.

그 동안 저자는 심미적 법칙 및 황금률 등에 대해서 읽어 보았으나 사실 심미성에 관해서는 고정된 법칙은 존재하지 않는다. 다만 이전에 기술한 바 있는 두 가지 의견이 유효한 법칙이라 생각한다. 이것은 환자와 적절한 의사소통을 시행하는 것과 try-in 단계에서 환자와 함께 관찰하는 것이다. 즉, 환자를 치료 대상으로만 생각하지 않고 그들을 치료 과정에 동참시키는 것이다. 모든 장비, 환자, 치과의사 및 치과기공사 등 총체적인 것을 관찰한 후 결론을 내리는 것이다. 우리는 황금률이 필요한 것이 아니다. 우리에게는 주 모형이 있으며, 우리가 그것을 좋아하느냐 아니냐의 두 가지가 존재할 뿐이다.

저자는 이 장에서 많은 사진들을 제시할 것인데 전치부의 구조를 설명하기 위해서는 글보다는 사진이 더욱 유효하므로 이 방식을 사용하는 것이 더 이해하기 쉬울 것이기 때문이다. 그러나 뚜렷이 구분되는 두 가지 출발점으로 차별화를 기할 것이다. 전자는 환자가 작업에 동참할 수 없는 경우이고, 후자는 환자가 동참할 수 있는 경우이다.

환자가 작업에 동참할 수 없을 때

환자가 작업에 동참할 수 없을 경우에 우리가 가진 모든 정보는 하나의 모형 및 정확성에 다소 차이가 있을 수 있는 shade로 제한되는데 이 경우 shade는 치과의사와 치과기공사간의 관계에 의존한다.

만약 shade guide에서 Chromascop 130으로 정했다고 가정하자. 정보가 이것으로만 한정되었다고 생각할 수 있으나 오히려 이 정보 내에서 매우 만족스러운 결과를 얻을 수 있다. 또 잔존치를 자세히 관찰하면 많은 정보가 있고, 특히 어떤 경로를 택할 것인가에 대한 많은 암시를 준다. 따라서 제작할 치아의 형태, 크기 및 길이 등을 분석하기 위해 preparation 전에 인상을 채득할 것을 권한다. 임시 수복물을 장착한 상태의 모델도 매우 유용한데 이를 통하여 크기, 길이 및 배분 등 최종 수복물에 추구하는 정보를 얻을 수 있기 때문이다. 또한 우리가 나아가야 할 방향 선택 여부에 관한 방대한 정보를 끌어낼 수 있다. 색에 관련된 정보는 매우 적은 듯하나 분석해 보면 꼭 그런 것만은 아니다. Shade guide로부터 환자의 잔존치와 유사한 치아를 찾을 수 있고, 이 사실은 결국 명도, 색조, 채도 및 반투명성을 알고 있다는 것을 의미하기 때문이다. 이제는 모형과 일치하는 형태와 shade guide 의 기준 내의 색을 부여하는 작업이 남아있다.

그러나 색 해석을 문자 그대로 할 필요는 없다. Dentin powder와 incisal powder로 제작하면 단조로운 색조의 치아를 얻을 뿐이기 때문이다. 따라서 색 해석 방법에 다음과 같은 사항들을 제안하고자 한다. 색의 선택 때 치경부, body, 절단부의 세 영역으로 분류하였음을 언급하였다. 먼저 축성은 표준 방법으로써 수행해야 한다. 따라서 치경부와 body에 각각 다른 dentin powder, 절단부에는 반투명 powder나 incisal powder가 필요하다. 치경부가 body보다 더 포화되고 어두운 색인 것은 이미 아는 사실이므로 Chromascop 130보다 어둡고 더 포화상태의 상아질인 Chromascop 140을 선택할 것을 권한다. 한편 body는 더 밝고 덜 포화상태이므로 Chromascop 130의 줄을 따라 읽어 내려가다 만나는 Chromascop 120 dentin을 선택한다.

절단부에 적합한 incisal powder를 dentin core의 상부에 배치하자. 이러한 방식으로 dentin core나 incisal의 기본적인 축성을 할 수 있다. 기공실의 모든 보통 증례에서 이와 같은 방법을 이용할 것이다. 이제 치아의 형태학적 특성들을 강화하는 색 영역을 부여한 후 Neutral Transparent를 축성한다. 마찬가지로 모든 수복물의 색 특성을 통상적인 방법으로 발전시켜서 다양한 색을 얻도록 한다. 두 측면에는 E2를 사용하고, Special Incisal Khaki와 같이 더 포화되고 반투명한 powder로 대조시킨다. Incisal edge는 E1을 이용하여 작은 opalescent 영역을 창출하며, 근심 line angle과 원심 line angle에는 Transparent Blue를 배치한다. 이 때 중요한 점은 극히 소량의 salmon mamelon porcelain powder를 사용하여 두드러지지 않도록 하는 것이다. 아직 환자를 보지 않은 상태에서는 인지할 정도이나 눈에 띄지 않도록 하기 위해서이다.

이제껏 잔존치에 잘 어우러지는 치아를 제작한 것이다. 1에서 10까지의 점수 중에서 최소 7점을 줄 수 있을 것이다. 7점과 9점의 차이는 치아 형태와 표면 작업에 좌우된다. 그렇다면 10점은 어떻게 가능한가? 아마도 행운의 여신이 따라야 할 것이다.

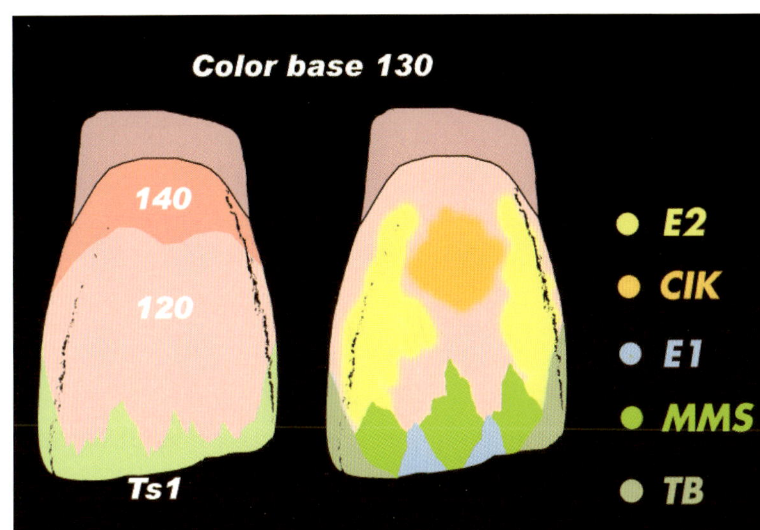

그림 7-1. 표준 축성법의 map.

지금까지 설명한 방법으로 시행한 축성 결과를 사진으로써 보도록 하자. 이는 실제 증례로 전자는 환자와의 접촉 없이 이루어진 것이고, 후자는 환자가 동참한 것이다. 이러한 방식으로써 서로 다른 축성 기술 및 각각의 결과를 비교할 수 있다. 양자의 결과들은 독특하며 단 한 번 만에 얻은 것인데, 이는 이전에 다룬 모든 내용의 효용성을 대조하는데 절대적으로 중요한 요소이다. 이것은 코스에서 진행된 환자 증례이며, 이로써 환자와의 표준 축성법의 결과를 획득할 수 있다. 그림 7-27은 이후에 찍은 것이다.

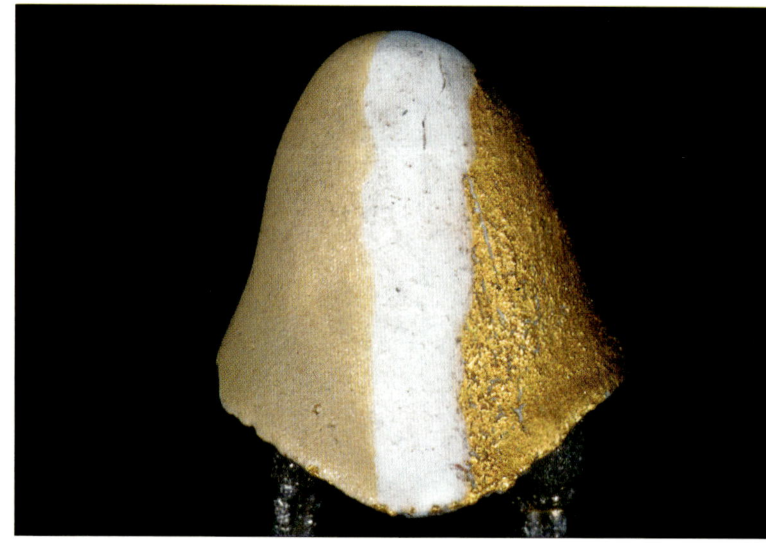

그림 7-2. Metal framework에 gold powder를 바르는 작업은 opaque를 최소한의 두께로 사용하여 금속의 색을 차단한다. 여기서 절약된 두께는 이후 porcelain 축성 때 매우 유용하게 작용한다.

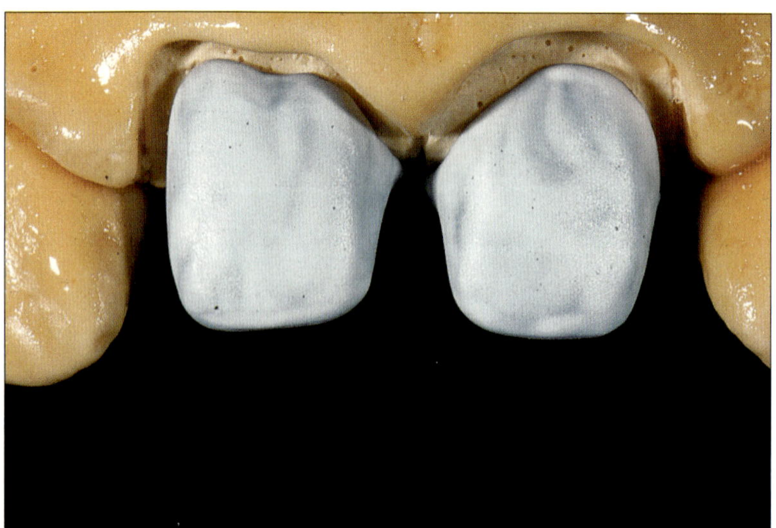

그림 7-3. 첫 번째 opaque는 항상 d.SIGN의 강한 흰색이다. 이 porcelain은 최소한의 두께로써 최대한의 opacity를 가능하게 한다. 흰색은 모든 빛을 반사하여 가장 불투명한 색이 되기 때문이다.

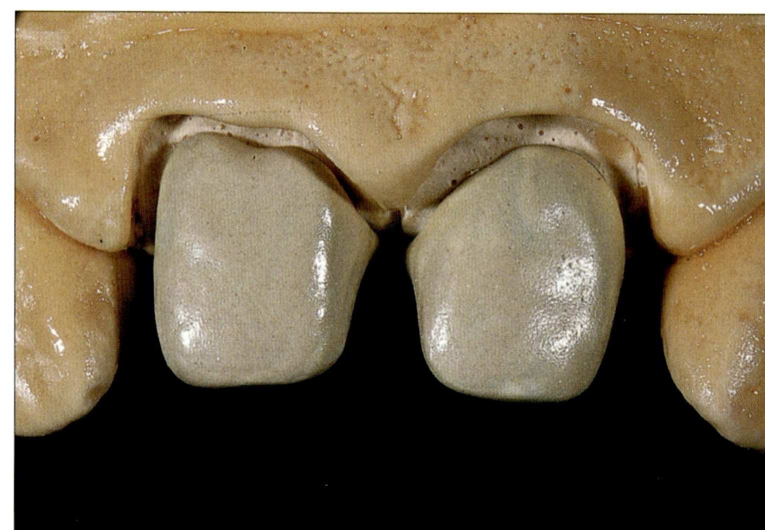

그림 7-4. 선택한 dentin 색의 opaque를 축성한다.

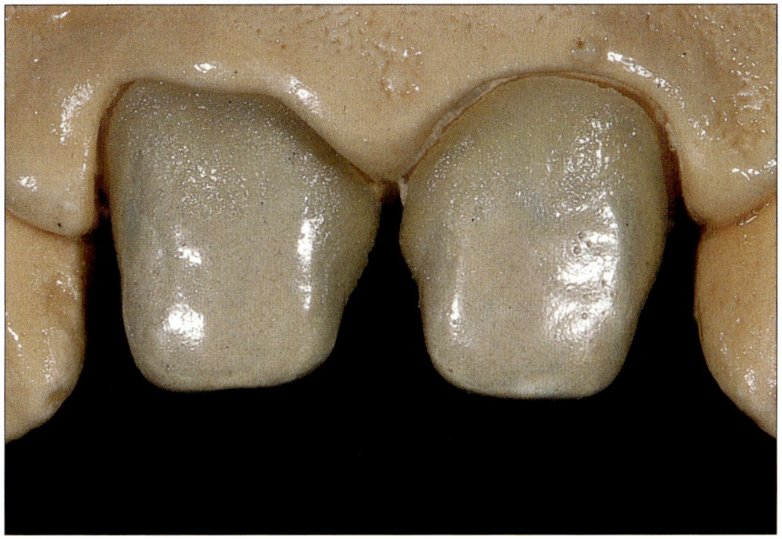

그림 7-5. Shoulder porcelain은 항상 75%의 상아질 색과 25%의 강한 주황색을 혼합하여 사용한다. 치경부 dentin powder의 포화도는 연조직과의 부드러운 전이를 용이하게 할 것이다.

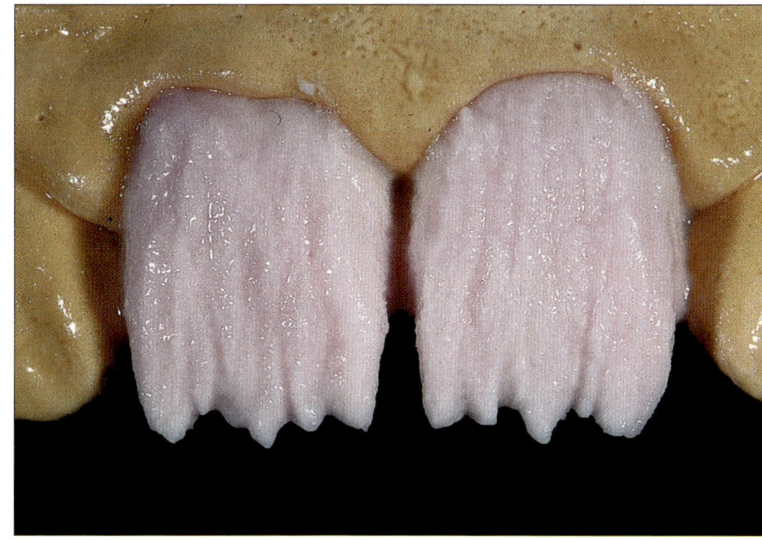

그림 7-6. Core dentin을 축성하는 과정이며 120보다 더 밝고 덜 포화상태인 140이다. 이 때 중요한 점은 dentin powder를 일직선으로 마무리하지 않고 mamelon을 부여하는 것이다.

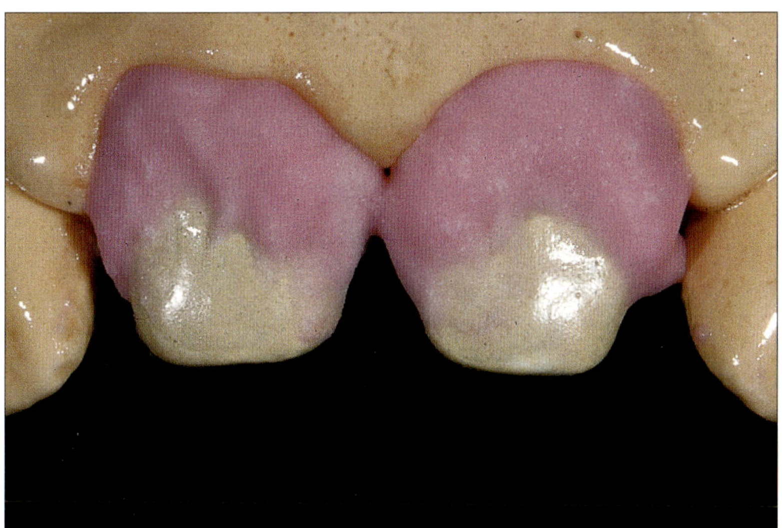

그림 7-7. 먼저 cervical을 재현하는데, 예를 들어 130을 사용해야 할 경우 이보다 채도가 높고 어두운 140을 이용하면 된다.

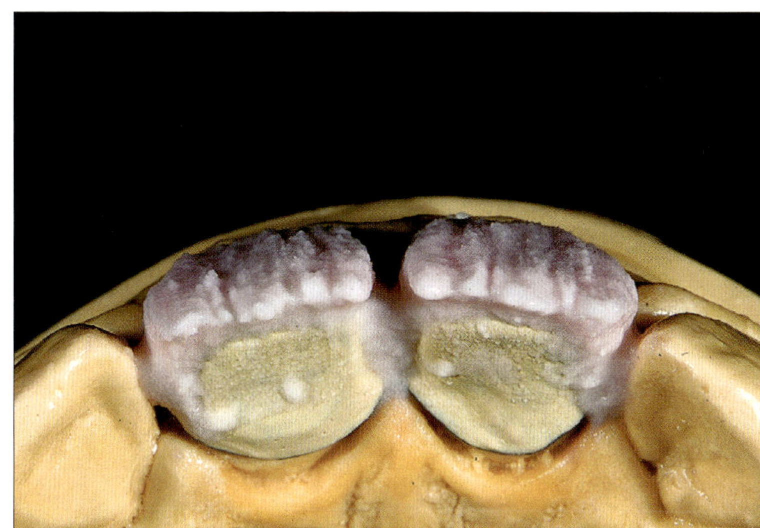

그림 7-8. 축성하는 dentin powder는 반드시 metal core 높이를 초과해서 마무리해야 한다. 만약 그렇지 못할 경우 어두운 띠를 나타내게 된다. 교합면에서 관찰하는 것이 dentin core 두께를 측정하기에 가장 좋으며, 이로써 축성을 완성하는 데 얼마만큼의 공간이 남았는지의 판단을 용이하게 한다.

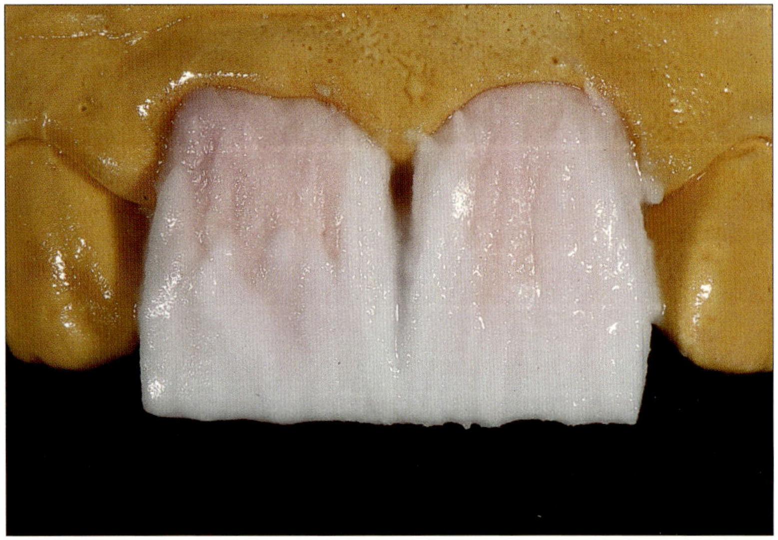

그림 7-9. 절단부에는 core dentin과 일치하는 incisal powder를 사용하며 여기서는 TS1으로 처리했다. 이 porcelain powder는 dentin과 중첩되어야 한다. 즉, 하나가 점차 사라지면서 다른 것이 점점 커져야 한다.

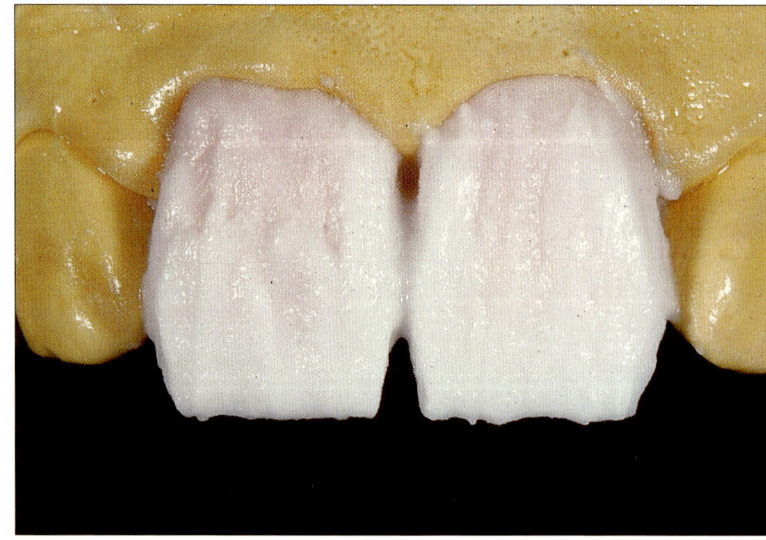

그림 7-10. 몇 가지 표준 색 특성들을 부여한 후 절단부의 근심 line angle과 원심 line angle을 cut-back한다.

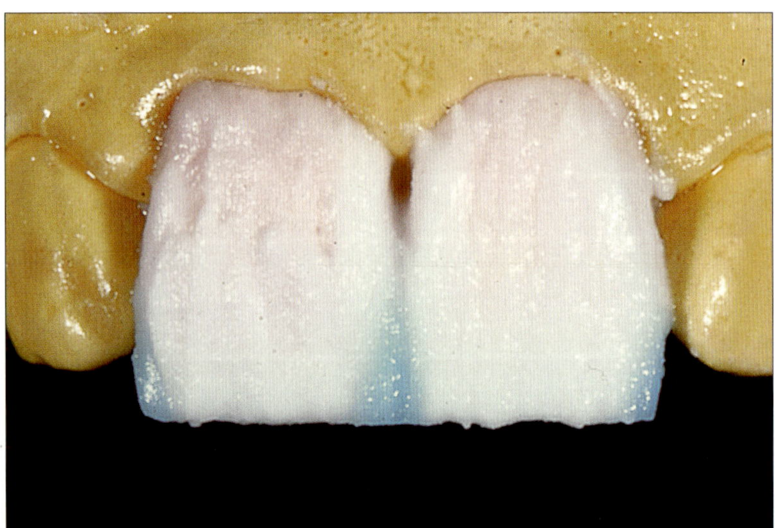

그림 7-11. Impuls Transparent Blue를 사용하여 incisal 각을 재구성한다.

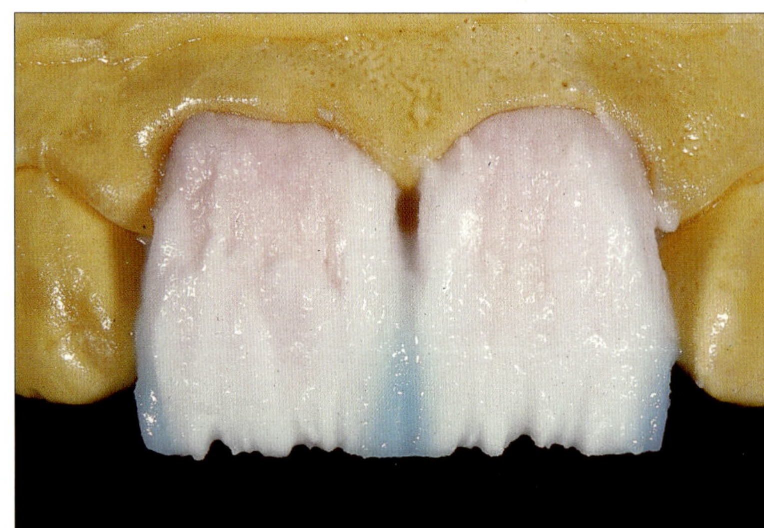

그림 7-12. 절단부에 opalescent EFECT 1(d.SIGN's Impuls)을 사용하여 약간의 opalescence 효과를 낸다. 이를 위해 작은 쐐기 모양으로 incisal powder를 제거한다.

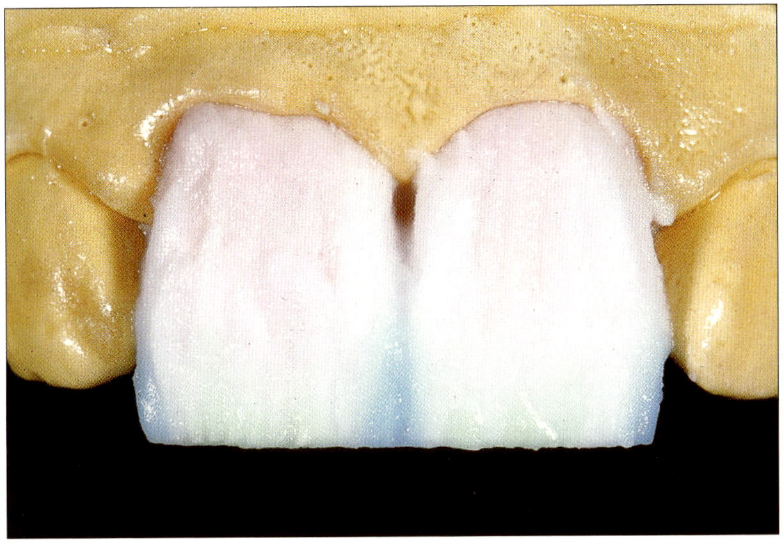

그림 7-13, 14. 그림 7-12에서 쐐기 모양으로 제거한 부분을 다시 회복한다.

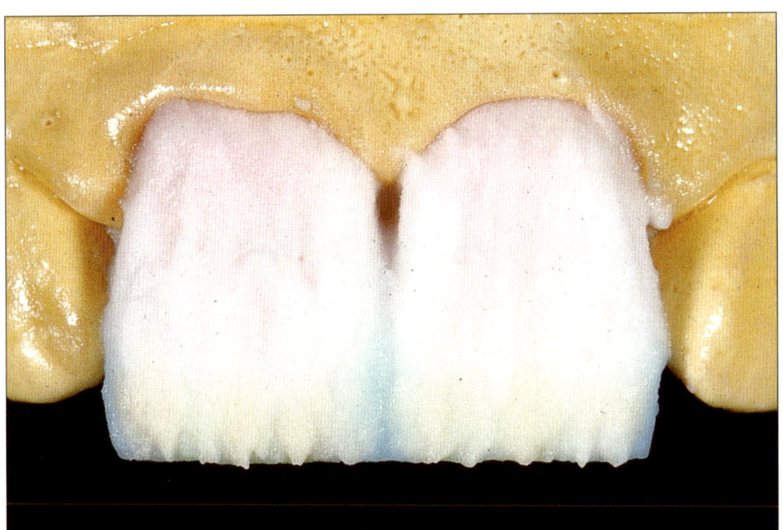

그림 7-15, 16. Incisal edge에 salmon mamelon powder(d.SIGN' s Impuls)를 소량 축성한다. 아직 환자를 보지 않은 상태이므로 이 부위를 미세하게 처리함으로써 두드러지지 않도록 한다.

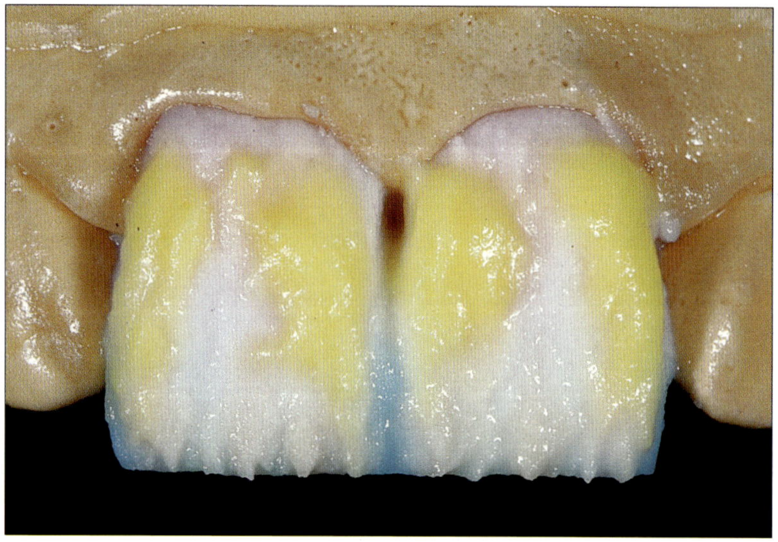

그림 7-17. Effect 2와 같은 opal 효과를 지닌 흰색의 incisal powder를 밝은 절단부를 따라서 약간씩 올린다. 이런 방법으로써 이후에 표현할 치아의 크기와 형태에 관한 정보를 강화할 수 있다. 시각상으로 볼 때 흰색은 항상 튀어나오며 회색은 후퇴함을 기억하자.

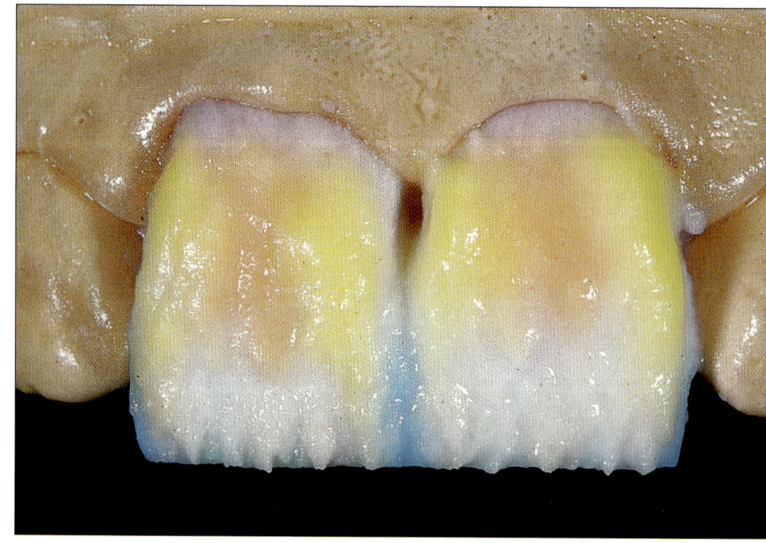

그림 7-18. E2로 덮인 양쪽 측면 가운데에 소량의 포화된 반투명 powder를 올려 포화상태를 증가시키고 E2와 빛의 대조를 이루게 한다. 저자는 Impuls Khaki cervical incisal powder를 권하는 바이다.

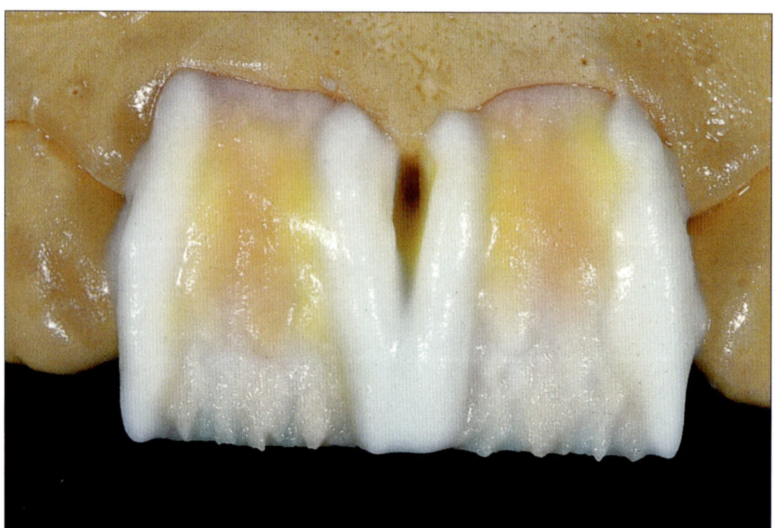

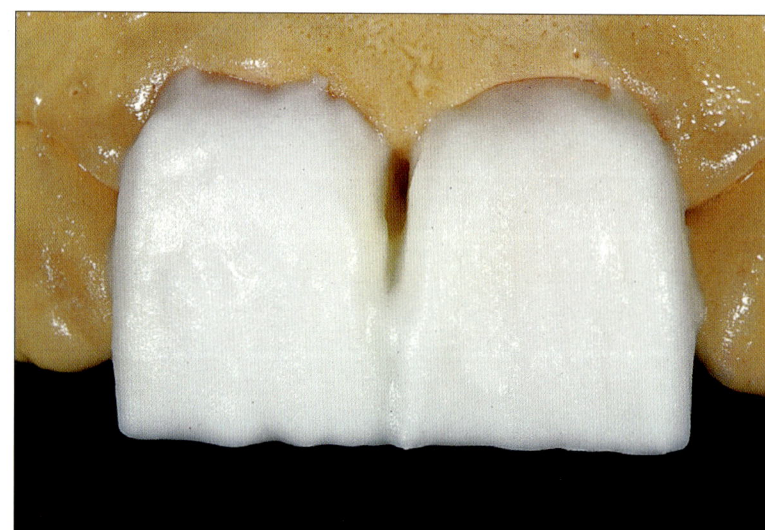

그림 7-19, 20. NT로써 치아의 최종적인 형태 전체를 재구성하는 단계이다. 여기에는 이미 언급된 wax-up과 동일한 방법을 구사한다. 먼저 edge를 올리고 이에 따라 주어진 정보에 근거하여 전체적인 형태를 발전시켜 나간다.

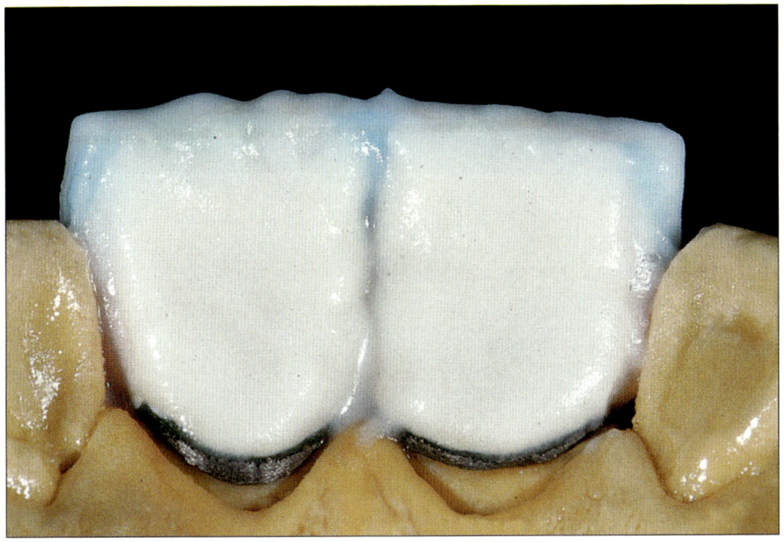

그림 7-21. 구개면의 축성은 매우 간단하다. 우선 매우 불투명한 dentin powder를 올리는데 이는 매우 얇은 두께로써 금속이 안보이게 하기 위해서이다. Palatino Red Dentin(d.SIGN's Impuls)을 사용했고 주황색 stain을 소량 첨가하여 포화도를 증가시켰다.

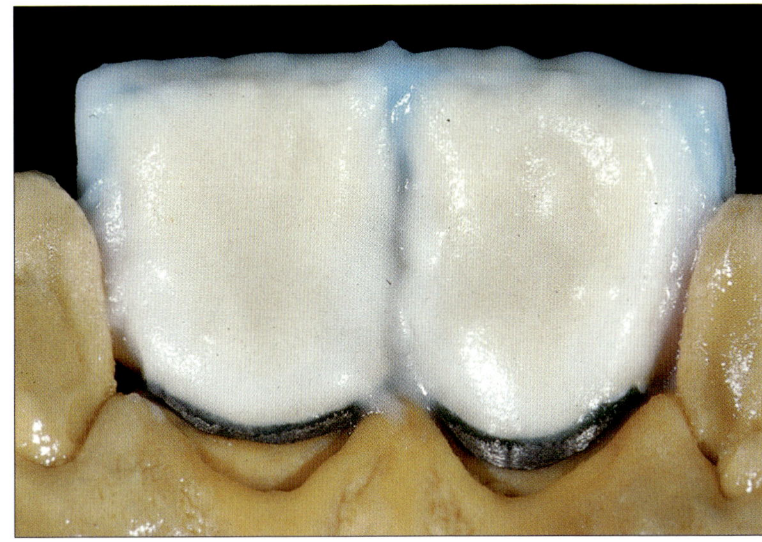

그림 7-22. 구개면 중앙은 소량의 Oc Dentin Orange(d.SIGN's Impuls)로써 포화시킨다.

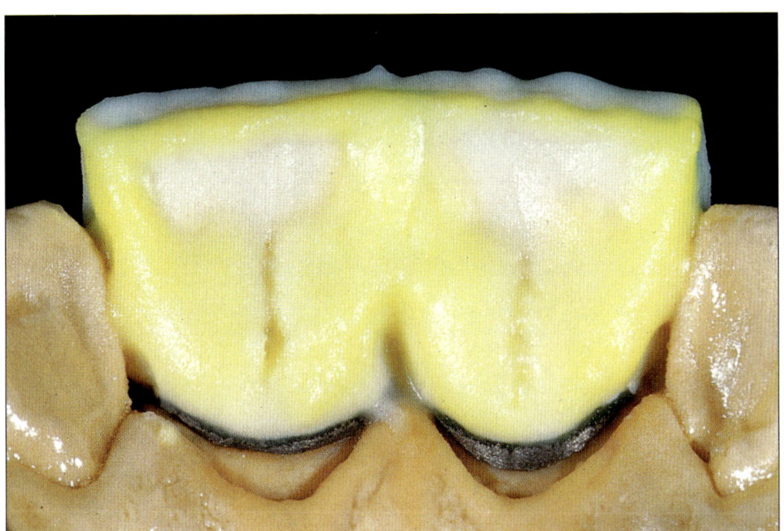

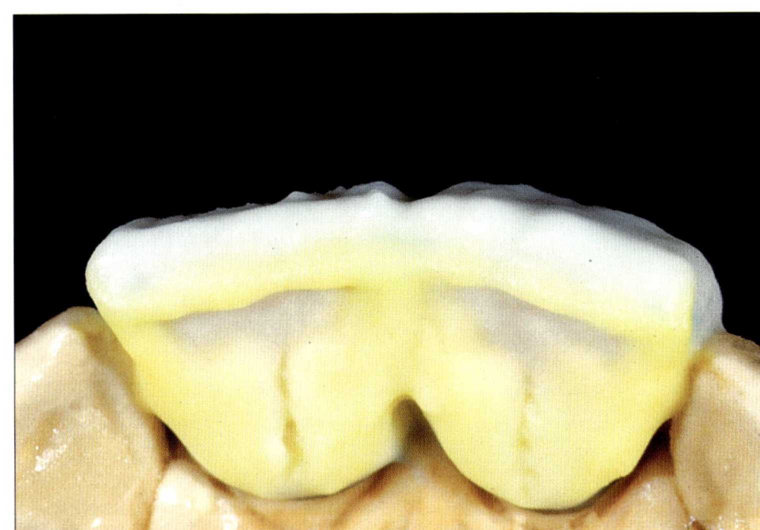

그림 7-23, 24. Effect 2와 같은 흰색의 incisal powder로써 구개 형태를 완성시킨다.

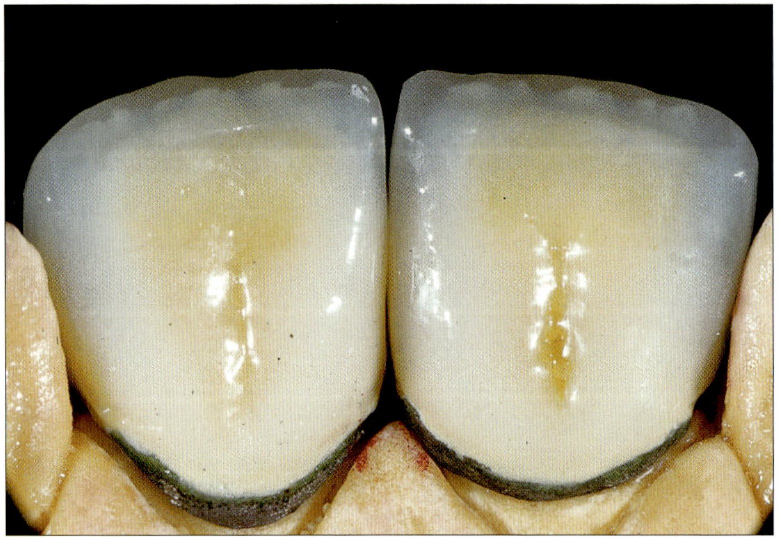

그림 7-25. 구개면 축성의 결과이다. 소성에 의한 것을 보여주기 위해 표면에 수정을 가하지 않은 상태이다. 기억해야 할 점은 구개면의 형태가 자연치에서와 같이 최대한 자연스러워야 한다.

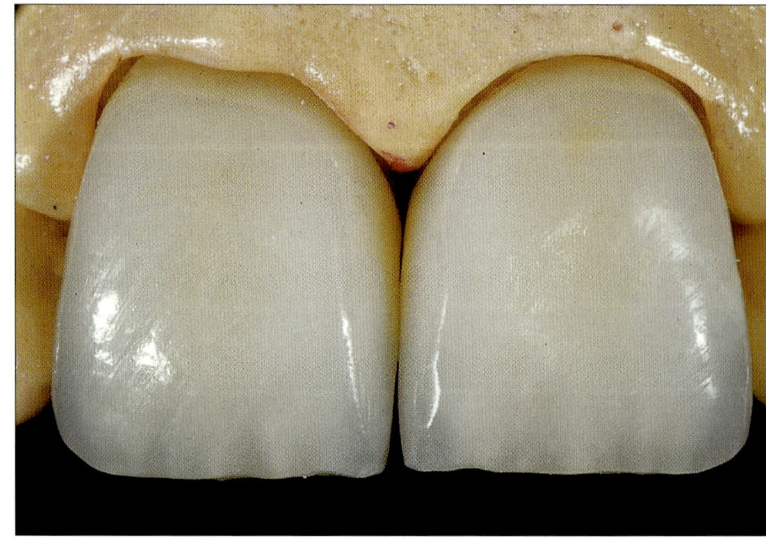

그림 7-26. Glazing 후의 모습이다. 사용된 porcelain powder 중 특정 색이 두드러지지 않게 하면서 색의 다양성을 나타내는 것이 중요하다. 치과기공사 Victor Hugo가 개발한 기구들로써 축성을 용이하게 할 수 있다.

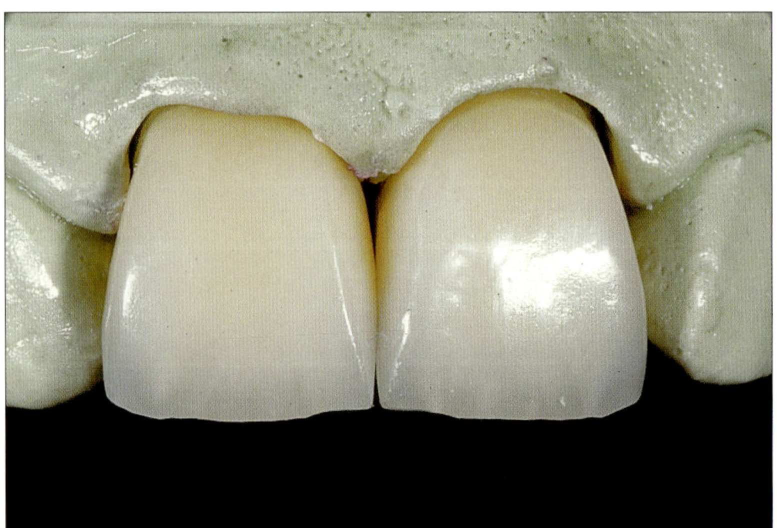

그림 7-27. 다른 색을 기본으로 한 동일한 증례로 이미 언급한 표준 축성법을 사용하였다.

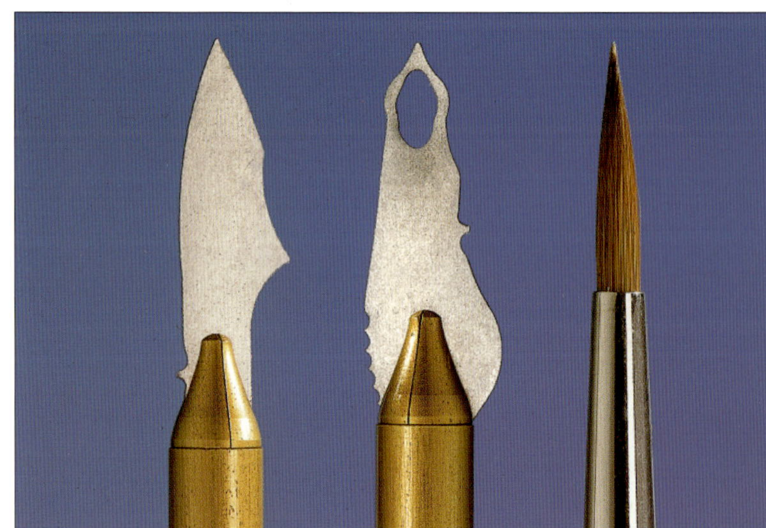

Ceramist인 Victor Hugo에 의해서 개발된 기구들을 사용함으로써 우리의 축성작업을 간단히 할 수 있다.

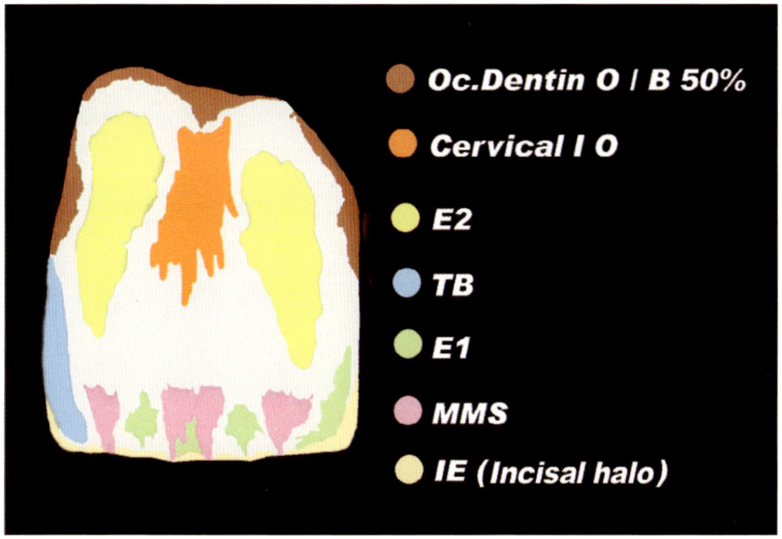

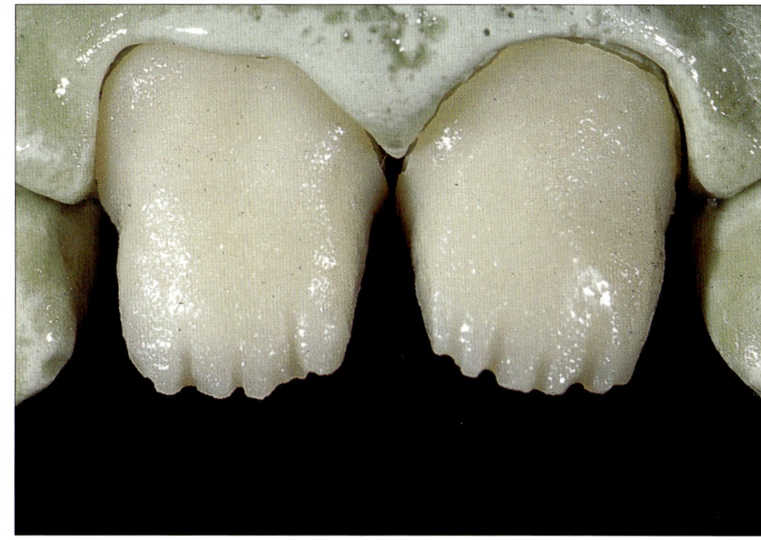

그림 7-28. 일단 색을 선택한 후 map에 표시하며 수복재료로서 Empress II를 선택하였다. 이유는 preparation 유형 때문이며, 치아의 색도 금속의 core를 가지지 않는 crown이 적합하였기 때문이다.

환자가 작업에 동참할 수 있을 때

Ceramic 코스(course)에서 표준 crown을 제작했으므로 결과를 확인할 수 있었다. 그림 7-28a는 환자와 함께 색을 해석하고, color map을 준비한 것이다. 이 과정은 색의 선택을 다룬 장에 설명했던 내용을 따라서 수행하였다.

이제 남은 일은 color map에 따라 축성을 시행하는 것이다.

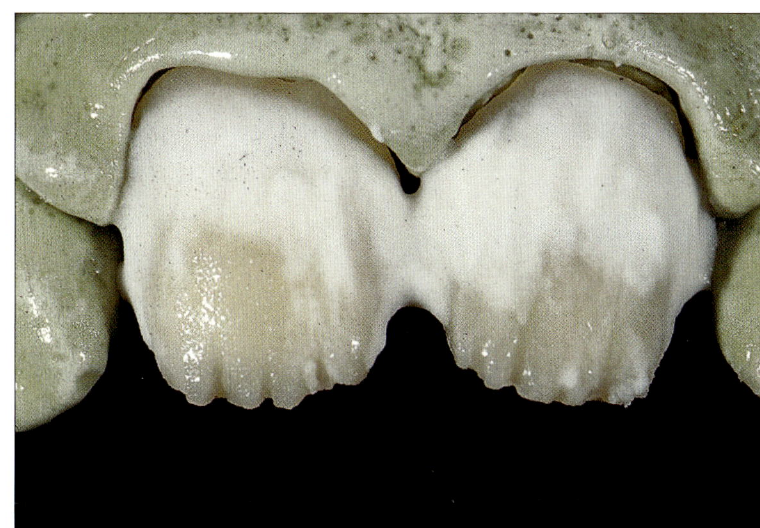

그림 7-29. 첫 번째 작업은 cervical dentin powder를 축성하는 것이다.

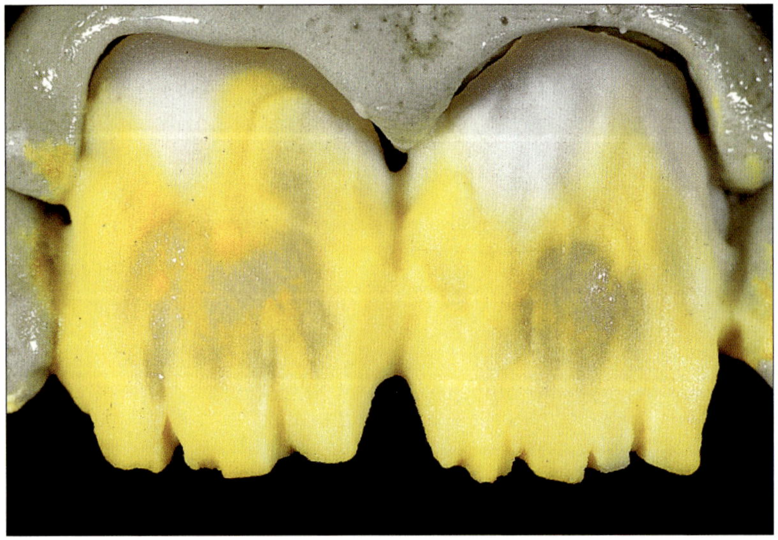

그림 7-30. Dentin의 축성 시에는 이미 환자에게 확인했던 dentin powder를 축성한다.

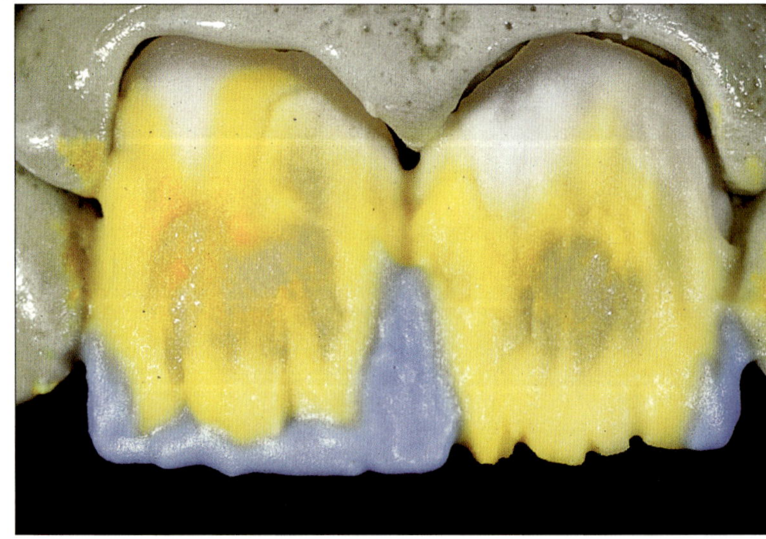

그림 7-31. 절단부 1/3은 환자의 잔존치에서 관찰되는 반투명성을 기본으로 하여 축성한다.

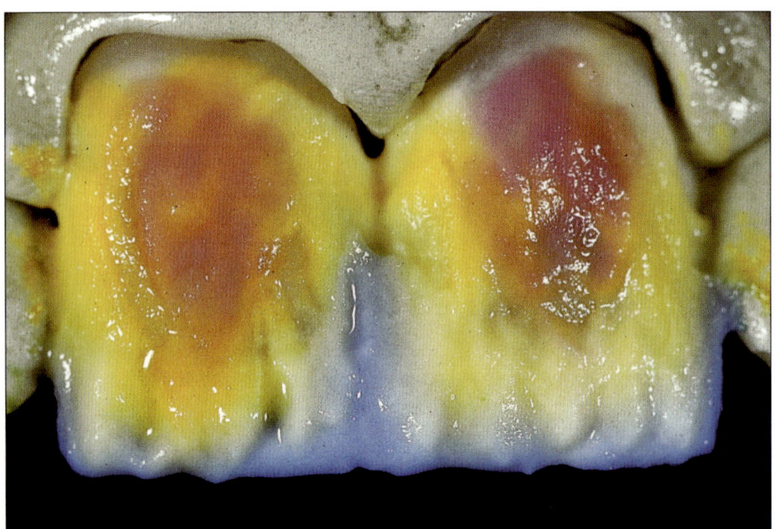

그림 7-32. 환자의 color map에 명시된 색의 특성들이 적용된다.

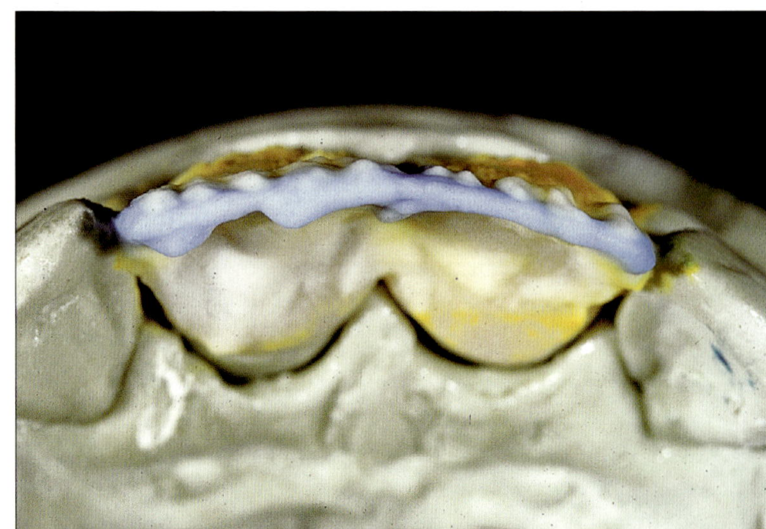

그림 7-33. 교합면에서 관찰해 보면 이미 차지한 공간과 앞으로 사용할 수 있는 공간의 여유를 확인할 수 있다.

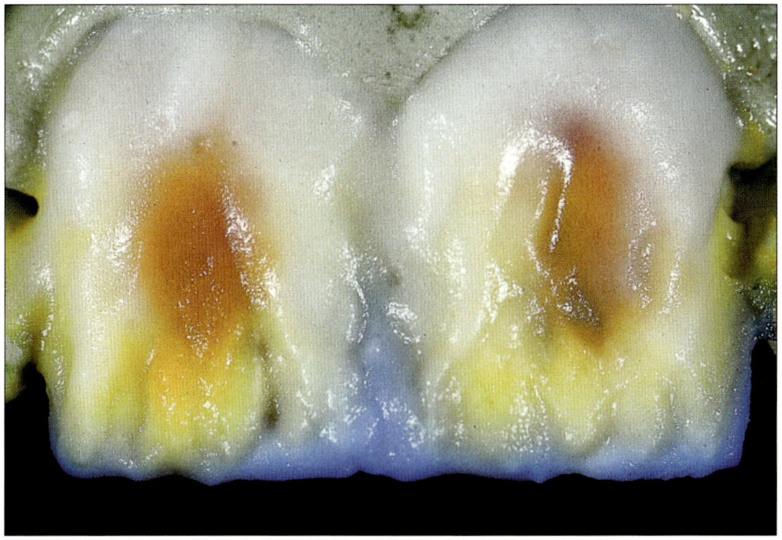

그림 7-34.

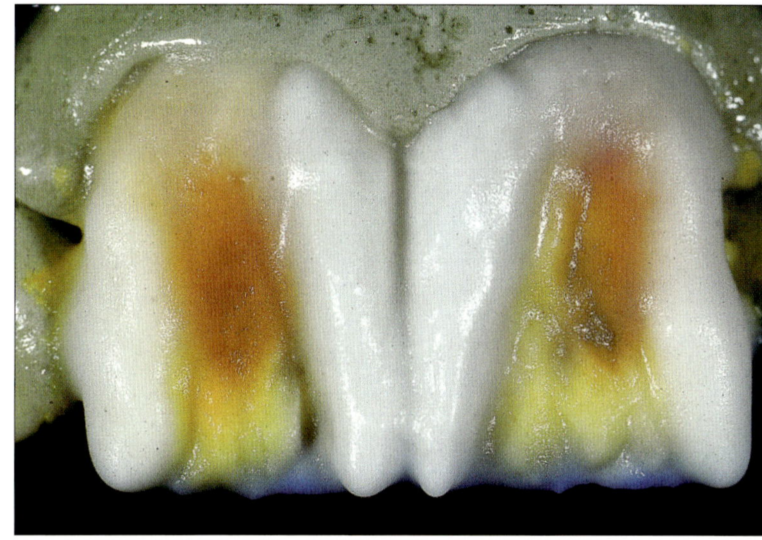

그림 7-35.

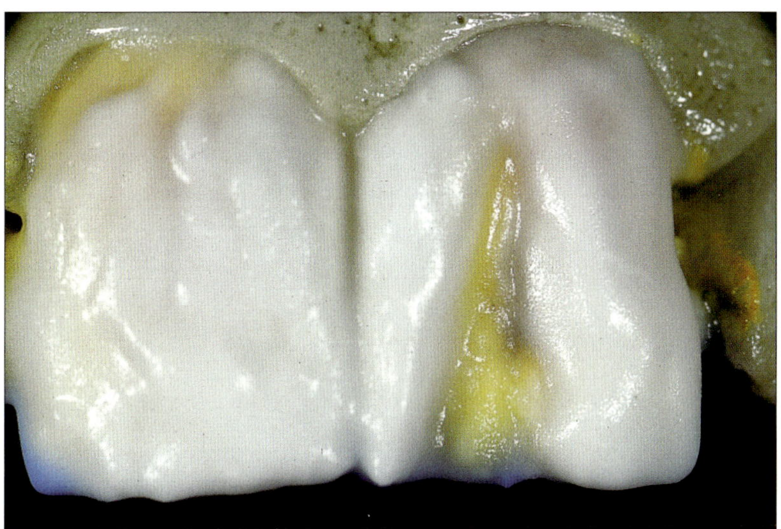

그림 7-36.

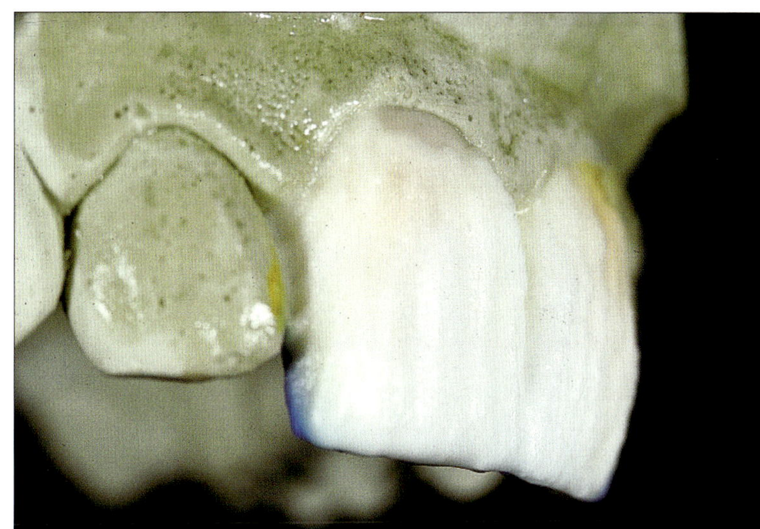

그림 7-37.

그림 7-34~37. 치아의 waxing 법과 형태를 다룬 장에서 언급했던 것처럼 Neutral Transparent로 작업을 마친다.

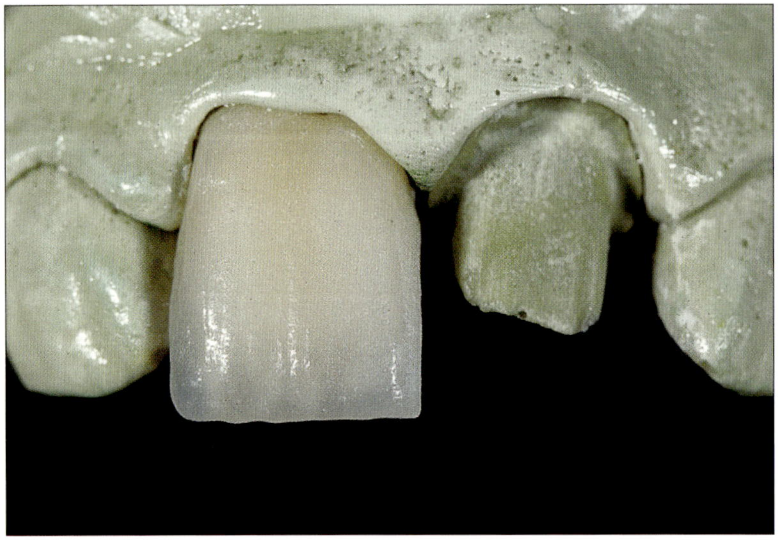

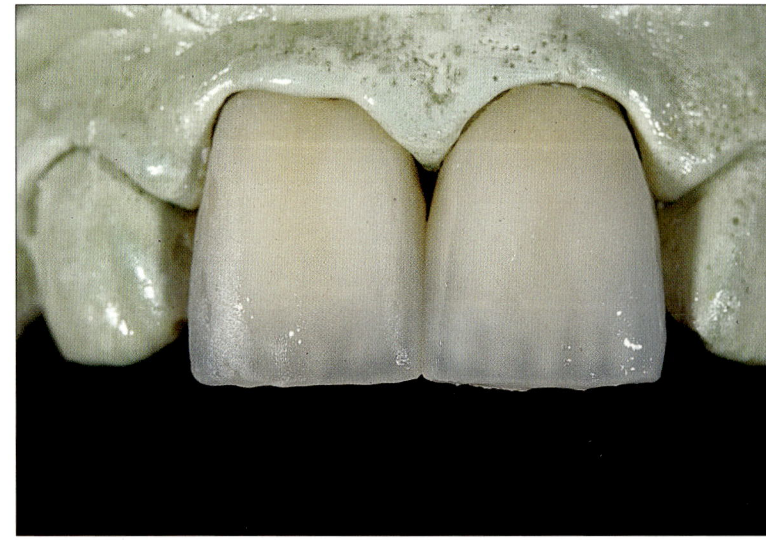

그림 7-38, 39. 소성 후 proximal contact point를 조절하고 preparation margin과 연조직에 연관된 emergence profile을 점검한다.

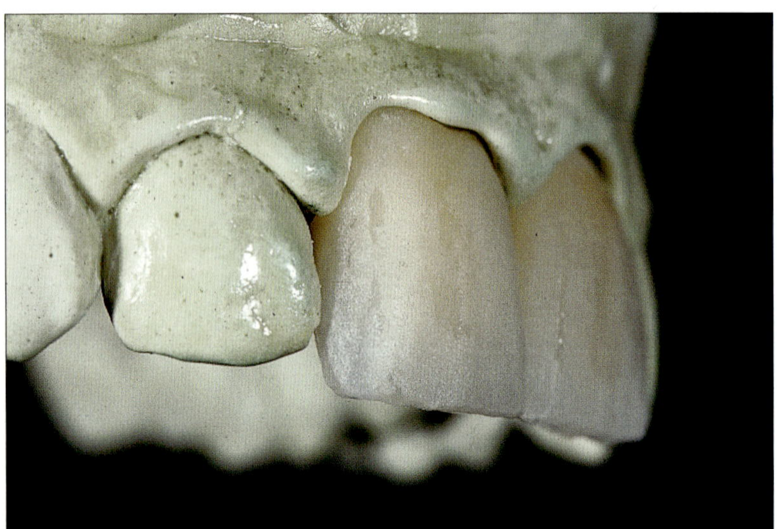

그림 7-40. 이 때 중요한 것은 측면에서 crown을 관찰하는 것인데 이로써 치아형태학의 세부 사항들을 발견할 수 있기 때문이다. 이 사진은 순면의 세 면을 매우 잘 보여주고 있다.

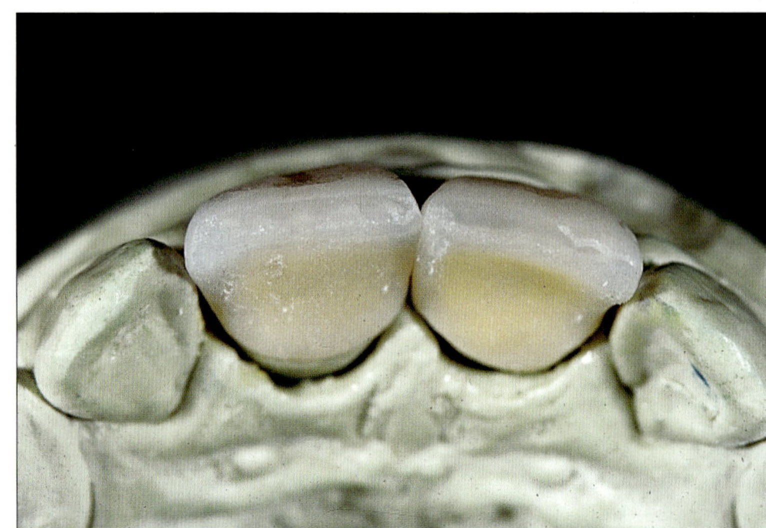

그림 7-41. 교합면에서 관찰하여 확인할 수 있는 것은 치축과 incisal edge의 위치 등에 대한 고려이다.

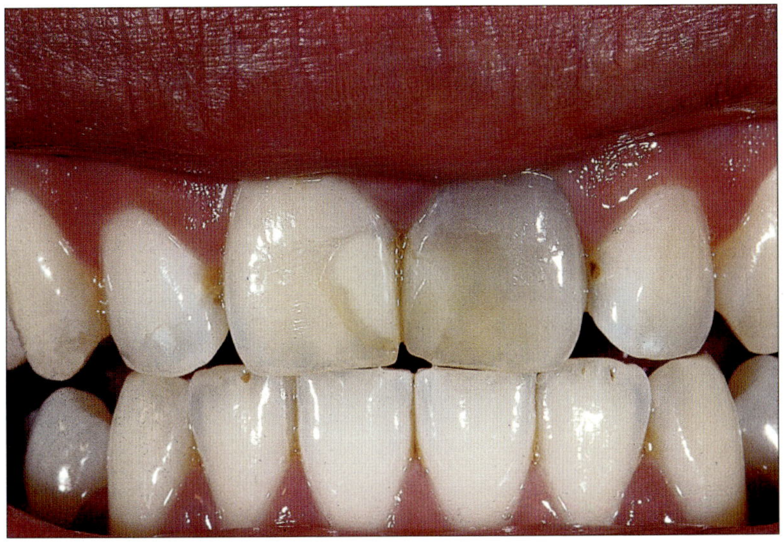

그림 7-42. Preparation 전의 모습이다.

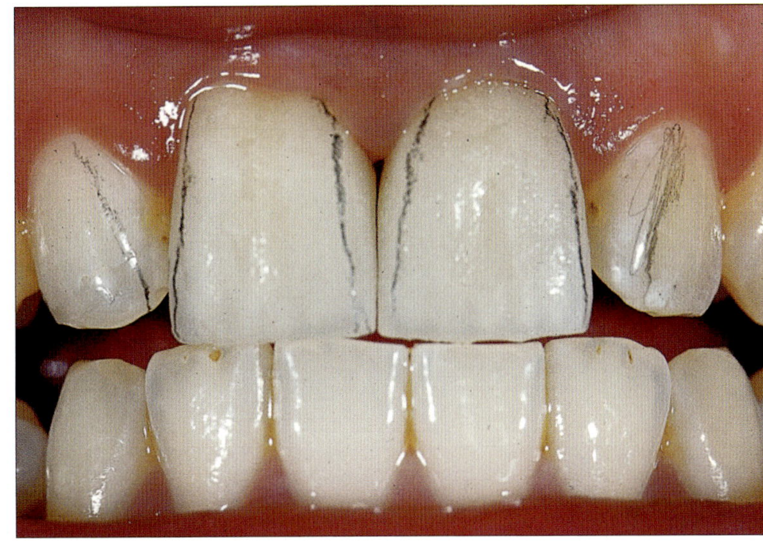

그림 7-43. Biscuit 상태의 try-in을 시행하면서 잔존치의 순면각과 절단부를 찾아서 crown에 표시한다. 잔존치와 자연스러운 순면의 형태를 이루어야 한다.

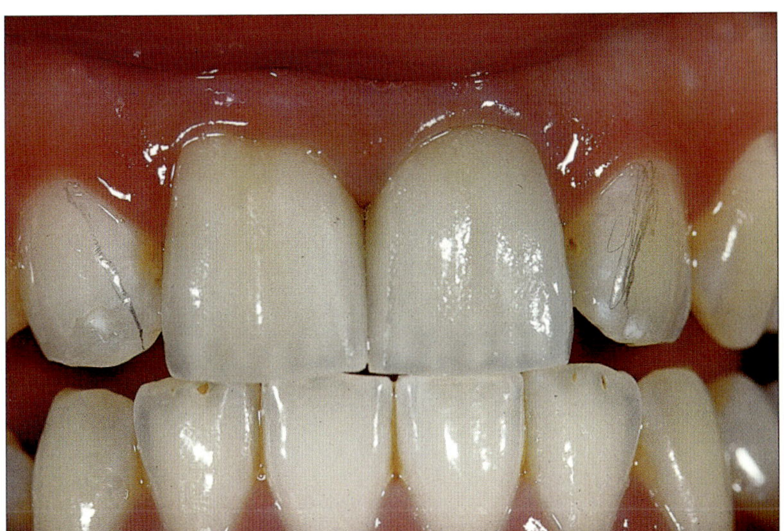

그림 7-44. 절단부의 selective grinding으로 대합치와 더 근접한 교합이 이루어진 사실을 이전 사진의 protrusive 이미지와 비교해 볼 수 있다. 절단부의 형태는 항상 그 대합치에 좌우된다.

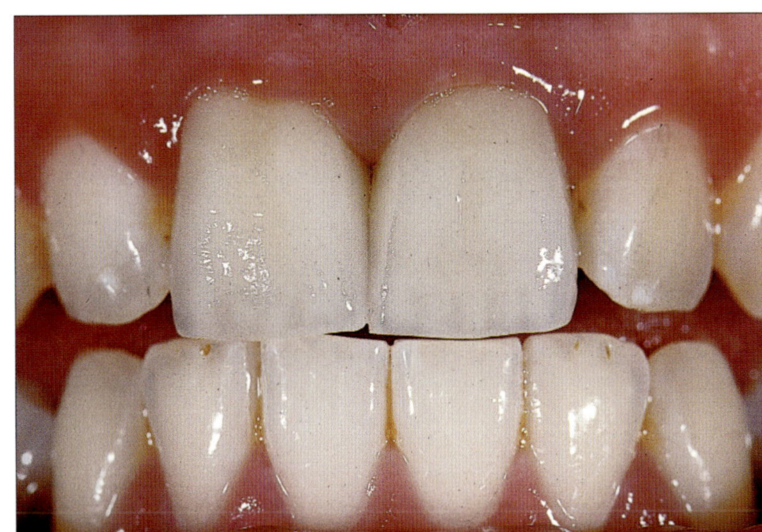

그림 7-45. 치아의 표면을 처리하는 단계이다. 우선 그 자체의 결함으로 이루어진 macrosurface를 찾아 재현한다. 그 다음 작은 특성을 부여할 microsurface를 찾아 재현하는데 이는 자연치 전체에 분포되어 있다.

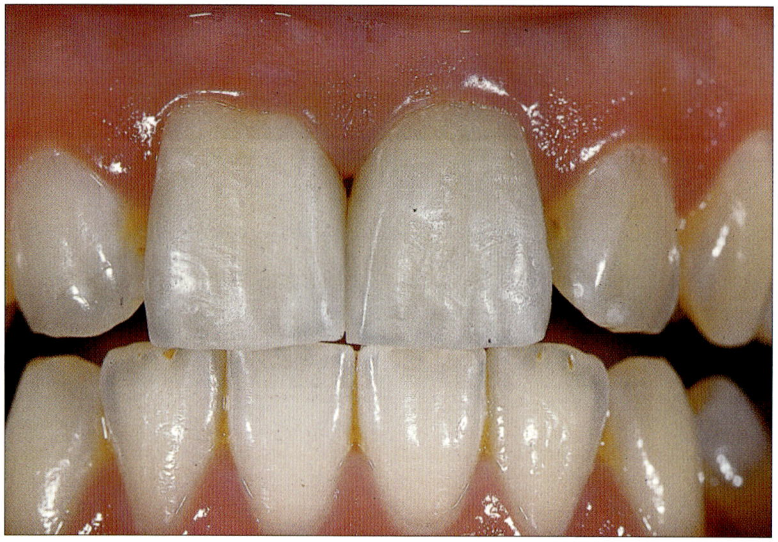

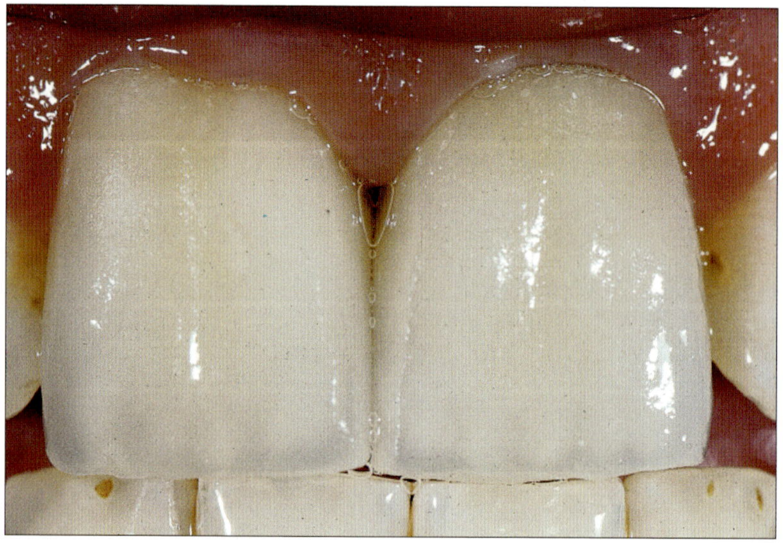

그림 7-46, 47. crown 표면은 이후에 silicone rubber로 polishing할 것을 고려하여 원래 일치하는 외관보다 더 젊어 보이게 한다. 수년이 흐르는 동안 자연스럽게 나타난 현상을 우리는 단 몇 분 만에 만들 수 있다. 이 사진을 통해 polishing한 표면을 관찰할 수 있다.

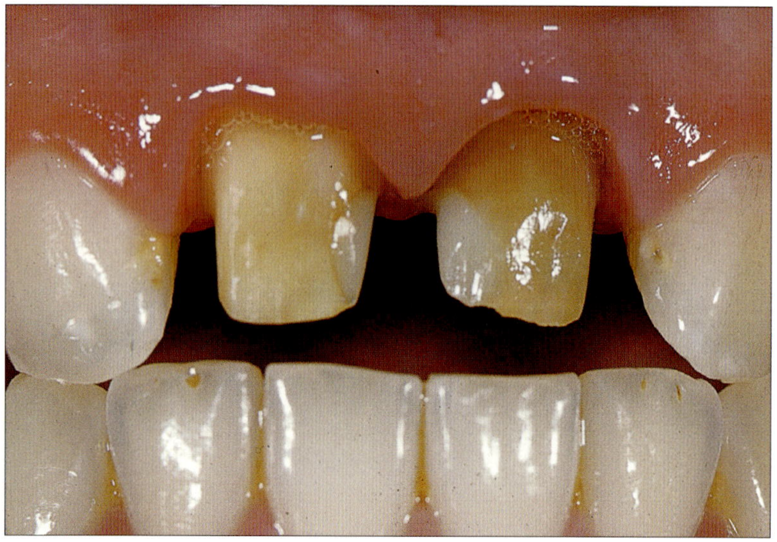

그림 7-48. Preparation한 치아에 최종 마무리된 crown을 시적한다.

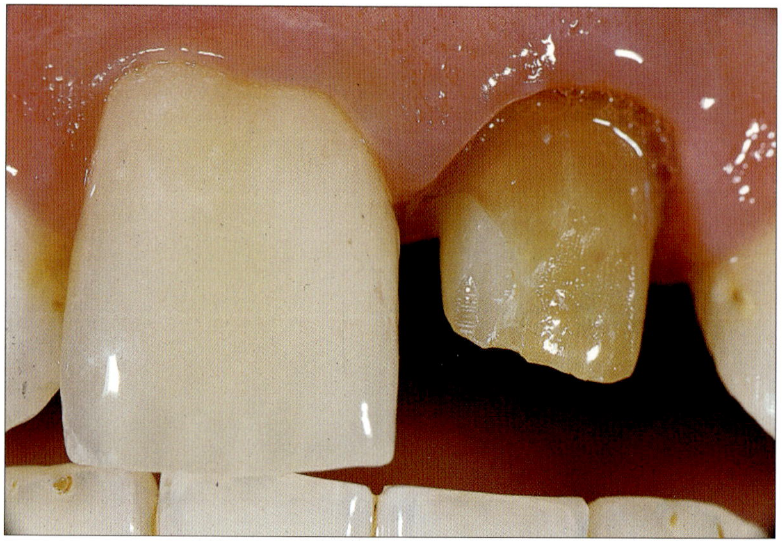

그림 7-49. 먼저11번을 위치시키고..

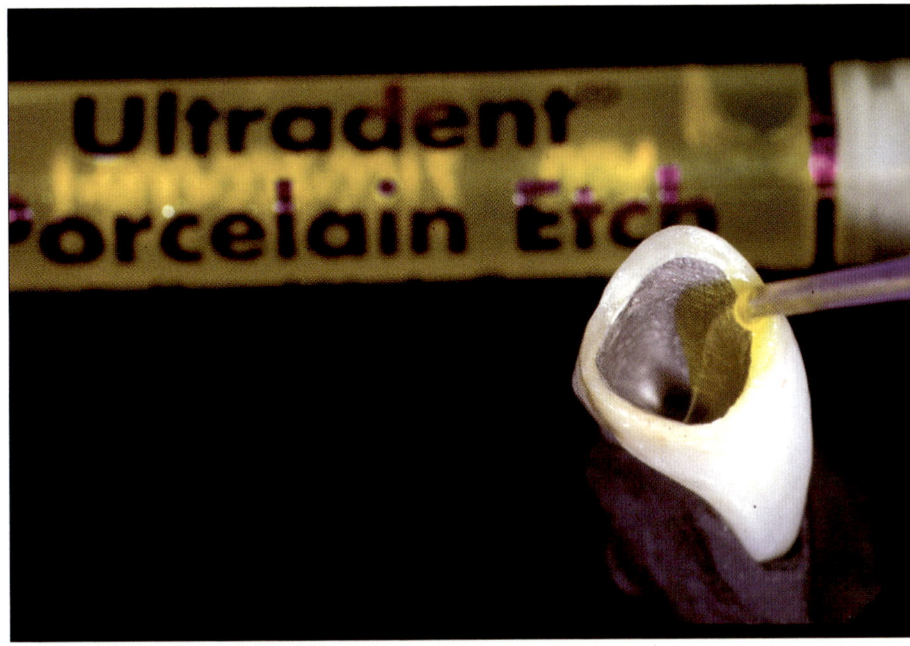

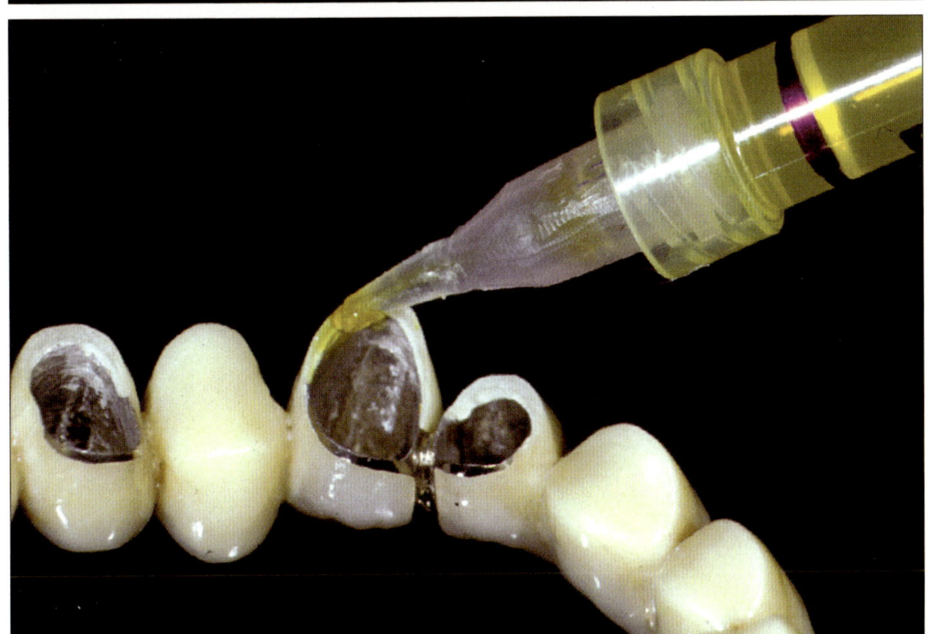

그림 7-50, 51. Porcelain margin을 사용할 경우 porcelain shoulder를 산(acid)으로 etching하는 작업이 필수적이다. 접착 후에는 preparation margin에 적절한 sealing이 이루어진다.

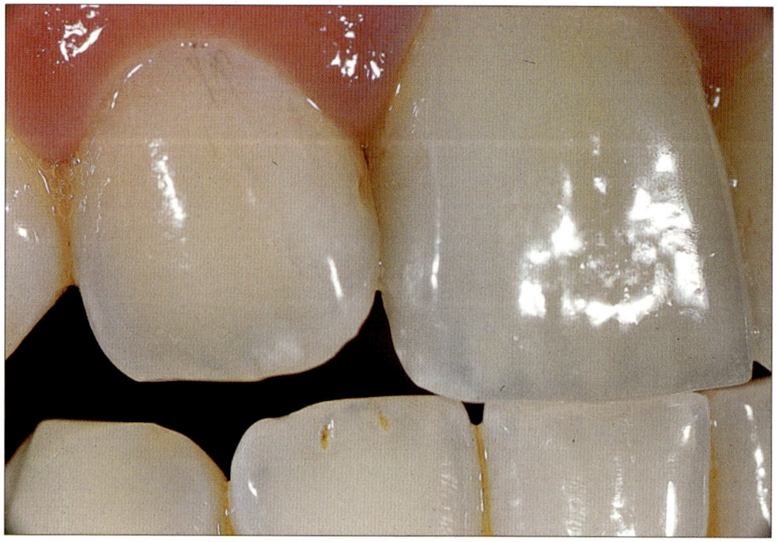

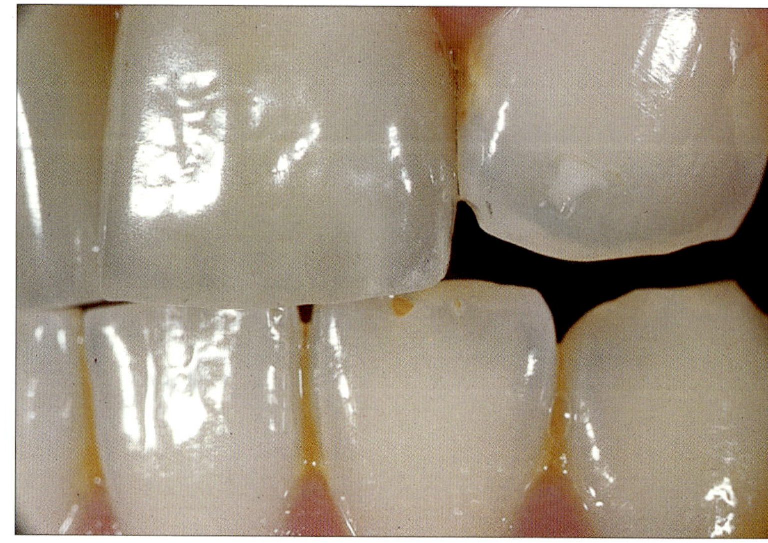

그림 7-52, 53. 측면에서 관찰할 경우 표면구조를 더욱 명확하게 보여주며, 명도와 반투명성의 관점에서 인접치와 조화를 이루는 것을 볼 수 있다.

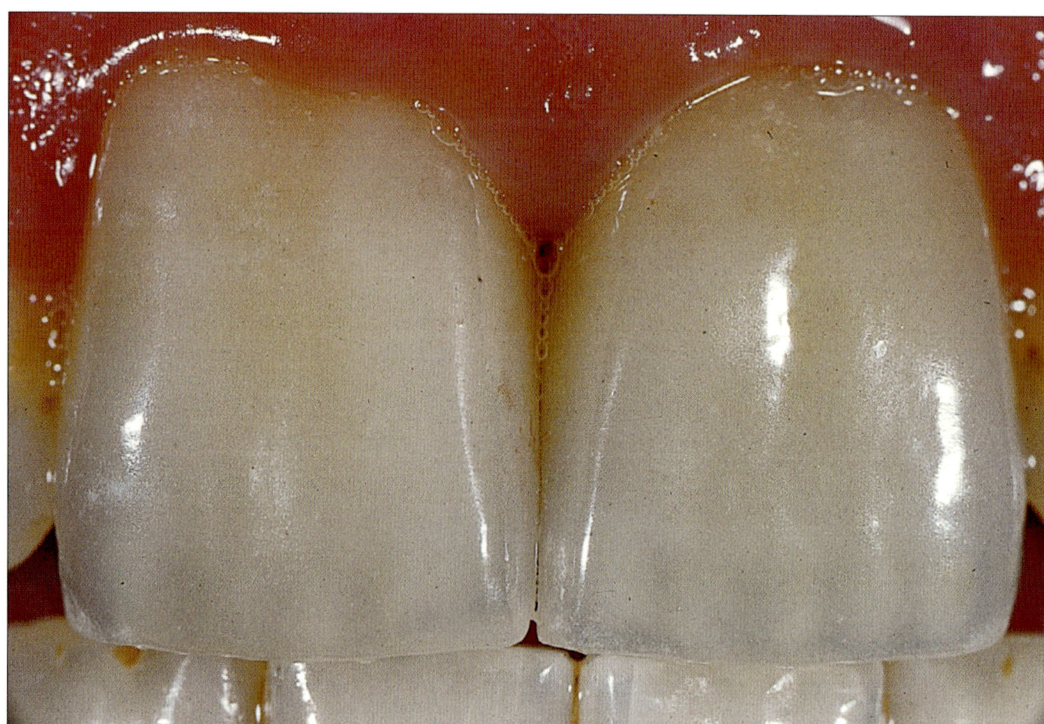

그림 7-54. 양 중절치가 장착된 상태이며 마무리된 외관이 조화를 이루고 있다.

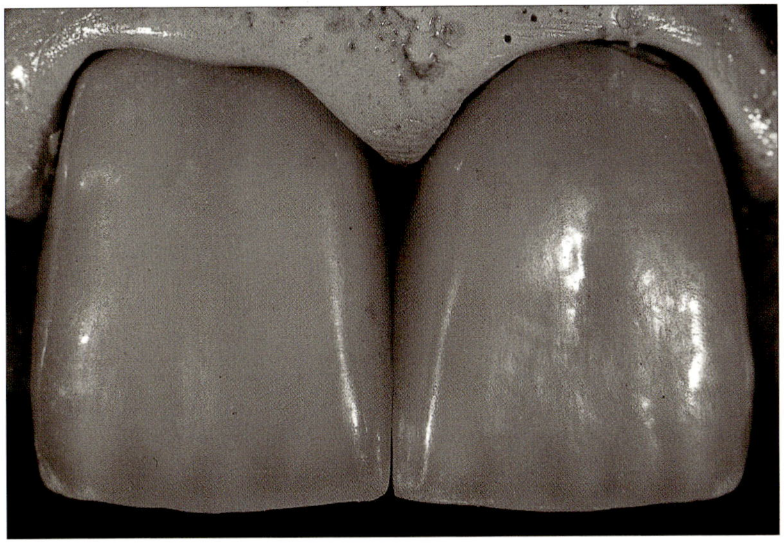

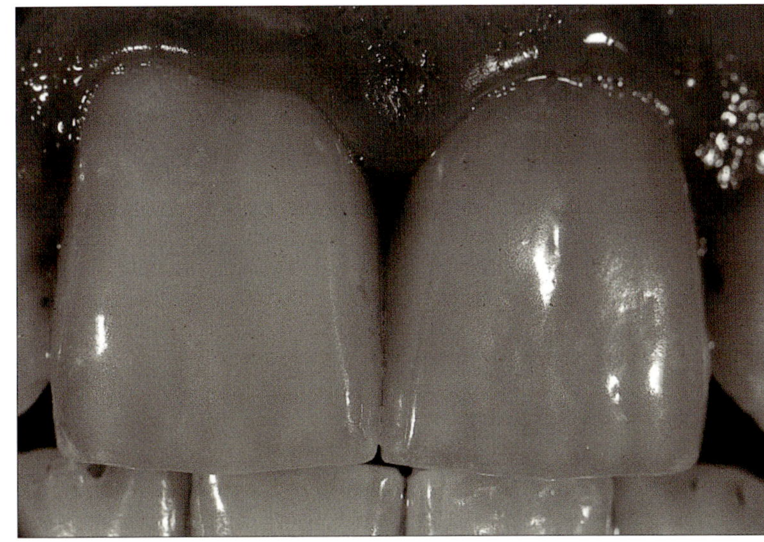

그림 7-55, 56. 흑백으로 crown을 관찰하게 되면 반투명성과 빛의 대조를 명백히 식별할 수 있다.

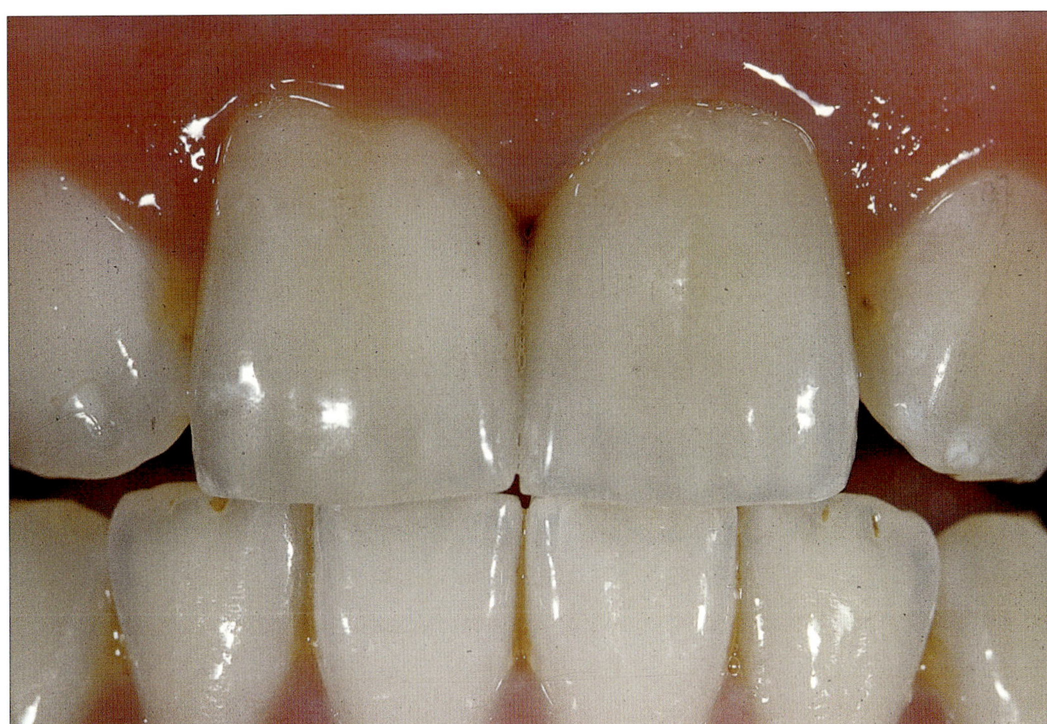

그림 7-57. 치료의 목적은 기능과 심미 간의 균형을 이루는 데 있다.

제8장 표면 특성

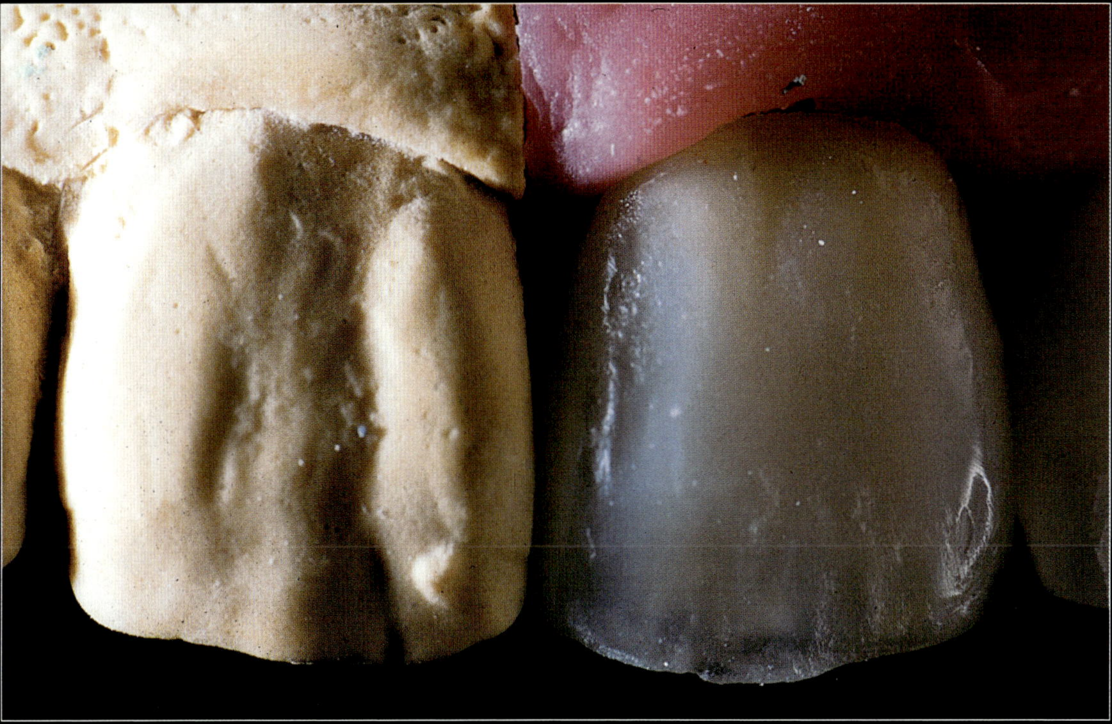

표면 처리

심미적으로 훌륭한 결과를 얻기 위해서는 shade guide에 충실한 축성만으로는 불충분하다. 조화란 crown이 잔존치의 모든 심미적 요소와 어울리는 것을 의미하며, 축성으로 크기 및 형태를 잘 조절하는 것만으로는 충분치 않다. 사실감을 표현하려면 잔존치의 표면과 유사한 표면을 형성해야 한다. 만약 색의 선택 과정에서 상아질이나 반투명한 부분을 자연치와 최대한 유사하게 복제를 원할 경우 치아의 형태 재현에 있어서도 최선을 다해야 한다. 치아 표면을 형태의 일부분으로 고려하는 것이 항상 필요하다.

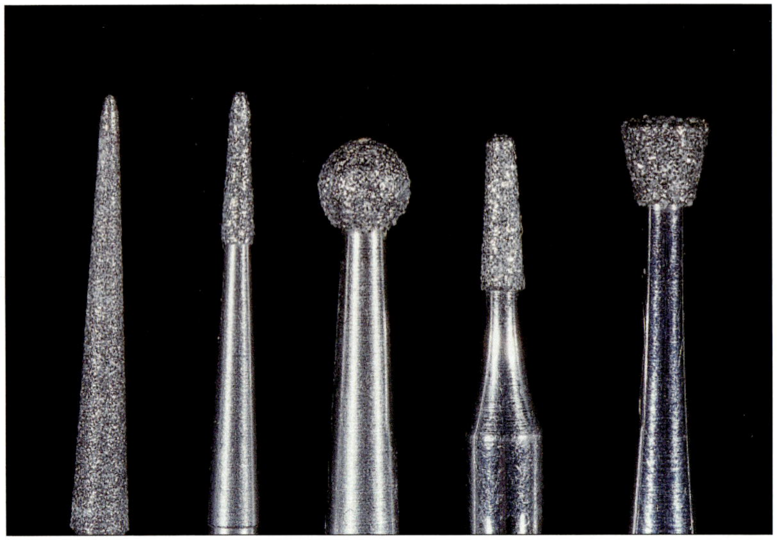

저자가 참여한 preparation 코스에서 Intensiv가 개발한 bur를 이용하여 수복물의 형태를 합리적으로 조절하는 방법을 배울 수 있다.

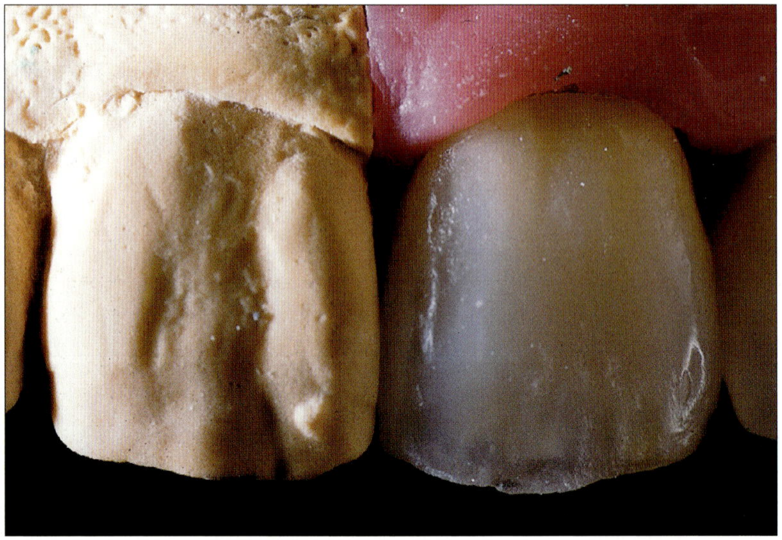

그림 8-1. 자연치를 자세히 관찰하면 macrosurface의 형태를 쉽게 식별할 수 있다.

Macrosurface와 Microsurface

치아 형태를 완전히 부여한 후 표면구조를 형성해야 한다.

치아 표면을 관찰하다 보면 큰 골짜기와 절벽 등으로 이어지는 산이 있는 지형이 떠오른다. 자연치에도 이러한 구조가 존재한다. 모형의 잔존치를 살펴보면 식별하기 쉬운 큰 요철을 찾을 수 있는데(그림 8-1) 이것을 치아의 'macrosurface'라고 지칭한다. 자연치에서 macrosurface를 찾으려면 치아를 건조시킨 후 측면에서 보면 매우 용이할 것이다. 모형에서는 silver powder(그림 8-2a, b)를 표면에 입힌 후 불투명한 금속 양상을 부여하여 시각적인 이해에 도움을 얻는다. Macrosurface는 뚜렷하게 나타나기 때문에 그 상태를 식별하고 수복하는 것은 어렵지 않다(그림 8-3). 또한 순면 형태의 윤곽을 용이하게 부여하게 하므로 치아 형태에 대한 뚜렷한 정보를 갖는 것이 중요하다.

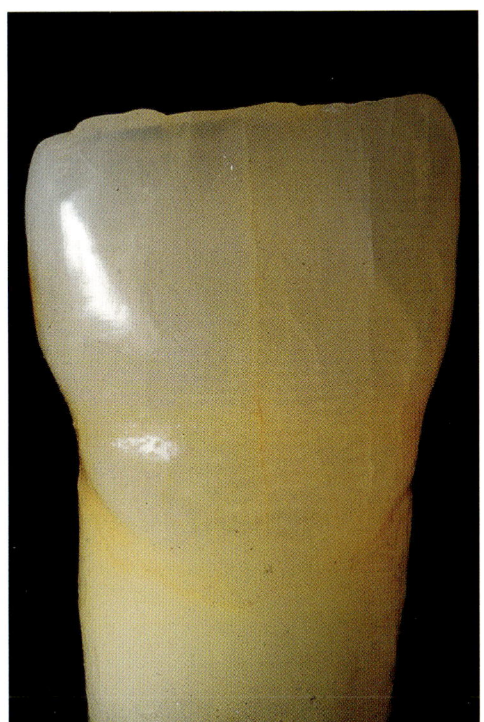

그림 8-2. a, 자연치 표면을 관찰할 경우에는 측면에서 관찰하는 것이 매우 중요하다.

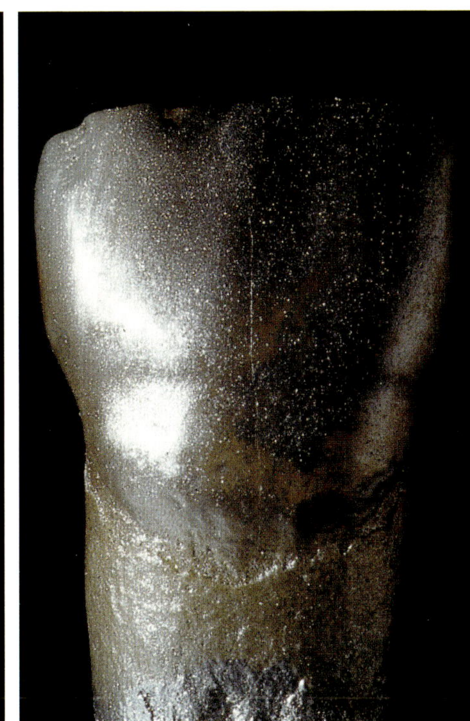

그림 8-2. b, 표면에 대한 상세한 정보를 얻고자 할 경우 silver powder를 입혀 불투명하게 하는 방법이 이상적이다.

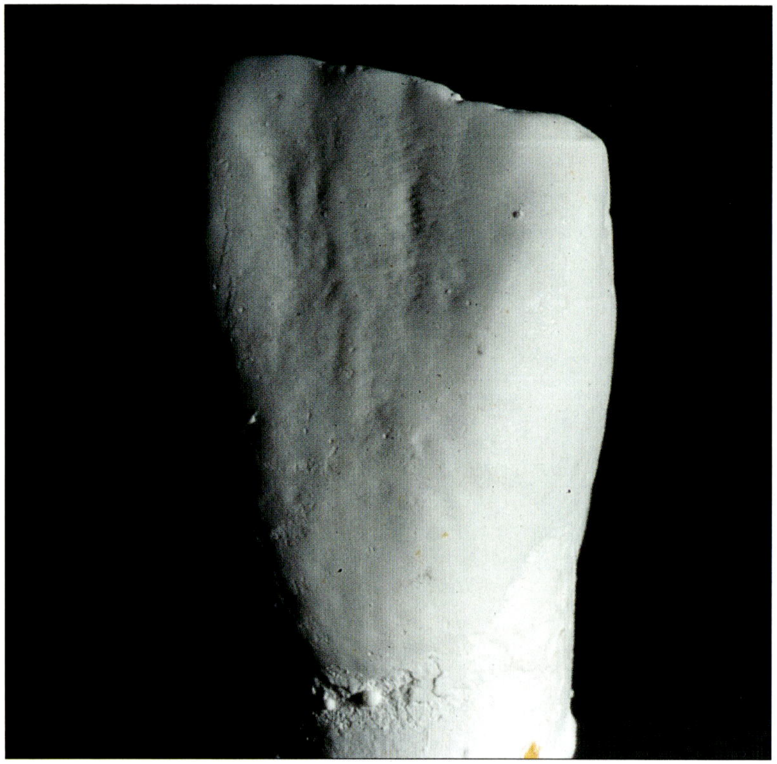

그림 8-3. 환자의 잔존치를 통해 필요한 정보를 찾을 수 있다.

일반적으로 macrosurface의 양상은 환자의 연령에 의존한다. 젊은 환자의 치아는 고령의 치아보다 훨씬 더 분명한 macrosurface의 구조를 보여준다. 이는 논리적으로도 합당하다. 기능에 의한 치아 마모는 구개면과 절단부뿐 아니라 순면에도 영향을 주어 시간이 흐름에 따라 표면이 더욱 매끄러워진다(그림 8-4a~c). 기능 외에 표면 상태에 영향을 주는 또 다른 결정적인 요소는 잘못된 치아 위치이다. 그림 8-5의 11번 치아는 심한 순측 경사를 보이고 전방 운동시 조기 접촉으로 인하여 인접치보다 표면이 더 매끄럽다. 21번 치아는 상대적으로 설측 경사로 의해 보호되어 결과적으로 더 젊은 표면 양상을 보존하게 된다.

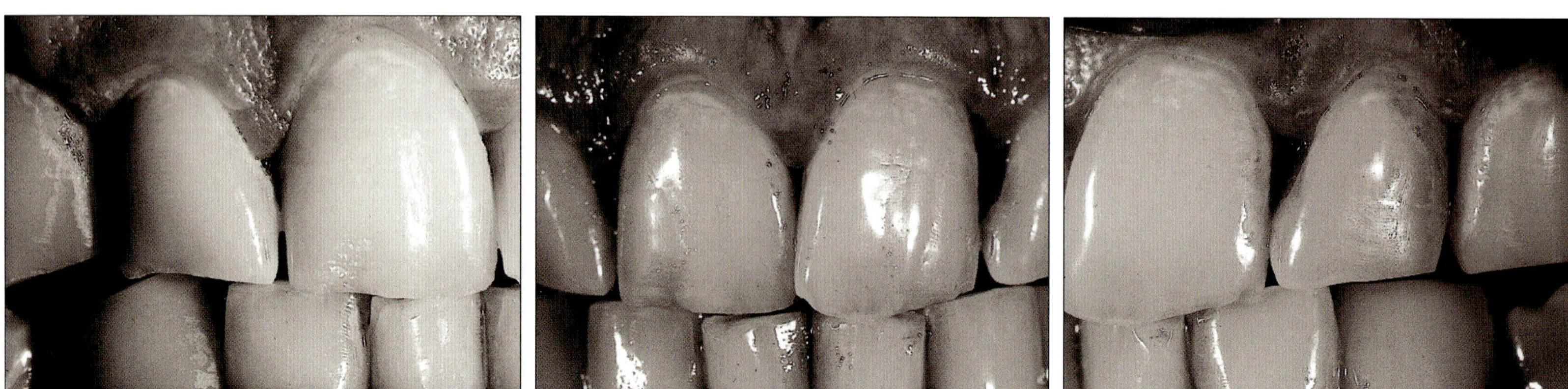

그림 8-4. a~c, 치아는 기능에 의해 마모될 뿐 아니라 세월에 의해 표면이 변하게 된다.

일단 치아의 macrosurface 특성들을 식별한 다음에는 이를 crown에 연필로 표시하는데 이때에 자연치를 꼭 복제할 필요는 없다(그림 8-7). 대칭 내에서 비대칭을 추구하여 자연스러움을 부여하도록 한다.

Macrosurface를 부여한 후 microsurface의 작업으로 옮겨 가자. Microsurface는 작은 표면의 특성이며, 자연치에서 무수히 많이 발견된다. Microsurface의 일부분은 perikymata라는 성장곡선에 의해 형성된다. 이들은 아주 젊은 치아의 순면 전체에서 관찰되며(그림 8-8) 이 시기에는 순면의 볼록 면과 오목 면에서 똑같이 찾아볼 수 있다. 한편 중년 치아에서는 성장곡선이 부분적으로 보이는데 시간이 지남에 따라 볼록 면에서는 사라지고, 오목 면에서만 유일하게 남아있기 때문이다(그림 8-9a, b). Microsurface의 재생 작업은 매우 단순하다. 먼저 잔존치 표

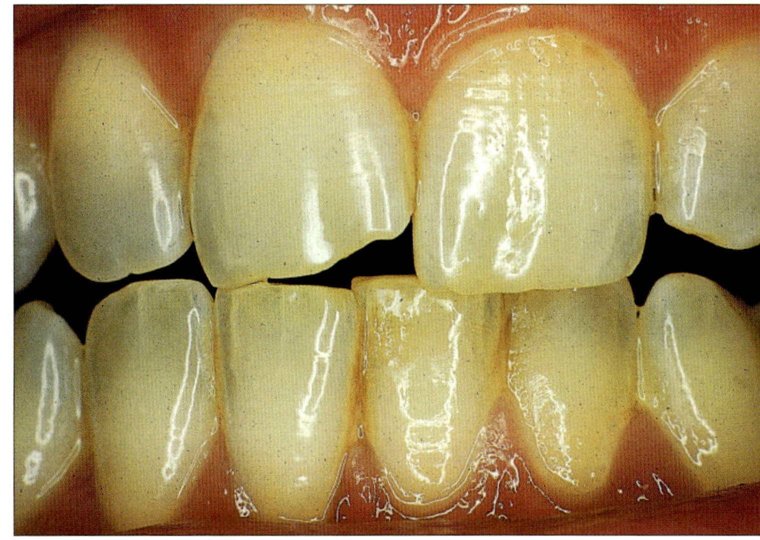

그림 8-5. 치아의 잘못된 위치도 치아 표면을 재현할 때 중요한 결정 요소이다.

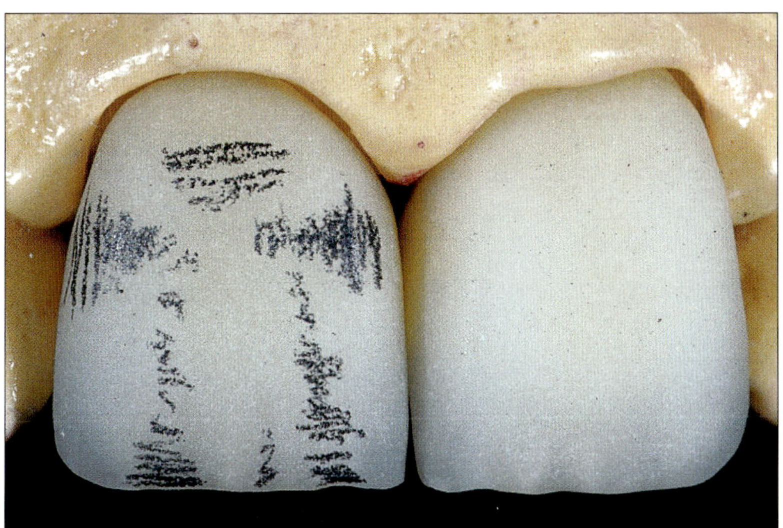

그림 8-6. 우선 재현하고자 하는 macrosurface의 특성을 연필로 표시한다.

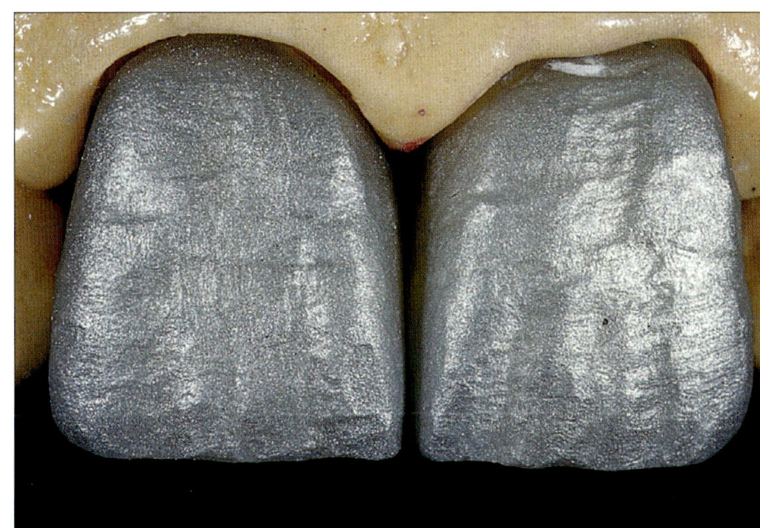

그림 8-7. 연필로 표시한 부분을 bur를 사용하여 미세하게 발전시켜 나간다.

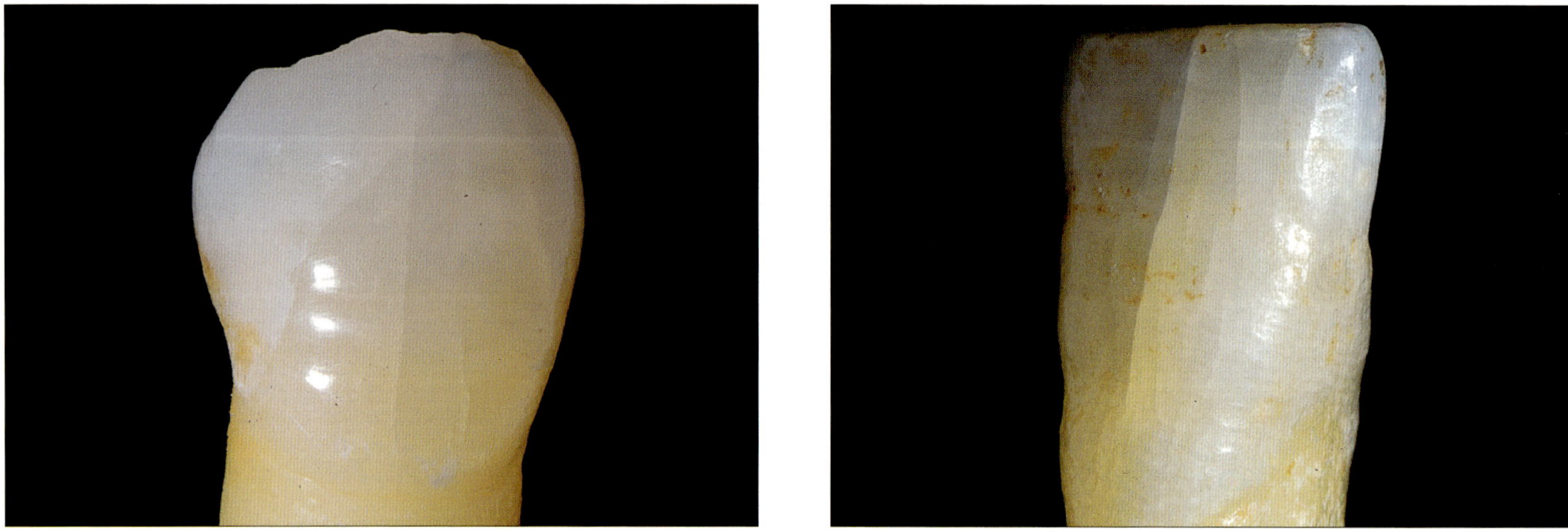

그림 8-8. a, b, 치아의 표면을 살펴보면 매끄러운 것부터 시작해서 복잡한 macrosurface과 microsurface을 가진 다른 것까지 다양하게 있다.

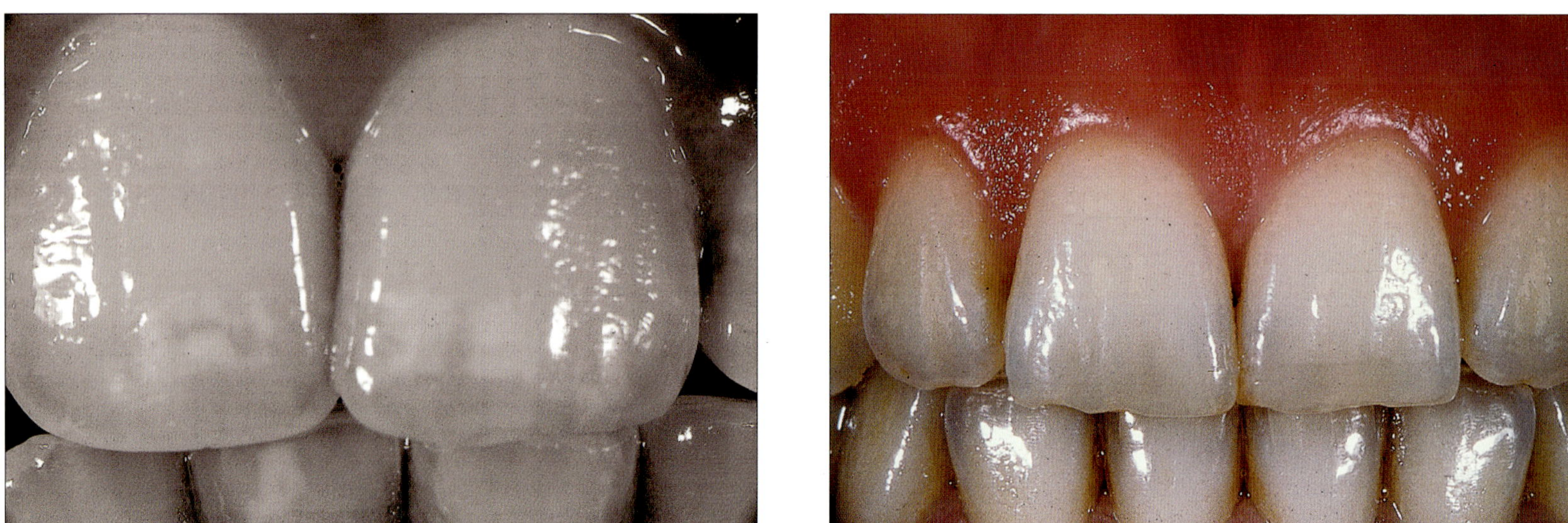

그림 8-9. a, b, Microsurface의 작은 특성들은 항상 치아의 오목한 부위에서 더 뚜렷하게 관찰된다.

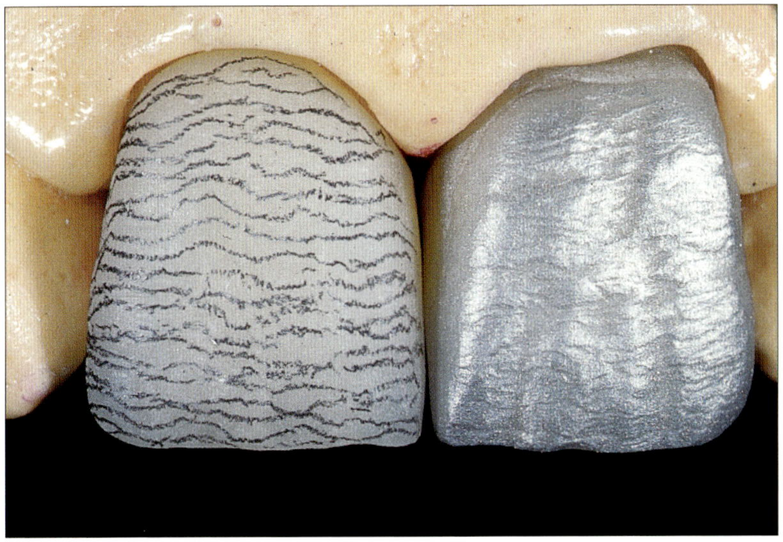

그림 8-10. a, 성장 곡선의 형태를 부여할 경로를 연필로 그려 나간다. 다이아몬드 bur의 거친 면을 이용하며 잔존치보다 더 젊은 외관을 부여한다.

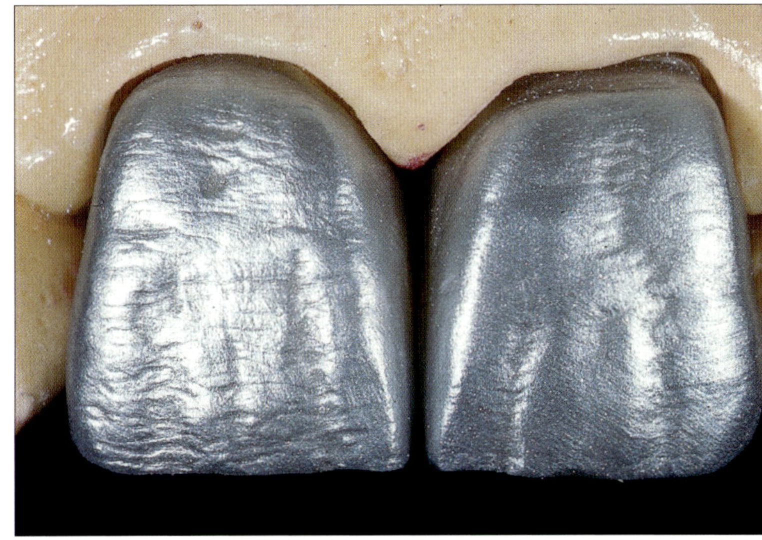

그림 8-10. b, Silicone rubber를 이용하여 원하는 상태에 도달할 때까지 표면을 polishing한다. 이 때 치아 11번에서 관찰할 수 있듯이 microsurface를 고려하거나 치아 21번과 같이 더 매끄럽게 할 수 있다.

면의 '연령'을 연구한다. 그리고 관찰한 실제 표면보다 약간 더 젊게 표현하도록 한다. 첫째, 성장 곡선의 경로와 표면의 작은 불규칙성을 모두 연필로 표시한다. 성장 곡선이 불규칙해야 한다는 점을 절대 잊지 않도록 한다. 이후에 bur로써 이것을 표현할 때 실제 치아보다 좀 더 젊게 한다는 점을 염두에 두어야 할 것이다.

일단 표면의 미세한 구조물을 재현했으면 silicone rubber로 표면을 polishing한다. 이 목적은 환자의 치아 연령에 부합할 때까지 표면을 매끄럽게 하는 데 있으며, 이는 자연을 모방하려는 시도이다. 즉, 근본적으로 젊은 표면 양상을 가진 치아로 시작하여 시간이 흘러 노년에 이르러서는 매우 매끄러운 외관을 갖게 되는데 수년이 걸리는 작업을 우리는 단 몇 분 만에 완성할 것이다. 다만 단번에 표면 처리를 하는 것보다는 위와 같은 단계를 거치는 것이 훨씬 더 용이하다. 표면 처리가 끝나면 glazing하여 마무리 한다(그림 8-11).

치아 표면의 구조물을 형성하다 보면 법랑질에 crack이 존재하는 것이 자주 관찰된다. 이것은 자연치에서는 법랑질이 실제로 파절되었음을 의미하므로 표면에 반영되어야 한다. 그림 8-12에서 견치에서 관찰되는 법랑질 crack을 표면에 형성할 때 주의해야 한다. 즉, 내부에서 발생된 모든 crack을 표면에 반영하도록 염두에 두어야 할 것이다.

이제 실제의 임상증례를 보도록 하자. 그림 8-13은 Dr. Arturo Arus와 공동 작업한 증례이다. 21번 치아에 PFM crown이 필요했고 도재의 축성, 형태 및 크기의 조절 등을 잘 수행하였다. 처음 대략 보았을 때 구강 내의 다른 치아와 잘 조화되는 듯이 보였으나 확대해서 자세히 관찰한 결과 자연치에 존재하지 않는 미세하게 etching된 것 같은 부분을 발견하게 되었다. 이런 문제점은 매우 흔한 것으로 확대경 도움 없이는 인지하지 못하고 완벽하게 조화를 이루는 것처럼 보일 것이다. 이 증례에서는 표면 처리가 잘못된 것이 아니라 glazing 재료가 거의 희석되지 않은 상태, 즉 너무 순수한 상태로 사용되었기 때문이다. 이 같은 결점은 표면을 polishing하여 수정한다. Glazing porcelain으로 glazing할 경우 이

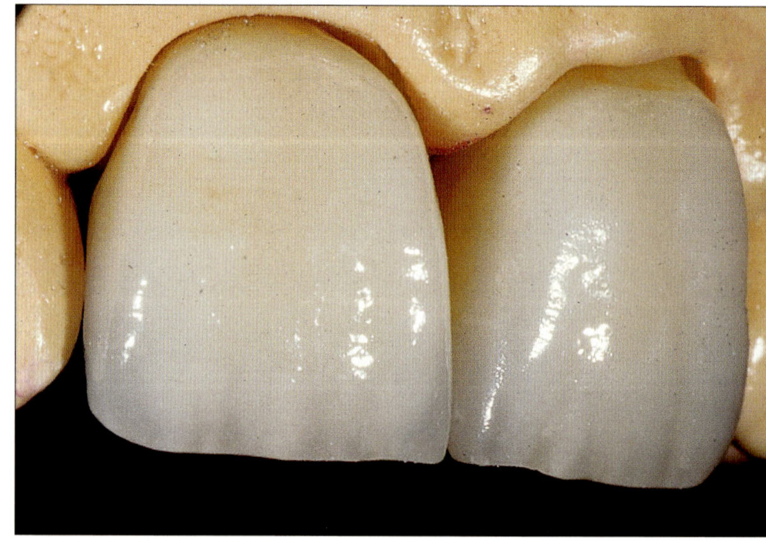

그림 8-11. 일단 표면을 silicone rubber로 polishing한 후 glazing 작업에 들어간다.

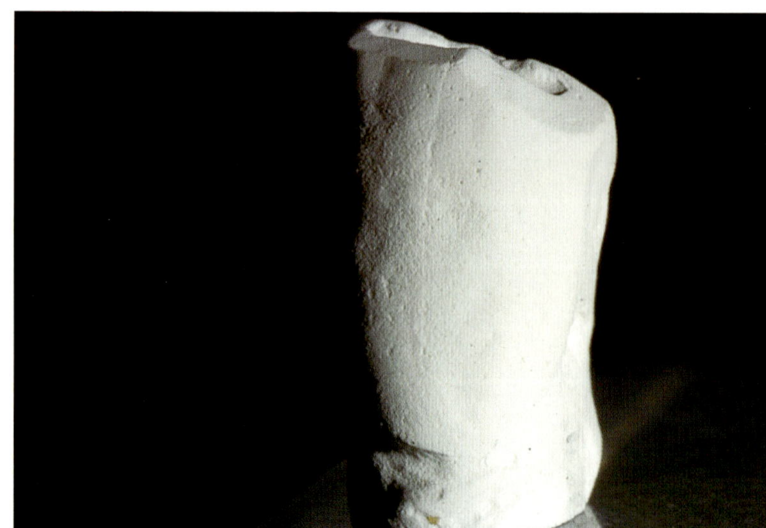

그림 8-12. 법랑질의 crack은 실제로 파절되었음을 의미하므로 표면의 형태부여 시 반드시 반영되어야 할 것이다.

후에 꼭 polishing 할 것을 기억해야 한다. 일단 crown을 glazing한 후 silicone rubber로 glazing된 표면을 매우 부드럽게 다듬어 준다.

이와 같은 방법으로 문제를 해결하며 crown 광택의 강도를 동시에 조절할 수 있다. 광택은 pumice를 이용한 기계적인 polishing으로 가능하다. 광택의 정도만큼 중요한 것 중의 하나는 표면의 매끈함을 조절하는 일이다.

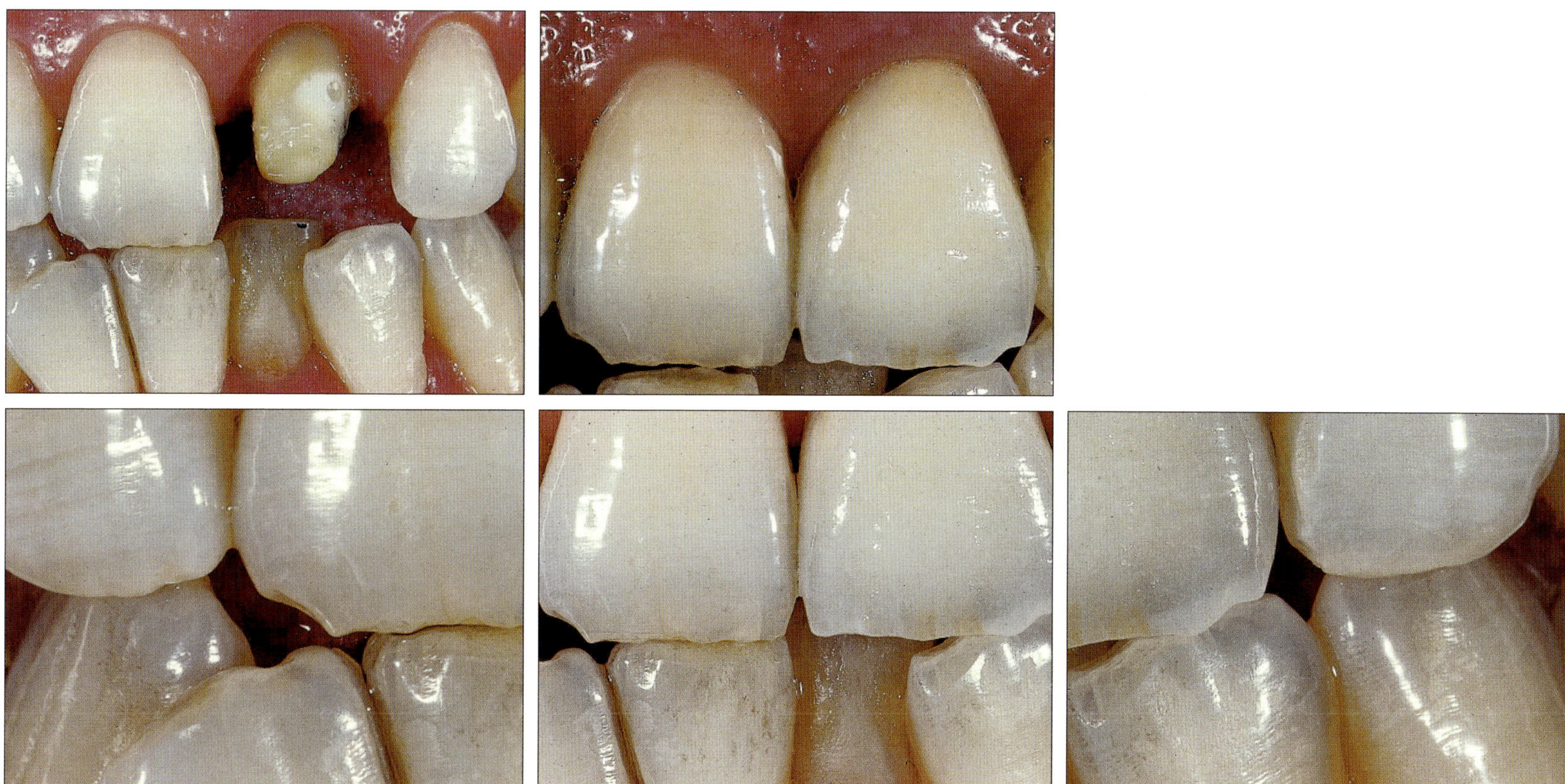

그림 8-13. 일련의 사진을 통해 glazing이 실패할 경우 수복물에 어떤 영향을 끼치는지 관찰할 수 있다. (Dr. Arture Arus de Mataro 임상 사례)

제9장 색특성

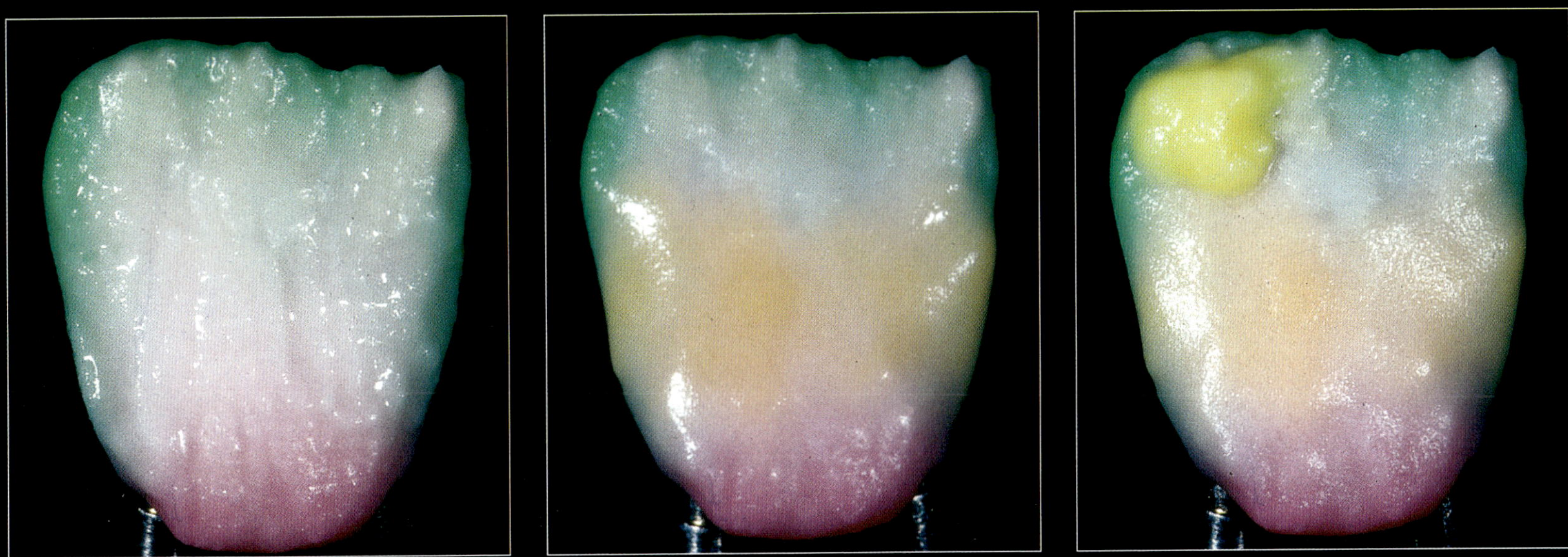

자연치의 색 특성

자연치에는 수 없이 많은 색 특성이 존재하는데 이 중 대부분은 법랑질에 의해서 만들어진다. 그러나 아쉽게도 이와 유사한 성질의 재료가 없기 때문에 여러 가지 색의 porcelain powder를 특정한 방식으로 배치하여 자연치와 유사한 시각적 효과를 연출한다. 이 장에서는 자연치에서 뚜렷이 드러나는 색 특성을 식별하고 아울러 ceramic으로 복원하는 방법을 사진을 이용하여 단계별로 설명할 것이다.

이 장의 이해를 돕고자 모든 작업은 Ivoclar의 제품인 d.SIGN의 범위 내에서 이루어졌다는 점을 덧붙이는 바이다. 저자가 이를 언급하는 중요한 이유는 이를 통해 색 특성을 나타내고 복원시켜서 100% 효율적인 수행이 가능했기 때문이다.

흰색, 주황색 및 갈색의 crack

이 색의 특성은 인접치의 법랑질에서도 찾을 수 있으며 다양한 양상 및 색으로 나타나는 일반적인 특성이기도 하다. 다양한 색은 크게 문제되지 않고 오히려 그 반대이다. 법랑질 crack의 모습은 빛의 굴절각에 따라 변화한다. 이는 빛이 fissure에 정면으로 닿을 경우 윤곽이 매우 뚜렷한 선으로 보이는 것을 의미한다(그림 9-1a). 반대로 빛이 측면에서 닿을 경우에는 빛의 굴절이 훨씬 커지는 것을 관찰할 수 있다(그림 9-1b).

대부분의 자연적인 crack이 법랑질에서 관찰되고 바로 이 부위에 색 특성을 부여해야 한다. 즉, 축성 시에 반투명 porcelain powder를 축성하는 최외층을 가르킨다. Crack을 재생할 때 반투명 층 두께 전체를 사용하는 것이 중요하며, 이러한 방법으로 자연치 균열에서와 같은 삼차원적 효과를 얻을 수 있기 때문이다. 만약 중간층에 stain을 사용하면 이차원적인 균열 효과를 내는 결과이므로 만족스럽지 못할 것이다.

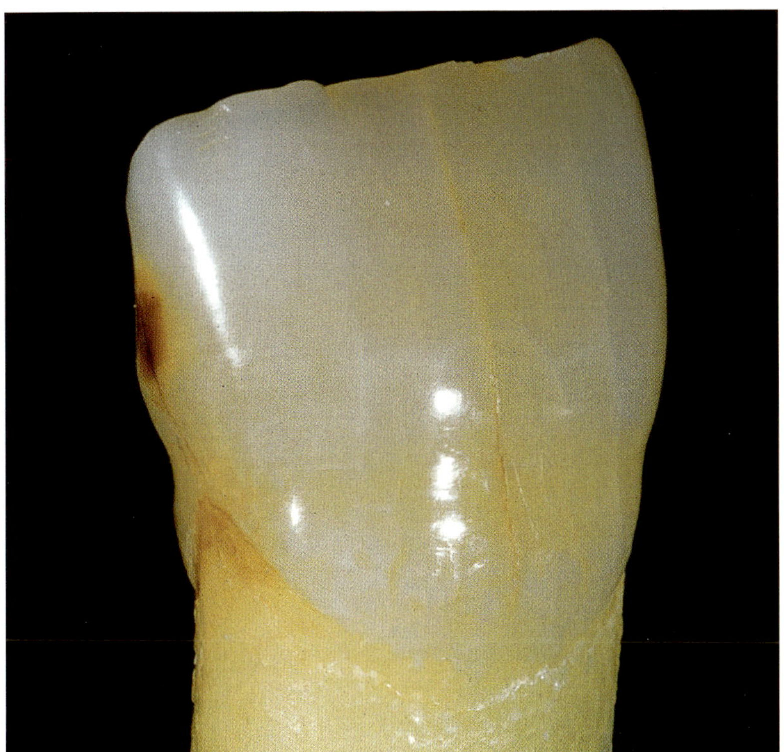

그림 9-1. a

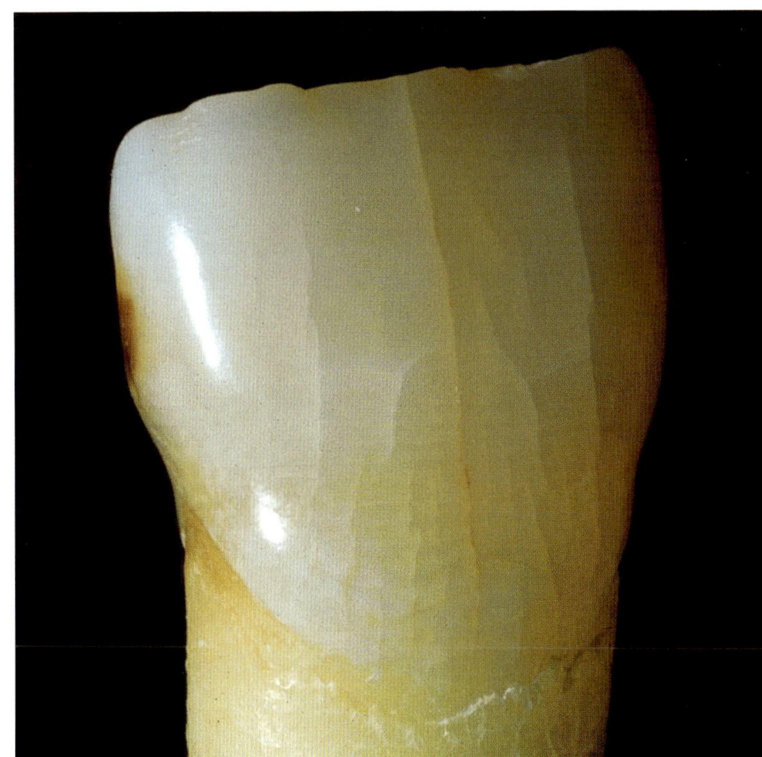

그림 9-1. b

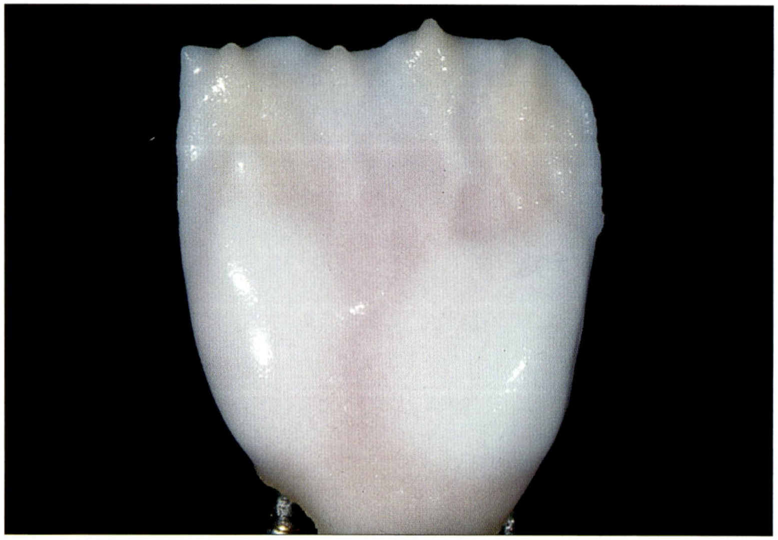

그림 9-2. 반투명 powder로 치아의 형태를 완성시키는 일만이 남았을 때 crack을 재현하는 출발점은 내부 축성에서부터 시작된다. 이 증례에서 dentin, incisal 및 기타 색 특성들은 이미 부여한 상태이다.

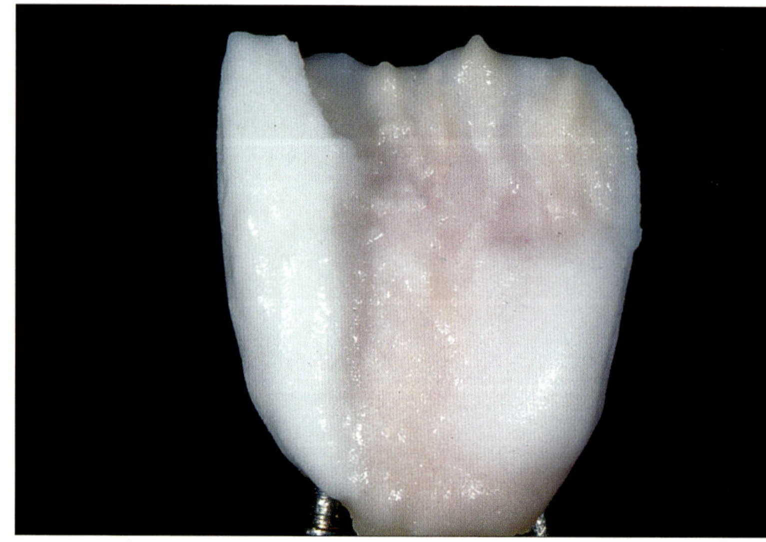

그림 9-3. 그 다음 NT를 이용하여 우리가 crack을 형성하려는 지점까지 치아의 형태를 완성한다

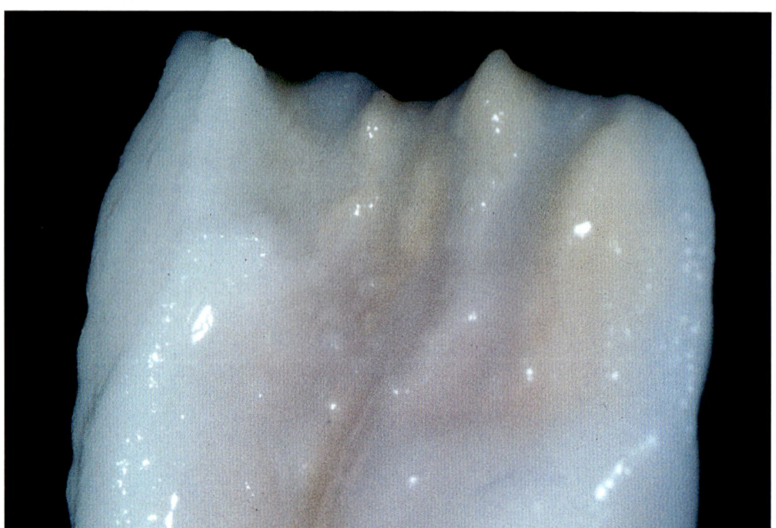

그림 9-4. NT를 사용하여 crack이 될 부위의 벽을 만든다. 이 벽은 축성 면에 가능한 한 수직이어야 하며 이 벽의 각을 증가시키면 훨씬 더 넓은 crack이 재현된다.

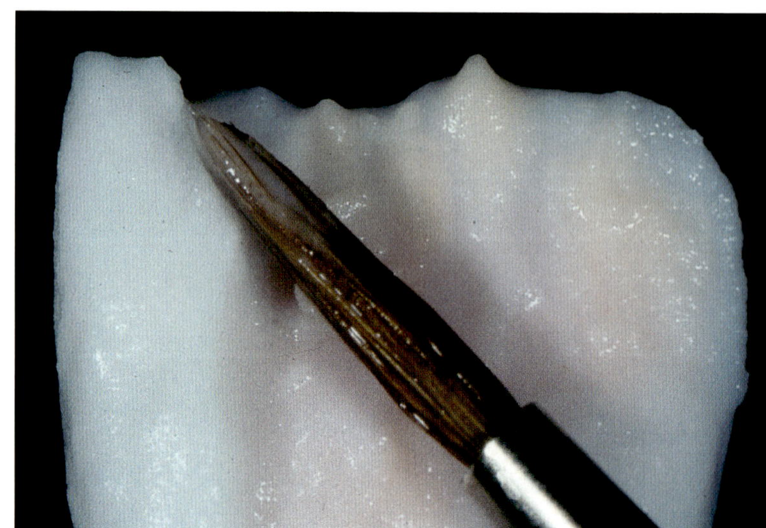

그림 9-5. 특수 porcelain인 crack liner를 brush에 묻혀 형성한 틈의 벽을 따라 한번 쓸어내린다. 이 때 솔질을 하는 porcelain(이 경우 NT)은 습한 상태여야 한다. 만약 그렇지 않을 경우 crack liner가 빨리 흡수되어 대비가 너무 강한 crack을 형성할 것이기 때문이다.

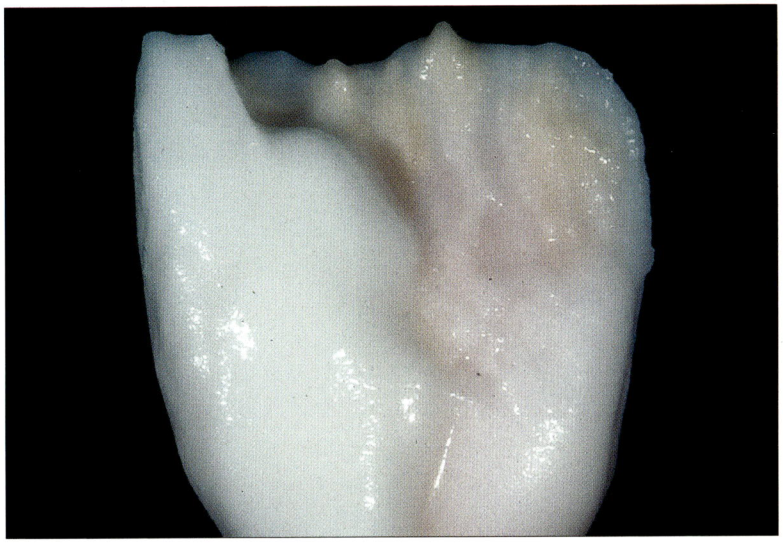

그림 9-6. NT로 crown의 형태를 완성시킨다. 이 때 fissure의 형태를 흐트리지 않고 이미 올려진 porcelain powder도 움직이지 않도록 translucent를 조심스럽게 축성한다.

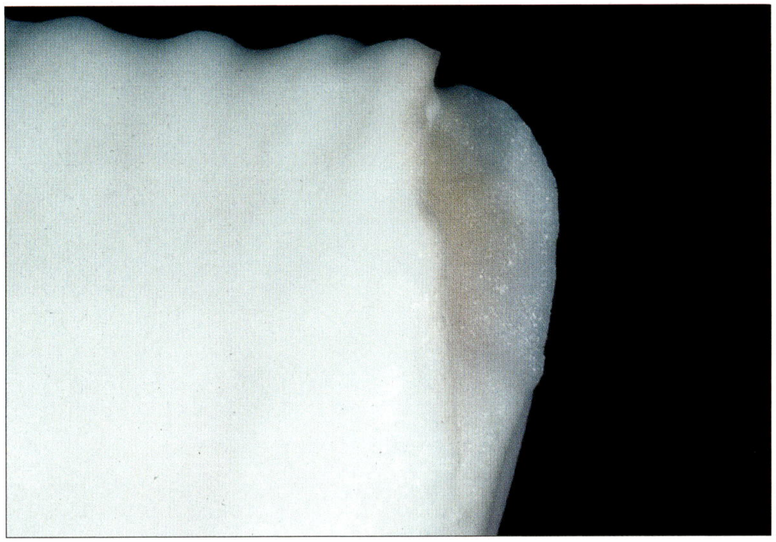

그림 9-7. 그 다음 crack을 만날 때까지 NT를 이용하여 치아 형태를 계속 잡아간다. 다음 crack에 도달하면 이전에 시행한 벽의 준비 작업을 동일하게 반복한다.

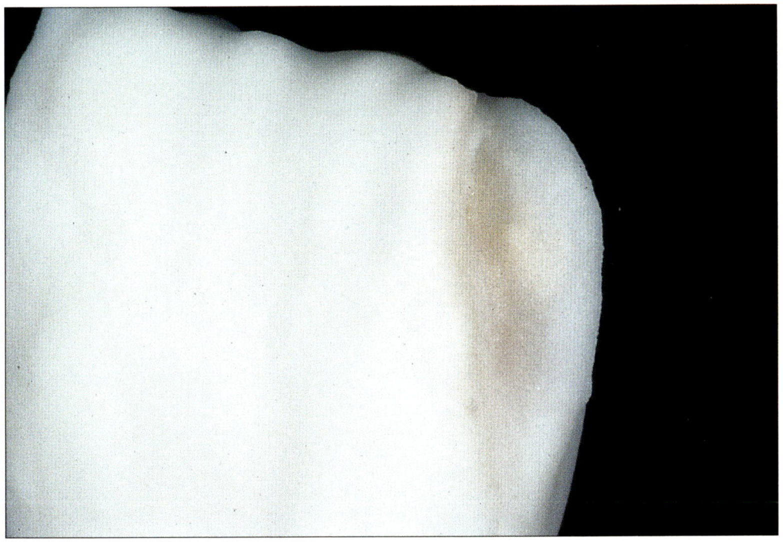

그림 9-8. 순수한 dentin powder로 만든 crack은 crack liner보다 빛의 굴절이 약하므로 점차적인 변이를 나타낸다. Brush에 dentin powder를 충분히 적셔서 올리고 이전과 같이 NT를 축성한다.

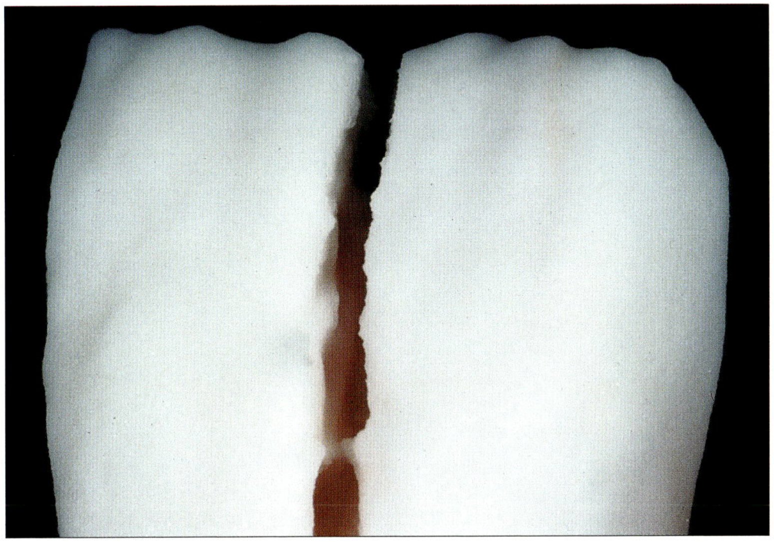

그림 9-9. 축성 전체가 완성된 후 스파튜라를 이용하여 crack을 만들 수도 있다. 일반적으로 직선 crack에서만 사용되는데 절단할 때 crack의 경로를 그리는 것이 매우 복잡하기 때문이다. 이 때 절단은 opaque 층까지 시행한다.

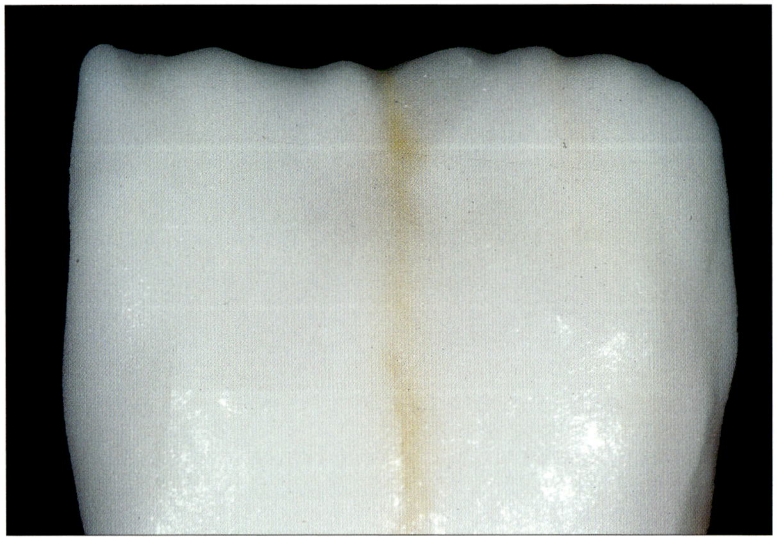

그림 9-10. 절단 후 양쪽 벽 중 한 쪽에 원하는 색을 칠한다. 여기서는 glazing porcelain으로 채도를 낮춘 주황색이 사용되었다. Glazing porcelain이 가장 바람직한데 축성용 액체는 그 농도로 인해 색소가 축성 porcelain으로 퍼져나갈 위험성이 있기 때문이다. 색을 입히고 porcelain powder가 유연한 상태일 때 양쪽 면을 붙여서 치아 형태를 완성한다.

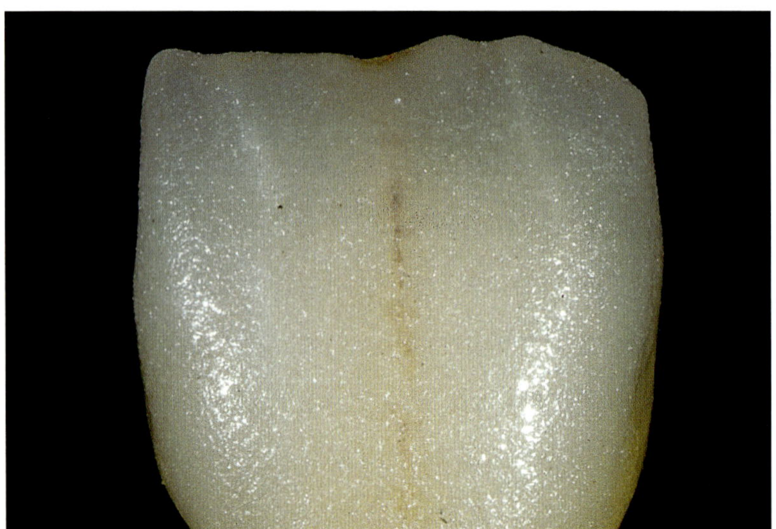

그림 9-11. 소성 후의 모습이다.

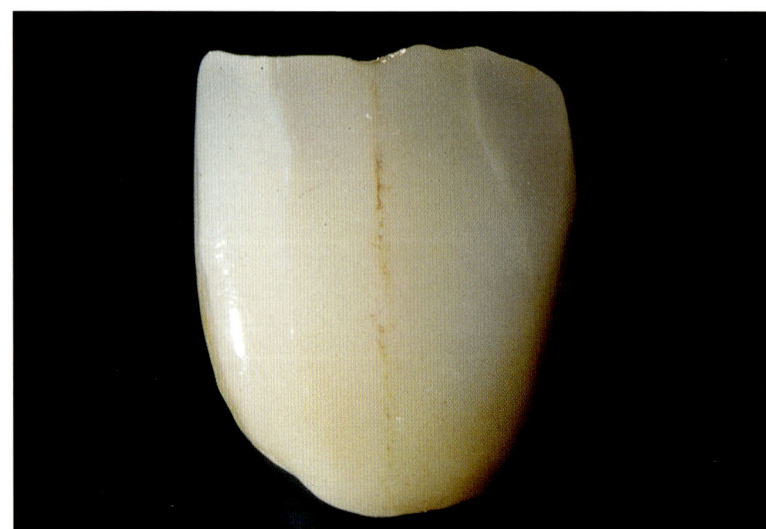

그림 9-12. Polishing과 glazing이 끝난 후의 fissure이다. 빛이 치아 근심면의 측면으로 강하게 작용하여 Crack Liner의 예외적인 반응을 관찰할 수 있다. Fissure의 근심면이 원심면보다 훨씬 더 채도가 높은데, 이는 자연치 법랑질의 실제 fissure와 동일한 방법으로 빛을 차단하기 때문이다.

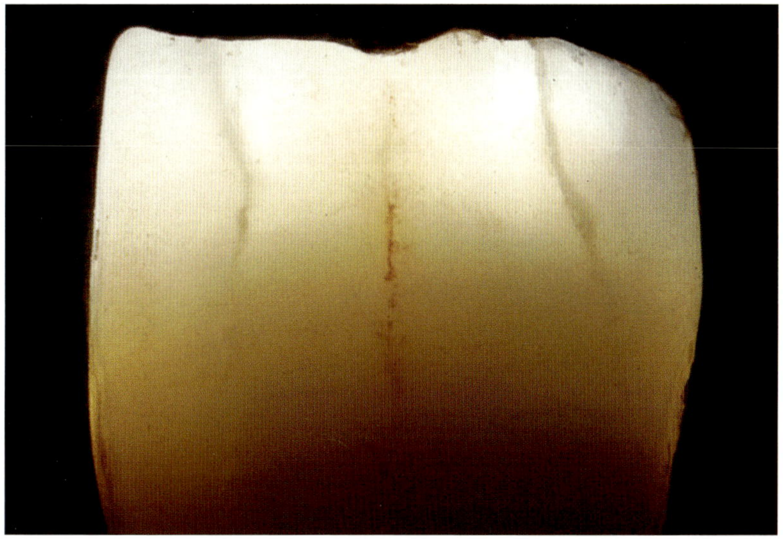

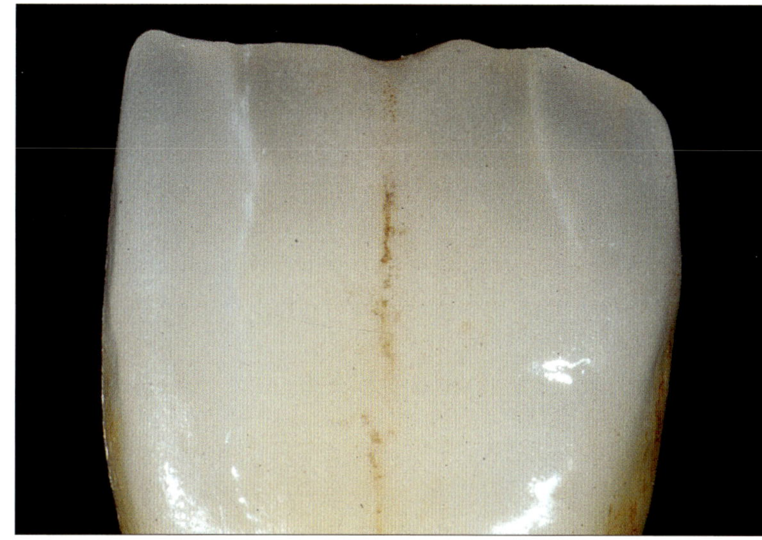

그림 9-13, 14. 빛의 반대 방향에서 fissure를 관찰함으로써 빛을 차단하는 양상을 명백하게 인지할 수 있다.

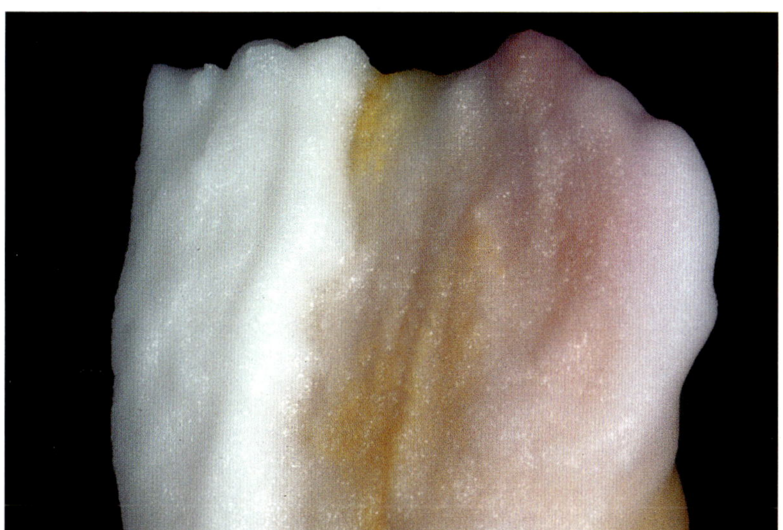

그림 9-15. 만약 여과된 색을 사용하여 좀 더 진한 crack을 만들고 싶다면 동일한 방법을 구사하면 된다.

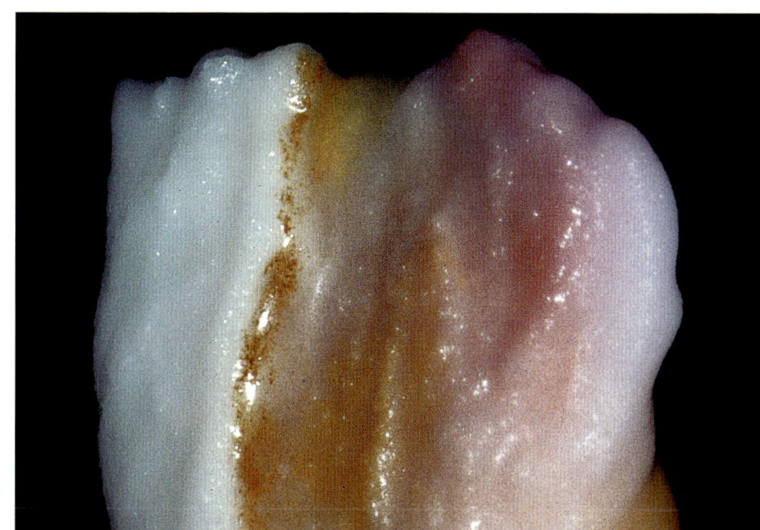

그림 9-16. 더 순수한 색소나 brown과 같은 더 진한 색을 사용할 수 있다.

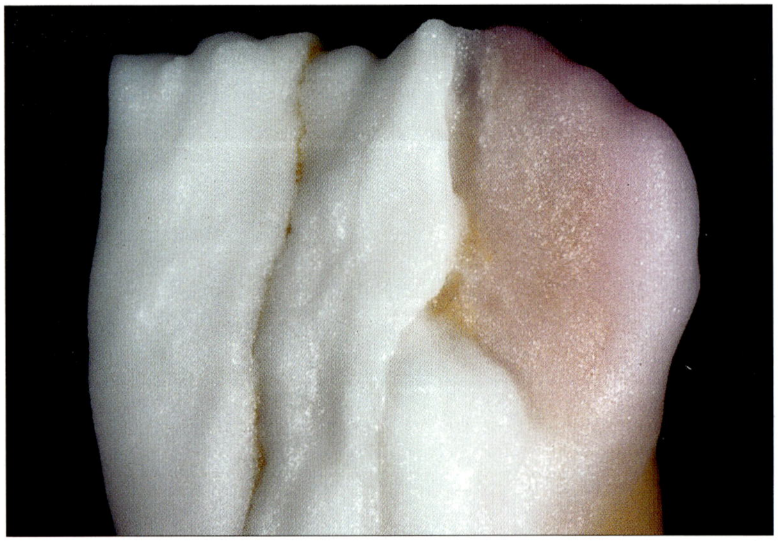

그림 9-17. 벽에 채색한 후 저자가 앞에서 설명한 방법대로 NT를 사용하여 치아를 완성한다.

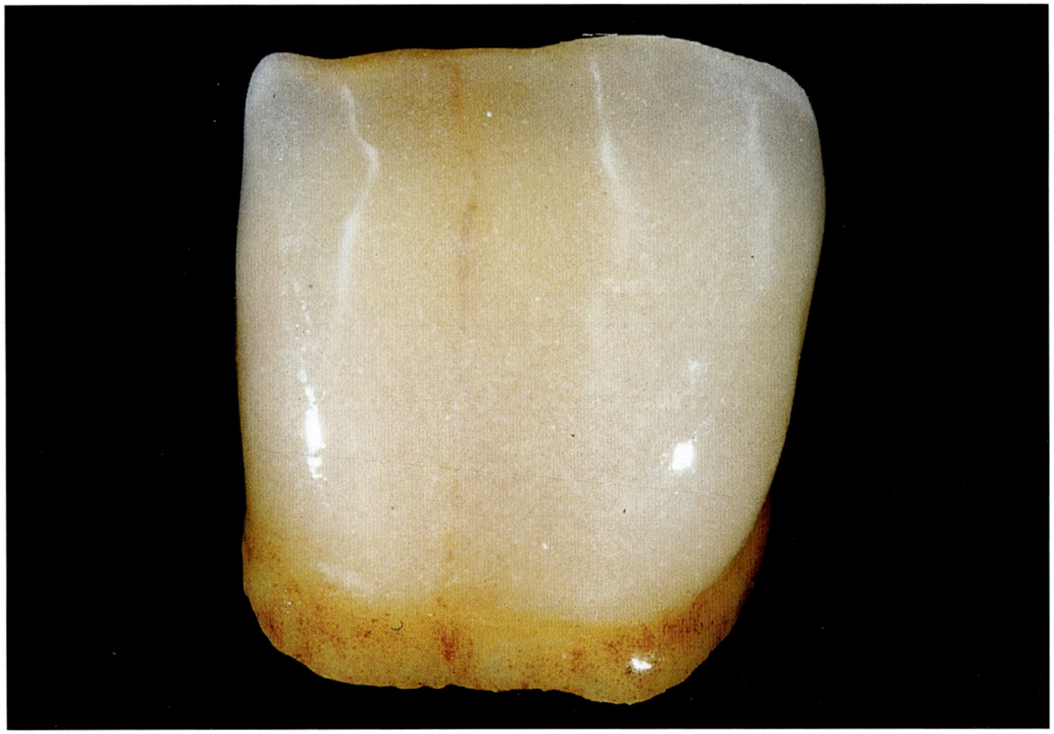

그림 9-18. 얻어진 결과를 보여준다.

밝은 부분

이 부위는 정도의 차이가 있을 뿐 자연치의 99%에서 찾을 수 있는 특성이다. 따라서 이를 색 특성으로 인지하는 것을 넘어서 축성 단계에 포함시킬 것을 주장하는 바이다.

일반적으로 법랑질이나 상아질의 단순한 흰 부분인 작은 형태를 나타내지만 많은 경우에는 탈석회화된 부분처럼 훨씬 더 뚜렷하게 보이기도 한다.

원칙적으로 축성의 첫 번째 층인 dentin에 이 색 특성을 부여할 수 있다. 흰색으로 포화된 dentin powder로 효과를 줄 수 있으며, 흰색의 채도와 치아 내에서 위치를 잘 조절해야 한다. 만약 이 단계에서 실수를 범한다면 축성 과정 전체를 반복하지 않고 수정하는 것은 불가능하기 때문이다. 한편, 최외층에 직접 접근하여 실행하는 방법도 고려해 볼 수 있는데 이 부위의 명도를 조절할 경우 opaque해져서 결과적으로 반투명성을 상실할 수 있는 불리한 점이 있다. 따라서 이 색 특성은 중간층에서 시행되어야 한다.

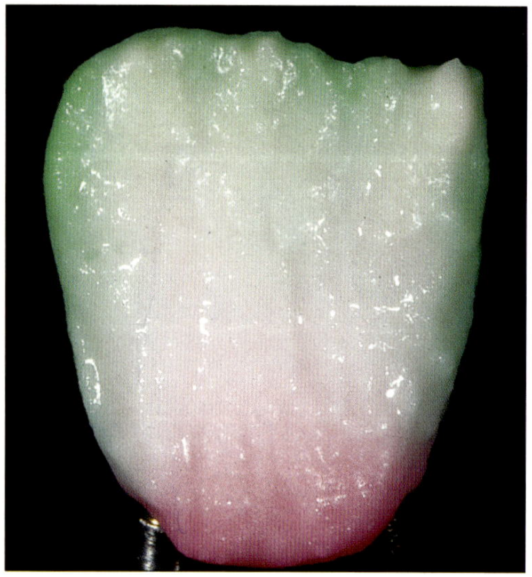

그림 9-19. 이 색 특성을 발전시키는 출발점은 축성의 base이다. 이 경우 이미 상아질, 절단부 및 절단부의 색 특성을 각각의 위치에 배치하였다.

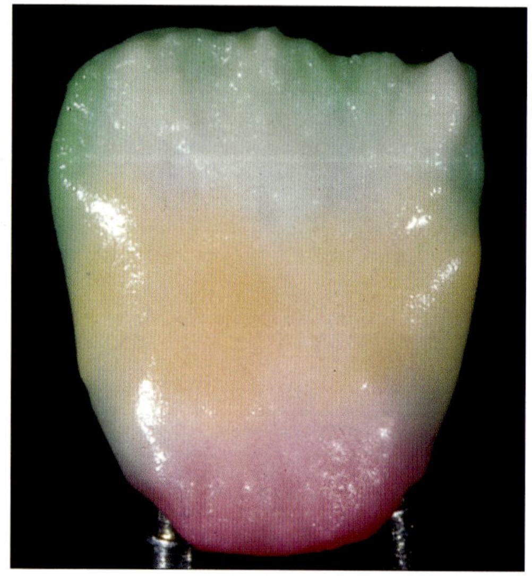

그림 9-20. 이 증례에서는 band의 형태로 white area를 부여하려고 한다. 이를 위해서는 Impuls' Effect 2와 같은 흰색의 반투명 powder를 사용한다. 시각적으로 보다 잘 보이게 하기 위하여 porcelain powder를 노란색으로 물들였다.
이제 남은 일은 소량의 Effect 2를 dentin powder의 맨 위에 배치시키는 일이다. 강도는 ceramic 층의 두께로써 조절하되 더 뚜렷하게 나타내고 싶을 경우 Effect 2를 대량 사용하는 대신 Effect 3와 같이 희고 채도가 높은 반투명 powder로 대체한다.

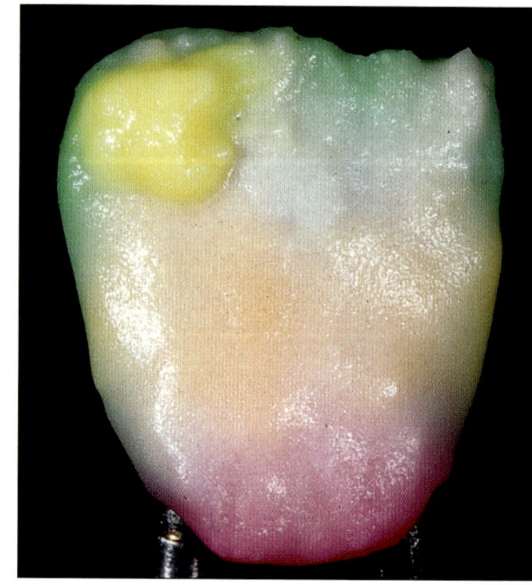

그림 9-21. 절단부의 원심 line angle에 탈석회화된 부분을 나타내고자 한다. 이를 위해서 Effect 4와 같이 희고 포화도가 높은 반투명 powder를 사용하여 탈석회화를 부여한다. 우리가 나타내고자 하는 특성이 매우 분명하므로 이와 같이 뚜렷한 특성은 중간층에서부터 시작하며, 빛이 Effect 4와 만나 확연한 효과가 나타나는 것을 보장받기 위해서 최외층에서도 시행한다.

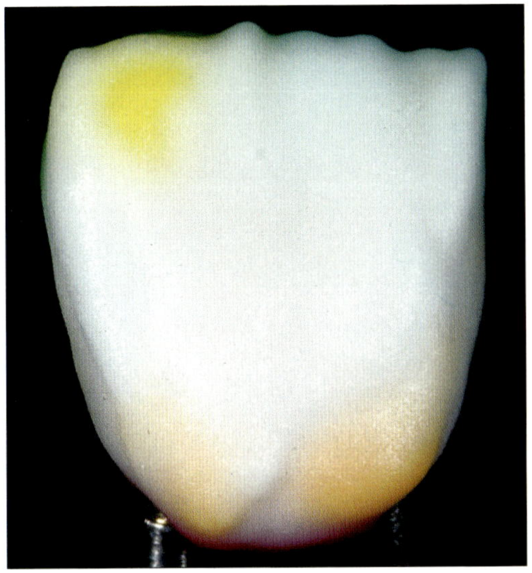

그림 9-22. 치아 형태 전체를 NT로써 완성하되 Effect 4로 재현된 영역을 덮지 않도록 주의해야 한다.

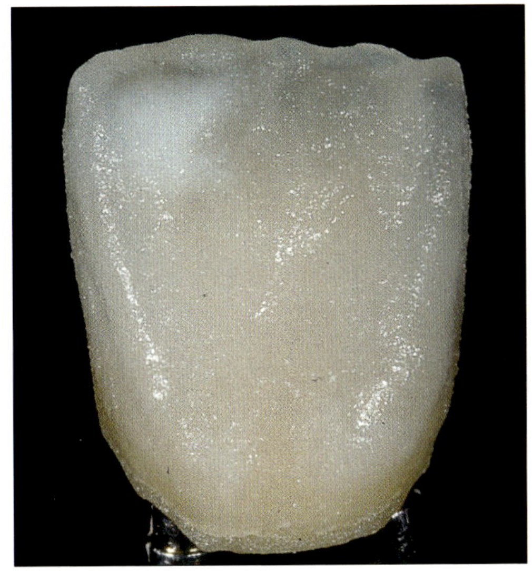

그림 9-23. 소성 후의 모습이다.

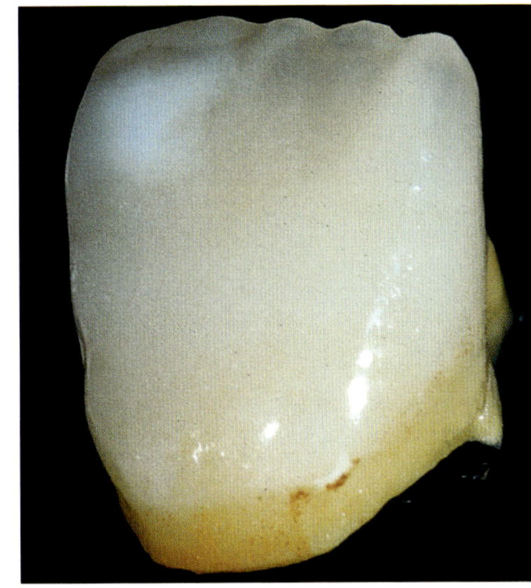

그림 9-24, 25. Polishing과 glazing이 끝난 후 색 특성을 감상할 수 있다.

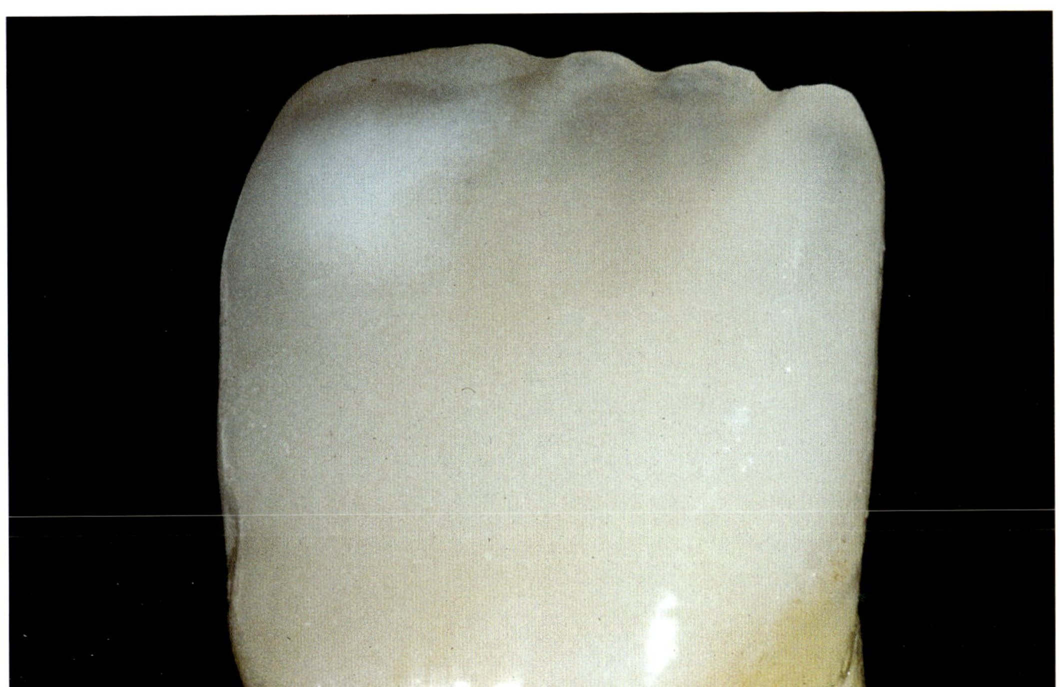

그림 9-25.

Opalescent Incisal Edge

젊은 치아에서는 투명하고 명확한 절단부를 따라 opalescence를 볼 수 있다. 이 특성을 재현하는 작업은 결코 쉽지 않지만 그렇다고 불가능하지도 않다. Opalescence는 절단부에서 빛이 집중되는 부위를 나타내는데, 이를 'incisal halo' 라고 칭한다. 자연치에서는 법랑질의 빛의 굴절로 인해서 'incisal halo' 가 자동적으로 나타나게 된다. Opalescent porce-lain powder는 자연치 법랑질과 같은 정도로 빛을 굴절하지 못하므로 'incisal halo' 를 재현할 경우에는 stain이 포함된 porcelain powder를 사용한다.

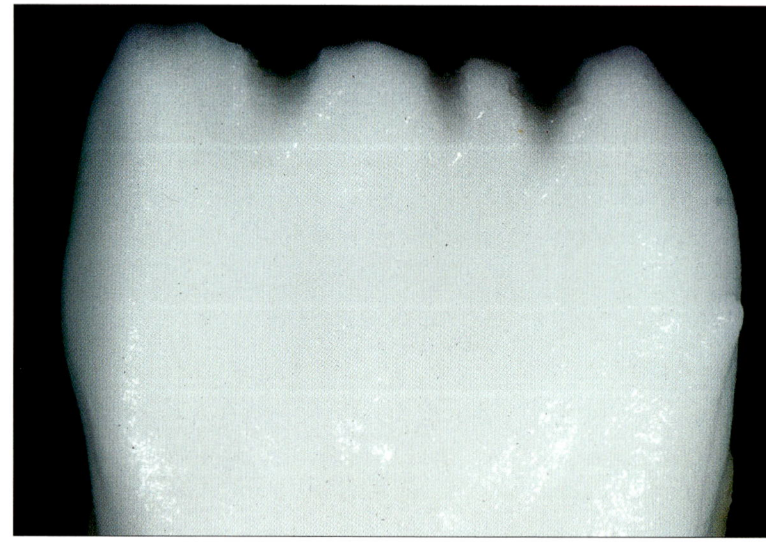

그림 9-26. 절단부에 opalescence를 나타내기 위해서는 완전히 완성된 축성에서 이전에 만든 mamelon의 형태를 따라 절단부를 cut-back하는 작업으로 시작한다. 그 다음 cut-back한 지점까지 점차 얇아지도록 transparent 층으로 덮는다.

그림 9-27. Impuls' Effect 1과 같은 opalescent porcelain powder를 지금까지 축성된 부분과 지나치게 혼합되지 않도록 주의하여 축성한다. 이 때 transparent blue를 쐐기 모양으로 올리는 것도 가능하다.

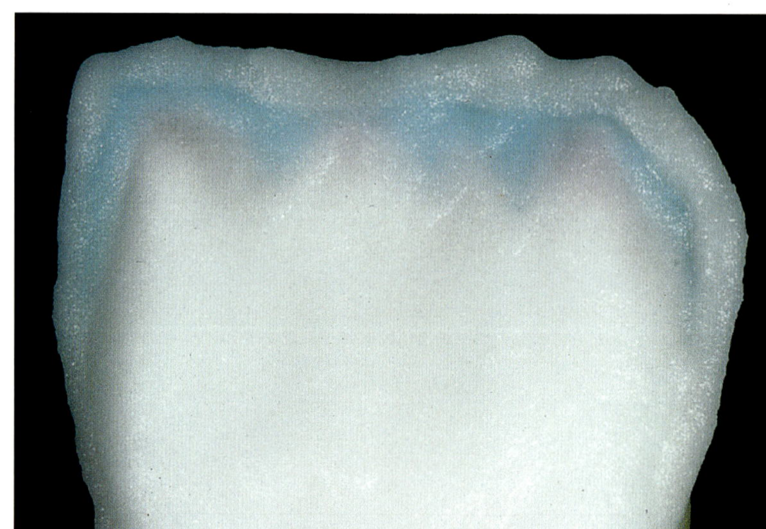

그림 9-28. Opalescent edge를 복원시킨 후 Edge powder를 사용하여 incisal halo가 될 부위를 형성한다. 절단부를 축성할 때 이전에 축성한 Effect 1과 혼합되지 않도록 주의한다.

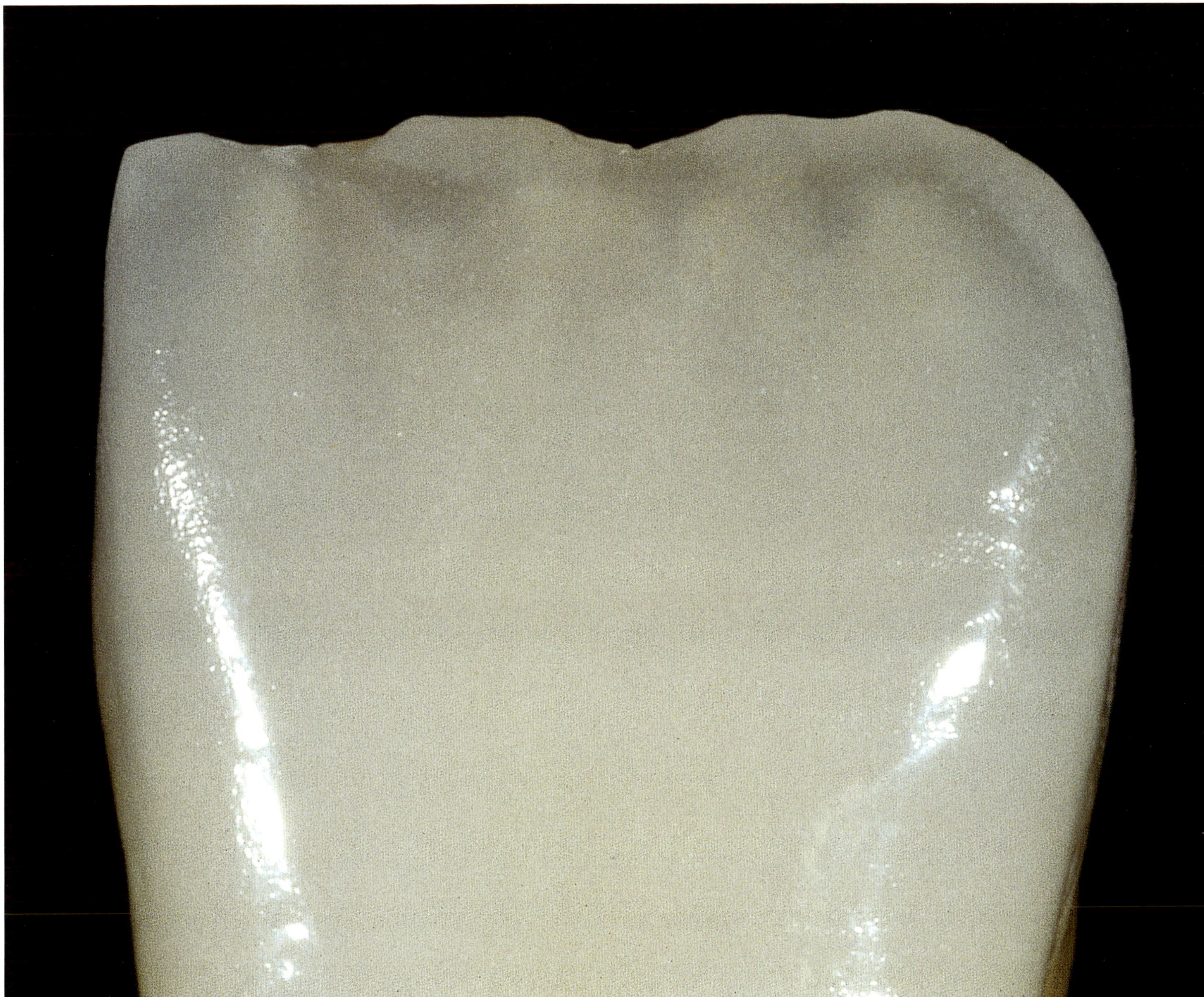

그림 9-29. 소성이 끝난 후에 opal효과를 나타내는 절단부와 incisal halo를 뚜렷이 관찰할 수 있다.

177

절단부의 마모

기능으로 인하여 절단부가 구개면을 따라 닳는 것을 마모(abrasion)라 지칭한다. 이것이 법랑질에 나타날 경우 치아 외형도 변화하지만 색의 변화도 수반한다. 후자의 현상은 논리적으로 매우 합당한데 마모의 과정 중에 법랑질이 상실되고 상아질이 노출되기 때문이다. 흔히 이 부위는 잔 기포가 심하며 매우 심한 착색이 나타난다.

저자는 이 작업에서 채도가 높은 색으로 마모를 나타내어 뚜렷하게 부각되도록 하였다.

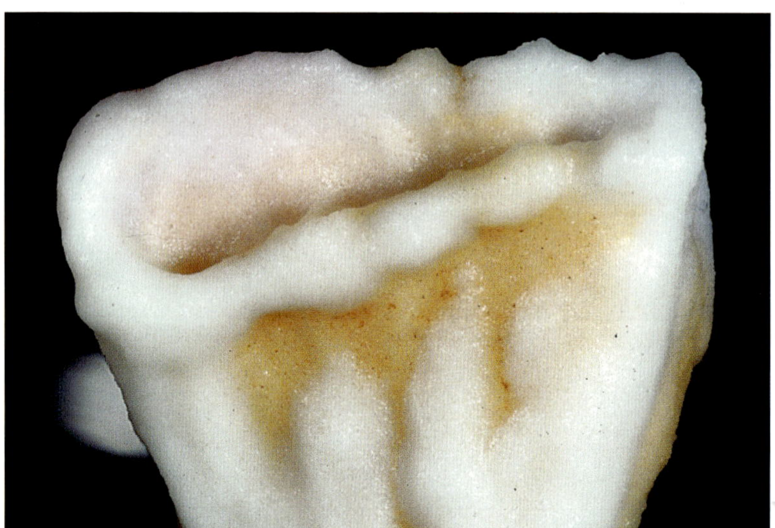

그림 9-30. 절단부의 마모를 재현하려면 축성이 완전히 완성된 후 이 특성을 부여한다. 일단 구개면을 형성한 후 스파튜라를 사용하여 porcelain powder를 분리하여 골을 형성한다. 이 골로써 abrasion 형태를 시작한다.

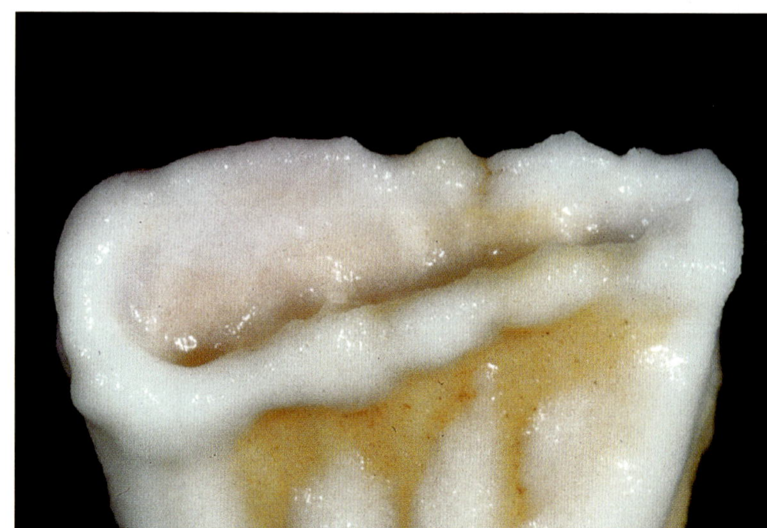

그림 9-31. Fissure에 crack liner를 바르는 것은 빛을 차단하는 데 의의가 있다. Fissure의 벽을 따라 가다가 임의의 지점(여기서는 마모의 원심)에서 소량의 흰색 stain을 입힌다.

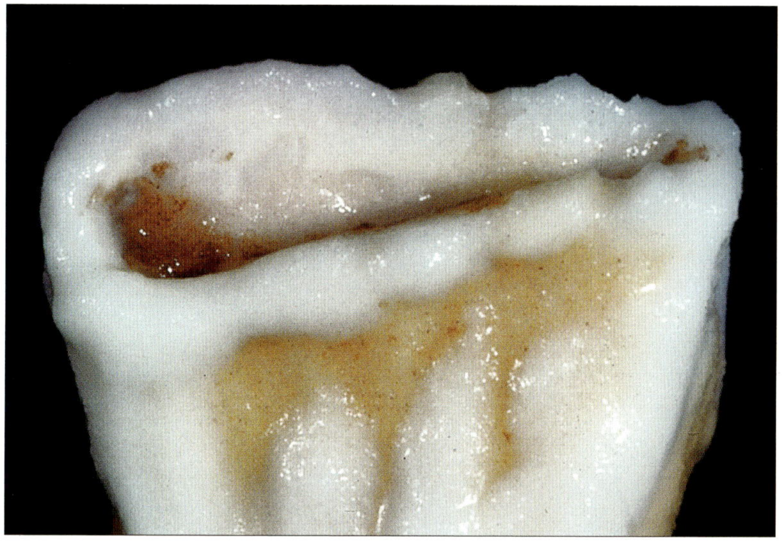

그림 9-32. 이 때 더 강한 색을 써도 좋다. 갈색을 밑바닥에 입히고 소량의 한 덩이를 마모면 측면에 입힌 것을 관찰할 수 있다. 주황색 및 카키색 등도 사용 가능하다.

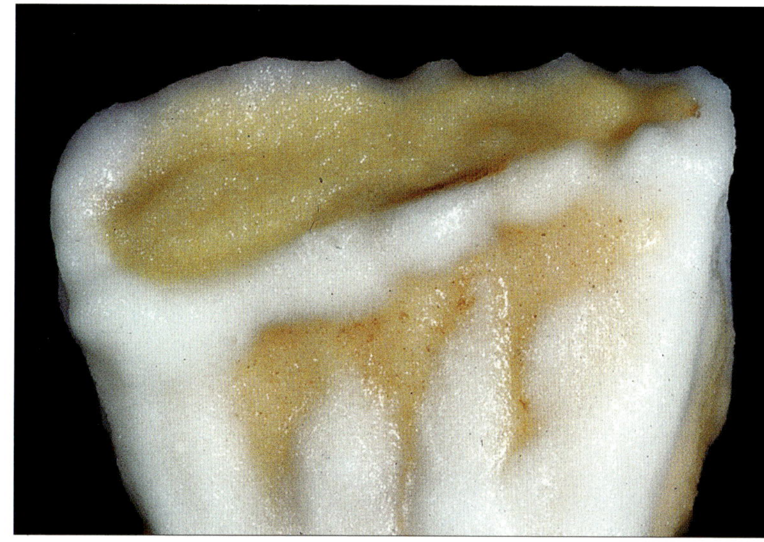

그림 9-33. Oc. Dentin B와 Oc. Dentin O를 각각 반씩 혼합한 후 약간 더 opaque 한 효과를 내려고 소량의 강한 흰색을 첨가한다. 이 dentin powder를 마모면 함몰부 전체에 채우면 법랑질과 상아질을 통과하여 여과된 internal dentin의 양상을 얻을 수 있다.

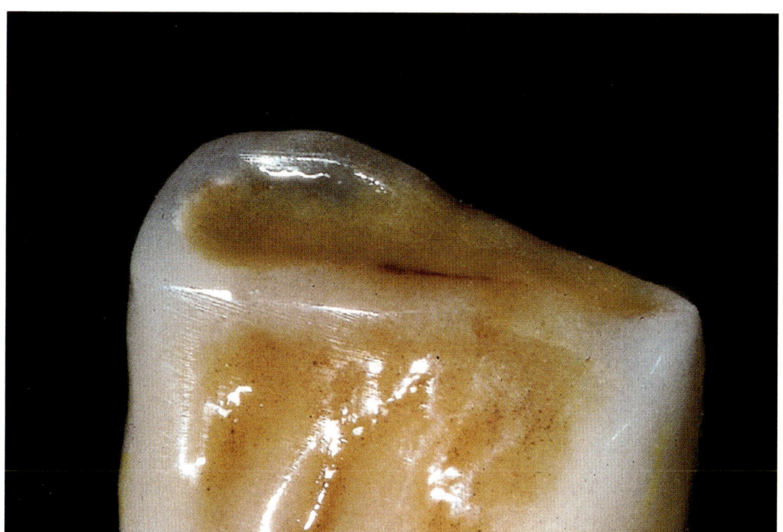

그림 9-34. 마모된 모습이다.

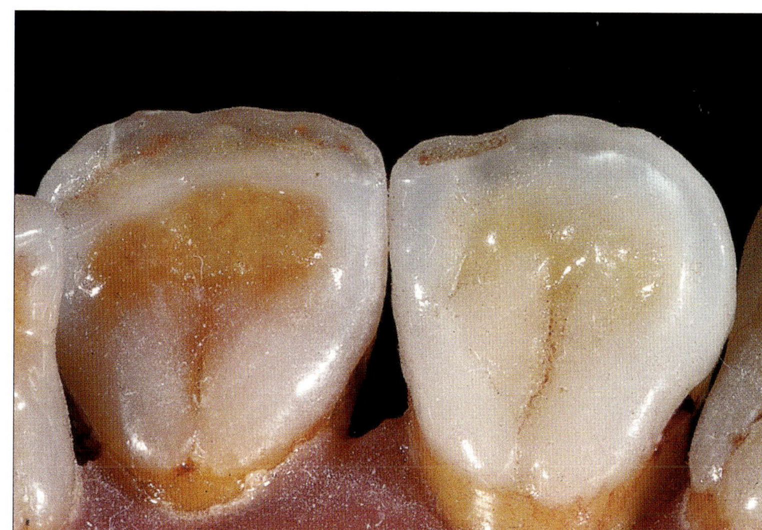

그림 9-35. Oc. Dentin B와 Oc. Dentin O를 각각 반씩 혼합한 것을 상아질색의 shade와 섞어 dentin powder로 사용하면 마모의 양상이 좀 더 부드럽다. 색의 강도는 사용된 shade의 양에 따라 조절 가능하다.

절단부의 Mamelon

이 특성은 젊은 치아에서 매우 흔히 나타나는 현상이지만 노령의 치아에서는 점차로 희미해져 간다. 설령 mamelon이 없더라도 색의 선택시 최소한 약간의 흔적을 복원하는 일을 염두에 두어 절단부의 색채를 풍부하게 한다면 구강 내에서의 조화가 보다 순조롭게 될 것이다. 환자의 구강 내에서 직접 치아 색을 정하지 않았을 경우에는 너무 뚜렷한 색으로 축성하지 않기 바란다. 이를 실행하기 위해서 Impuls의 Salmon mamelon porcelain powder를 추천하며, 정확한 응용을 보장하기 위해서는 mamelon을 부여하는 데 사용되는 porcelain powder 자체와 함께 또한 porcelain powder 내의 습기가 중요하다. 또한 작은 전이부위를 나타내는 두 가지 색의 porcelain powder 사이의 색 교환이 이 기술로써 가능하다.

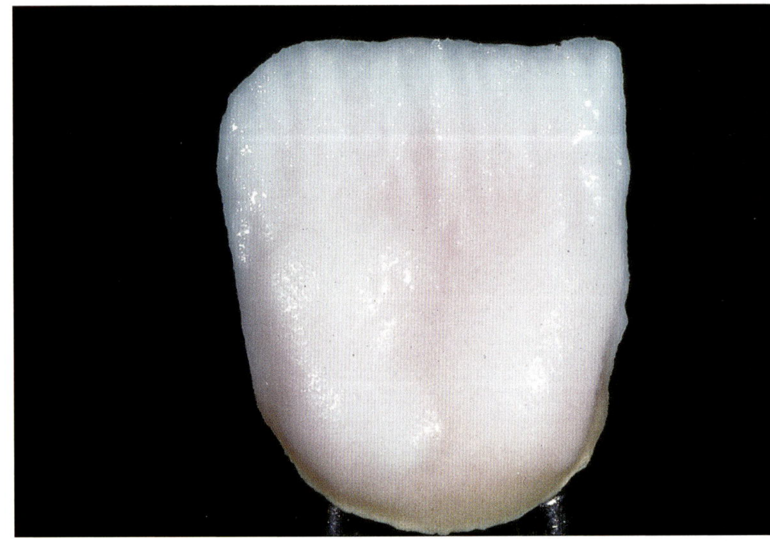

그림 9-36. Mamelon porcelain powder는 dentin과 incisal의 축성 기초단계에서 시작해야 한다.

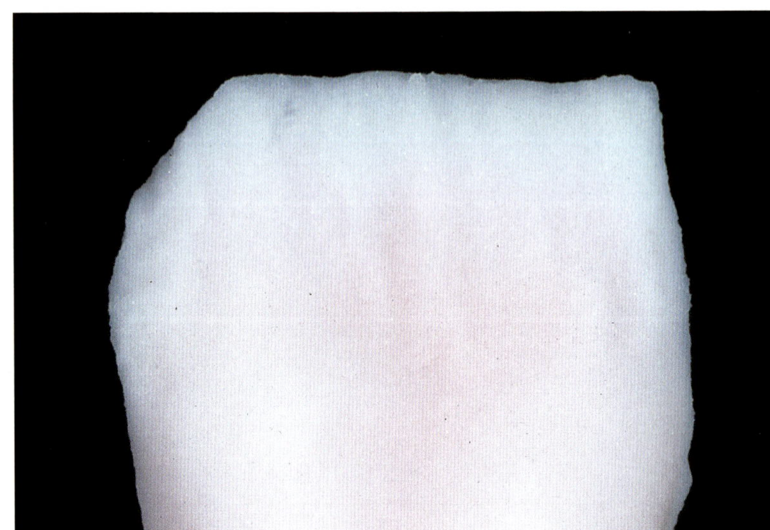

그림 9-37. 먼저 절단부의 원심 및 근심 코너를 cut-back한다.

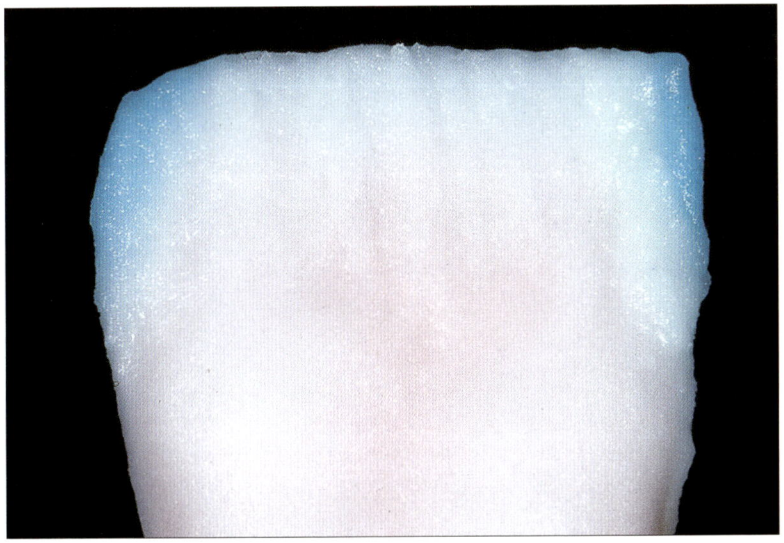

그림 9-38. 양 쪽 코너를 Impuls의 Transparent Blue로 다시 축성한다.

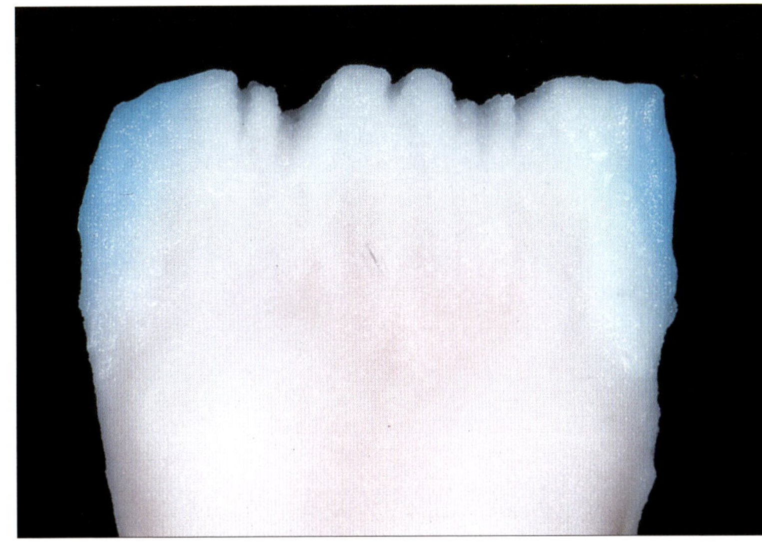

그림 9-39. 절단부를 brush을 사용하여 작은 wedge 모양으로 절단한다.

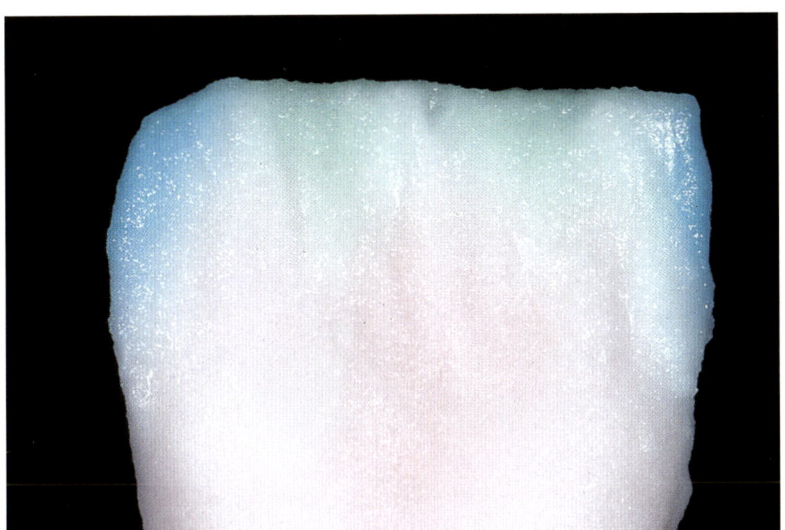

그림 9-40. Impuls의 Effect 1과 같은 opalescent porcelain powder를 절단된 wedge 부위에 다시 채운다.

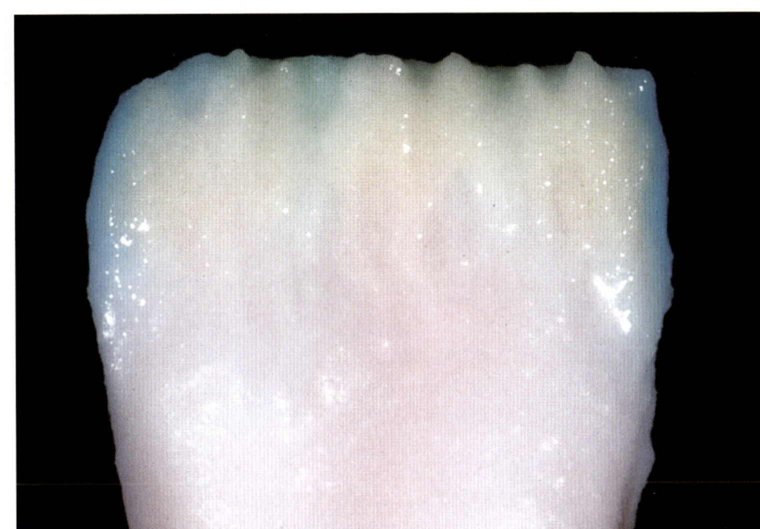

그림 9-41. 선택한 색인 Salmon mamelon porcelain을 사용하여 incisal에서 porcelain의 wedge 형태를 발전시킨다. 이로써 정확히 mamelon 중앙에서 최대 두께를 얻는다.

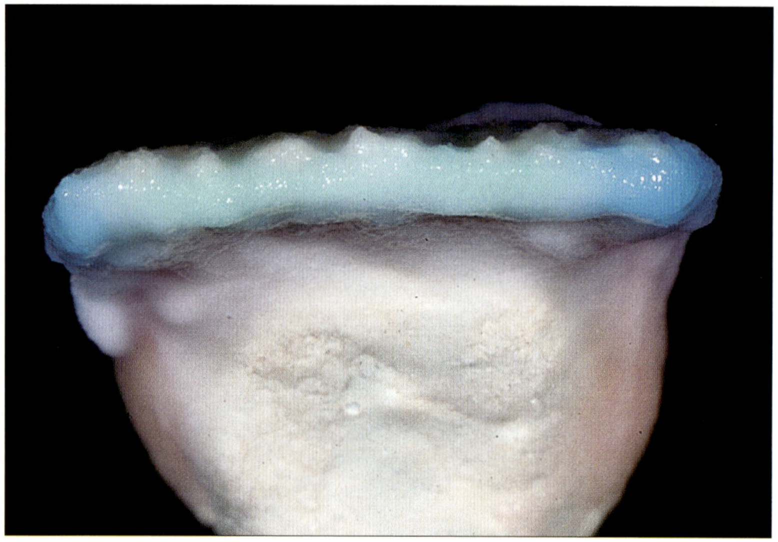

그림 9-42. Mamelon 정점을 뚜렷하게 만드는 일이 필요한 경우에는 소량의 Brilliant dentin을 가장 두꺼운 부분에 축성한다. 이 porcelain powder는 매우 불투명하므로 극소량을 사용하여야 한다.

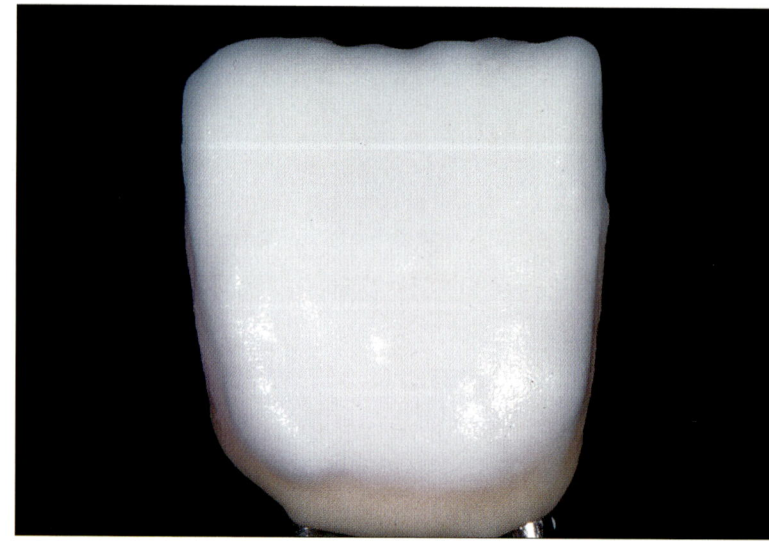

그림 9-43. 이제 NT로써 모든 층을 완성하며 절단부를 점점 줄이는 일이 남아 있다. 이 때 한가지 사항만 염두에 두면 된다. 즉, 축성하는 NT의 양이 많아질수록 색 특성은 덜 뚜렷하게 나타날 것이다.

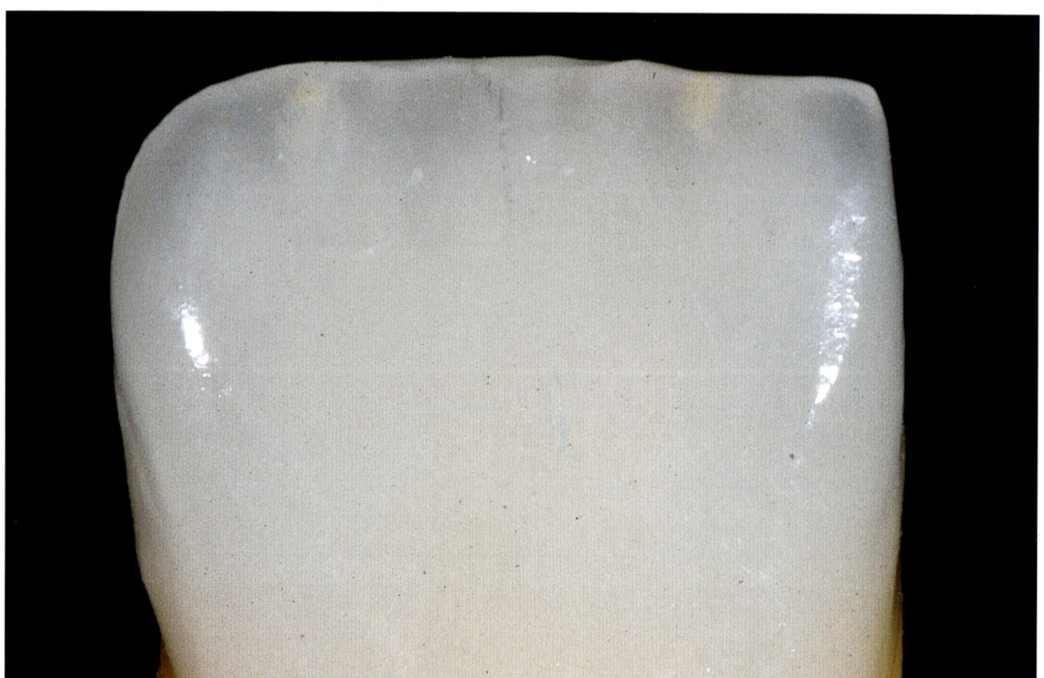

그림 9-44. 완성된 crown이다.

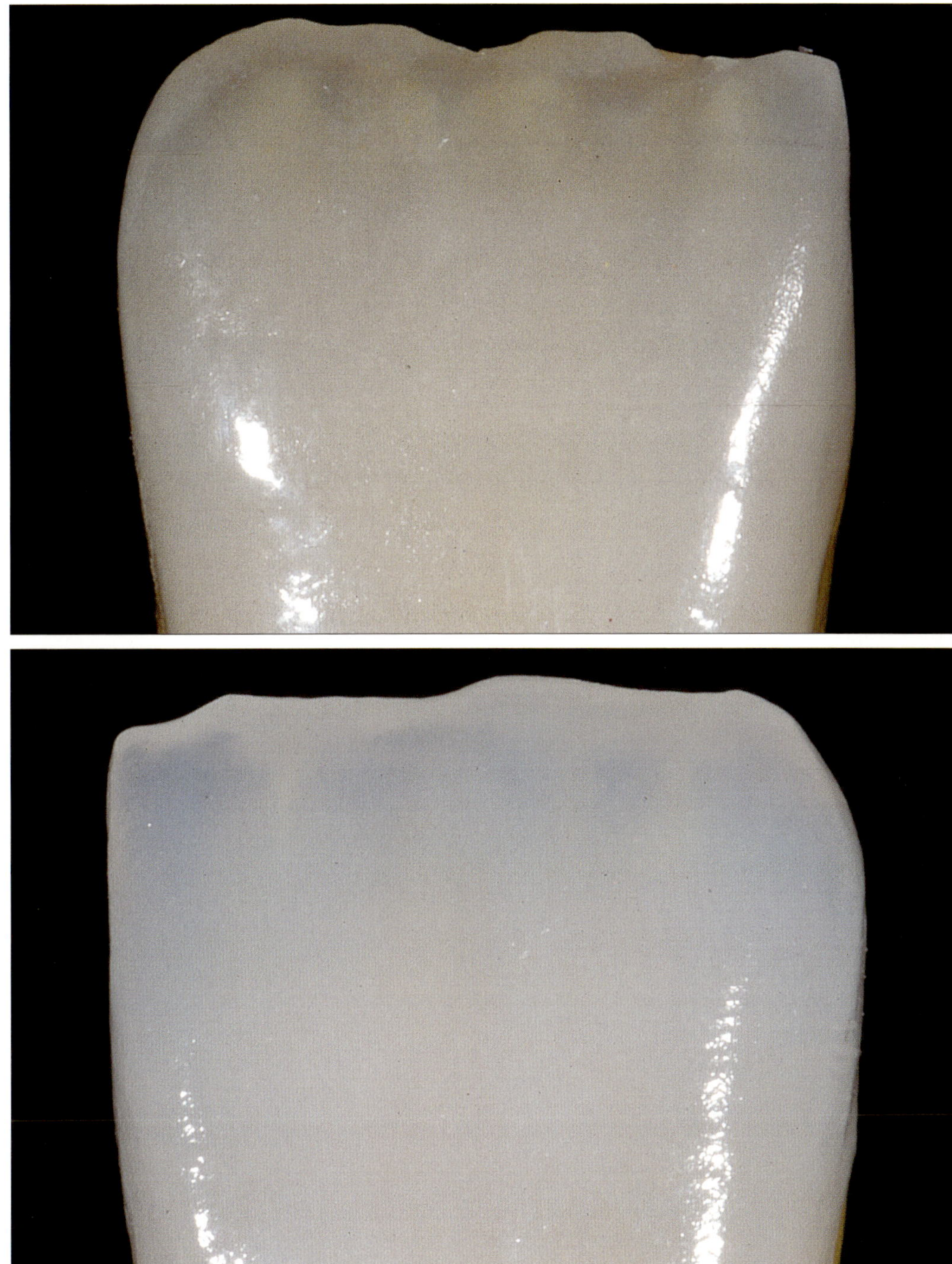

그림 9-45. a, b, 절단부에 있는 mamelon의 또 다른 예이다.

빛 흡수 영역

때때로 치아의 반투명성이 증가하는 부위에서 마치 회색 영역을 관찰하는 인상을 가지게 된다.

이 특성은 자주 수평 띠의 형태로 나타나는데 이것을 dentin 위에 재현하는 일이 과제이다.

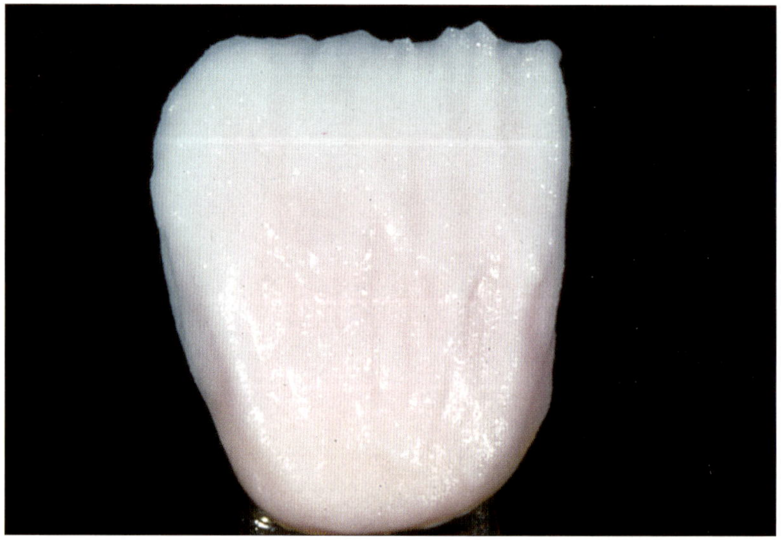

그림 9-46. 이 특성을 재현하려면 축성의 완성된 형태가 필요하다.

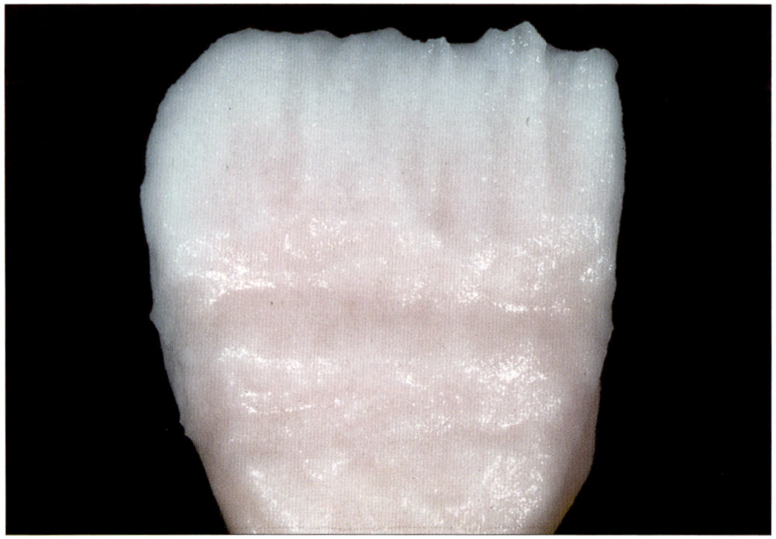

그림 9-47. 이 증례에서는 두 개의 작은 수평 band를 재현하기 위해서 brush로 두 개의 fissure를 만든다. 이 때 중요한 것은 fissure의 벽을 지나치게 수직으로 형성하지 않도록 하는 것이다. 이 현상이 일어날 경우 색 특성을 제한시킬 것이기 때문이다.

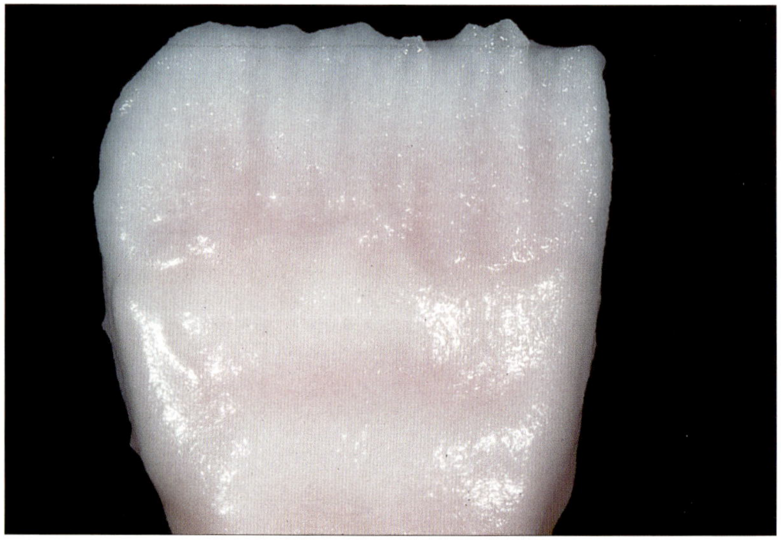

그림 9-48. 순수한 NT로 fissure를 채운다.

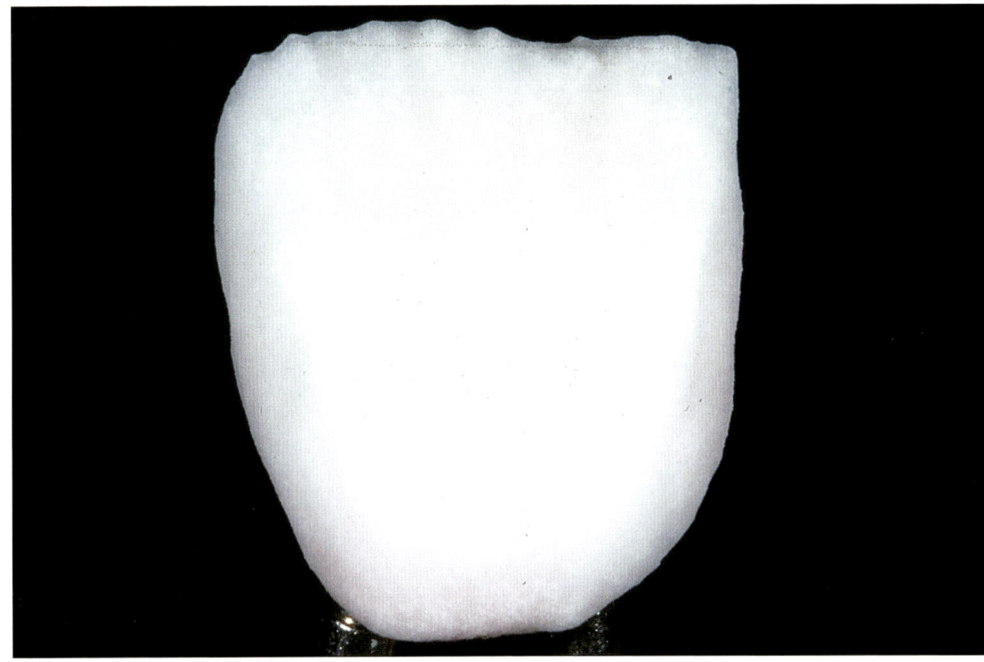

그림 9-49. Fissure를 채운 후 통상적인 방법으로 NT를 이용하여 치아의 형태를 완성한다.

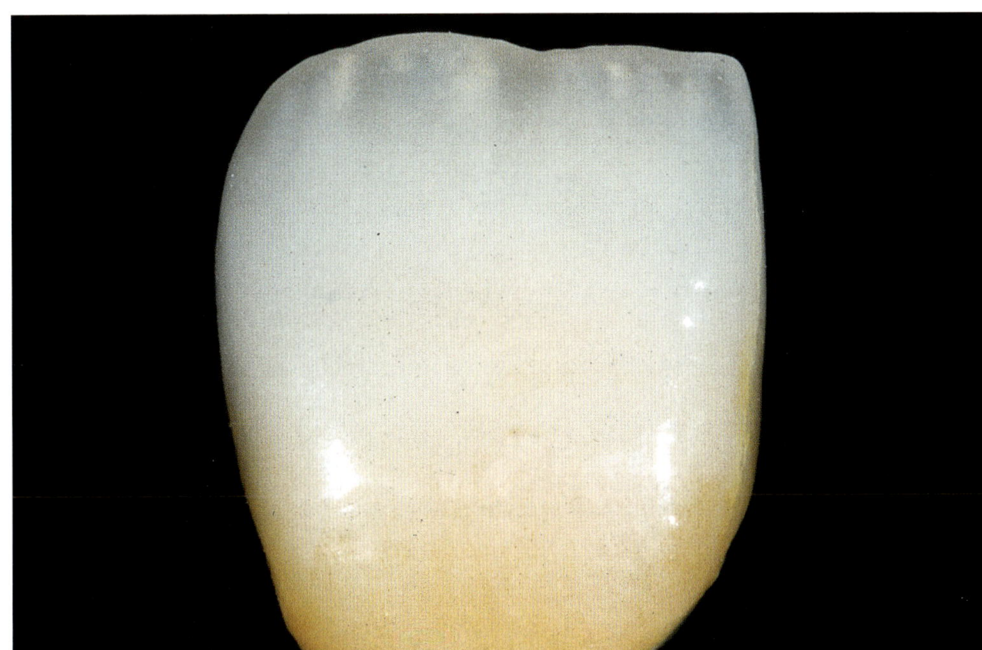

그림 9-50. 완성된 모습이다. 순수한 NT에 빛이 작용하여 반투명의 띠로 명백하게 드러난다. 빛의 흡수가 증가되어 회색으로 보이기 때문이다.

제 10 장 심미적 해결책으로서의 Castable Abutment

(Dr. Eduardo Anitua-August Bruguera)

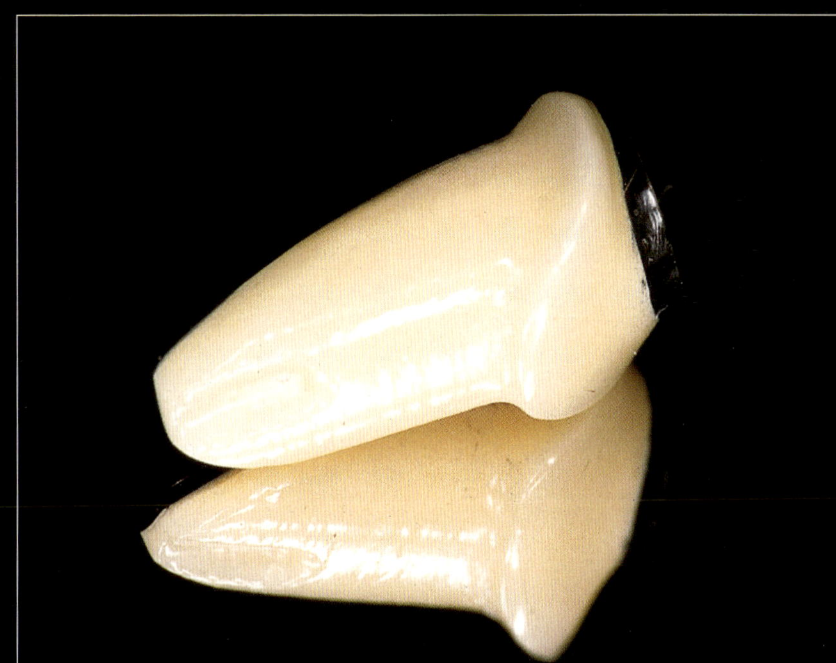

심미적 해결책으로서의 Castable Abutment

임플란트 보철에 관해 언급할 때 우리는 항상 심미적인 완성도에 관대해지려는 경향이 있다. 이는 전통적으로 임플란트가 치아 상실에 대한 해결책으로 여겨질 뿐 심미적 대안으로는 생각되지 않았기 때문이다. 최초의 임플란트 수복물 외관이 유전의 platform으로 비유된 것을 기억하면 충분히 이해할 수 있다. 예전에는 다소 심미성이 떨어져도 만족하였으나 보철 해결책과 외과 기술의 큰 발전으로 인해서 심미에 대한 기대치가 향상되어 오늘날에는 임플란트 보철을 고찰할 때 심미성에 대한 평가도 반드시 수반된다.

Angled Abutment

Castable abutment를 사용하면서 많은 문제점들이 해결되었다. Abutment의 각도와 emergence profile의 조절에 있어서 많은 도움을 받을 수 있었다. 우리는 흔히 너무 순측 혹은 설측으로 식립된 임플란트에 보철치료를 해야 하는 경우에 직면하는데, 표준 각도를 지닌 angled abutment의 출시로 이 문제를 개선시킬 수 있게 되었다. 비록 문제를 100% 해소하지는 못했지만 최초의 상황을 향상시키는 데 있어서 도움을 주었다. Fixture head의 위로 높이가 부족한 경우에서도 이런 종류의 abutment로써 임플란트의 angle 수정이 가능하다.

그러나 추가적인 문제가 관련되는데 preparation의 margin 위치를 정

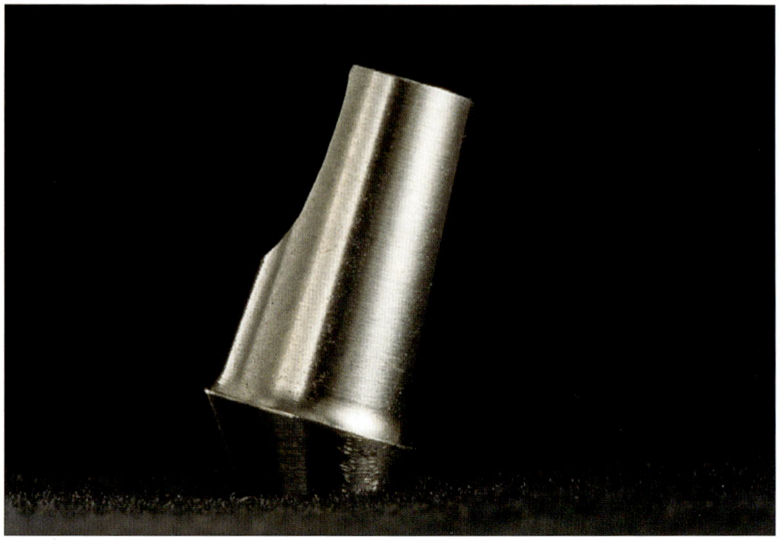

그림 10-1. 표준화된 angled abutment로는 문제를 해결할 수 없다. 단지 최초의 상황을 향상시킬 뿐이다.

하는 것이 그 일례이다. 안타깝게도 이런 종류의 abutment로는 조절이 불가능한데 심한 치은 연하(subgingival) 또는 치은 연상(supragin-gival)에 위치되기 때문이다. 치은 연하 margin에서는 잔여 cement가 치은 연하에 축적될 위험성이 있다. 이는 결국 염증을 유발하고 치조골(alveolar bone)의 손실로 이어져 많은 경우에 있어서 임플란트 자체의 실패를 야기하게 된다. 그림 10-2~4를 보면 이해에 도움이 될 것이다. 치은 연하 margin에서 잔여 cement를 완벽하게 제거하는 것은 불가능하다. 반면 abutment나 angled abutment의 preparation margin이 치은 연상일 경우 심미적으로 불만족스러워 환자가 이러한 치료를 거부할 것이다.

표준 임플란트의 각도는 항상 일정한데 반해 우리의 관심사는 통상적으

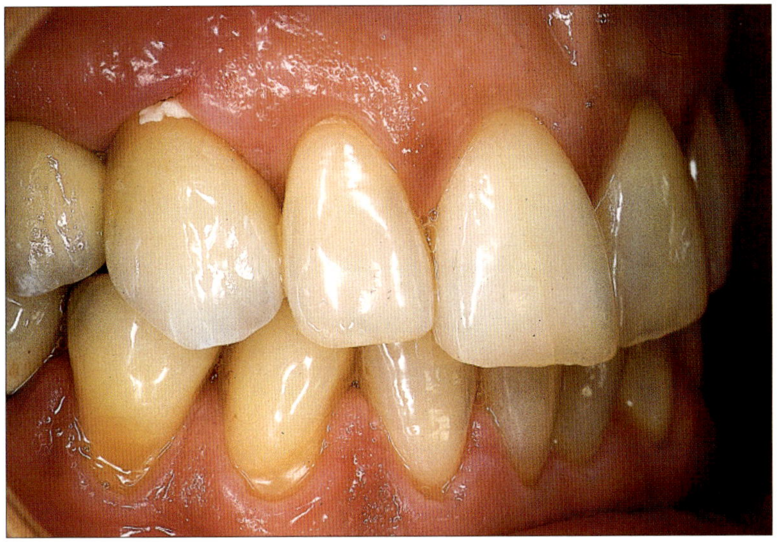

그림 10-2. 제2소구치의 vestibule에서 볼 수 있는 누공은 치은 연하에 남겨진 잔존 cement에 의해 야기된 것이다.

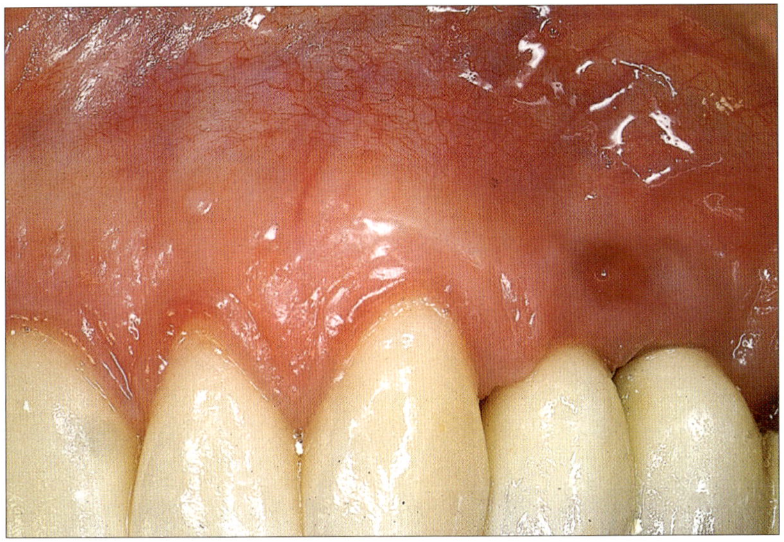

그림 10-3. 또 다른 이 증례에서 접착 20일 후 견치 위에 연조직의 염증이 관찰된다. 치은 아래로 probing 한 결과 염증의 원인이 잔존 cement이란 것을 확인할 수 있었다.

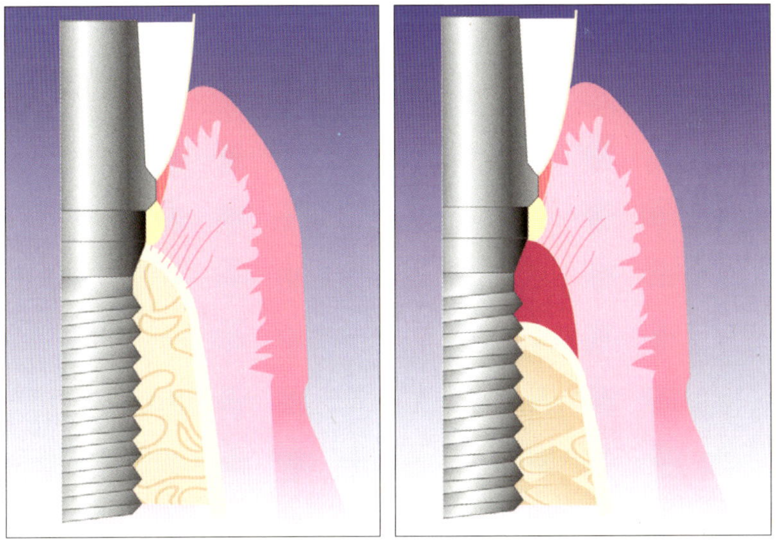

그림 10-4. 만약 잔존 cement가 적절한 시간 내에 제거되지 않을 경우 염증은 임플란트 주위의 bone의 손실을 유발할 것이다. 이는 곧 미래의 문제점을 암시한다.

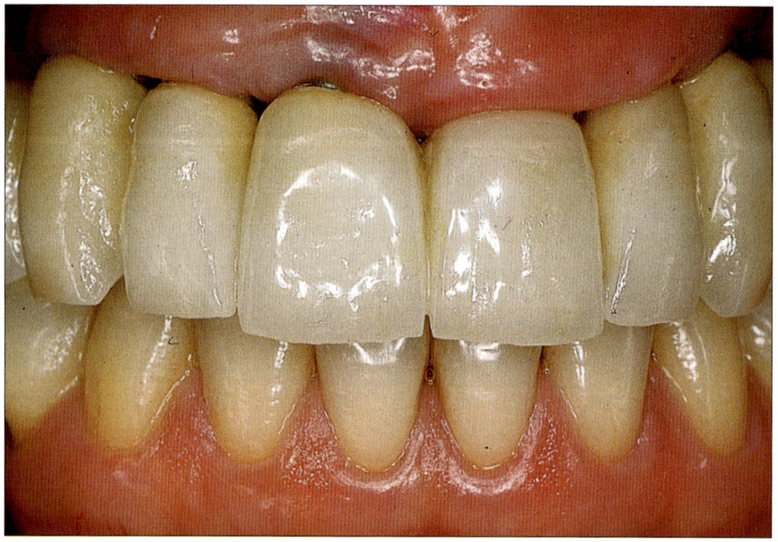

그림 10-5. Angled abutment 또는 standard titanium abutment를 사용할 경우 경미한 치은 퇴축이 발생하여 margin이 노출될 위험성이 있다. 이런 종류의 abutment에는 항상 porcelain margin을 부여해야 하고 이로 인해 금속 노출이 줄어들게 된다.

로 양 방향이다. 이는 castable abutment를 사용할 경우 원하는 각도로 조절 가능한 것을 의미한다. 예를 들어 교합면의 wax-up과 연관된 적합한 emergence를 부여하면서 동시에 7° 설측경사, 5° 근심경사를 부여할 수 있다. 이 새로운 abutment를 이용하여 우리가 당면한 문제에 대한 꼭 맞는 해결책을 마련할 수 있는 것이다(그림 10-6).

Emergence Profile

치아의 emergence profile은 수복물의 조화에 있어서 매우 중요하다. B.T.I. Dental 임플란트 System에 의해 제공된 새로운 개념은 B.T.I에 의해 제작된 abutment는 각도뿐만이 아니라 emergence profile 및 위

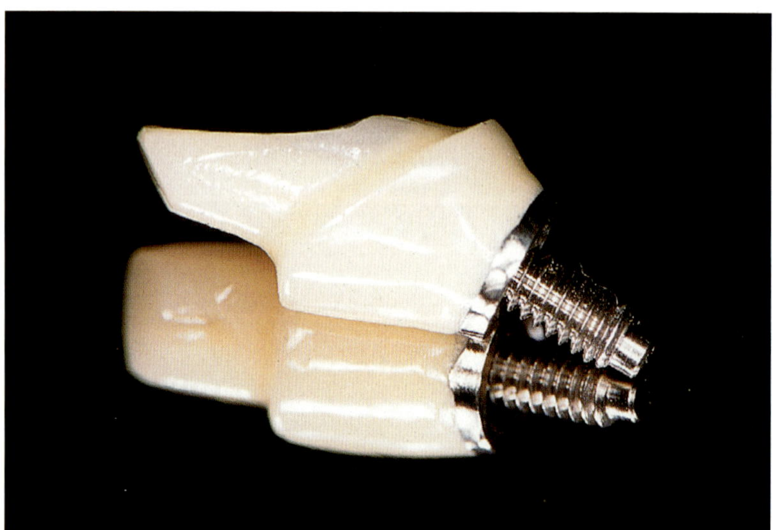

그림 10-6. Castable abutment를 사용하여 매우 심미적인 angled abutment를 제작할 수 있다. Emergence profile과 각도를 우리 기준에 부합시켜 수정할 수 있다.

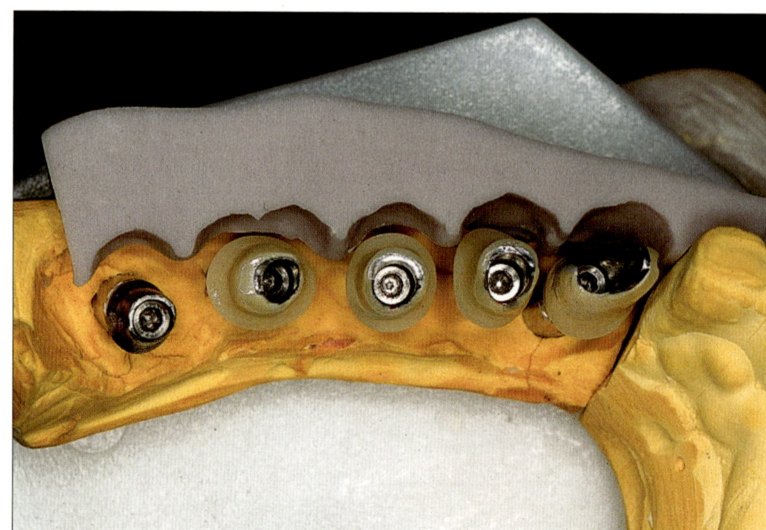

그림 10-7. B.T.I에 의해 제작된 abutment는 emergence profile과 위치 및 각도도 편의대로 조절 가능하다.

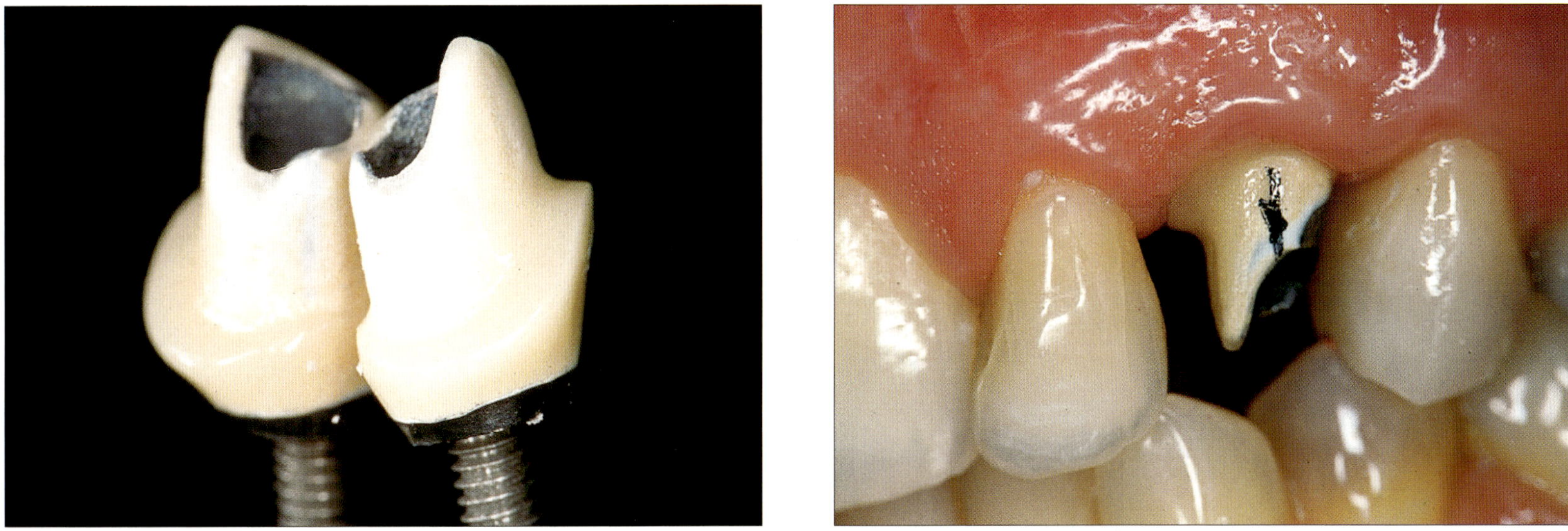

그림 10-8. 이 abutment의 디자인은 임플란트 head로부터 시작되는 emergence profile을 용이하게 부여하게 한다. 구강 내에서의 순면 위치를 펜으로 표시한다.

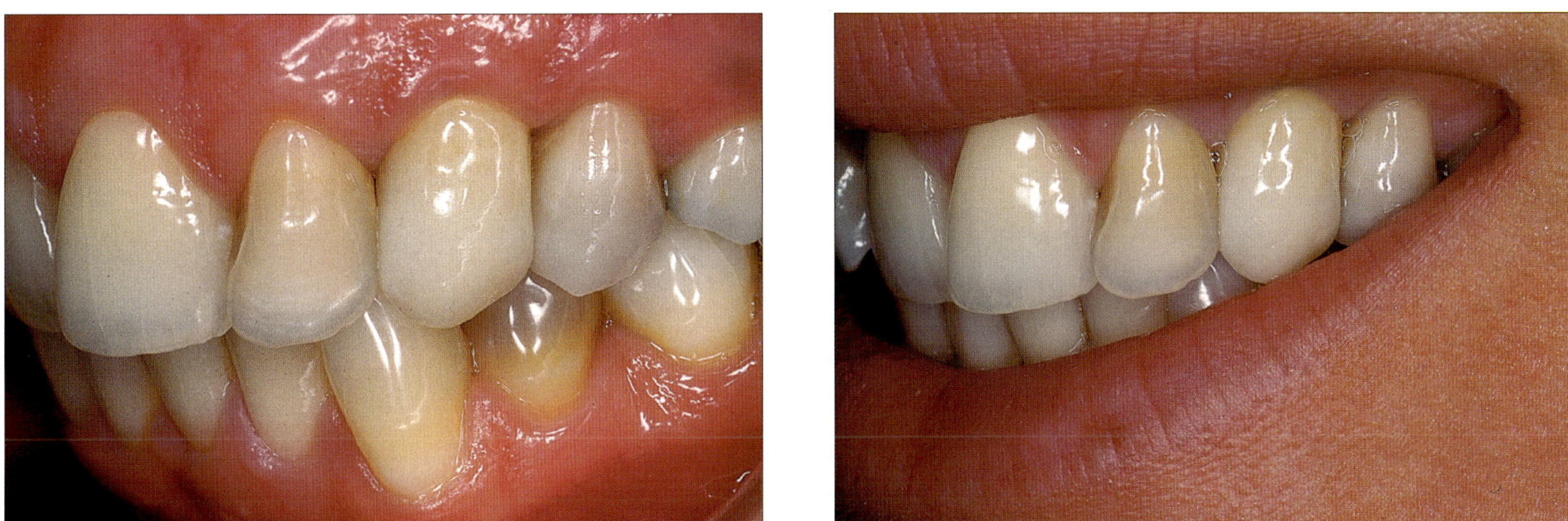

그림 10-9. Castable abutment를 사용할 경우 치은연과 같은 높이의 preparation은 심미적인 문제점을 일으키지 않는다.

치도 편의대로 조절 가능하게 한다. 임플란트 head로부터 시작되는 치아 contour의 개념은 수복된 치아의 치근과 매우 유사한 형태를 가진 abutment를 제공한다. 그림 10-8을 보면 abutment에 porcelain을 직접 축성함으로써 preparation 이후에 실제 치아와 매우 유사한 contour를 얻을 수 있음을 알 수 있다. 또한 이는 각 증례마다 잇몸이 제공하는 두께를 이용할 수 있는 형태를 만들 수 있도록 한다. 비록 잇몸의 두께가 적어도 수복하고자 하는 치아의 contour와 매우 유사한 최종적인 contour로 발전시킬 수 있다. 이런 종류의 abutment로 인해 연조직의 수축 가능성을 염려할 필요는 없다. 비록 margin이 치은 연이나 치은 연상에 위치하더라도 심미적으로 문제가 되지 않을 것이다(그림 10-9).

치아 contour를 형성하기 위해 저자는 trimming 되지 않은 석고 모형으로 작업하는 것을 선호한다. 연조직 모형은 rebound로 인해서 contour 수정작업 시에 신뢰도가 떨어지기 때문이다. Emergence contour를 형성할 때 먼저 할 일은 우선 허용된 잇몸의 두께를 관찰하고 수복물의 종류를 고려하는 것이다(그림 10-10). 다음으로는 그림 10-11에서와 같이 원하는 contour를 연필로 그린다. 그 다음 bur로 원하는 contour를 완전히 완성될 때까지 삭제한다(그림 10-12). 석고 모형의 조절이 끝나면 silicone 인상을 채득하여 치아의 profile을 모방한다(그림 10-13). 이 silicone 인상을 이용하여 전통적인 방법으로 연조직 모형을 제작한다(그림 10-14, 10-15). 이 모형은 필요에 부합하는 emergence profile을 갖춰야 한다. 단, abutment의 적합을 조절하려면 제거 가능한 silicone 연조직을 사용할 것이다(그림 10-16, 10-17). Titanium abutment의 ceramic wash를 진행하여 치아의 축성을 시작한다(그림 10-18, 10-19).

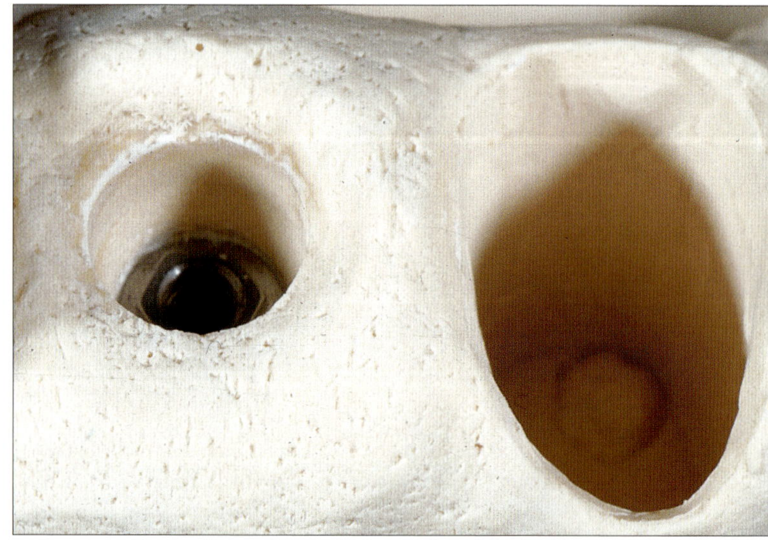

그림 10-10. 이 증례에서는 소구치의 emergence profile을 적절히 부여할 수 있는 충분한 연조직 두께를 보인다.

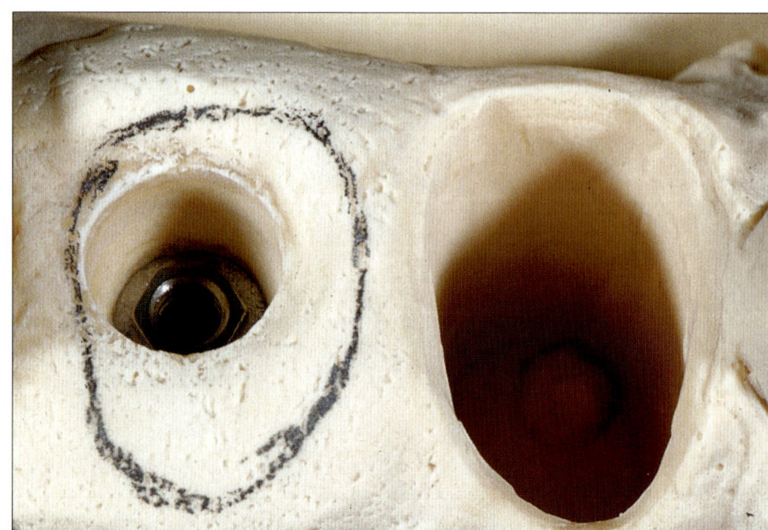

그림 10-11. 제작할 crown에 적절한 emergence profile을 연필로 표시한다.

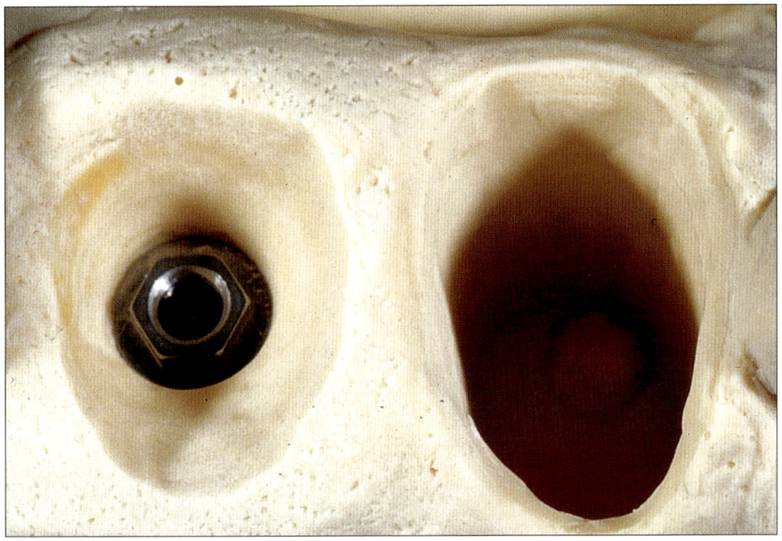

그림 10-12. 연필로 표시한 emergence profile을 bur를 이용하여 삭제한다.

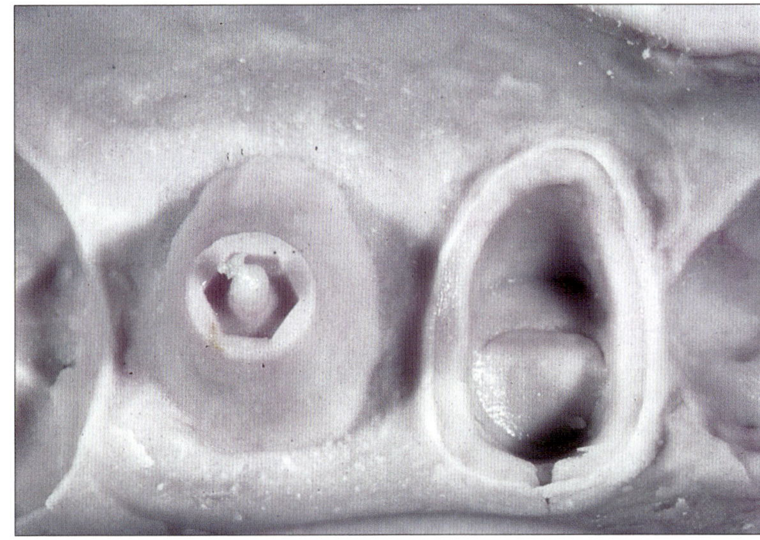

그림 10-13. 원하던 emergence profile이 나오면 silicone index를 만든다.

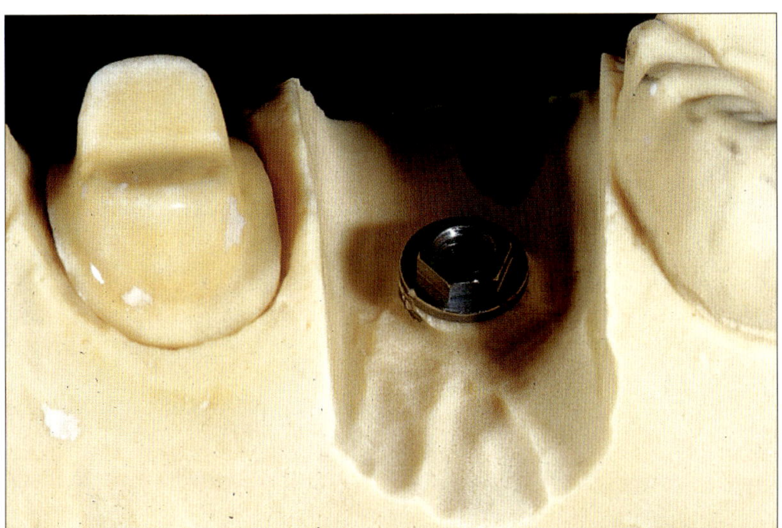

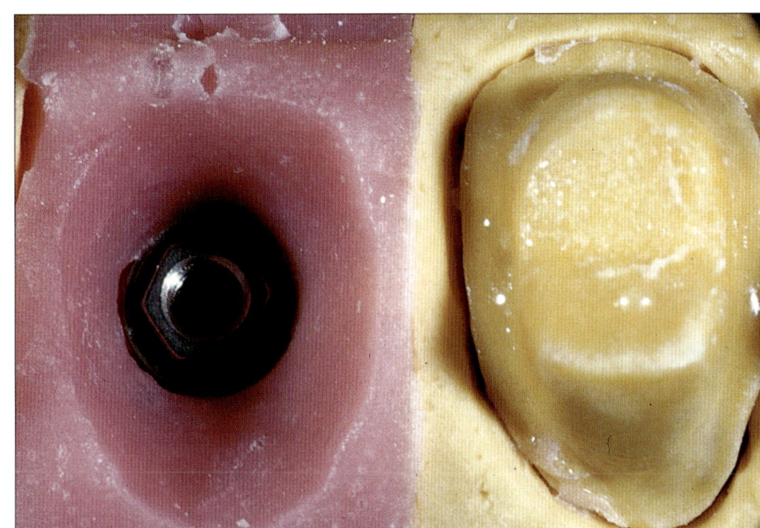

그림 10-14, 15. Silicone index를 이용하여 원하는 emergence profile과 유사한 인공 연조직을 만들 수 있다.

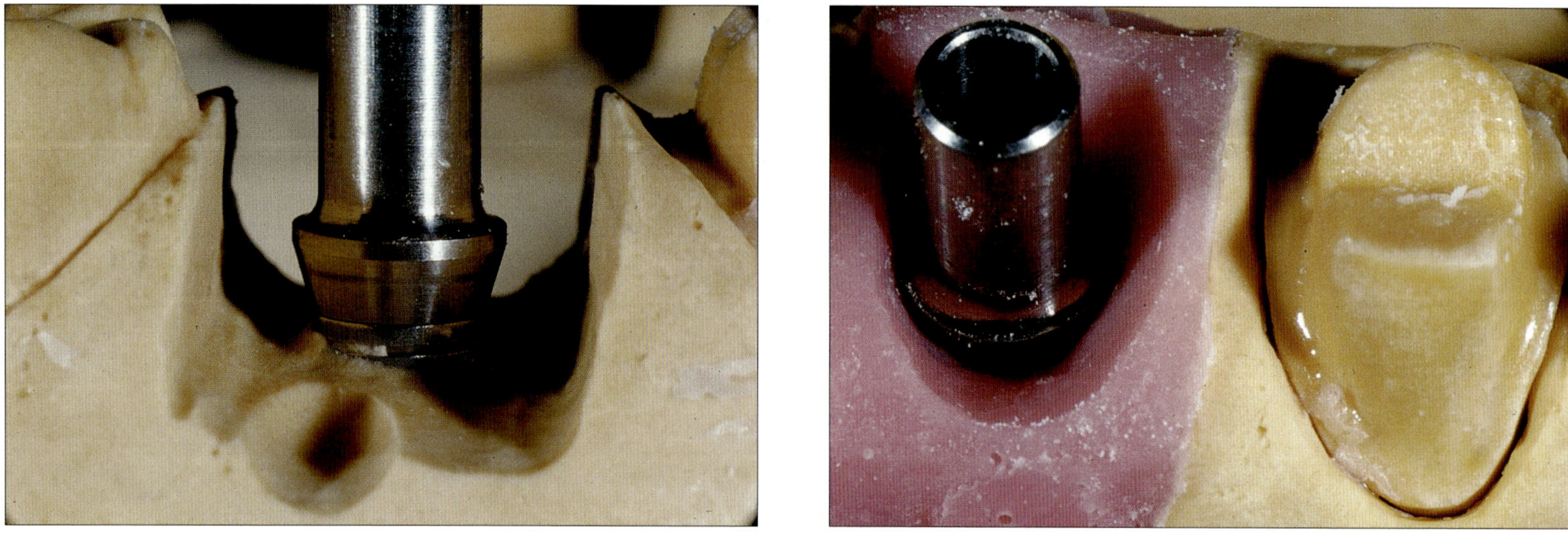

그림 10-16, 17. 인공 연조직으로 인하여 B.T.I. castable abutment 위치를 확인하는 작업이 훨씬 더 용이해질 것이다.

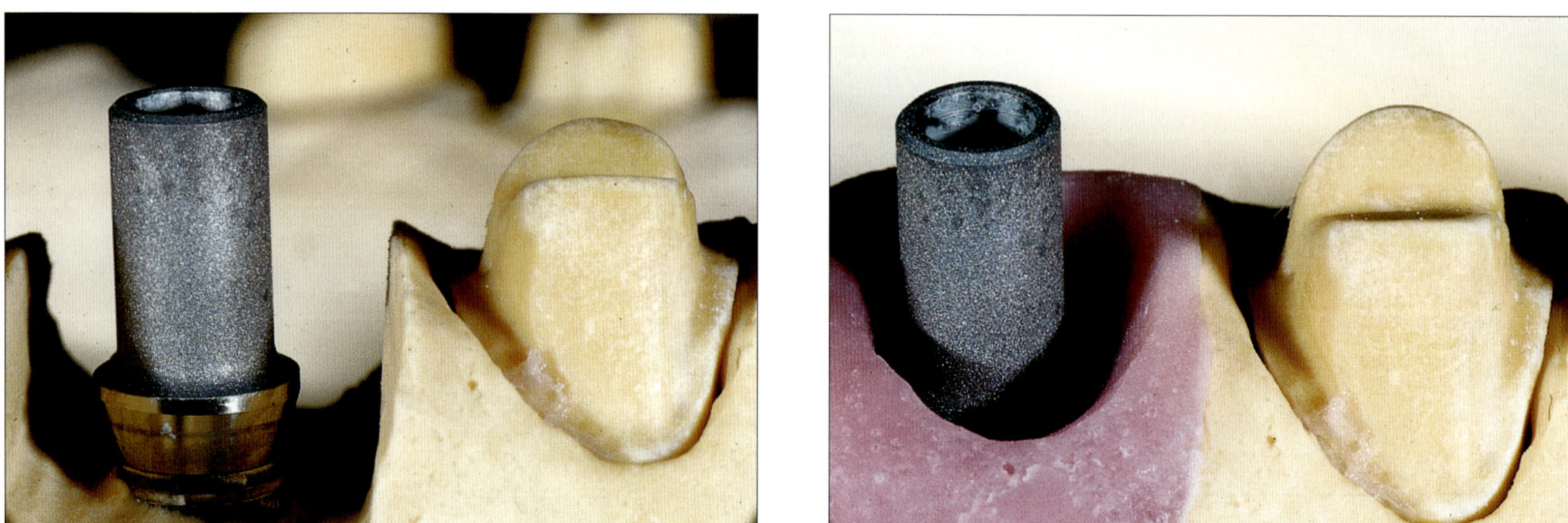

그림 10-18, 19. 이 모형의 도움으로 이제 abutment에 도재 축성 작업을 시작할 수 있다.

Titanium Abutment

앞의 'margin 부위'에서 설명했듯이 연조직, crown 및 abutment 사이에 빛이 원활하게 순환해야 조화로운 보철물을 제작할 수 있다(그림 10-20). 아마도 임플란트-보철 증례에서는 결코 이상적인 상황을 찾을 수 없다고 생각할 수 있다. 실제로 임플란트 crown은 항상 내부에 metal core가 존재하지만 castable abutment를 사용하면 적절한 porcelain의 두께로 금속 내부 구조를 차단해서 눈에 띄지 않게 할 수 있다.

Crown이나 bridge에 castable abutment를 사용할 경우 모든 종류의 보철 수복이 가능해지는 것을 그림 10-21, 10-22에서 보여 준다.

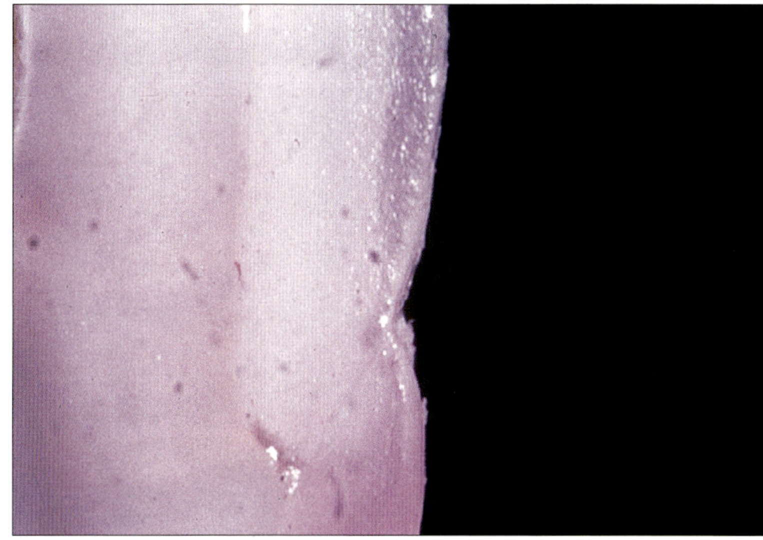

그림 10-20. 지대치, 연조직 및 수복물 간의 원활한 빛의 흐름이 심미적인 수복물을 제작하는 중요한 요소이다.

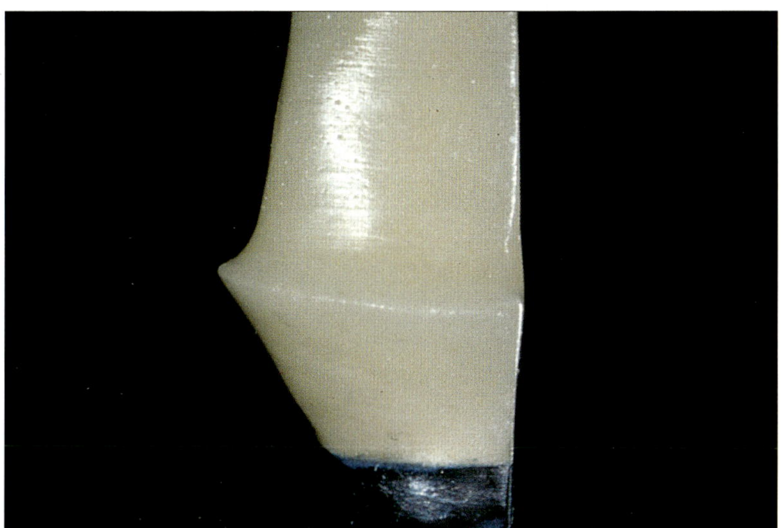

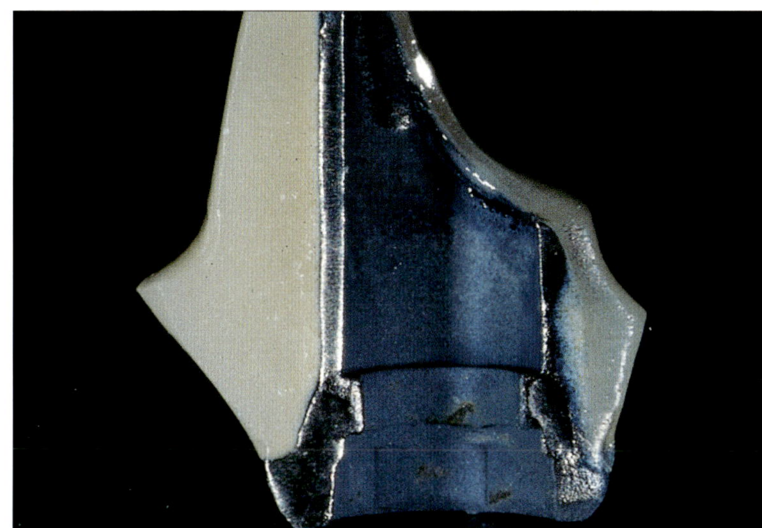

그림 10-21, 22. Abutment 전체를 porcelain으로 제작함으로 인해 collarless PFM 또는 all-ceramic crown 등의 모든 종류의 보철 수복물의 제작이 가능하다.

더 나아가 Empress II를 core로 사용하는 것도 가능하다. Empress core의 반투명성은 작업에 지장을 초래하지 않고 오히려 구강 내에서 crown의 조화를 상당히 증진시킨다. 그림 10-23에서 보여주듯이 치아 전체에서 빛이 원할하게 순환하는 것을 허용하기 때문이다.

이런 종류의 abutment post는 심미적으로 중요한 고려대상이 되며 얻고자 하는 색과 연관된 경우에 자연치와 동일한 방식으로 취급해야 한다. 자연치와 임플란트 crown 양자 간의 치은 높이 차가 큰 환자의 증례에서 crown이나 bridge를 제작할 경우 이런 방식의 abutment 형성은 매우 유용한 것으로 판명될 것이다. Pink porcelain으로 작업함으로써 그림 10-24, 10-25에서와 같이 치은 높이의 시각적 착각을 일으킬 것이기 때문이다.

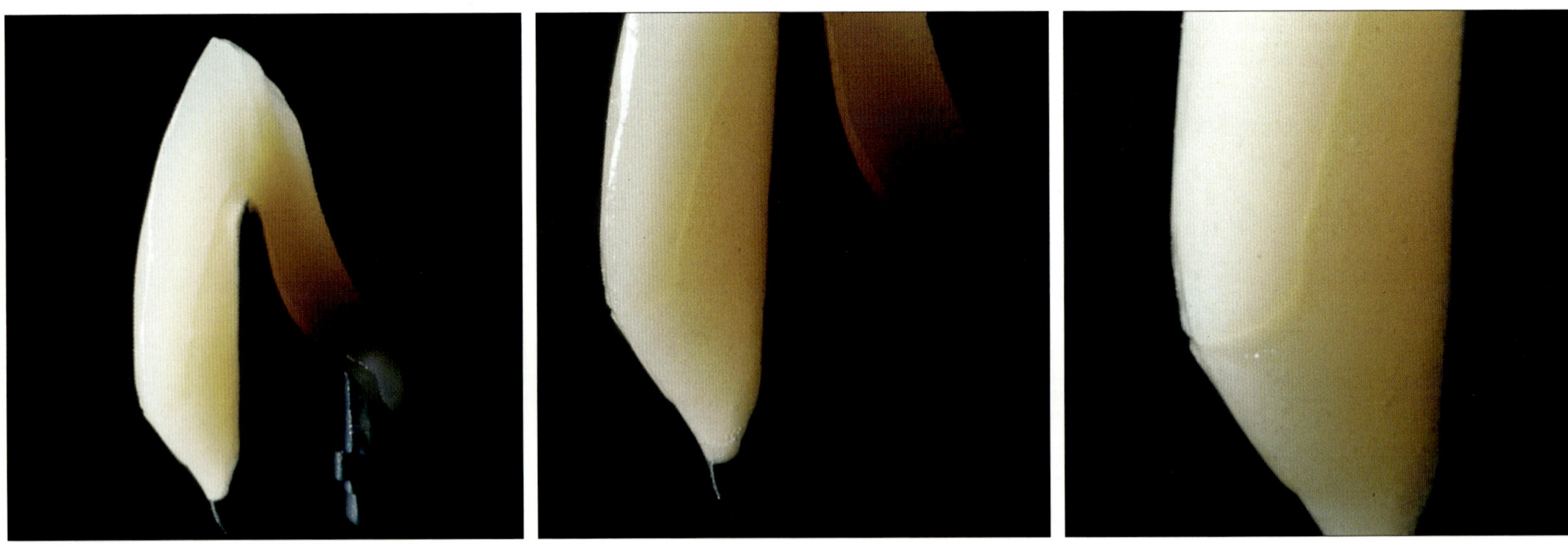

그림 10-23. 이런 종류의 abutment로써 심미적인 수복물에 필요한 환상적인 빛의 순환을 허용한다. 이 사진을 보면 빛이 metal core에 도달할 때까지 자유롭게 순환하는 모습을 볼 수 있다. 이 때 ceramic의 두께가 충분해서 빛을 순환시키기 때문에 내부의 core는 절대 opaque하게 보이지 않는다.

Dr. Anitua, Vitoria 임상증례

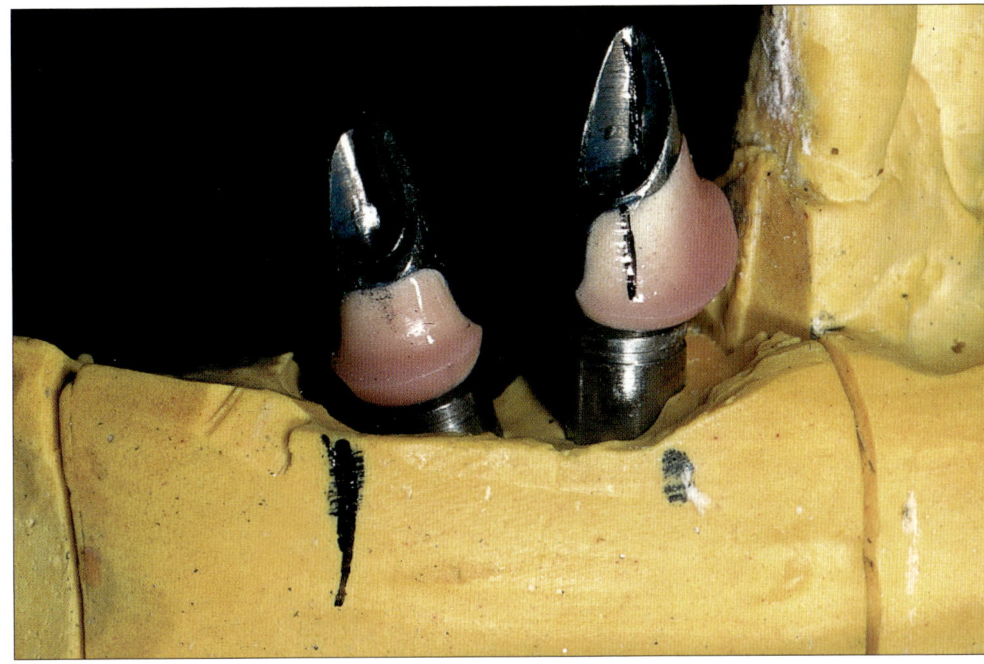

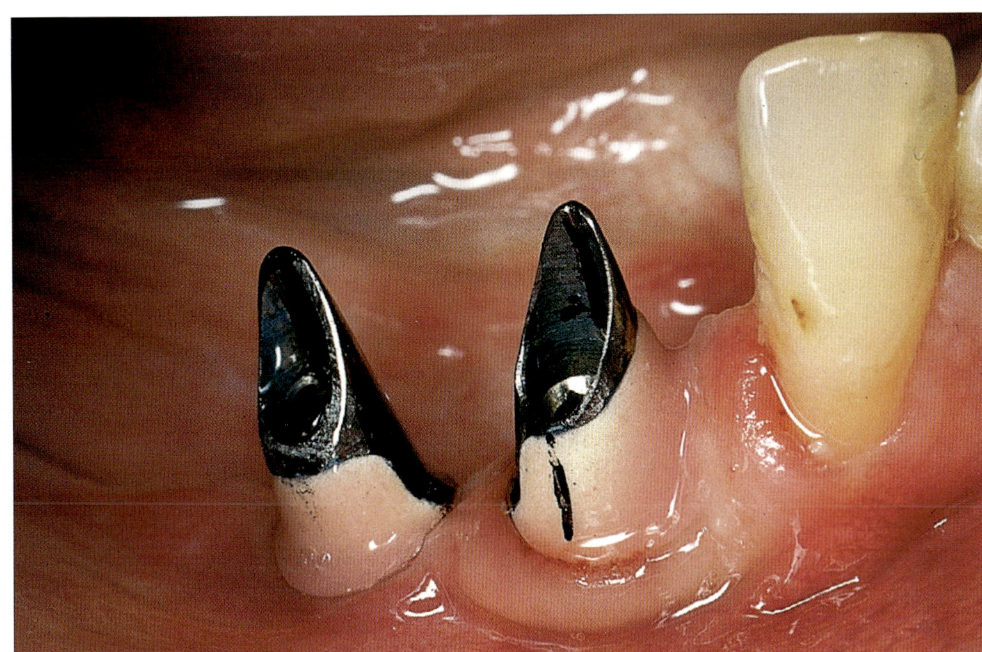

그림 10-24, 25. 환자의 자연치와 임플란트 위의 abutment 양자 간의 치은 높이에 차이가 있을 경우 abutment에 pink porcelain을 축성하여 이러한 높이 차이가 덜 보이도록 한다.

이제 두 개의 Titanium cast abutment를 사용하여 상악 전치 두 개를 치료한 증례를 단계별로 보여줄 것이다.

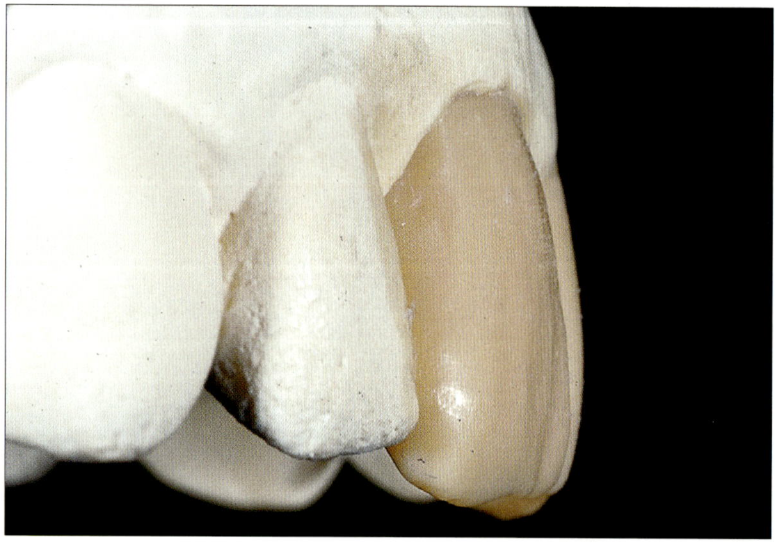

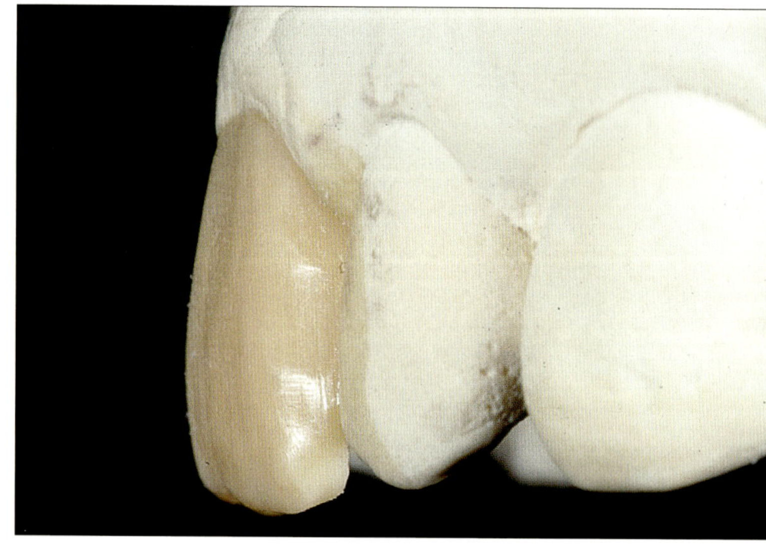

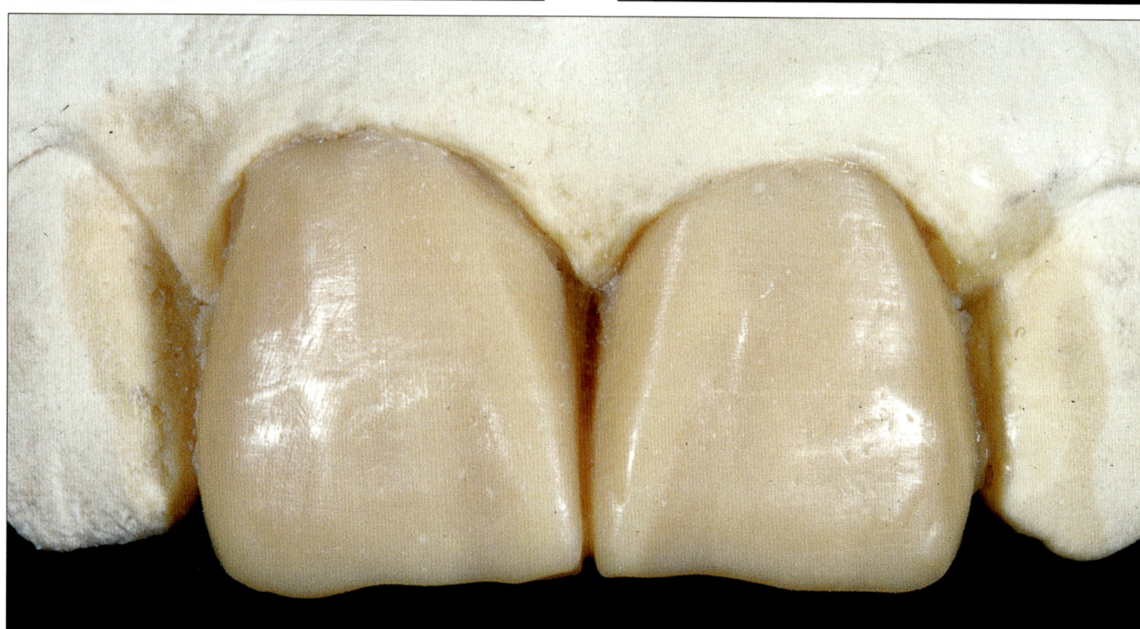

그림 10-26~28. 먼저 '시각적 크기와 실제 크기'를 다룬 장에서 묘사된 방법을 이용하여 crown의 진단용 wax-up을 시행한다. 사진에서 치은의 비대칭을 주목해 보자. 만약 이 사실을 모르고 지나쳤다면 치과의사와 상의해야 한다.

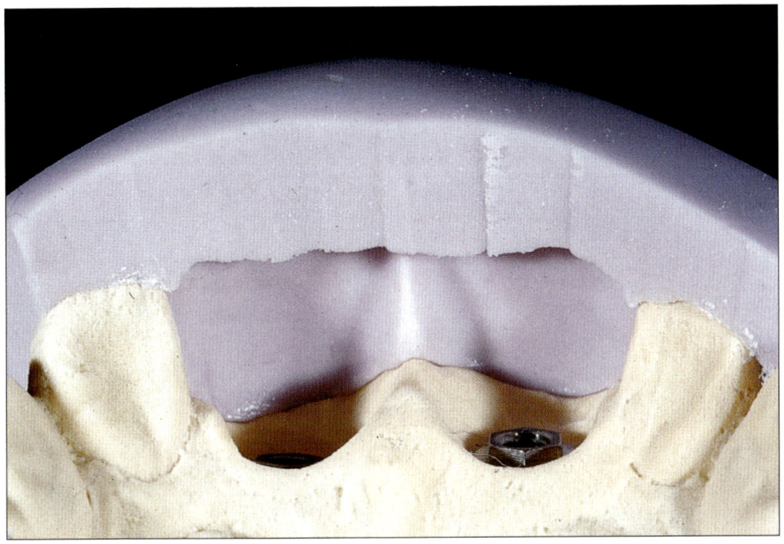

그림 10-29. 진단용 wax-up에서 silicone index를 만들고 이를 이용하여 절단부를 따라 자른다. 이런 식으로 순면을 조절할 수 있으며 최종적인 crown 축성을 위한 공간을 마련할 수 있다.

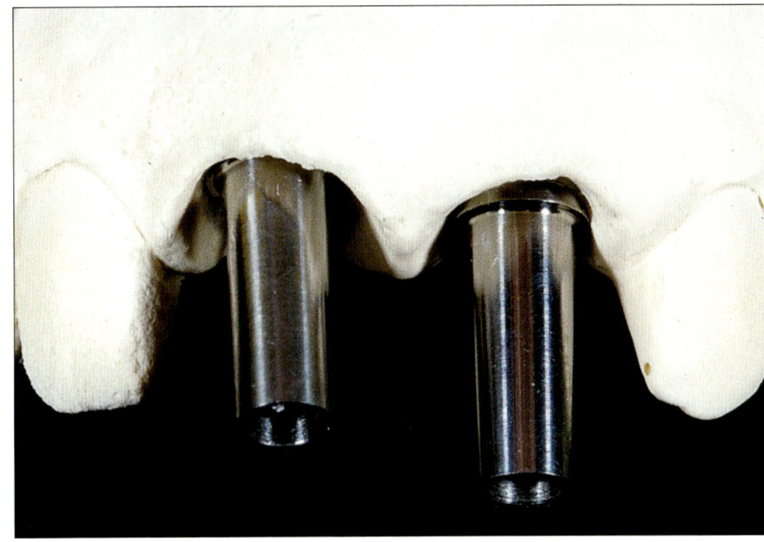

그림 10-30.

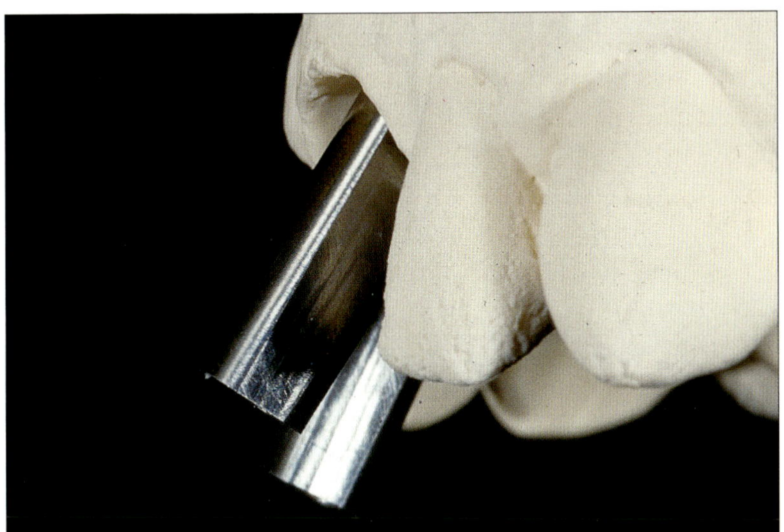

그림 10-31.

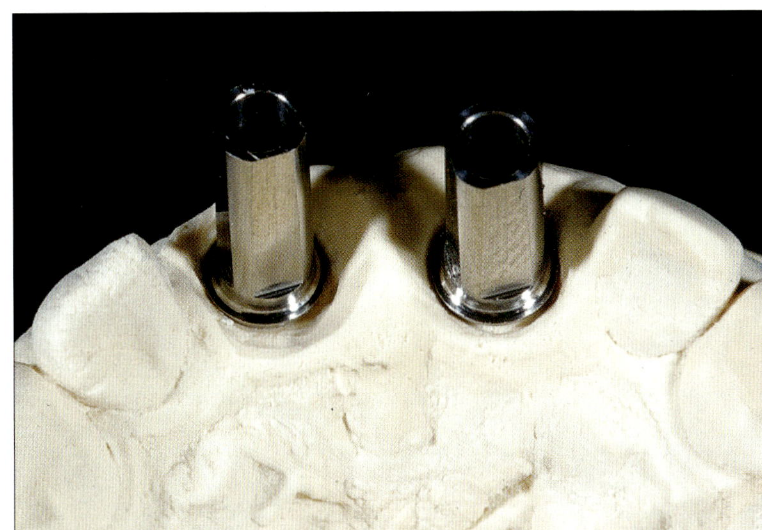

그림 10-32.

그림 10-30~32. Castable abutment를 위치시키고 임플란트의 경사를 관찰한다. 이상적인 삽입방향과 일치하는 임플란트가 없음을 알 수 있다.

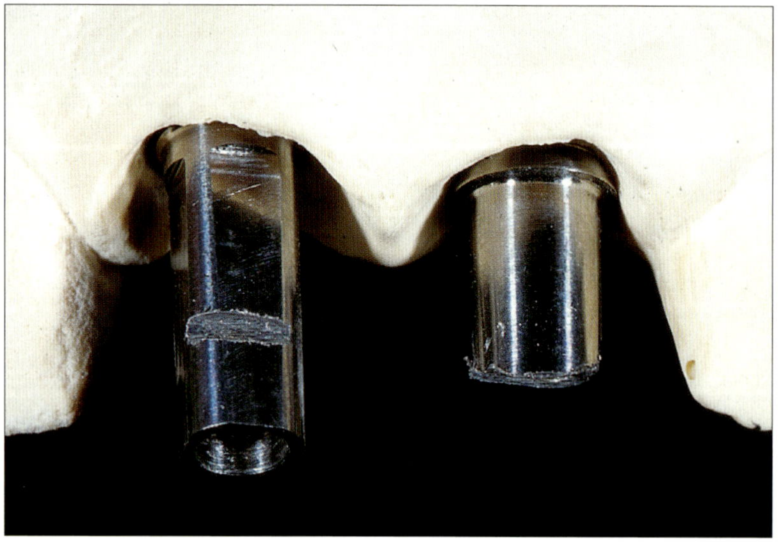

그림 10-33. 우선 abutment의 높이를 감소시킨다.

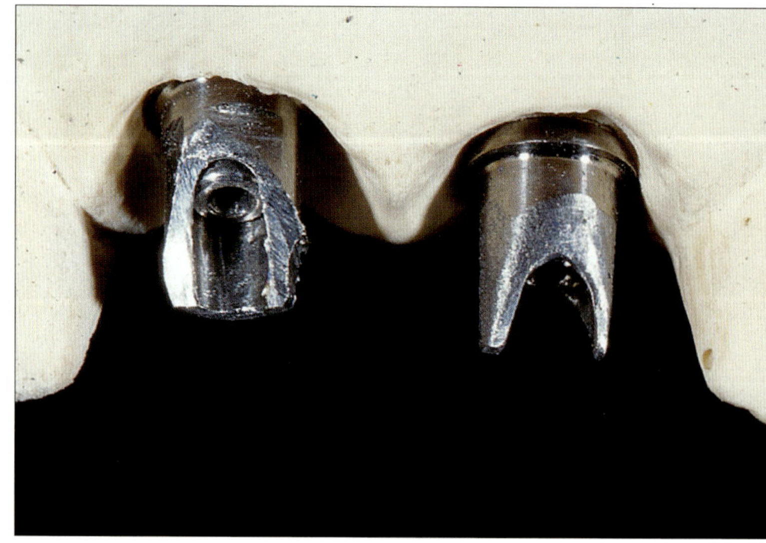

그림 10-34. 높이를 감소시킨 후 수복물의 순면과 설면에서 porcelain 축성을 위한 충분한 공간을 얻을 수 있도록 적절한 삽입 방향을 만든다.

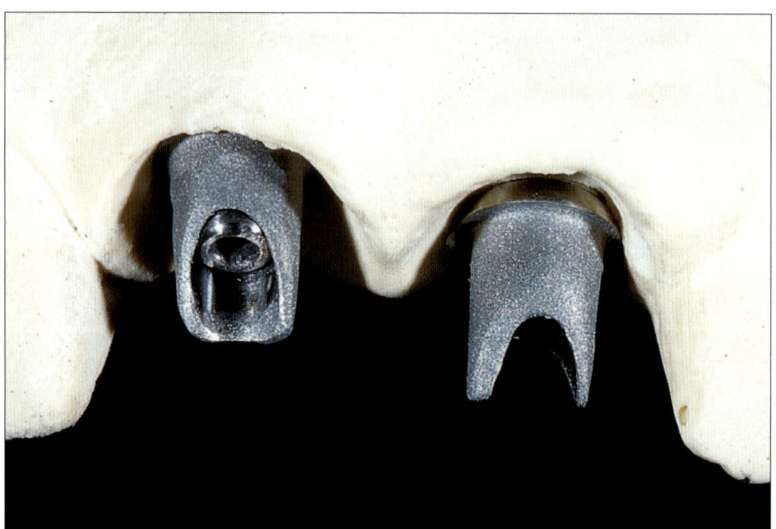

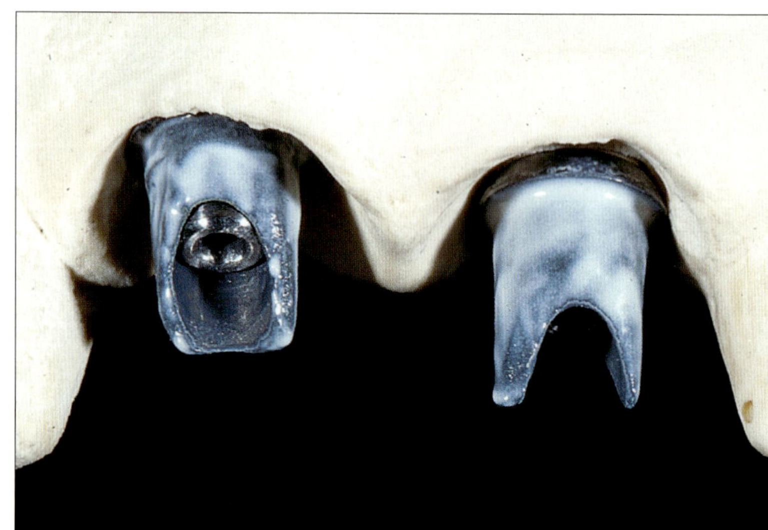

그림 10-35, 36. 이제 삭제된 abutment에 aluminum oxide처리를 하고 titanium에 사용되는 porcelain powder의 결합을 돕기 위해서 얇은 층의 bonding porcelain powder를 도포한다. 이 증례의 경우 Dentaurum사의 porcelain powder를 사용하였다.

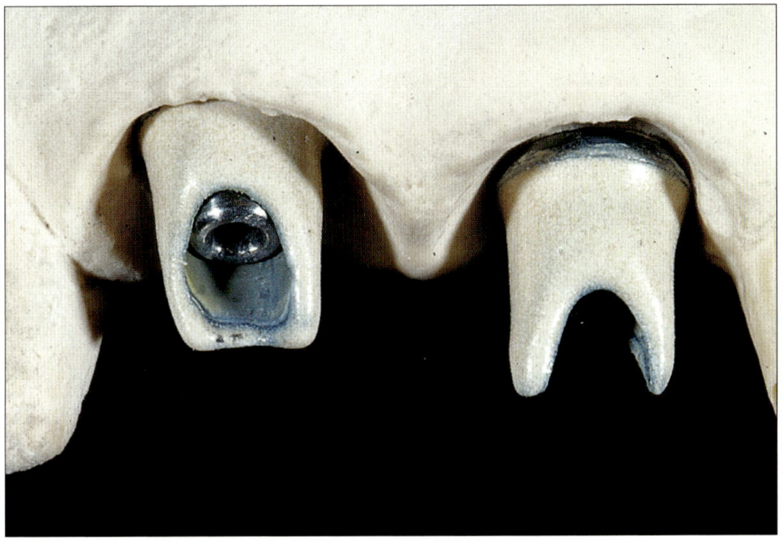

그림 10-37. Opaque를 도포해서 titanium abutment를 완전히 덮는다. 이것이 완성된 후 석고 모형 또는 연조직 모형을 사용하여 ceramic을 축성한다. 저자는 대부분의 경우에 석고 모형을 더 선호한다.

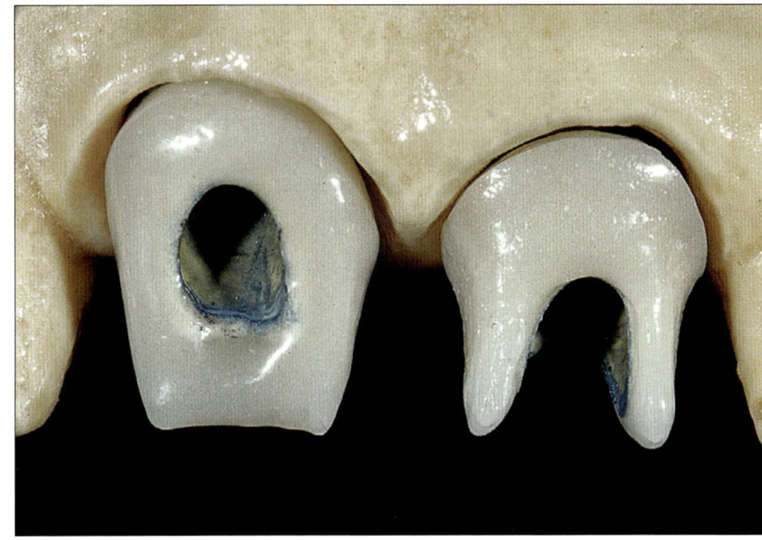

그림 10-38. 일차 소성 후 core의 모습이 드러나지만 최종적인 형태는 이차 소성으로 얻을 수 있다. 소성 과정 중에 동반되는 수축을 보상하고자 porcelain을 더 첨가할 경우 연조직과의 조기 접촉을 초래할 뿐이다.

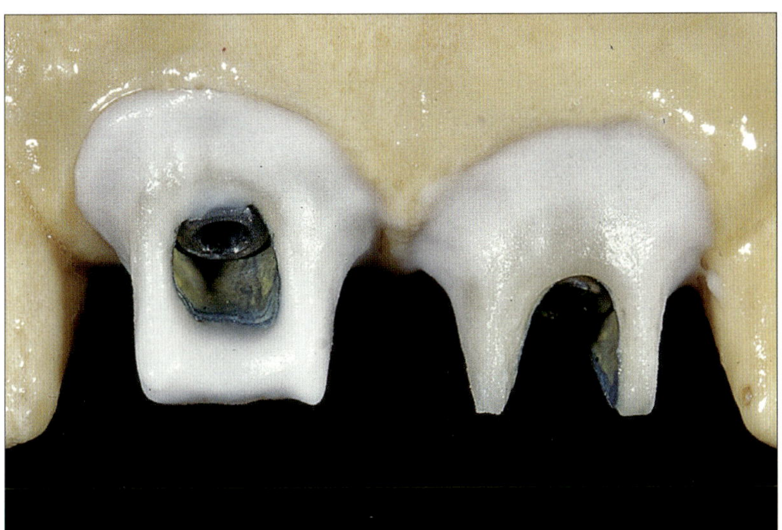

그림 10-39. 이차 소성 과정에서 porcelain을 충분한 첨가하여 emergence profile을 조절해야 이후에 재료의 부족함 없이 형태를 줄 수 있다. 이 때 brush을 이용하여 core의 형태를 조절하는 것을 권하고 싶지 않다. 좋은 성과를 거두기는커녕 귀중한 시간만 허비하기 때문이다.

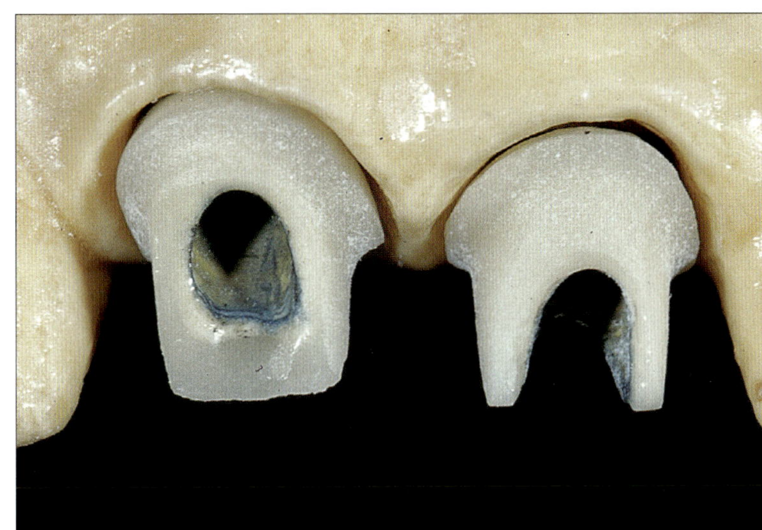

그림 10-40. 소성 후의 abutment 모습이다.

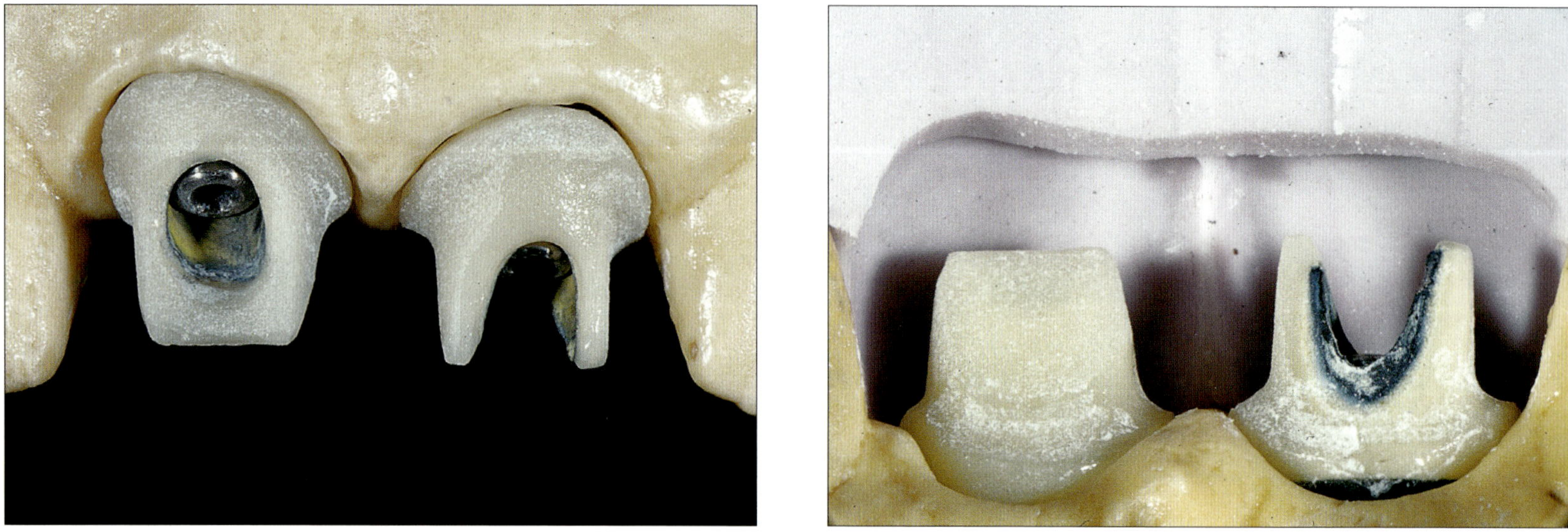

그림 10-41, 42. 형태를 완성시키고 micro-bur로 원하는 삽입 방향을 만든다.

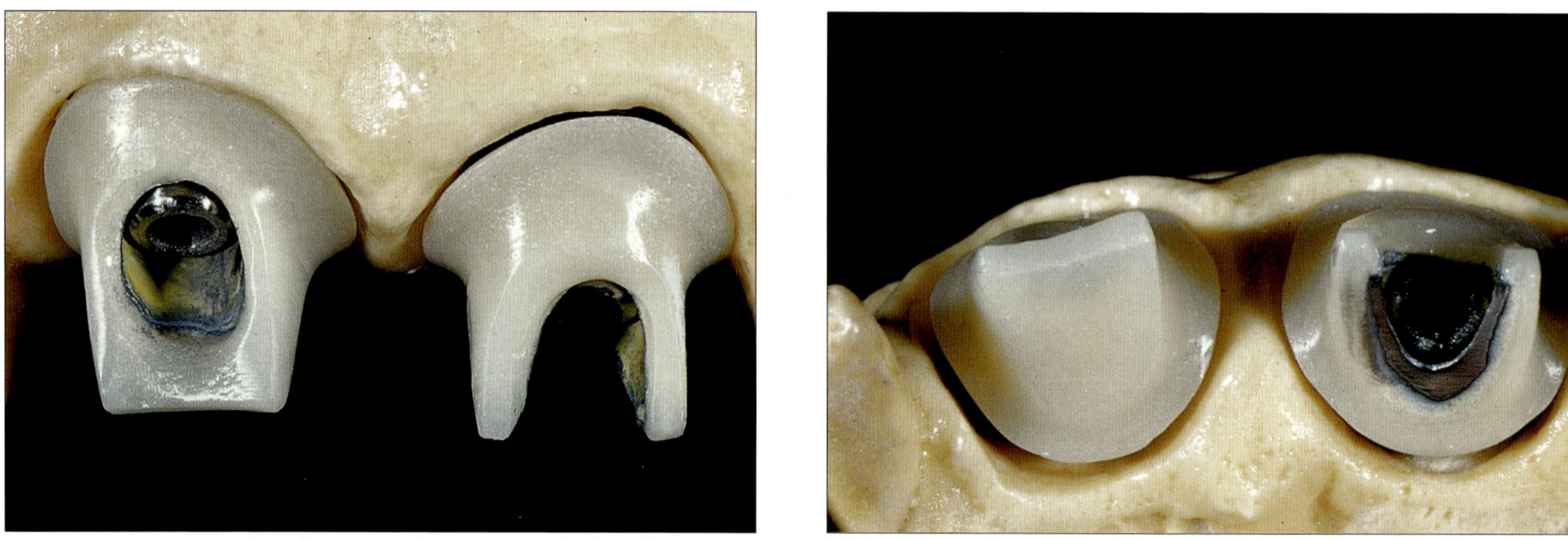

그림 10-43, 44. Titanium용 porcelain으로 원하는 abutments의 형태를 얻은 후 silicone rubber로 polishing한다. 사진에서 완성된 abutment를 관찰할 수 있다. Clinical crown이 관련된 한 abutment에 ceramic glazing을 권하고 싶지 않다. Collarless metal ceramic crown을 제작할 경우 glazing된 porcelain이 shoulder porcelain을 밀어내는 경향이 있기 때문이다. 결과적으로 margin 부위를 잘 sealing하려면 많은 작업을 해야 할 것이다. 그러나 glaze된 coping 전체로 작업한다면 silicone으로 복제한 후 plaster die를 이용하여 shoulder porcelain을 축성하기를 권하는 바이다.

시중에 출시되어 있는 castable abutment는 두 종류인데, 하나는 titanium이며, 또 하나는 gold alloy이다. Titanium abutment의 장점은 가격이 저렴하다는 것이고, 단점은 titanium용 특수 porcelain powder를 사용해야 하는 것이다. Gold castable abutment는 다소 비싸지만 통상적인 porcelain powder와 잘 맞는 열팽창계수를 가진 것이 큰 장점이며 금색 또한 아름다움을 더해 준다.

Dr. Anitua, Vitoria의 임상증례

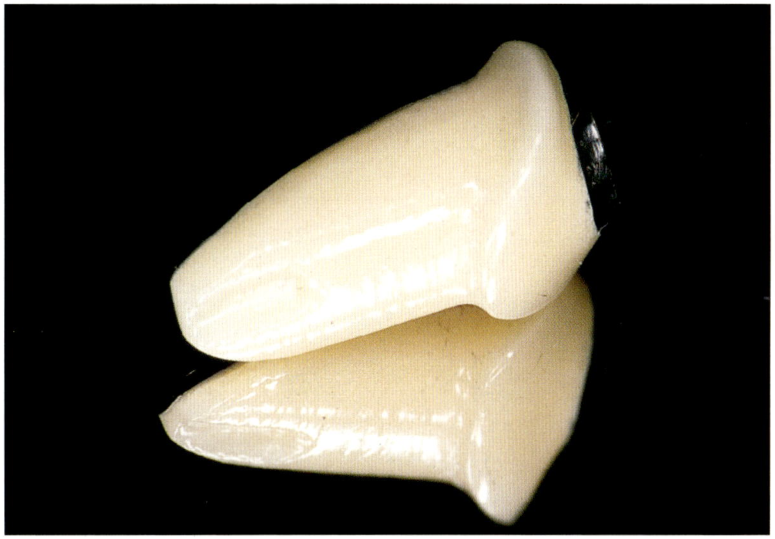

그림 10-45. Castable titanium abutment를 이용하여 porcelain으로 core를 제작할 수 있으며 Empress와 같은 all-ceramic crown에 사용할 수 있다.

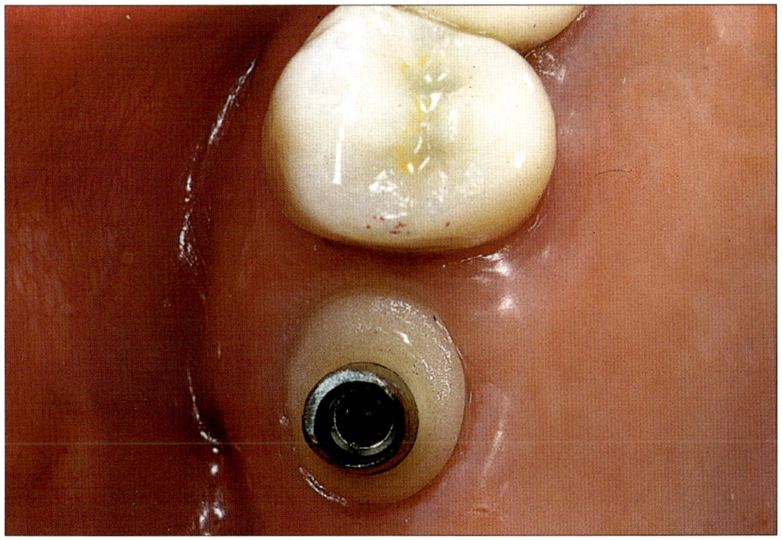

그림 10-46. Wide platform 임플란트와 ceramic-modified abutment를 사용하여 상악 제1대구치의 emergence profile을 수복할 수 있다.

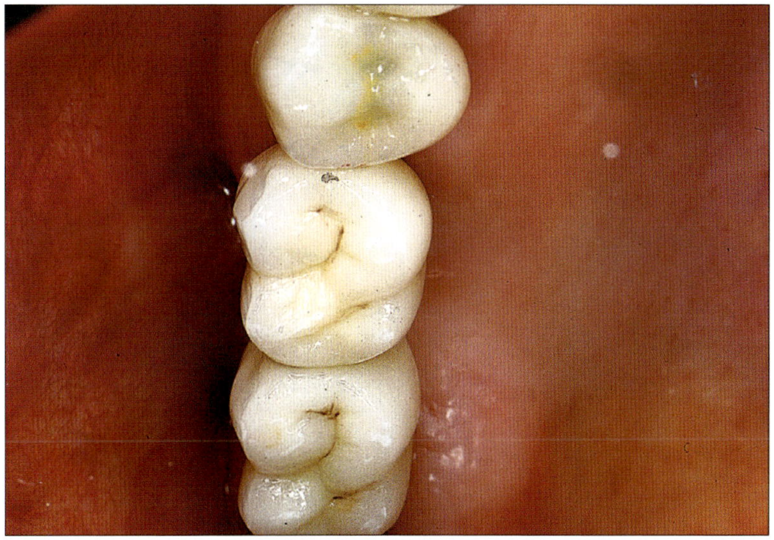

그림 10-47. 이러한 방법으로 치아의 교합면 형태를 아무 제약 없이 수복할 수 있다.

또 다른 심미적인 방법은 porcelain powder를 사용하여 abutment의 emergence를 조절하는 것이다. 이 경우 titanium abutment는 전용 porcelain powder를 사용하며 값 비싼 금속 합금(yellow gold)으로 만들어진 gold abutment에는 통상적인 porcelain powder를 사용한다. 전치부와 소구치 부위에는 castable abutment를 사용하며, 대구치 부위는 abutment의 shoulder에 porcelain powder를 축성하여 emergence profile을 조절한다. 하악 대구치 부위는 밀링(milling)된 gold abutment를 사용하며 치은과 동일한 높이 혹은 치은 연상에 margin을 둔다.

Anitua, Vitoria의 임상증례

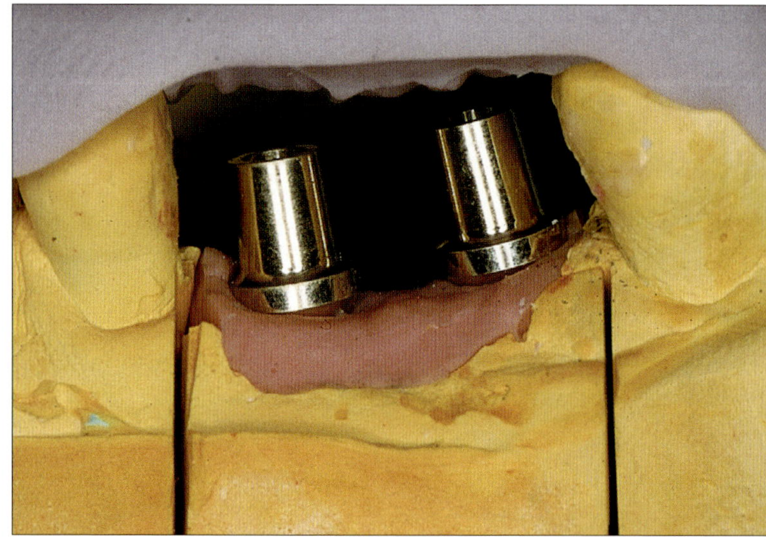

그림 10-48. 하악 제2소구치와 제1대구치 진단 wax-up 후 silicone 인상을 채득한다. 이로써 수복물에 부여할 emergence profile을 결정한다. 여기서는 두 개의 gold abutment가 사용되었다.

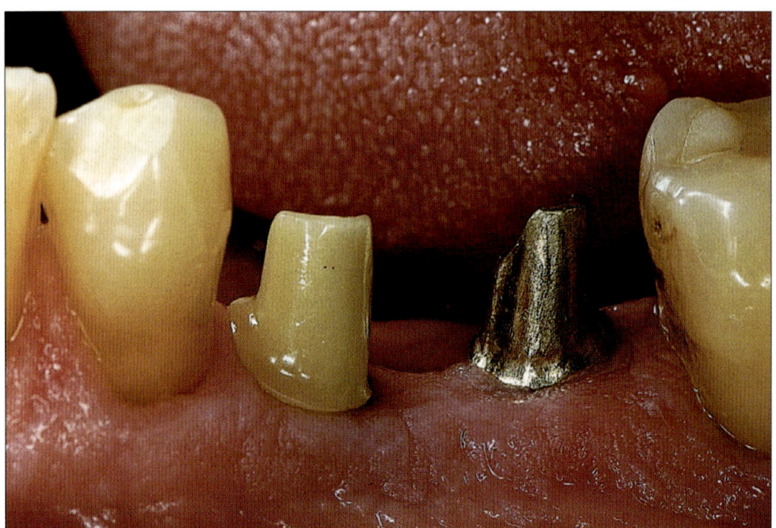

그림 10-49. Conventional porcelain powder를 gold abutment에 축성하여 제1대구치를 수복하고자 한다. 또 다른 gold abutment는 micro-bur를 사용하여 치은 연상에 margin을 형성한다.

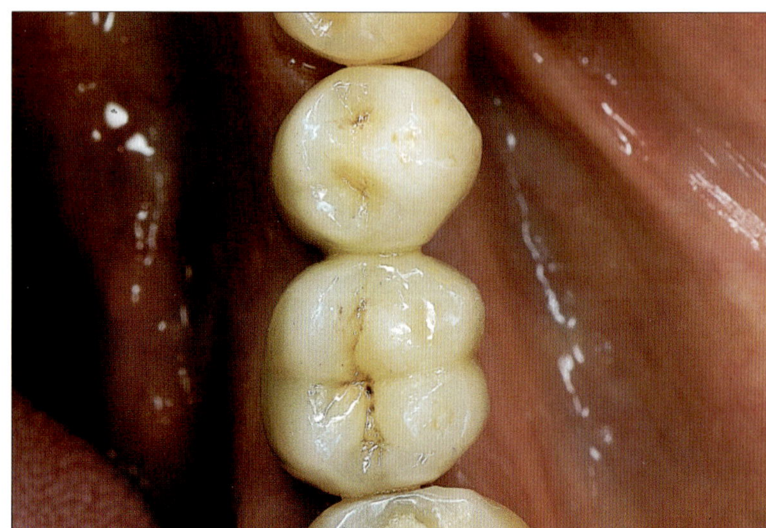

그림 10-50. 이러한 방법으로 교합면 contour를 수복할 수 있으며 심미적으로도 만족한 결과를 얻을 수 있다.

대체 방법

때때로 밀링된 abutment를 사용할 경우 해결할 수 없는 문제점에 직면하게 된다. 예를 들어 임플란트 head가 치간에 위치하거나 잔존치의 치은 높이가 임플란트와 비교해서 맞지 않을 경우에는 상황에 맞게 구조물을 변형해야 한다.

제1소구치와의 치은 높이가 매우 상이한 상악 전치부 수복 증례로서 매우 복잡한 최초의 상황을 단순화시키는 구조를 소개하고자 한다. 이는 원심의 임플란트가 측절치와 견치의 치간 부위를 개별적으로 침해함으로써 더욱 상태가 악화되었다.

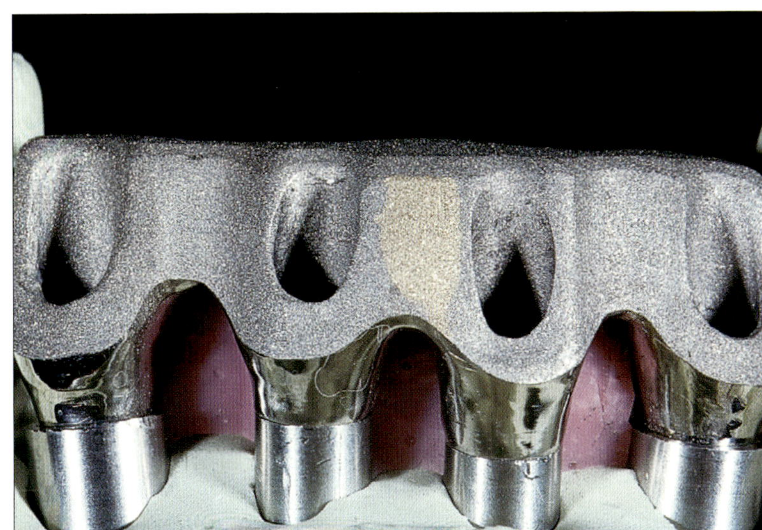

그림 10-51. 임플란트의 위치를 결정하고 모든 문제점을 해소한 후 bar를 제작한다. 이 bar의 preparation margin은 연조직에 contour를 따라 치은과 같은 높이에 형성한다.

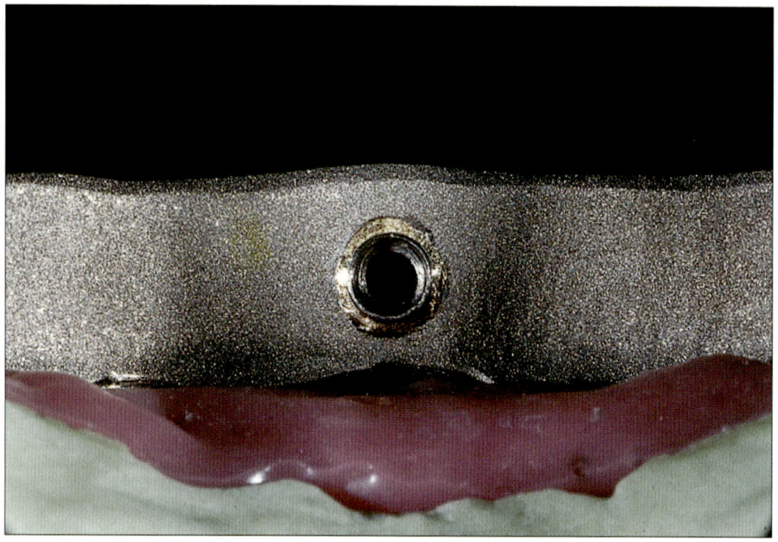

그림 10-52a.

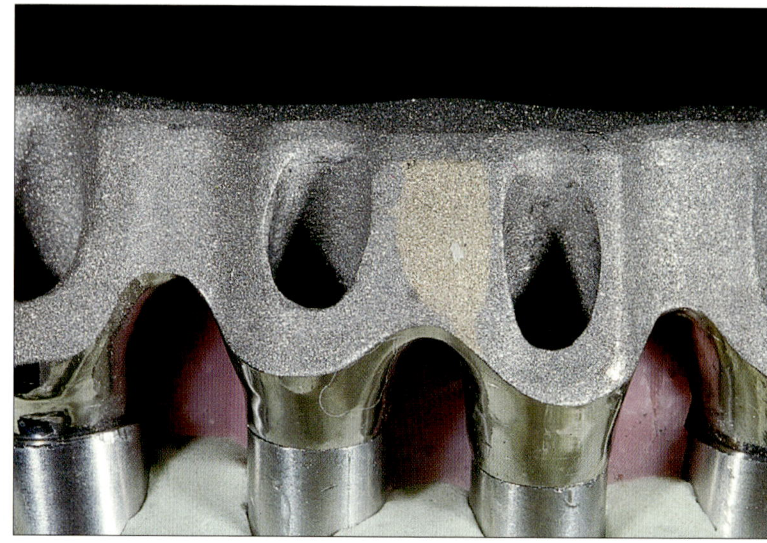

그림 10-52b.

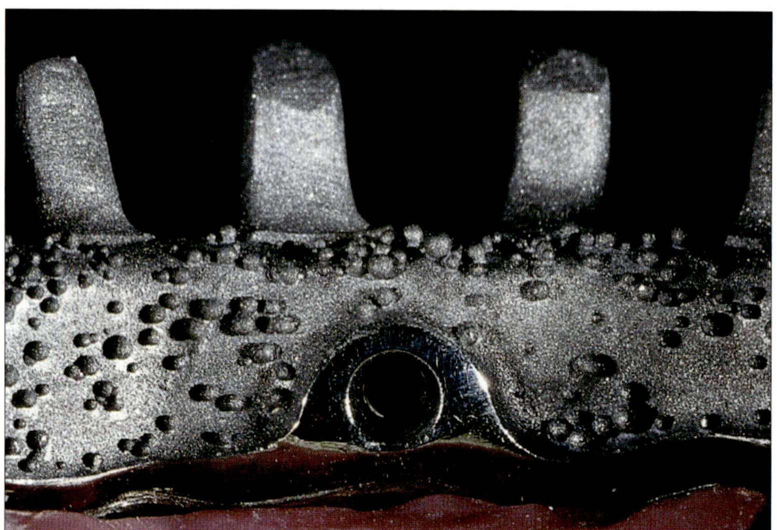

그림 10-53a.

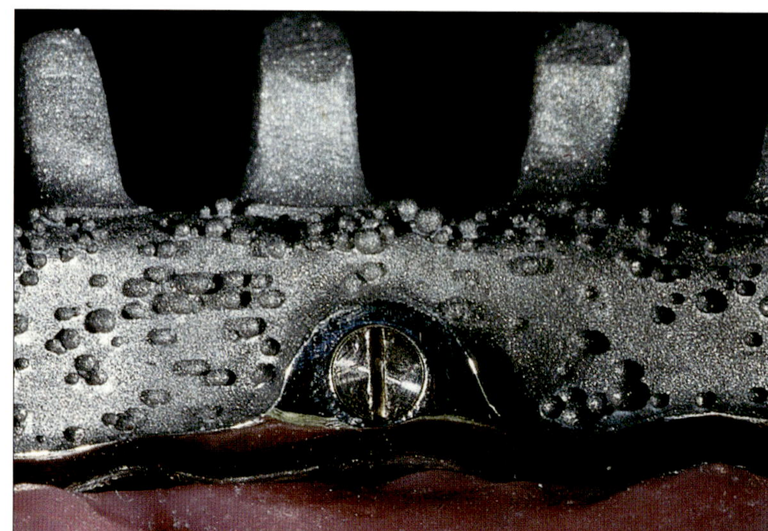

그림 10-53b.

그림 10-52. a, b; 그림 10-53. a, b, 이 bar의 설면에 screw를 형성하며 추후에 임시 접착제로써 이차 구조물을 접착하도록 하고 lingual screw로 고정시켜 stability를 보강한다.

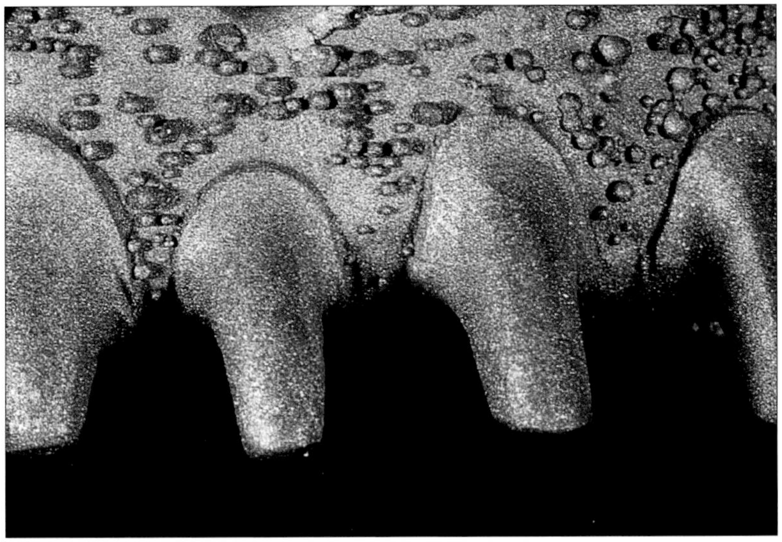

그림 10-54.

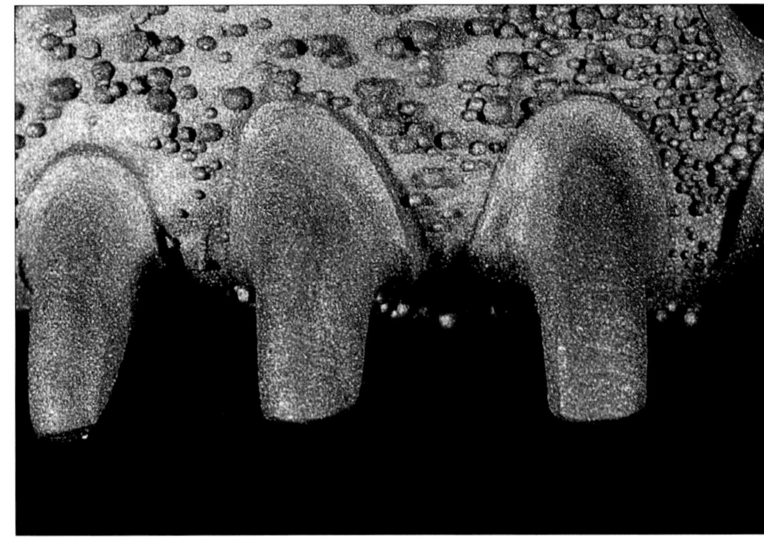

그림 10-55.

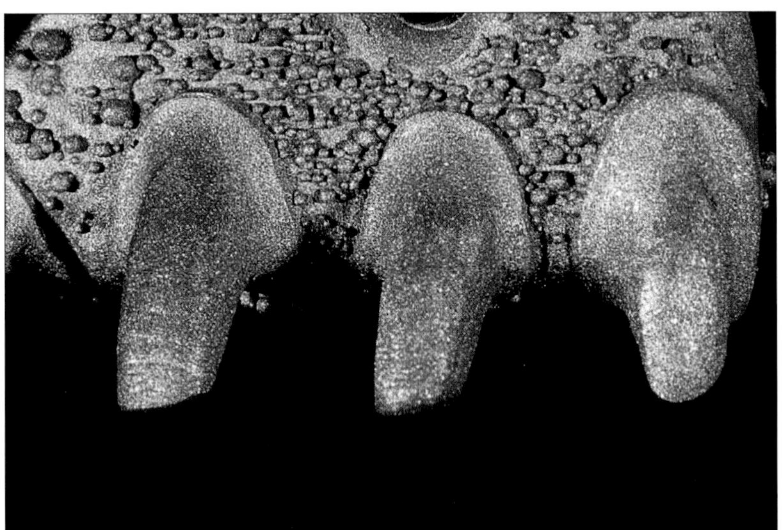

그림 10-56.

그림 10-54~56. Bar가 밀링되면 이차 구조물을 형성한다. 치아 구조물의 설계의 목표는 첫째, 연조직에 해당하는 resin을 지지하는 기능이고, 둘째, 여섯 개의 preparation을 통해 metal ceramic crown으로 결손치를 수복하는 것이다.

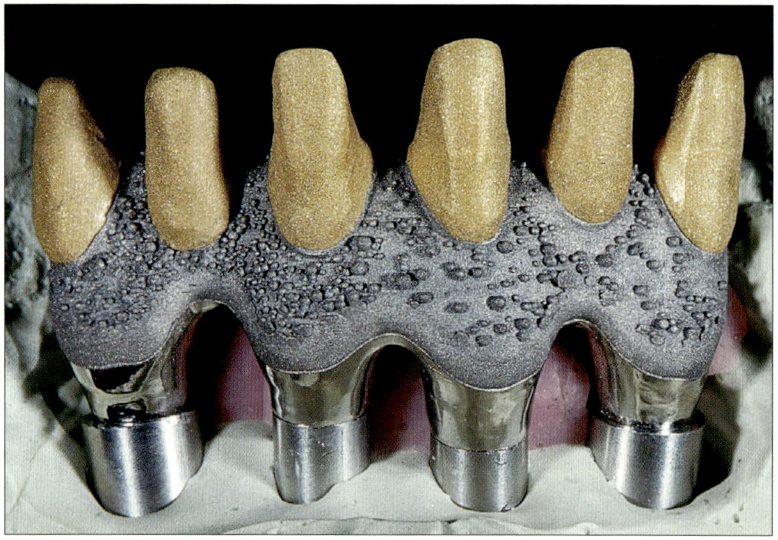

그림 10-57.

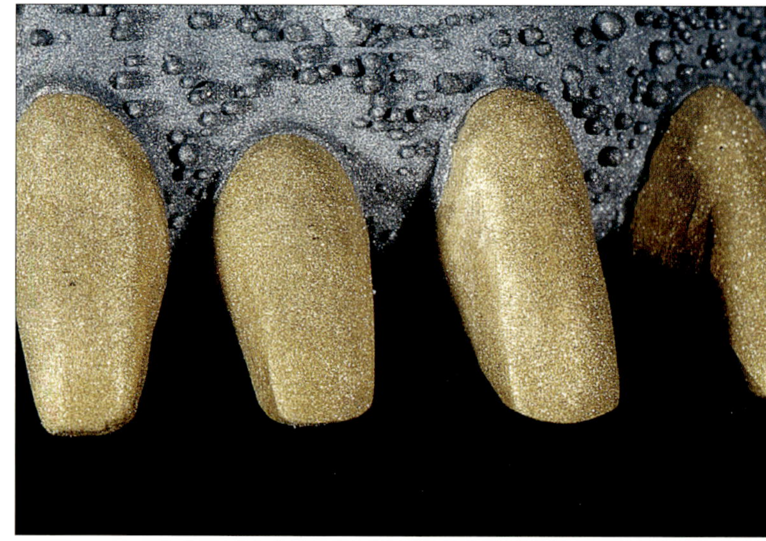

그림 10-58.

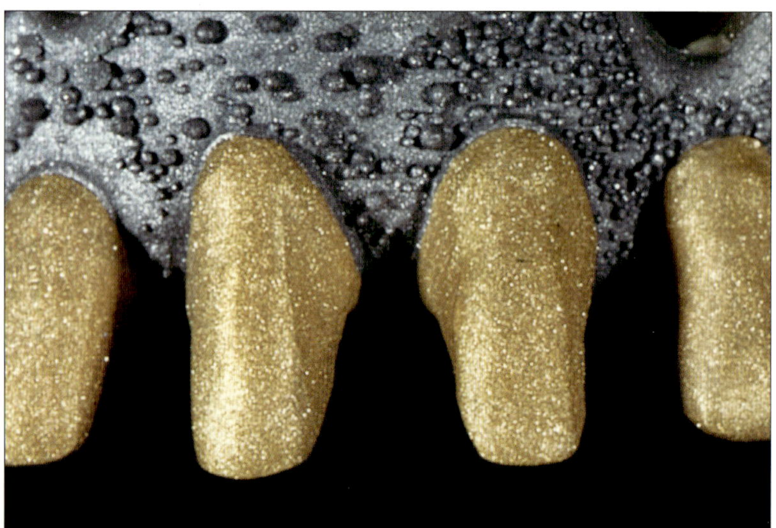

그림 10-59.

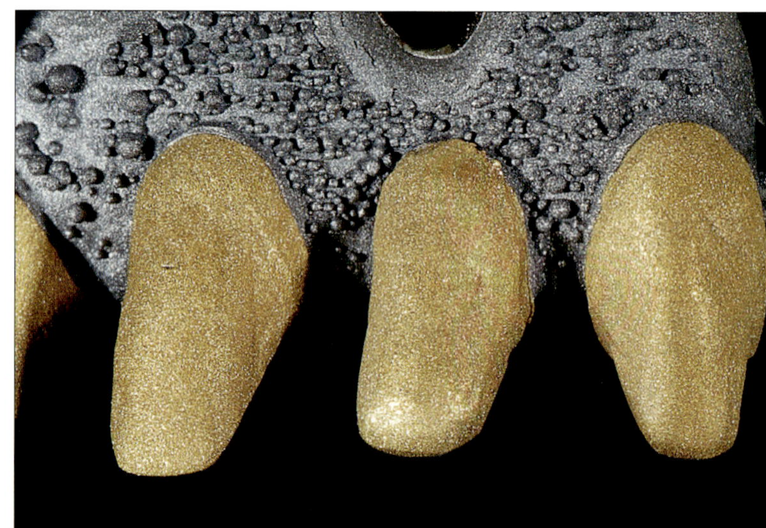

그림 10-60.

그림 10-57~60. 여섯 개의 crown coping에 24-carat gold가 사용되었다. Porcelain의 치간부에 충분히 공간을 부여할 수 있는 형태로 crown을 설계해야 한다. 이로써 자연치와 유사한 형태의 치간공극을 형성할 수 있는 것이다.

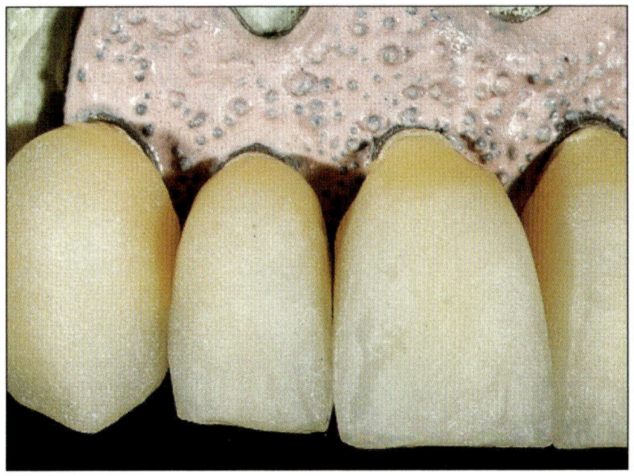
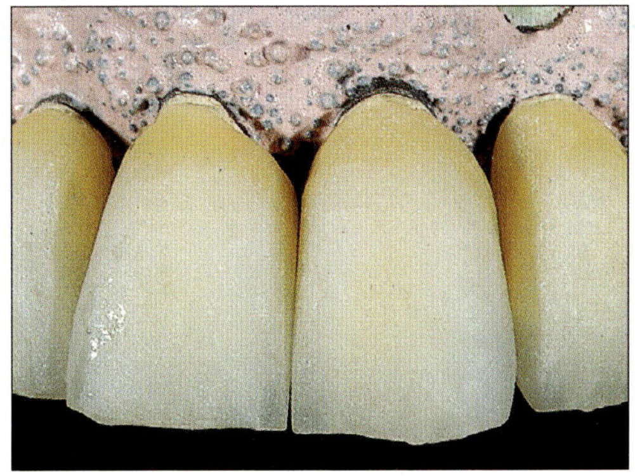
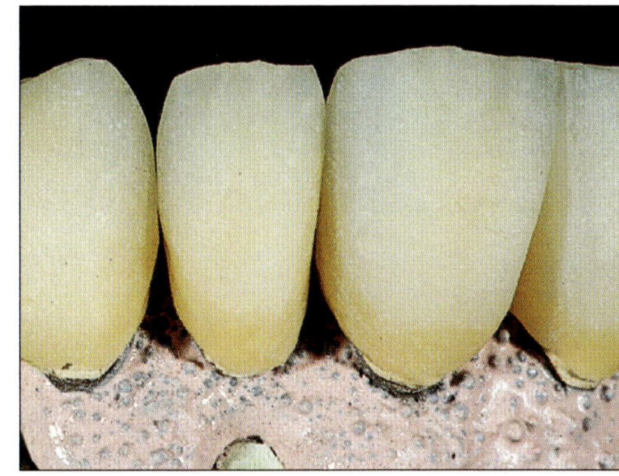

그림 10-61~63. 환자의 잔존치에서 색을 정한 후 coping에 ceramic 축성작업을 진행한다.

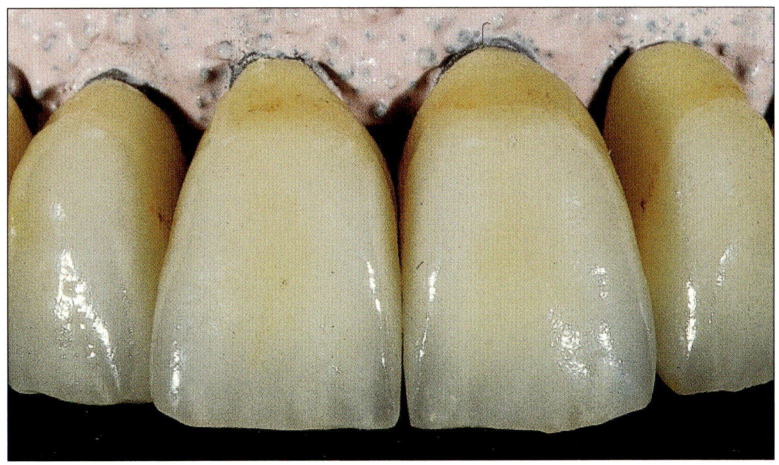

그림 10-64. Biscuit 상태에서 구강 내의 시적으로 기능을 확인한 후 glazing을 시행한다.

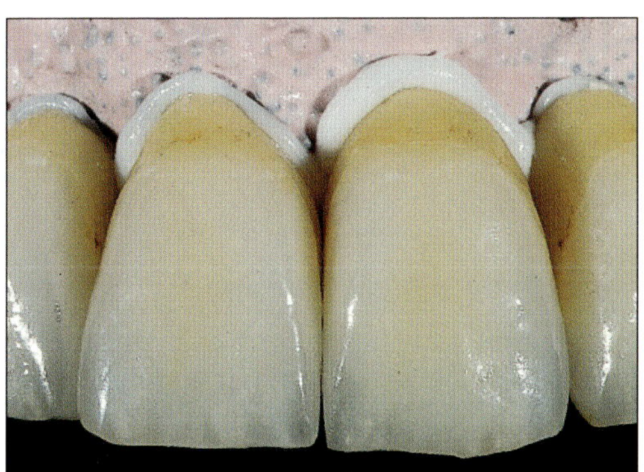

그림 10-65, 66. Crown이 완성되면 최종 cement를 사용하여 metal ceramic crown을 접착한다.

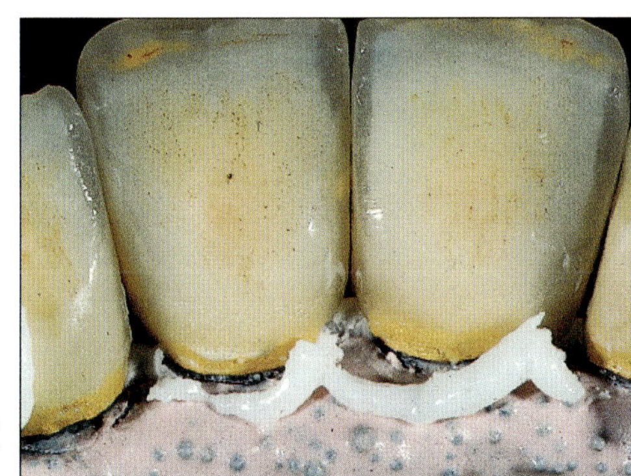

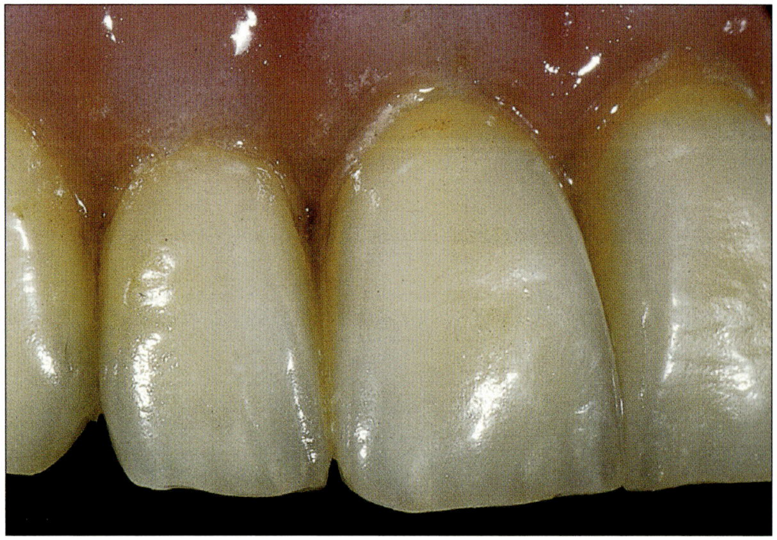

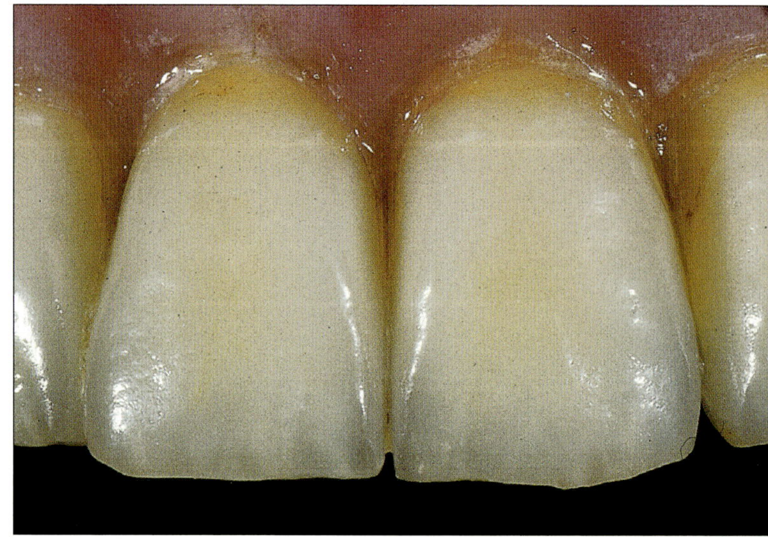

그림 10-67~69. 통상적인 pink acrylic resin으로 구조물을 덮는다. 이 증례에서는 강한 흰색, 빨강색 및 보라색 resin을 사용하여 pink resin과 ceramic을 덮은 것을 관찰할 수 있다. 사진은 최종 결과의 모습이다.

그림 10-68.

Dr. Oriol Llena(Barcelona) 임상증례

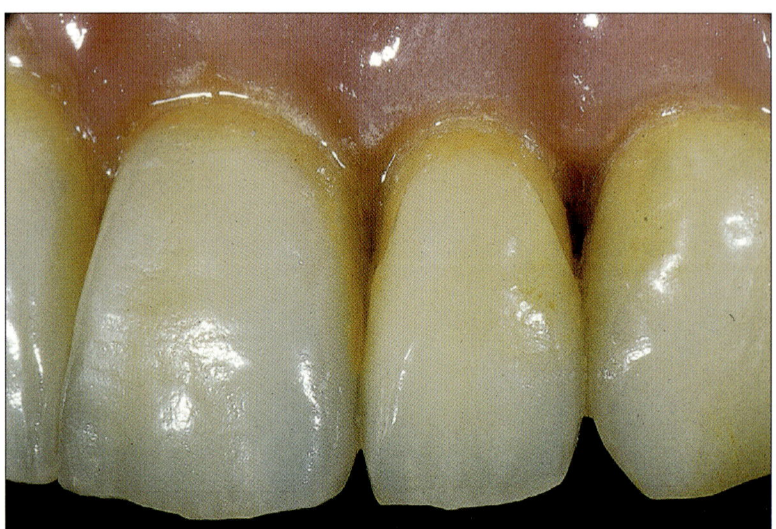

그림 10-69.

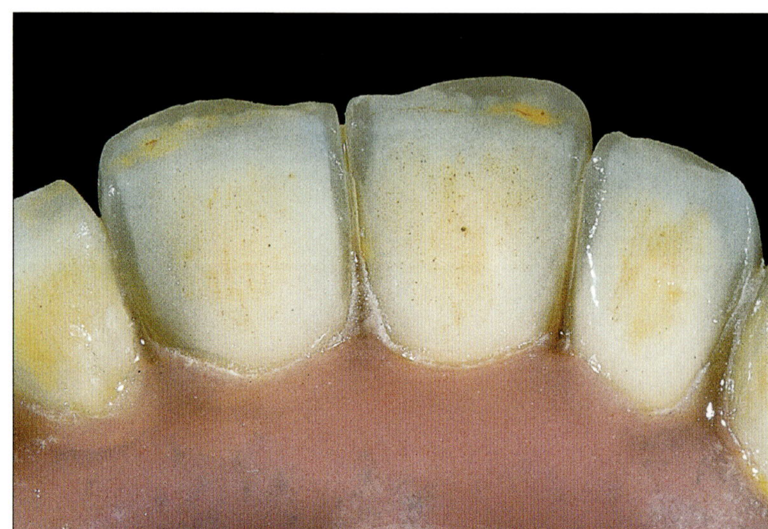

그림 10-70. 자연치의 구개면과 유사한 모습이다.

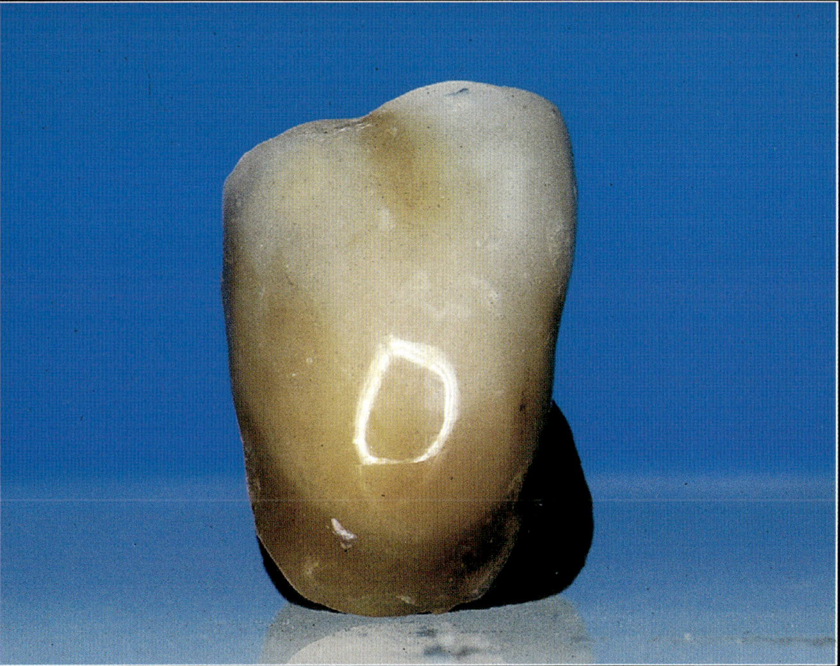

가철성 보철물의 개성화

많은 환자들이 여러 가지의 이유로 국소의치(partial denture) 혹은 총의치(complete denture)를 장착하고 있다. 이러한 환자의 상악 혹은 하악을 치료하는 경우 사회생활에 문제없는 수복물을 제작하기는 어렵지 않다. 제조자에 의해서 공급되는 resin 치아의 형태를 조금만 수정하고 배열에 조금만 주의를 기울이면 대화 시에 별로 눈에 띄지 않는 심미적인 결과를 얻을 수 있다.

문제는 환자의 구강 내에 잔존하는 자연치가 있는 경우에 발생한다. 이러한 경우에는 환자의 치아와 공통되는 특성을 지니도록 치아를 개성화시키는 것이 중요하다.

개성화할 resin 치아의 준비

Resin 치아를 개성화시키기 위해서는 수복할 arch에 맞는 적절한 크기의 치아 set를 고르는 일이 우선이다(그림 11-1). 이후에 handpiece로 acrylic resin을 제거하여 치아를 원하는 형태로 바꿀 수 있다.

치아 색의 특성을 변화시키지 않고 형태만 조금 조절하는 경우에는 필요한 것보다 약간 큰 치아를 고르는 것이 추천된다. 이렇게 함으로써 치아를 삭제하여 원하는 형태를 얻을 수 있다.

이제 denture 치아를 사용하여 치아를 개성화 시키는 작업을 시작하도록 하자.

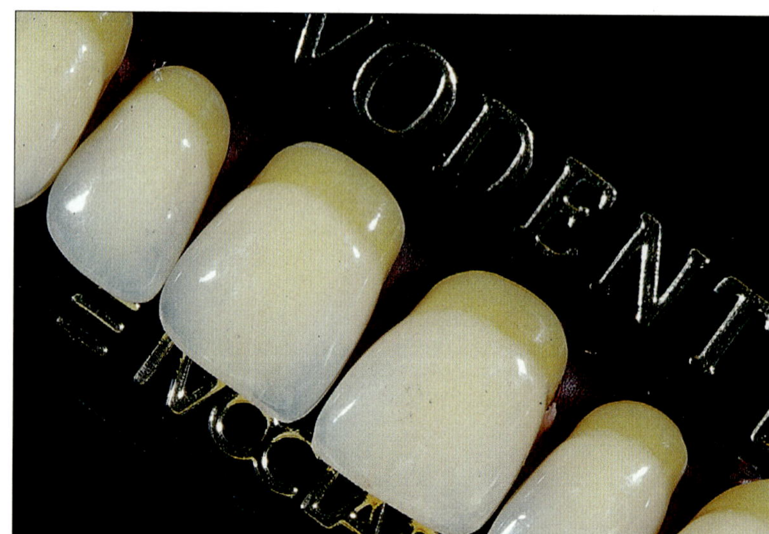

그림 11-1. 적절한 크기를 가지는 denture 치아를 선택한다.

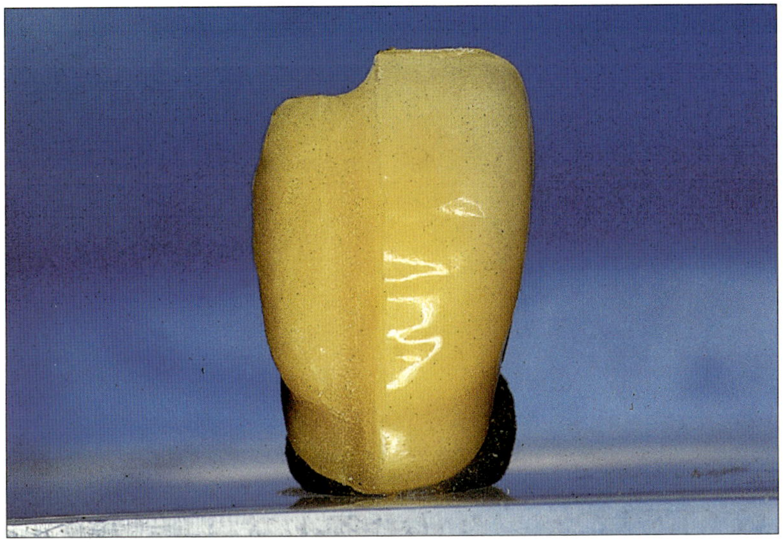

그림 11-2. 우선 resin 치아의 법랑질 부분을 제거한다.

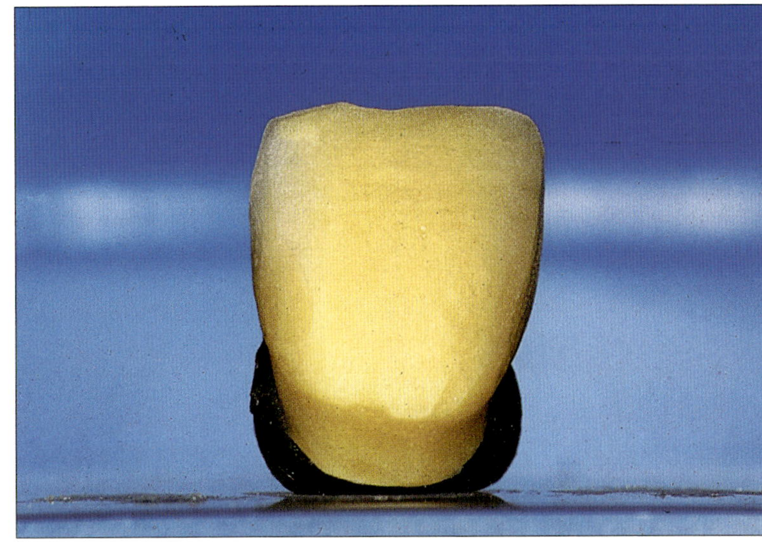

그림 11-3. 이 삭제가 완료되면 순수한 상아질 core만 남게 된다.

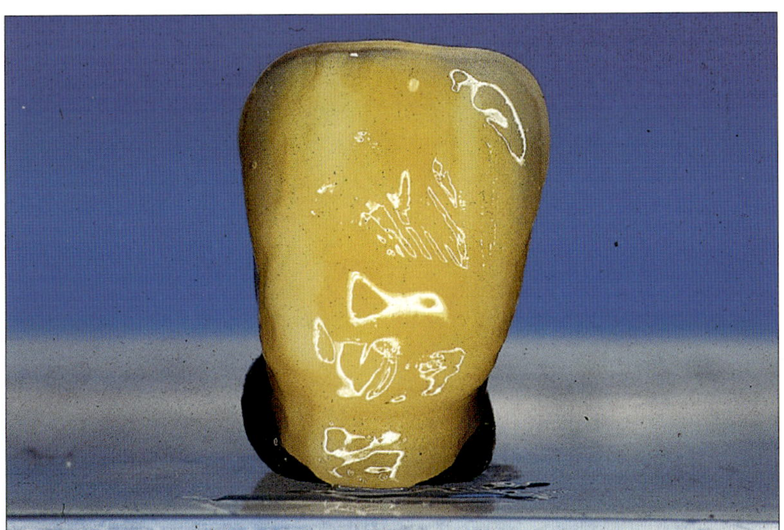

그림 11-4. 다음 과정은 상아질 core에 색을 추가하는 일이다. 이를 위해서 Targis-Vectris system의 광중합 stain을 사용한다. 많은 경우에 보다 반투명한 절단부를 만드는 것이 적절하다. 이를 위해서 SR-Ivocrom의 반투명한 powder를 사용한다.

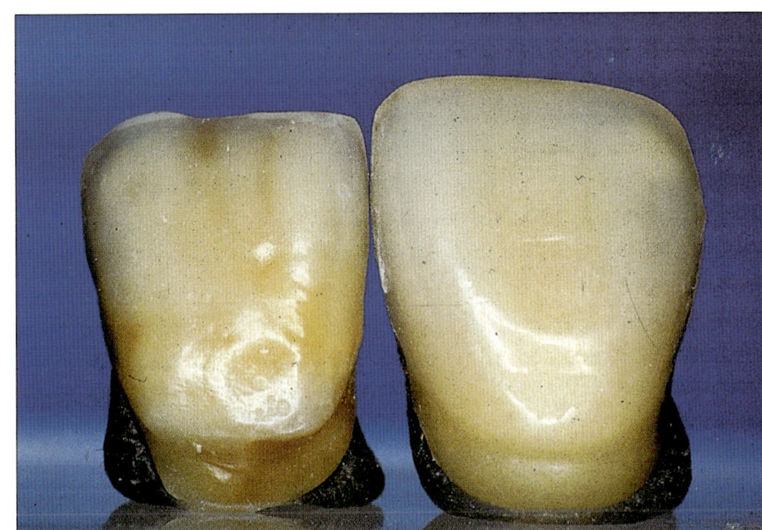

그림 11-5. 제조사에 의해서 공급된 치아와 개성화시킨 치아는 큰 차이를 지니게 된다.

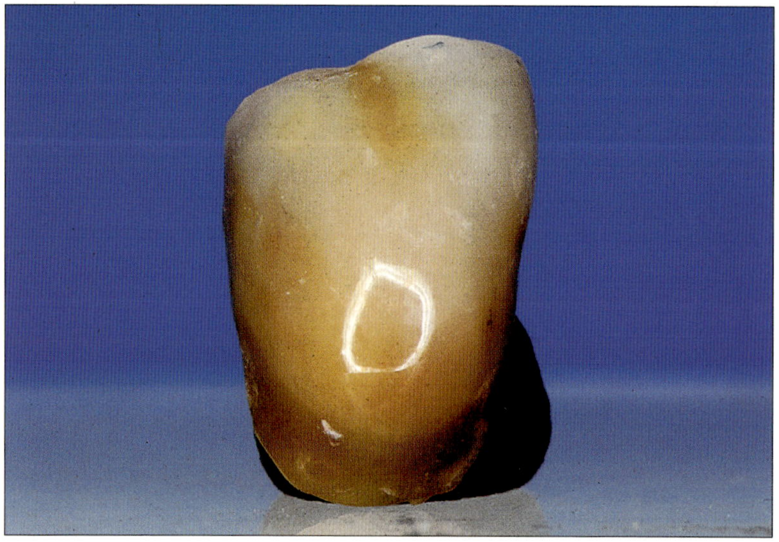

그림 11-6. 이것은 개인에 맞는 색을 부여했을 뿐만이 아니라 환자의 잔존치에 맞는 형태를 얻었기 때문이다.

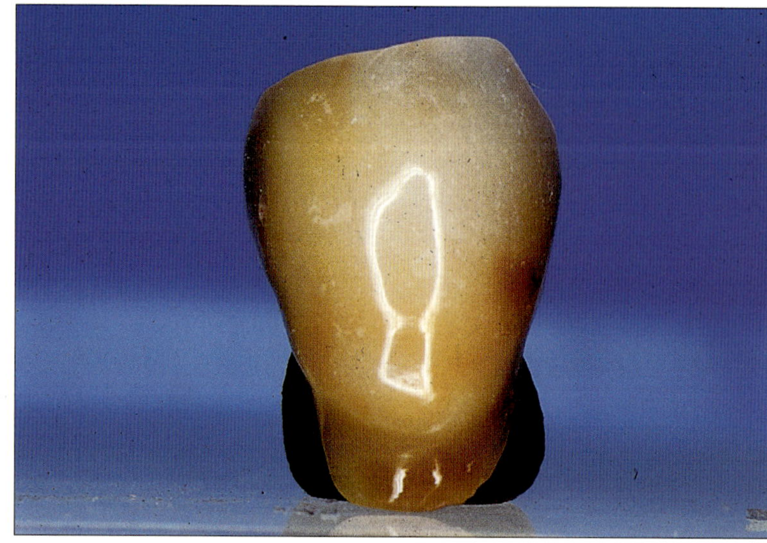

그림 11-7. 이러한 치아를 만들기 위해서는 통상적인 metal ceramic crown을 위한 축성 과정과 같은 방법을 사용한다.

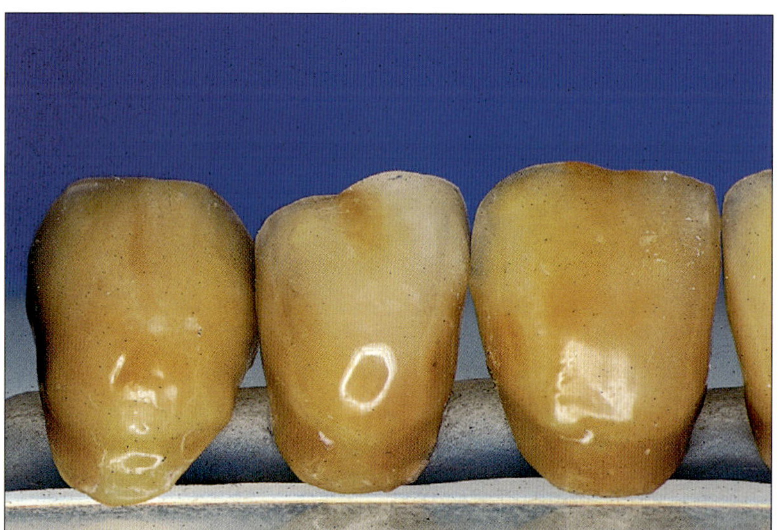

그림 11-8. 전치부의 치아에 특성을 부여하는 경우 각 치아는 상아질에서 우러나오는 특이한 색을 지니고 있다는 것을 아는 것이 중요하다.

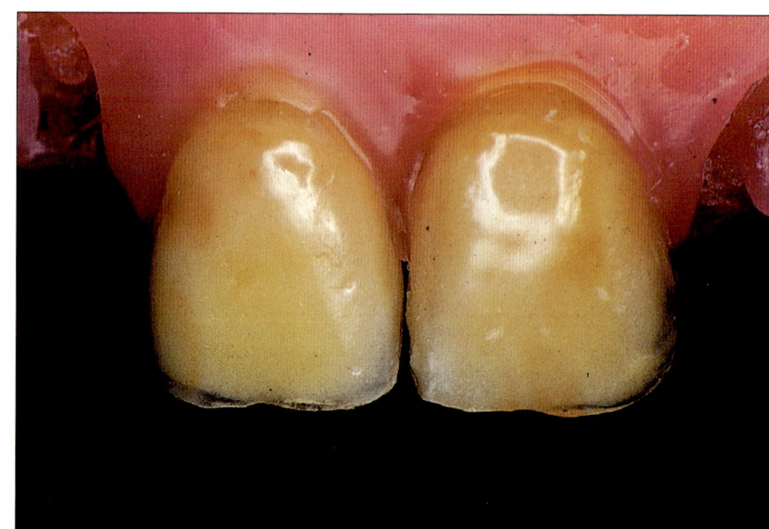

그림 11-9. 개성화시킨 치아를 배열하는 경우 우리가 형성한 resin 치아와 환자의 자연치가 공통적인 특징을 가지고 있다는 것이 중요하다.

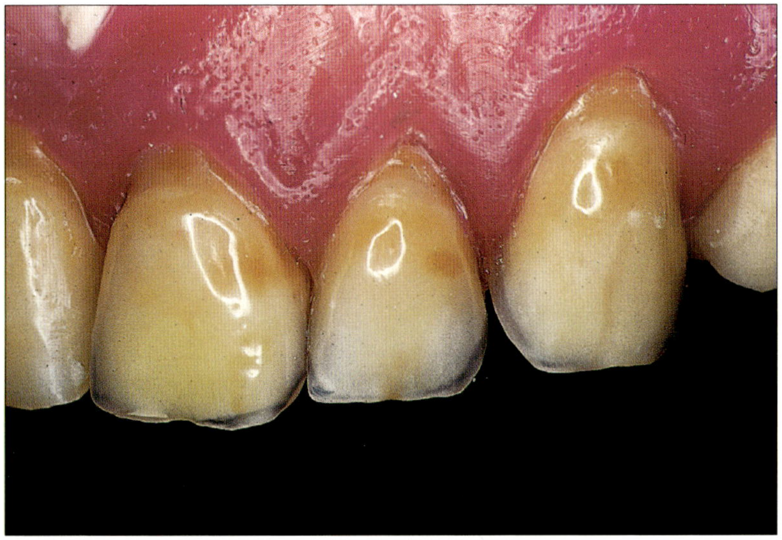

그림 11-10. 잔존치가 존재하지 않는 경우에는 환자의 희망에 따라서 자연스러운 구성을 만들 필요가 있다.

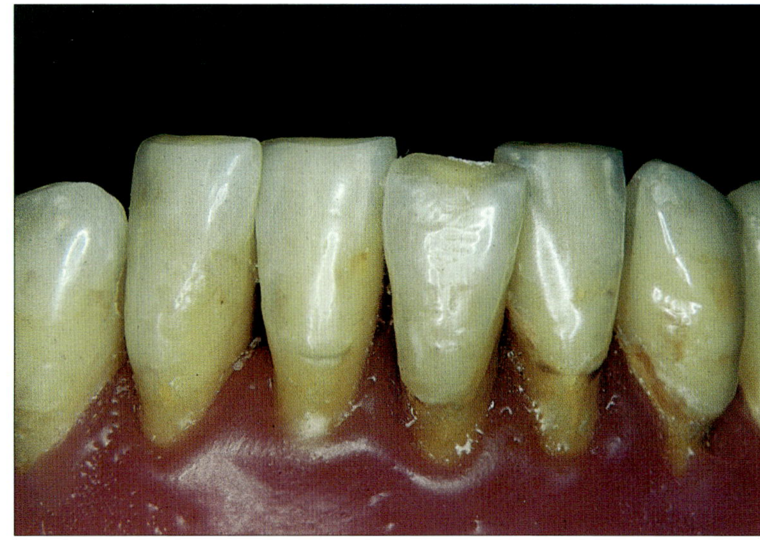

그림 11-11. 이것은 하악의 전 치아를 수복한 증례이다. 이러한 종류의 보철물에 있어서는 교합과 안정성도 매우 중요한 요소이다. 이러한 이유로 교합(occlusion)과 심미(esthetic)라는 두 가지의 요소를 고려해야 한다.

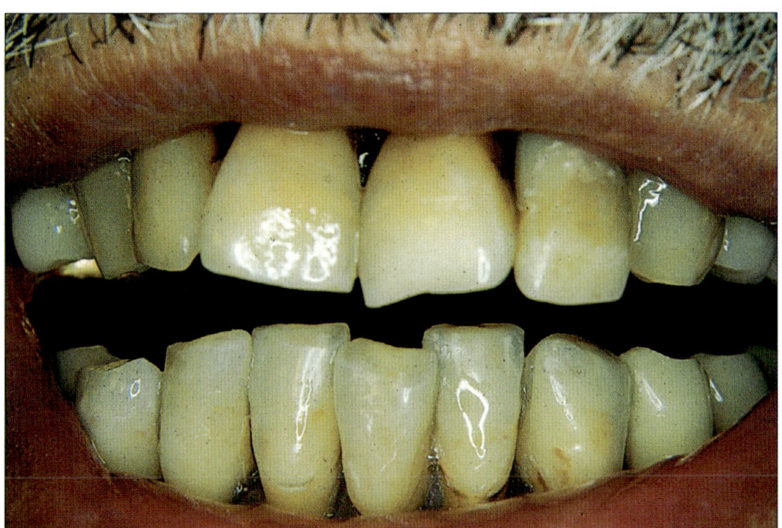

그림 11-12. 전술한 것처럼 대합치와 조화를 이루는 resin 치아를 만들어야 한다.

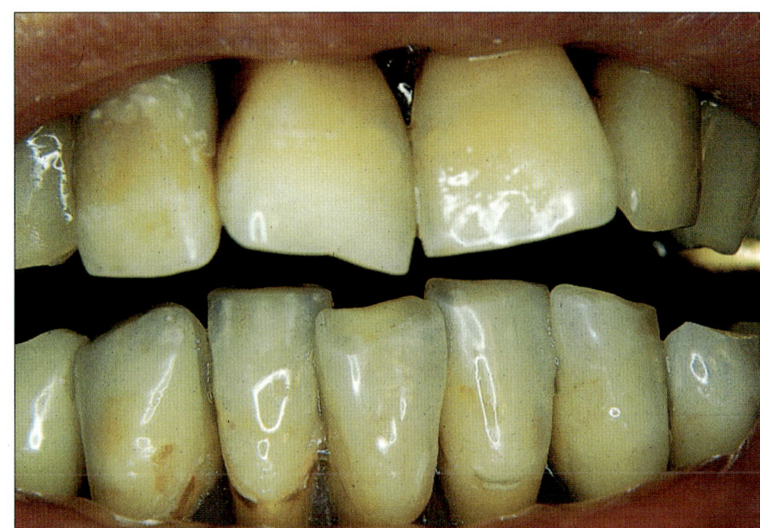

그림 11-13. 하악의 총의치는 환자의 상악의 자연치와 같은 느낌을 공유하고 있다. (Dr. Jose Manuel Llovera Muntanola의 임상증례)

단순히 형태를 수정하여 개성화시키기

우리가 완전 무치악 환자를 치료하는 경우에는 창의성을 최대한 발휘할 수 있으며, 내부의 색 개성화가 필요하지 않다. 만약 이러한 개성화를 시행한다면 매우 번거로운 일이 될 것이며 이에 반해서 결과는 별로 개선되는 것이 없을 것이다. 이러한 경우는 치아의 형태를 변화시키는 것으로 충분하며 치아의 내부 구조는 거의 변화가 필요하지 않다.

이 목적을 위해서는 Willi Geller에 의해서 개발된 Creapearl 치아가 이상적이다(그림 11-14a). 이 치아는 치아 색의 상실 없이 치아의 형태 조절이 가능하다.

이를 위해서 필요한 크기의 치아 set를 선택한다. 이 경우에는 필요한 것보다 큰 크기의 치아가 필요하지 않는데 이는 이 방법에 적절한 크기와 조성을 지니고 있기 때문이다.

먼저 통상적인 방법으로 치아를 모형에 배열하자(그림 11-14b).

형태와 크기에 관해서 지난 장에서 설명한 것처럼 치아의 형태를 수정하도록 하자. 그림 11-15에서 알 수 있듯이 치아의 형태를 변화시키는 것은 항상 같은데, 근심과 원심의 line angle 조절, 인접면(proximal faces)의 조절 및 순면(vestibular face)의 요철면의 조절 등이다. 이 증례에서는 시각적으로 좀 작고 삼각형의 형태를 지닌 치아를 형성하였다(그림 11-16).

다른 쪽 치아의 조절 시에 '대칭 속의 비대칭(asymmetry within a symmetry)' 이라는 개념을 염두에 두고서 치아의 형태를 조절하였다. 전치부에 조화를 이룰 수 있는 치아를 만들려고 노력하였고 이것이 치아

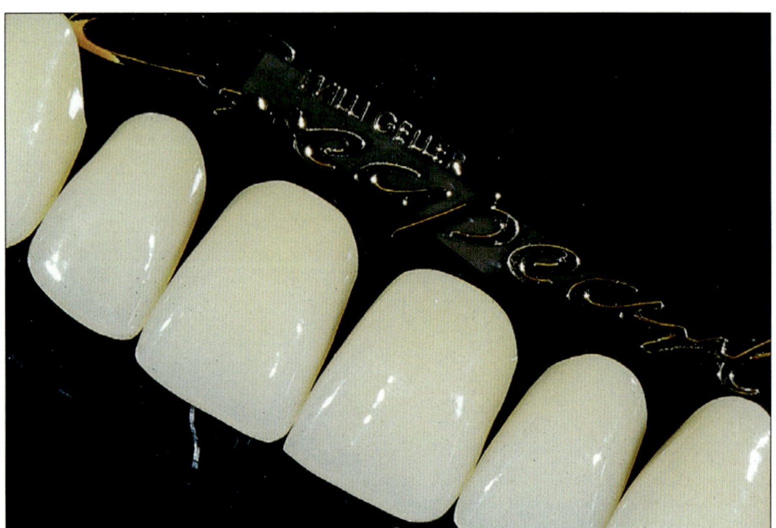

그림 11-14a.

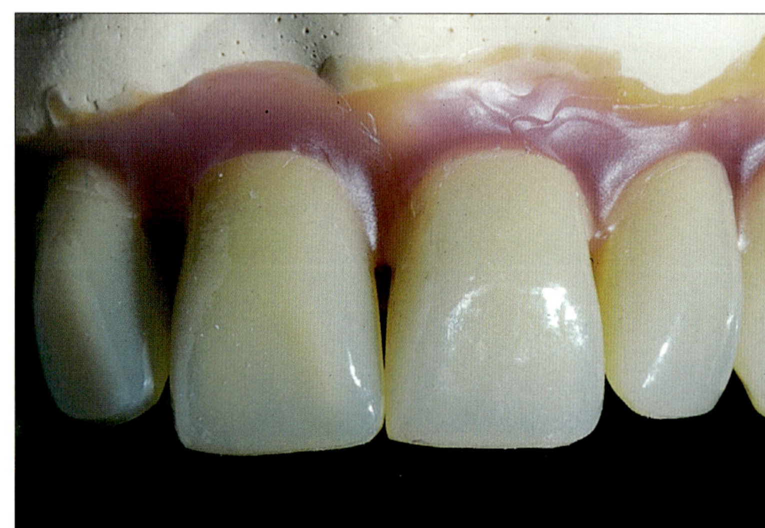

그림 11-14b.

에 개성을 부여하였다. 측절치의 치축을 조금 조절함으로써 대칭의 개념이 매우 분명해진다(그림 11-17).

일단 치아의 형태를 조절한 후에 치은의 형태를 다듬도록 한다. 치은의 형성은 과장되지 않도록 하며, polishing과 구강 위생에 방해가 되는 오목한 면을 만들지 않도록 노력한다(그림 11-18). 형성이 끝나면 보철물의 resin 작업을 시행하는데 이때 연조직의 색의 특성을 만드는 데 주의를 기울인다. 이를 위해서 약간 밝은 pink resin과 좀 더 진한 색 등 적어도 2개의 intensive를 사용한다.

빛의 대조라는 개념에 근거를 두고 근접되게 보이려고 하는 부분에는 밝은 intensive를 사용하며 시각적인 깊이를 부여해야 할 부위에는 보다 진한 intensive를 사용한다(그림 11-19). Resin의 중합이 끝난 후에는 통상적인 방법을 사용한다.

그림 11-20에서 완성된 의치의 모습을 볼 수 있다. 일단 마무리 작업을 하고 polishing을 하기 전에 필요한 경우 surface stain을 사용하여 치아에 개성을 부여한다. 그림 11-21에서는 표면에 적용한 stain의 모습을 볼 수 있다.

환자가 부분 무치악 혹은 완전 무치악이라 할지라도 구강 내의 환경에 잘 조화되는 보철물을 장착함으로써 위안을 받을 수 있다. 환자의 자연치와 표정이 환경에 해당한다고 볼 수 있다.

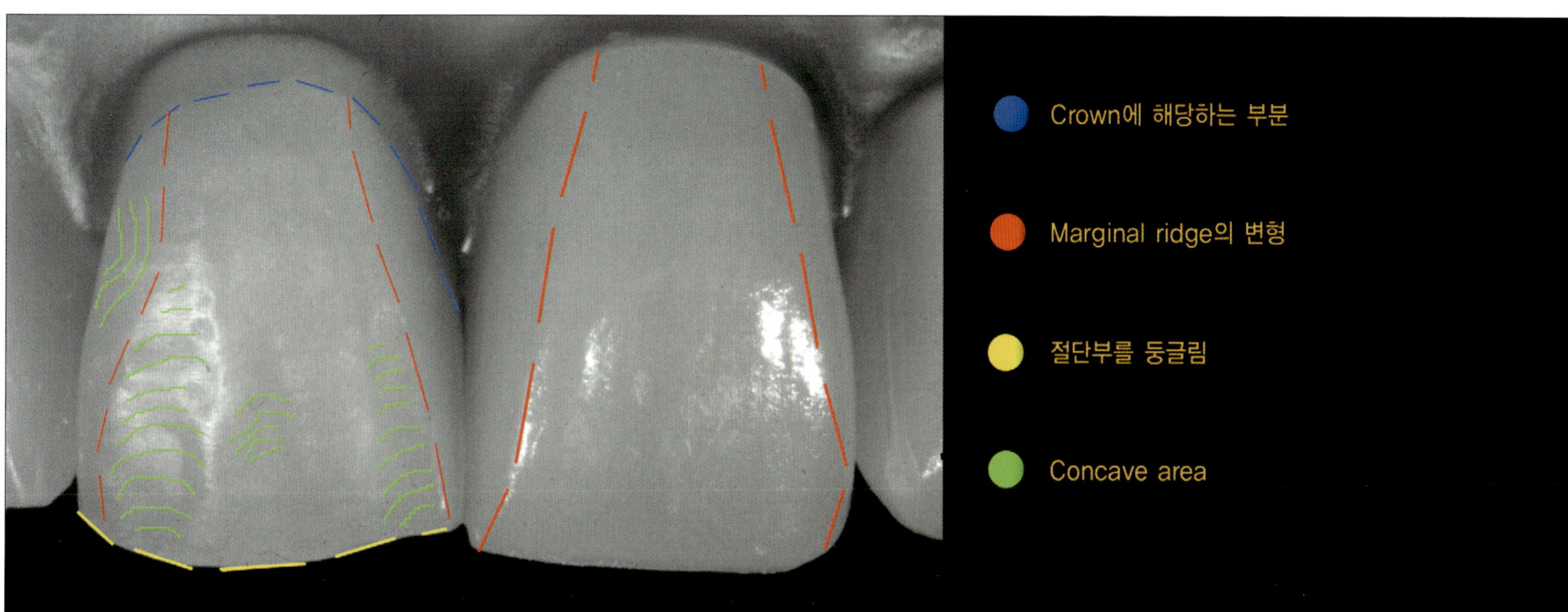

그림 11-15.

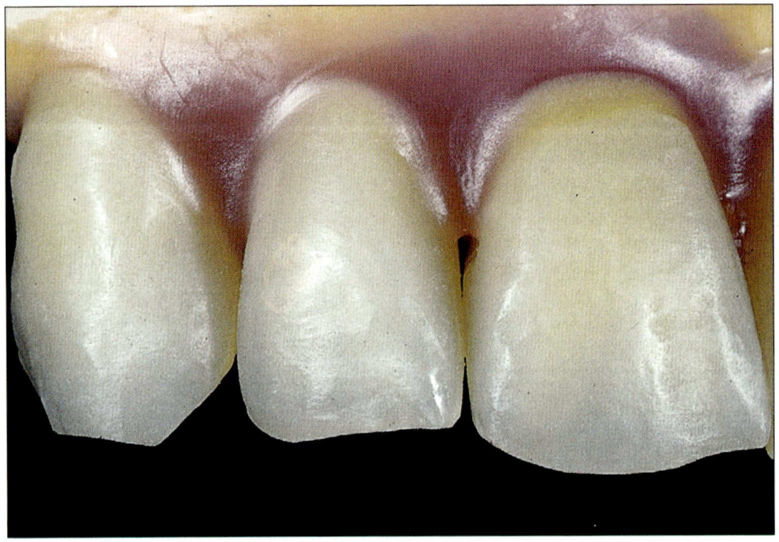

그림 11-16.

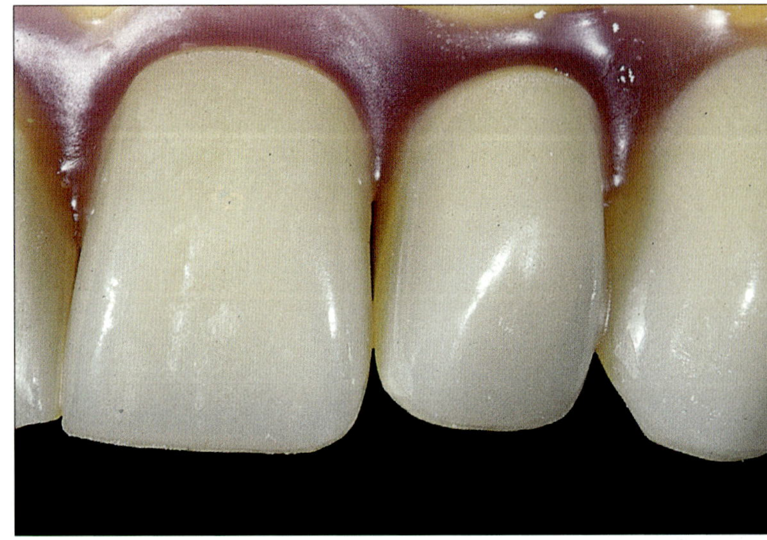

그림 11-16.

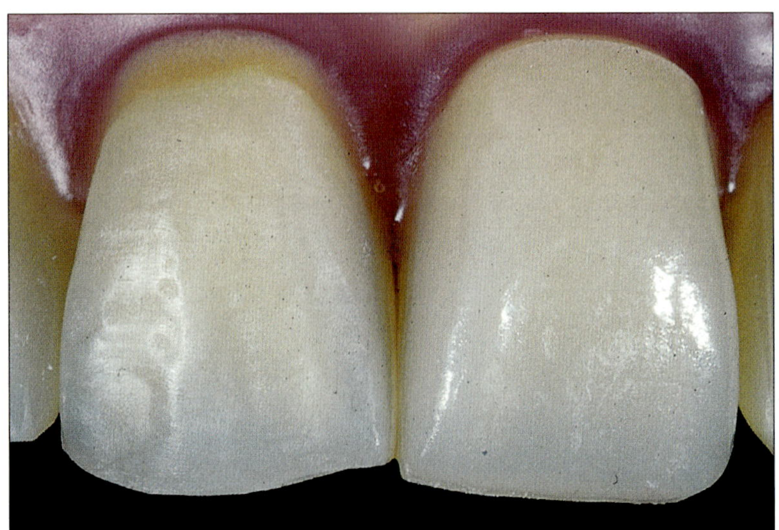

그림 11-16.

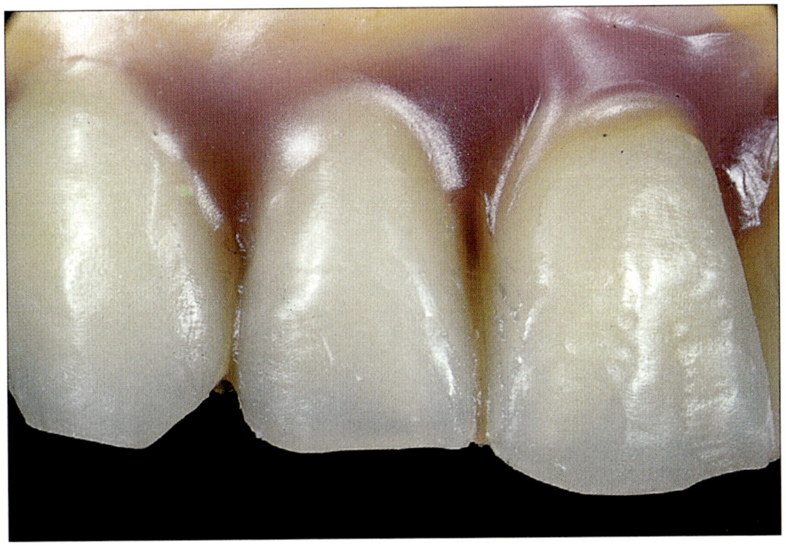

그림 11-17.

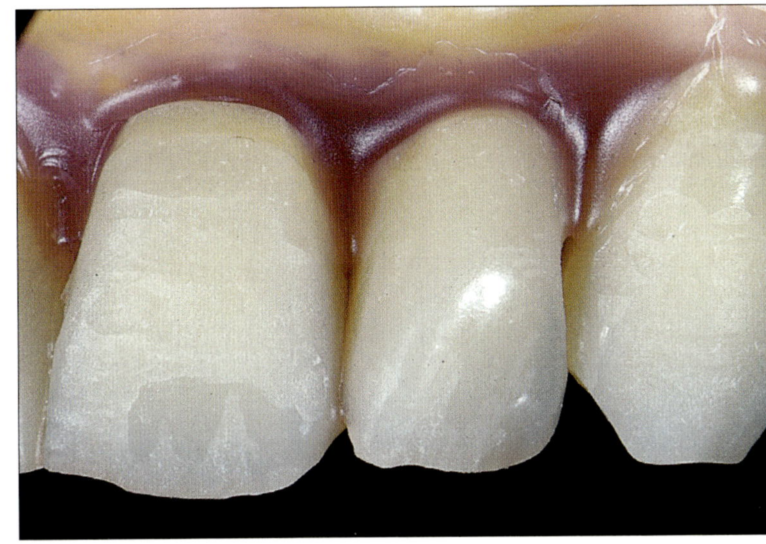

그림 11-17.

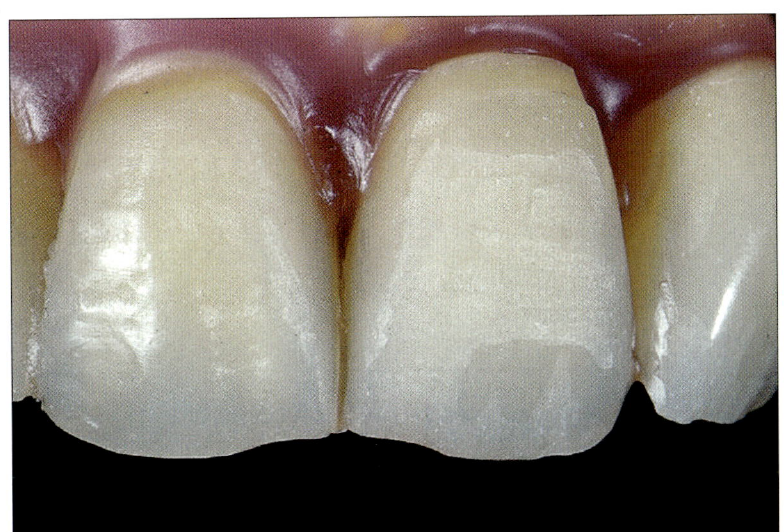

그림 11-17.

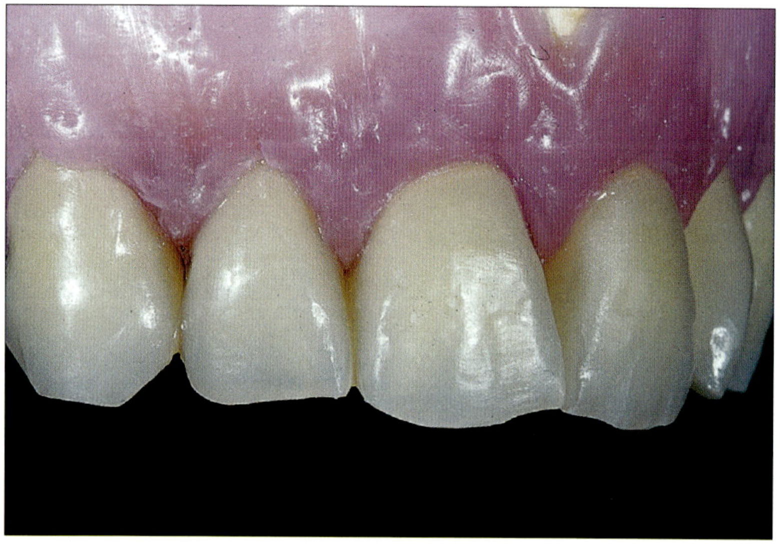

그림 11-18.

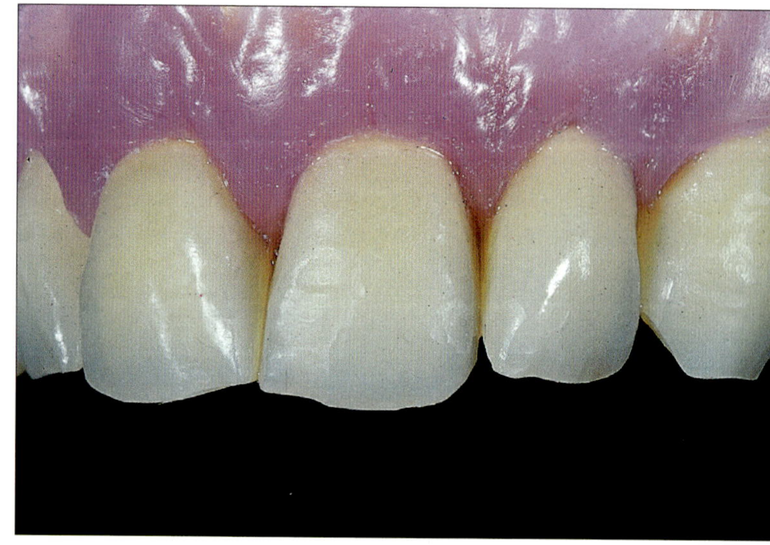

그림 11-18.

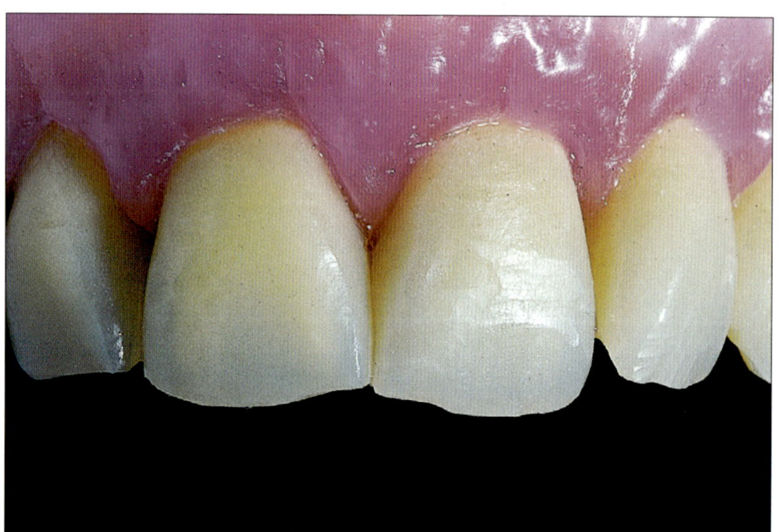

그림 11-18.

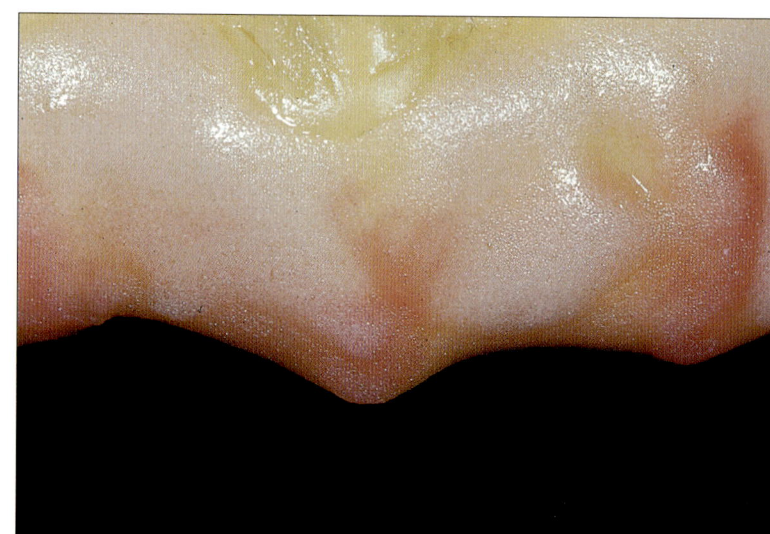

그림 11-19.

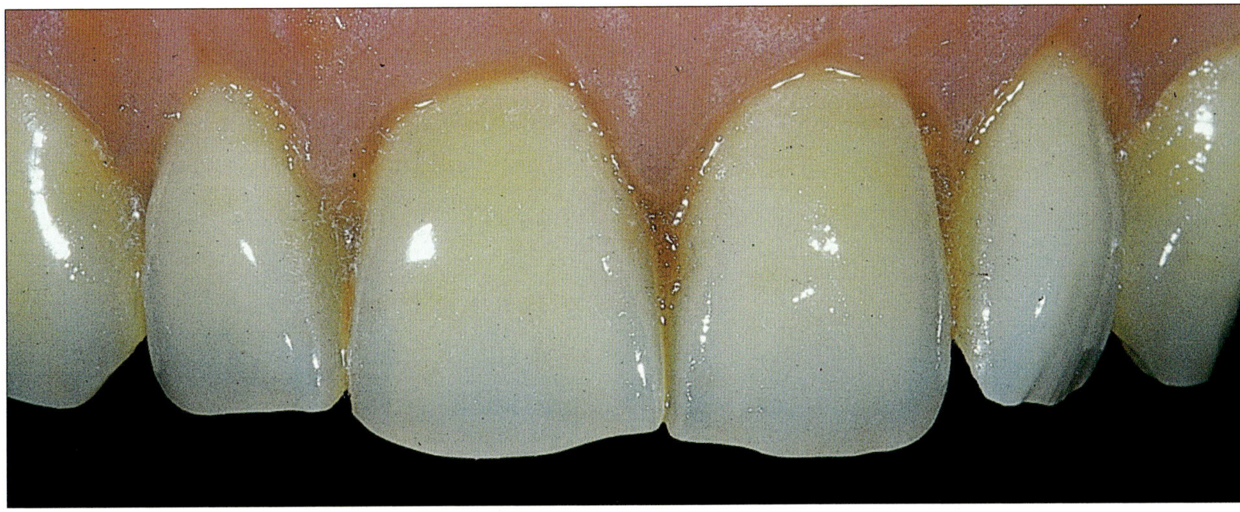

그림 11-20.

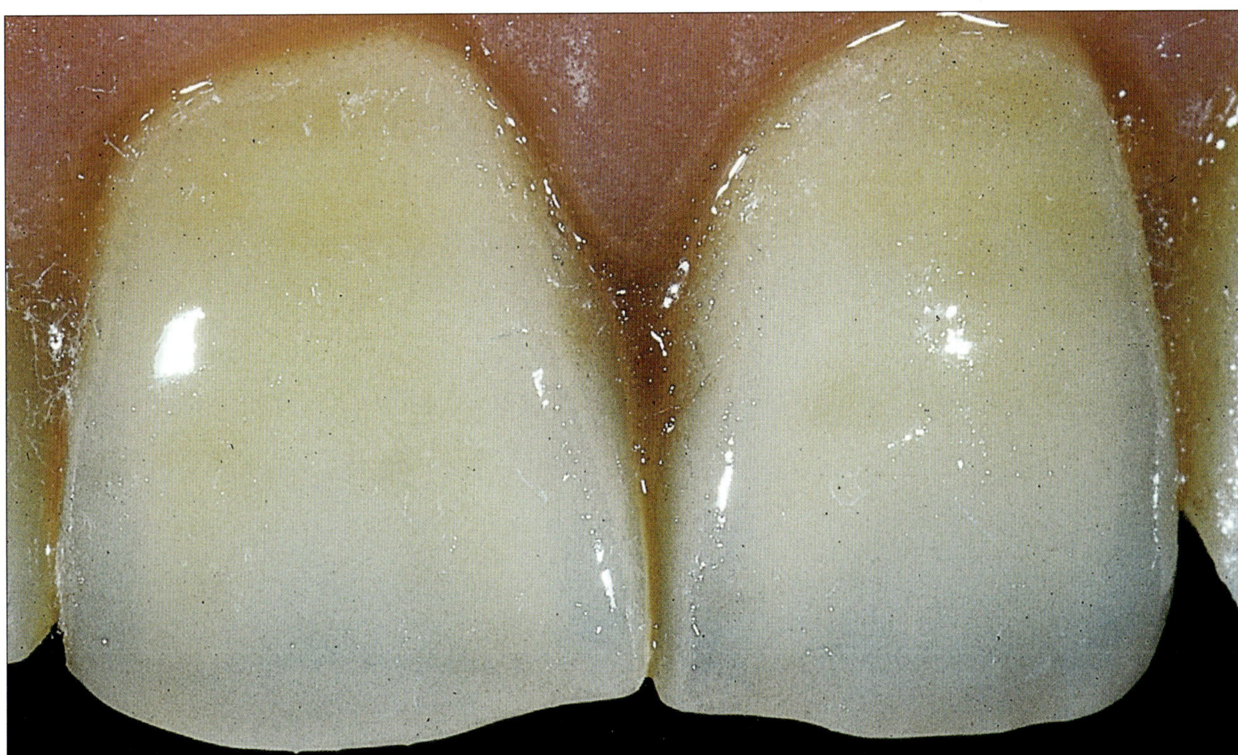

그림 11-21.

223

제 12 장 임상증례

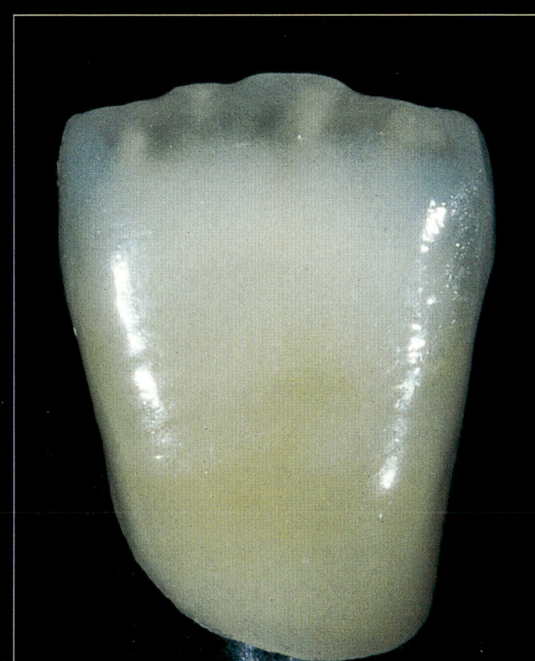

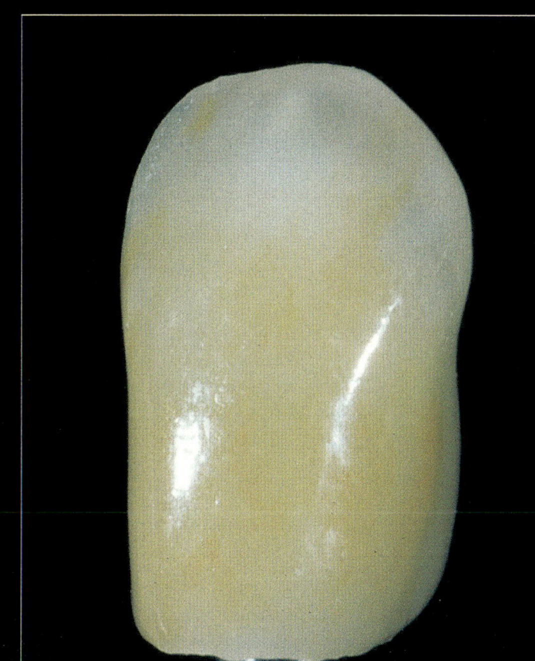

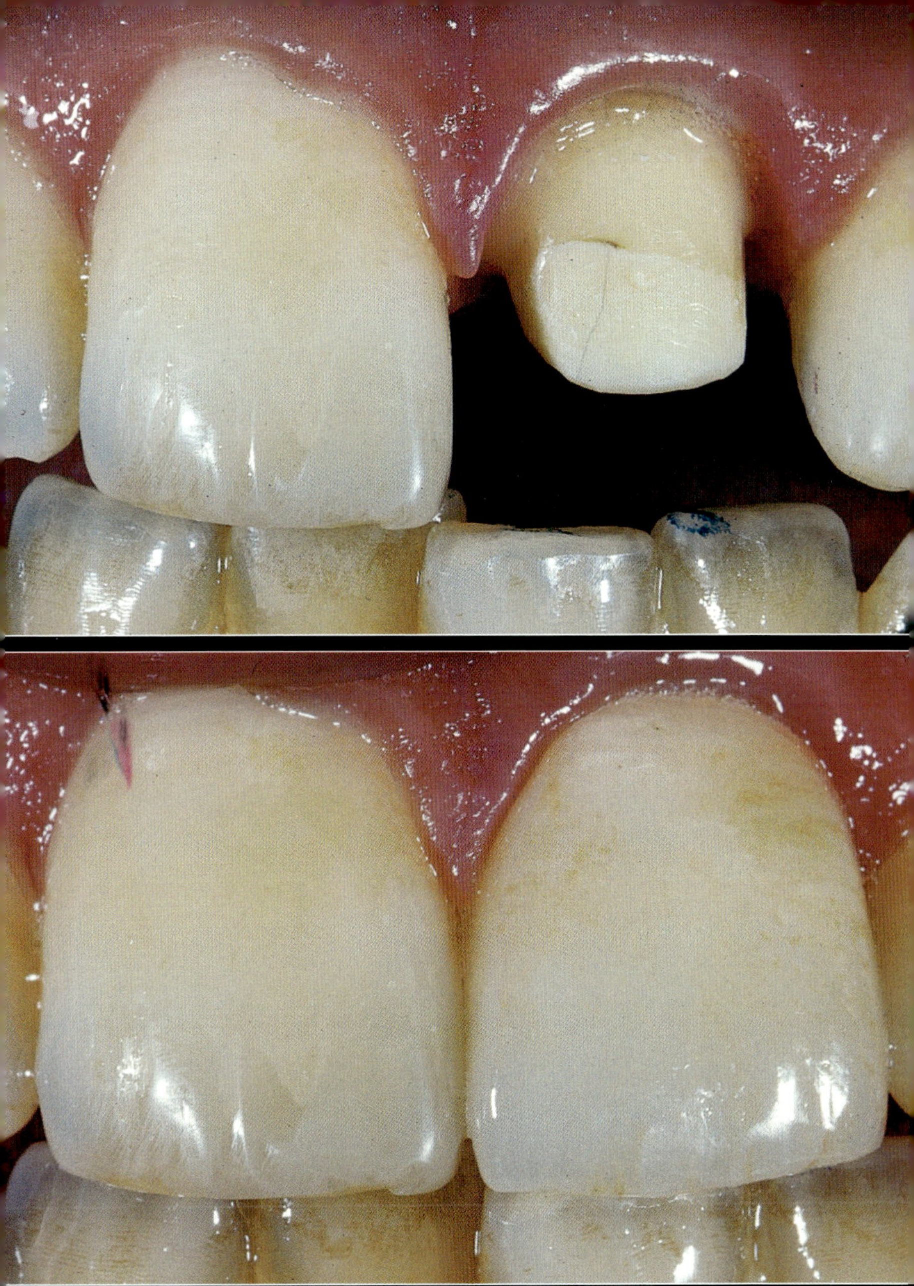

그림 12-1, 2. 21번의 치아 파절로 인해서 crown을 장착해야 했던 중년의 환자 모습. 이 증례에서는 Procera coping을 사용하였다. (Barcelona의 Dr. Oriol Llena의 증례)

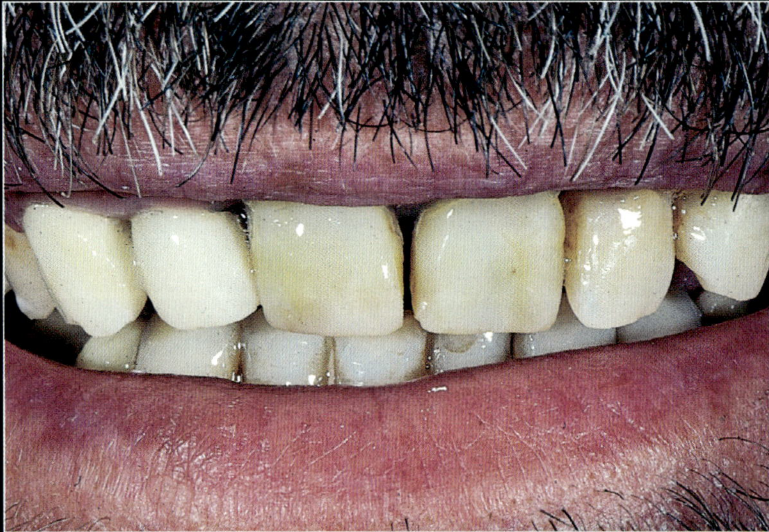

그림 12-3.

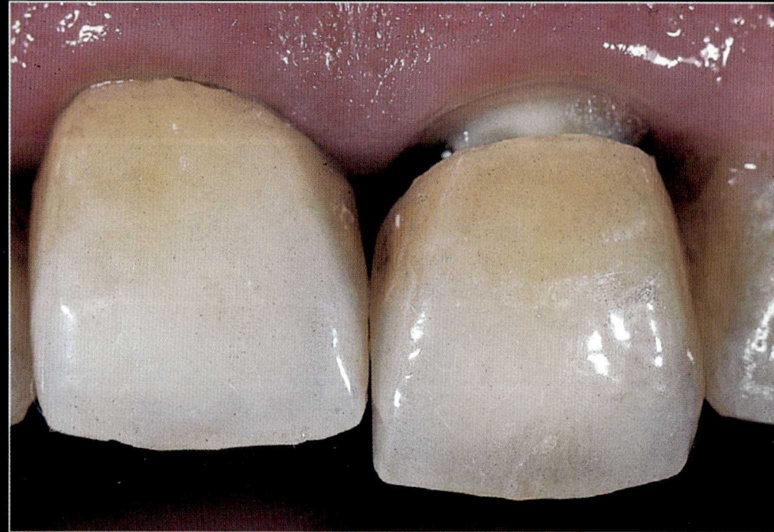

그림 12-4.

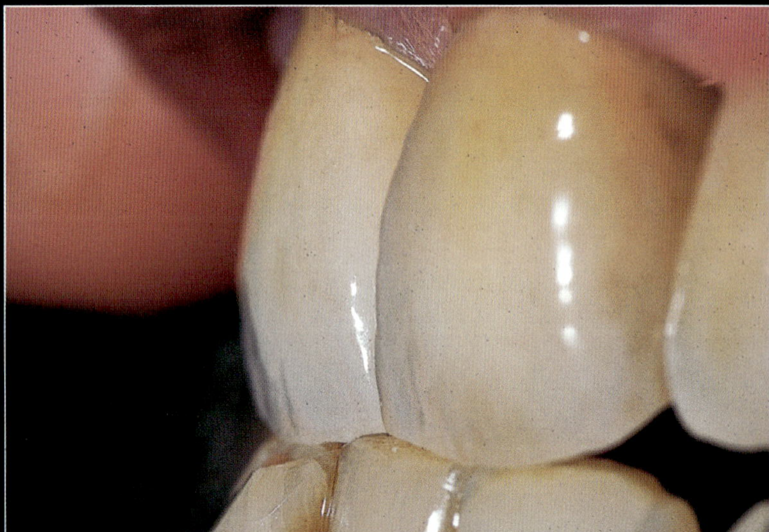

그림 12-5.

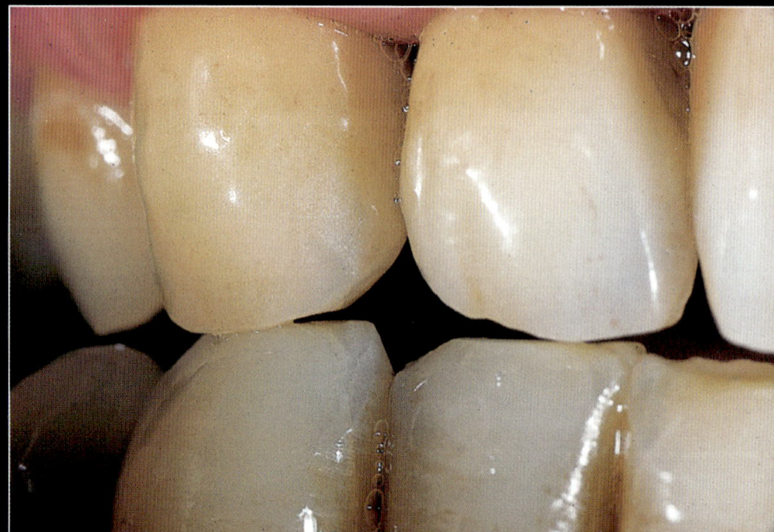

그림 12-6.

그림 12-3~8. 이 증례에서는 13, 12, 11, 21번 치아를 PFM crown을 사용하여 수복하였다. 치료과정 중의 문제점의 하나는 interdental papilla가 존재하지 않는다는 것이었다. 이것을 보상 할 수 있는 contour를 부여하였다.

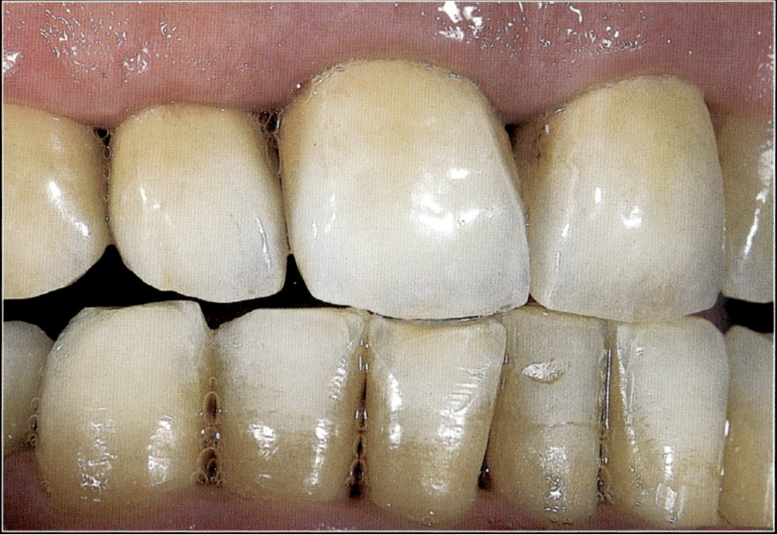

그림 12-7.

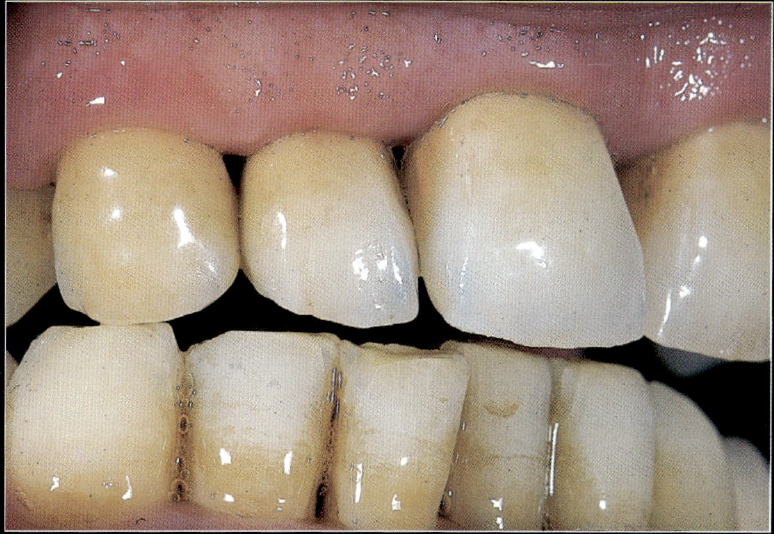

그림 12-8.

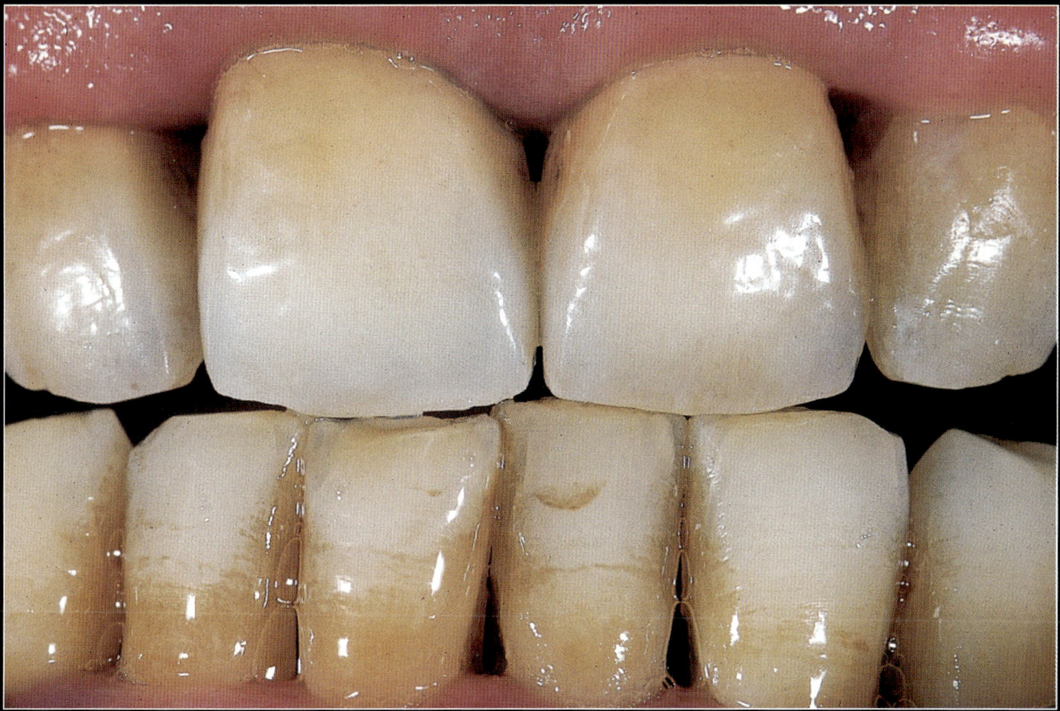

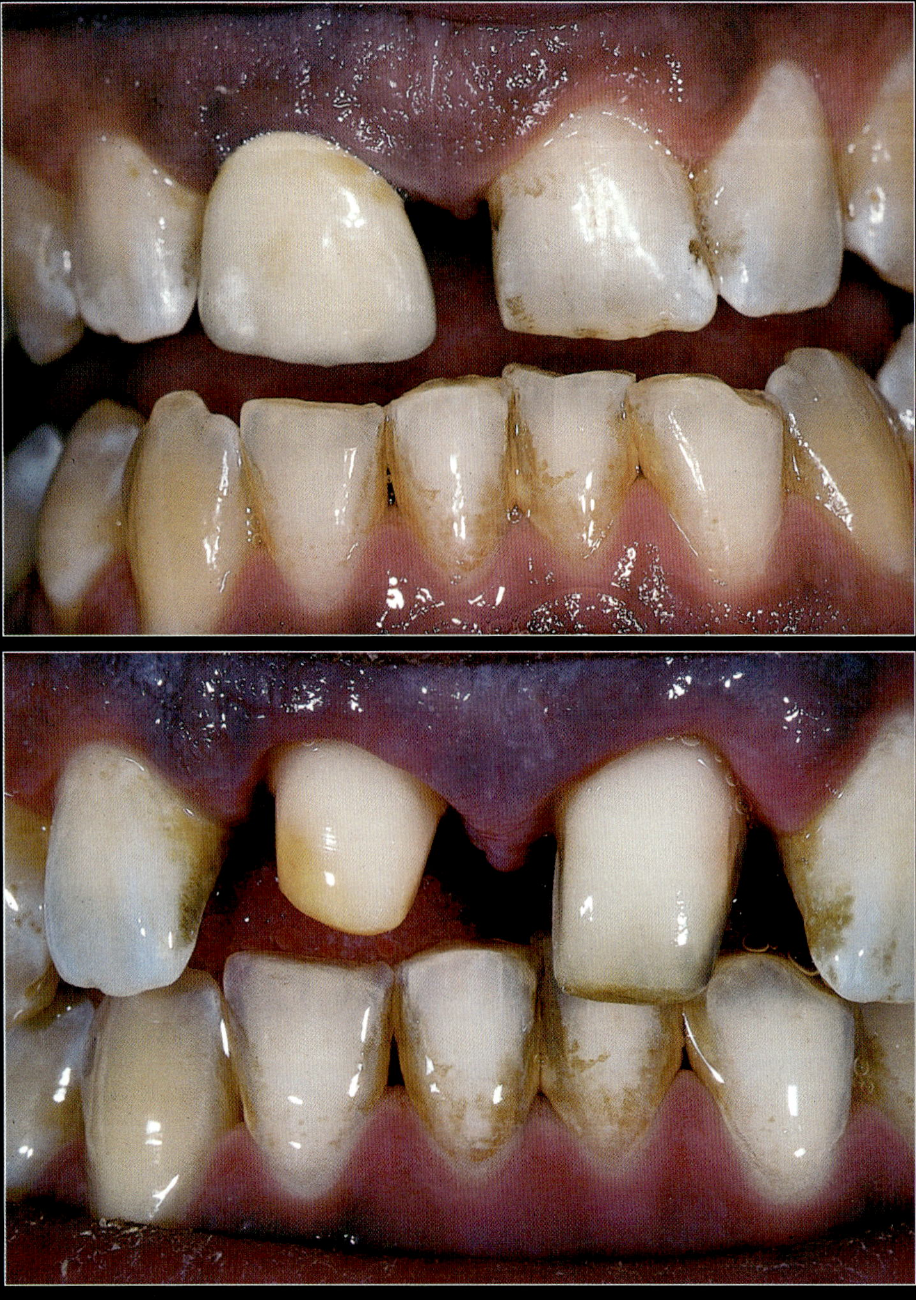

그림 12-10, 11. 초진시의 모습. Diastema를 폐쇄할 목적으로 11번에는 crown을 21번에는 veneer를 사용하여 치료하기로 하였다.

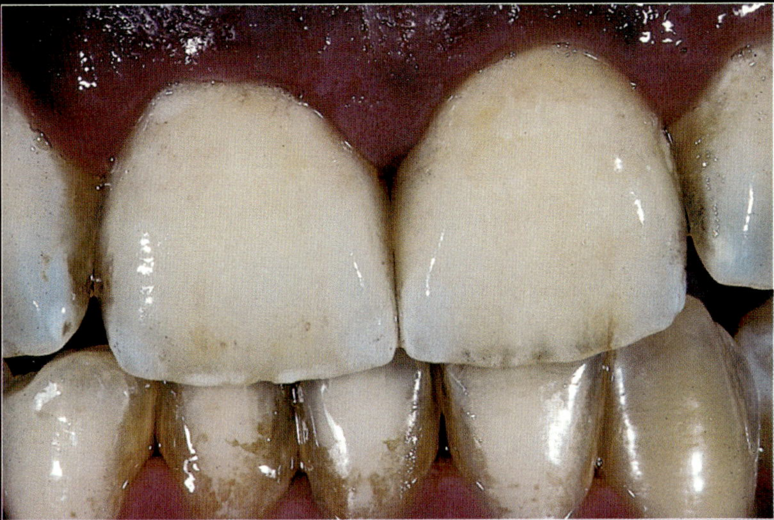

그림 12-12.

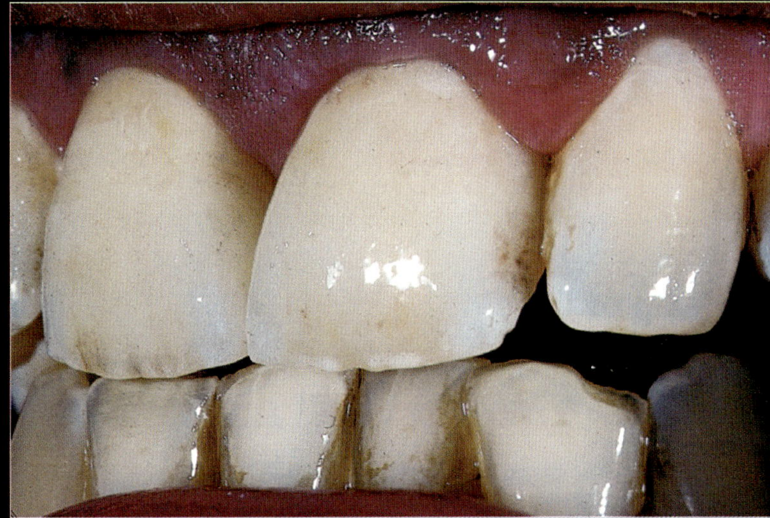

그림 12-13.

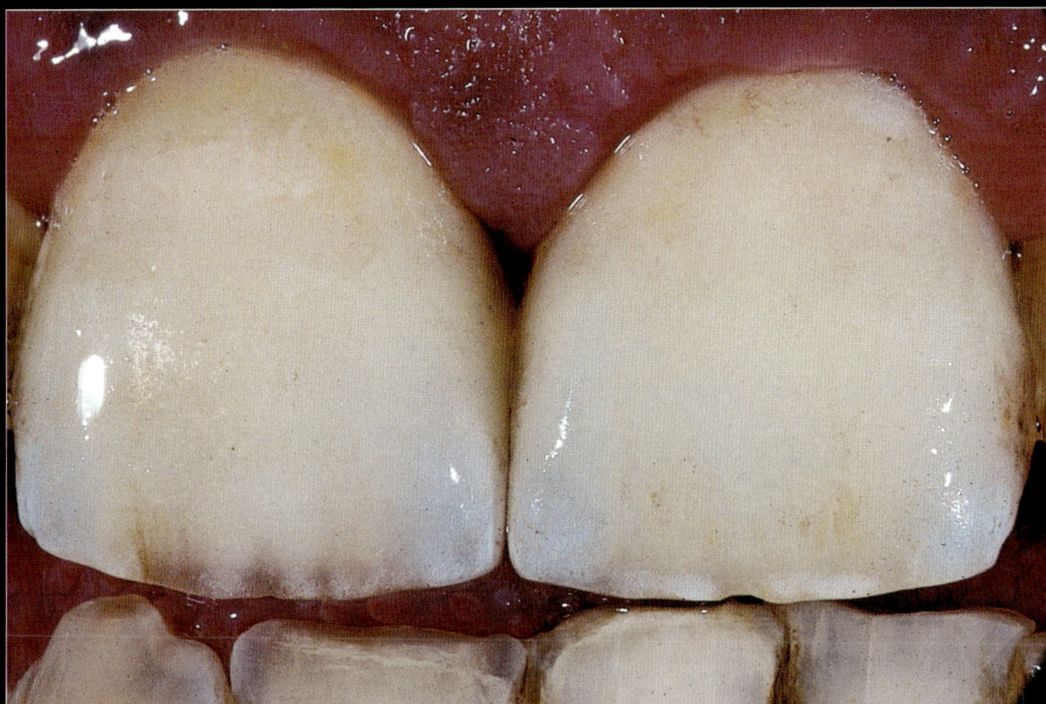

그림 12-14.

그림 12-12~14. Empress II를 사용하여 crown과 veneer를 제작하였다. crown의 형태를 조절함으로써 치간 사이의 공간을 폐쇄하는 것이 가능하였다.

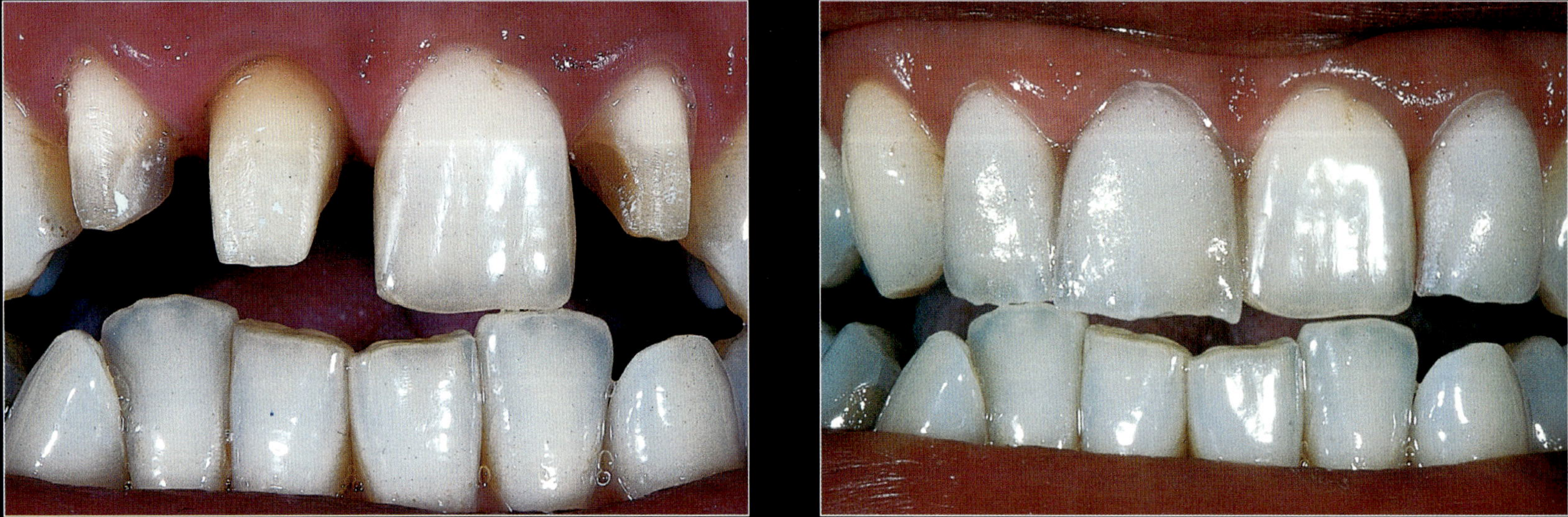

그림 12-15. a, b, 남아있는 21번을 기준으로 하여 12, 11, 22번에 crown을 수복하였다. 사진에서 furnace에서 바로 꺼낸 Empress II crown이 어떠한 모습을 보이는가를 잘 알 수 있다.

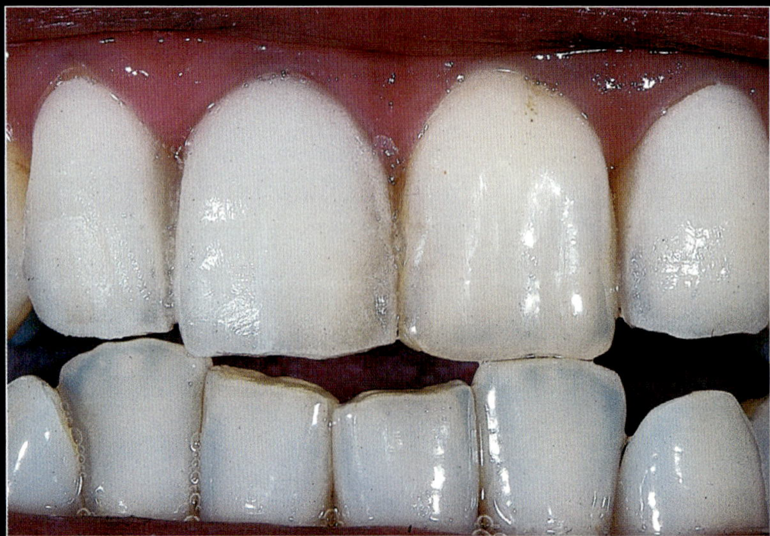

그림 12-16. 일단 형태의 조절이 끝나면 crown이 환자의 구강 내에 조화되는 모습을 볼 수 있다.

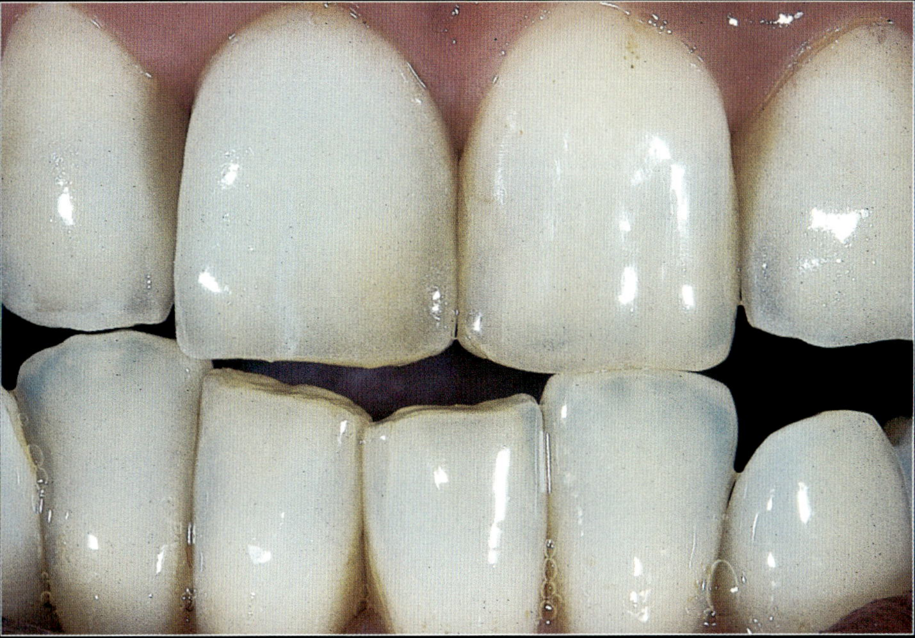

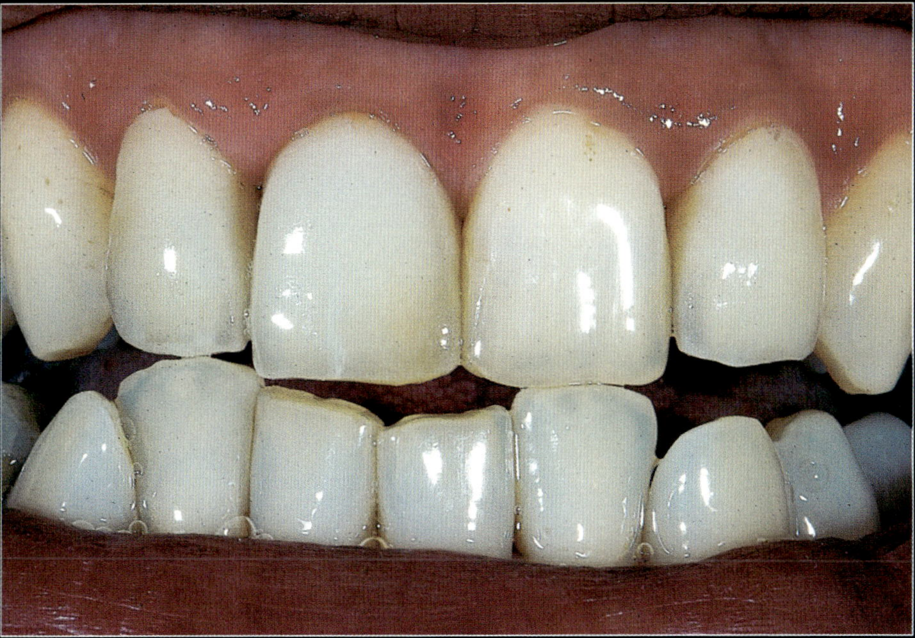

그림 12-17, 18. 완성된 crown. (Barcelona의 Dr. Oriol Llena의 임상증례)

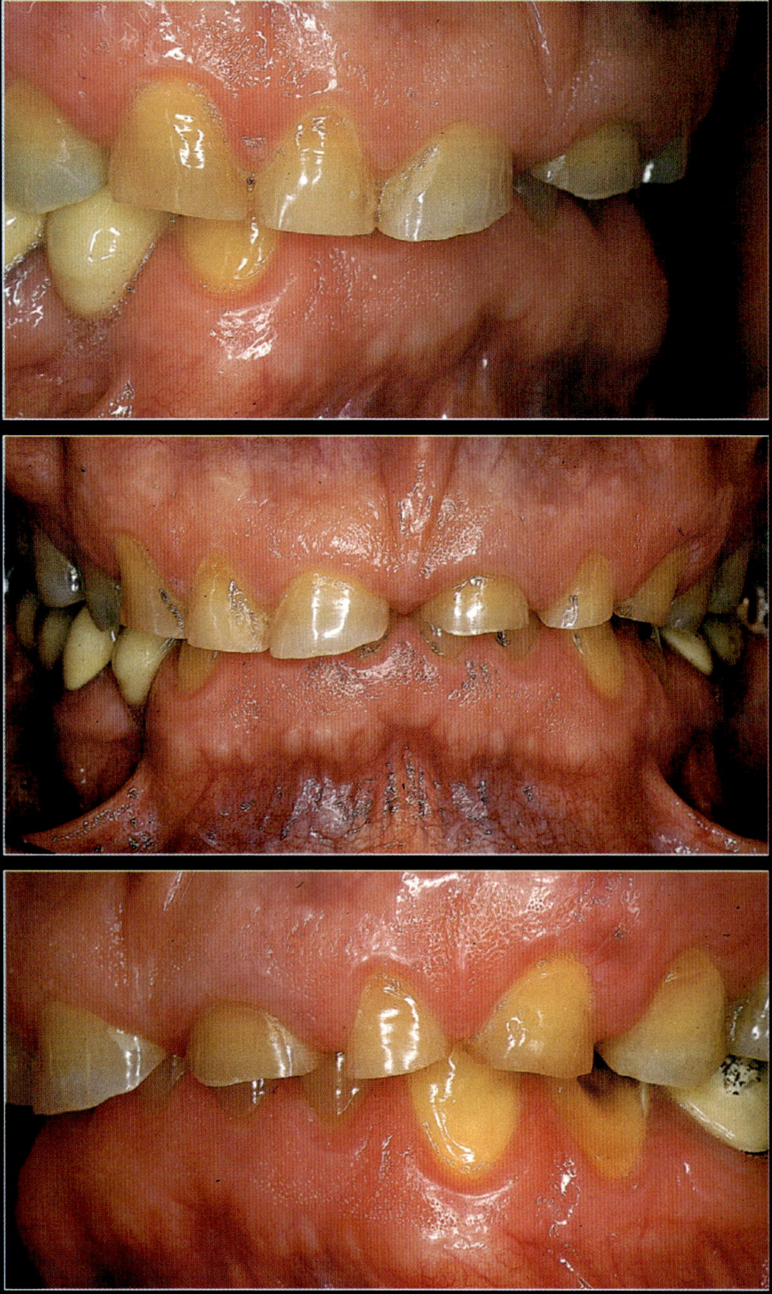

그림 12-19~21. 초진시의 환자 모습. 이 증례의 경우 d.SIGN으로 수복하였다.

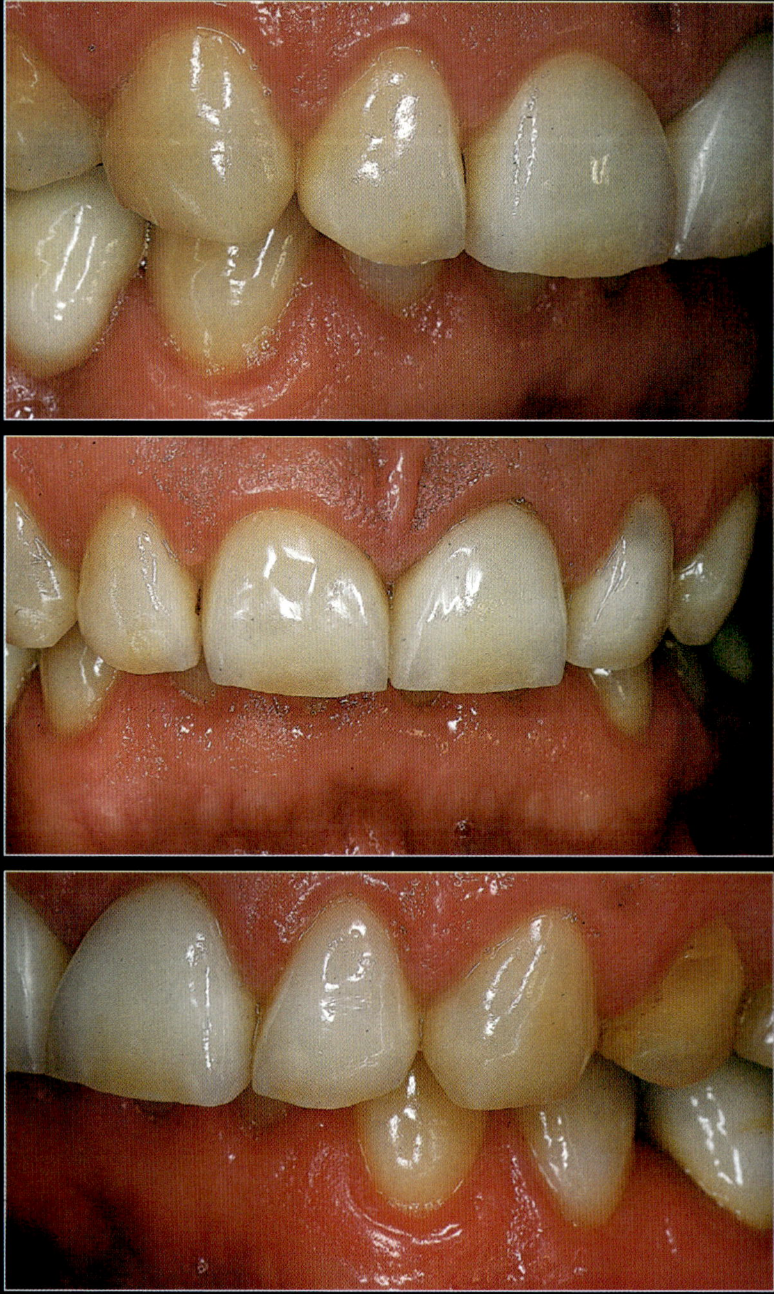

그림 12-22~24. Centric occlusion에서의 수복물의 모습.

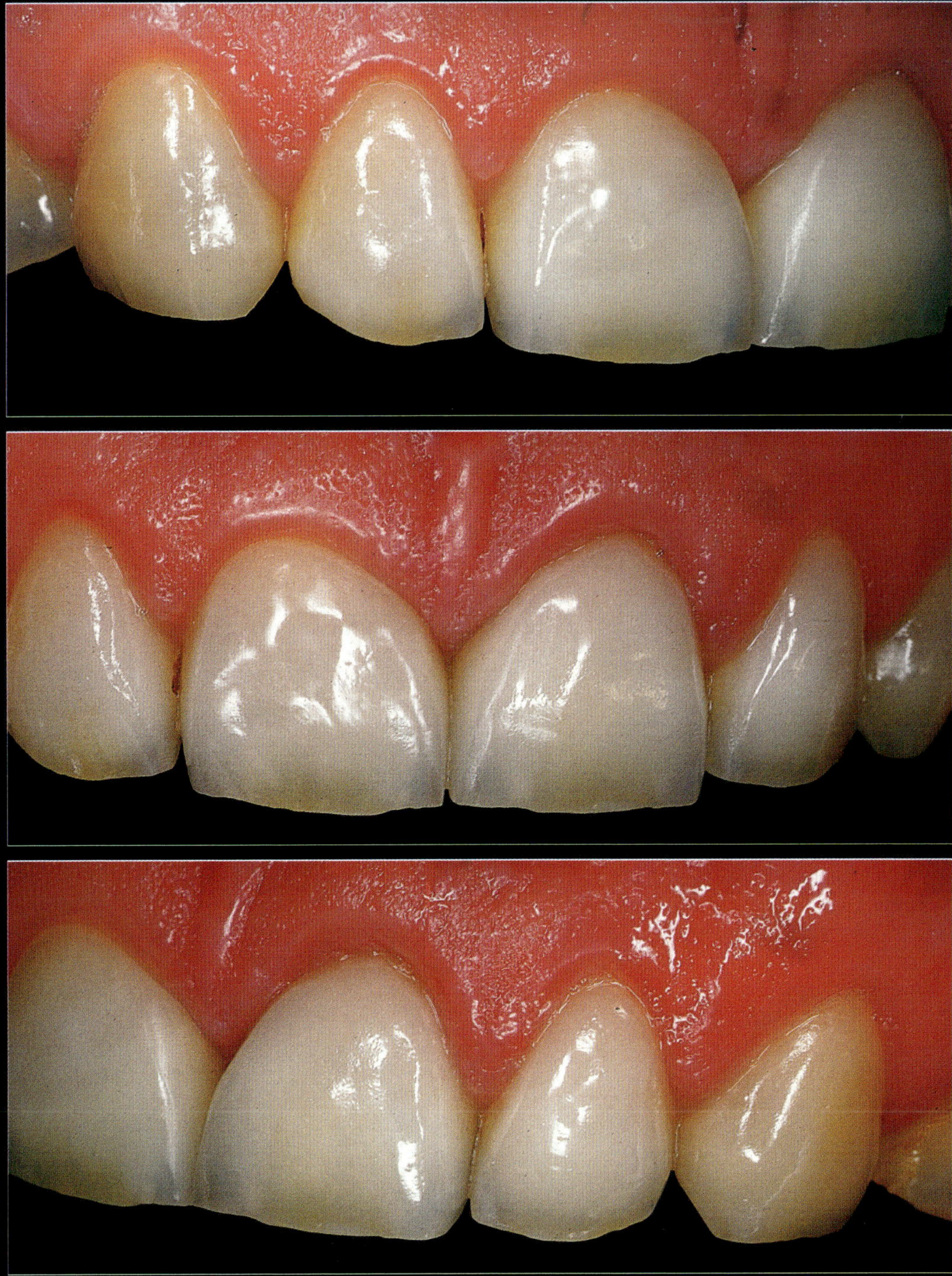

그림 12-25~27. 심미적인 모습을 볼 수 있다(Vitoria의 Dr. Eduardo Anitua의 임상증례).

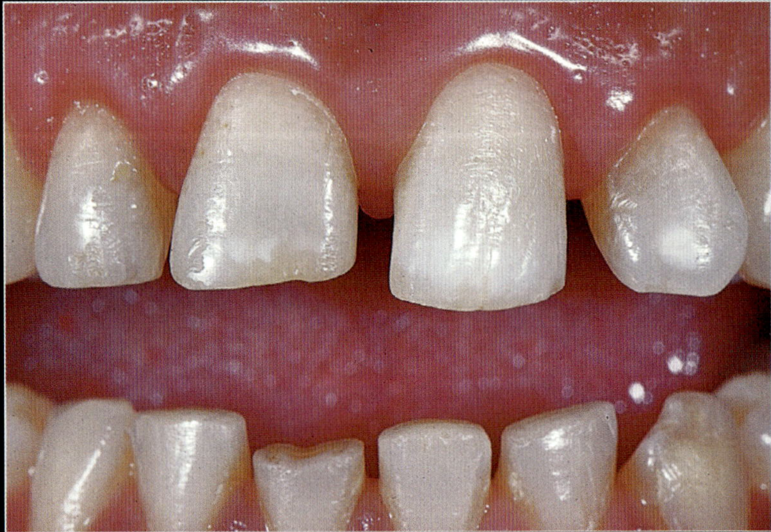

그림 12-28. 12, 11, 21, 22번을 4개의 Empress II crown으로 수복하기 전의 모습.

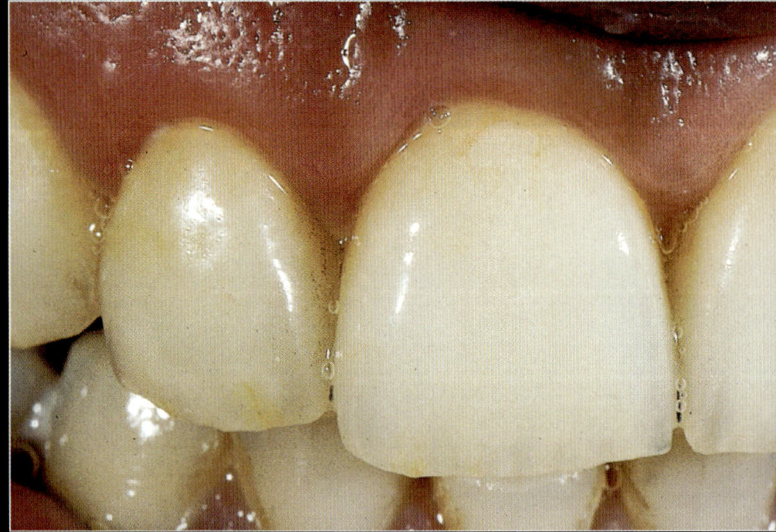

그림 12-29.

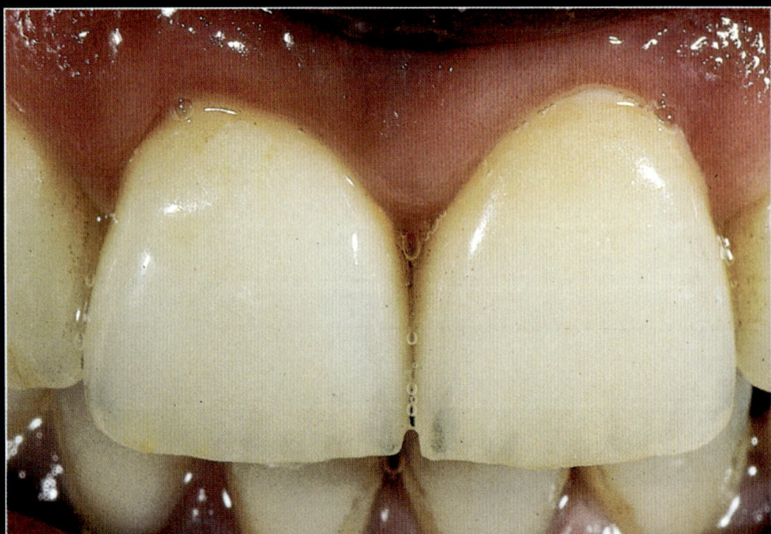

그림 12-30.

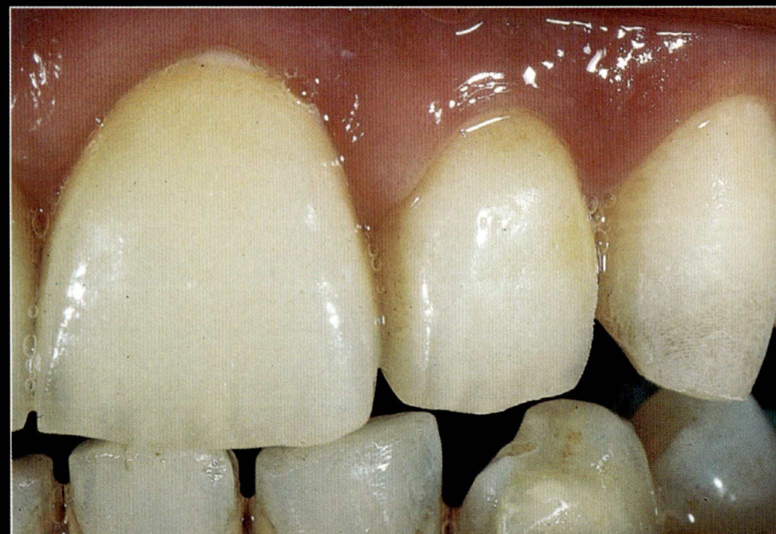

그림 12-31.

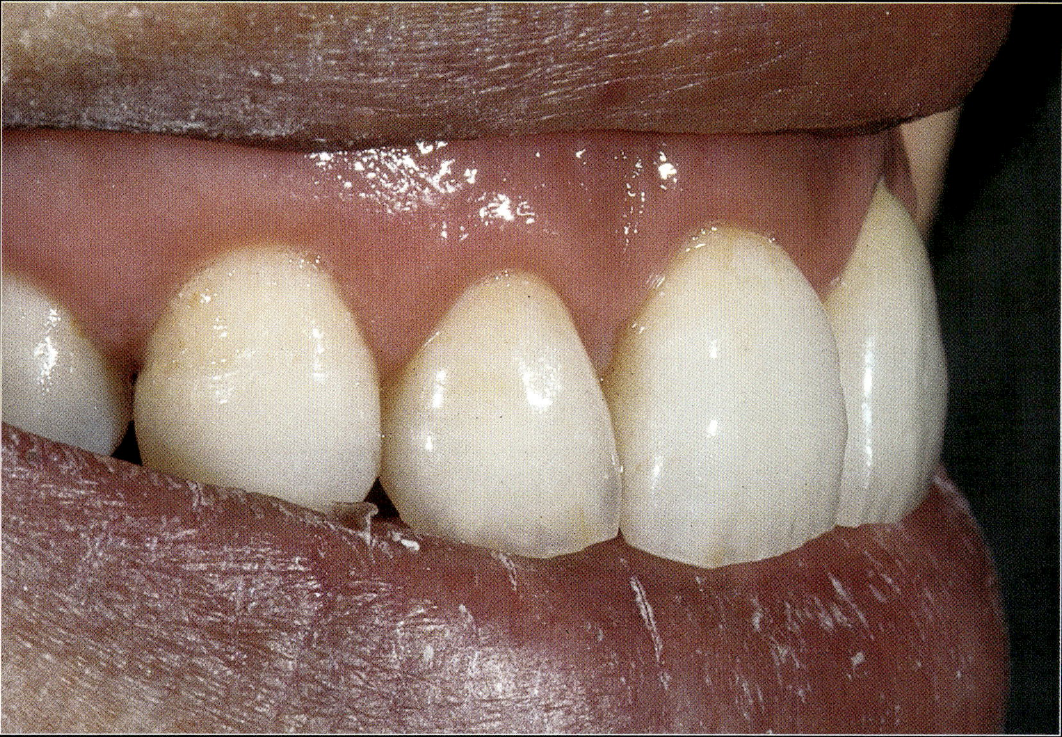

그림 12-32.

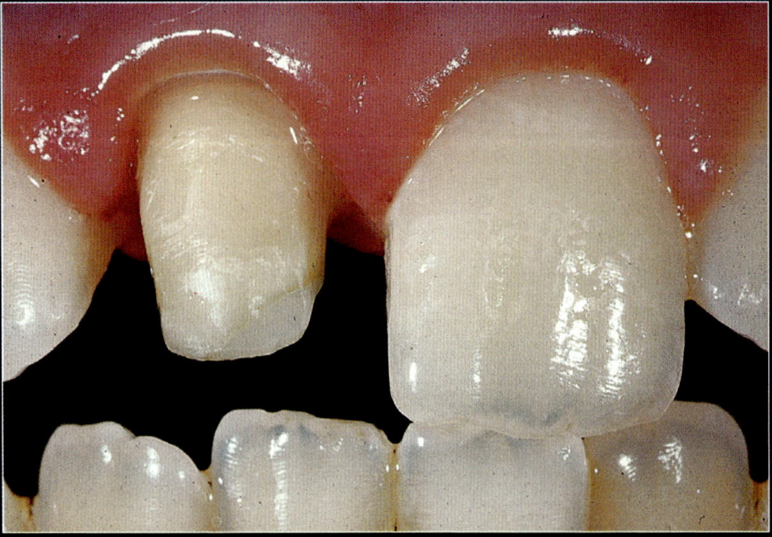

그림 12-33.

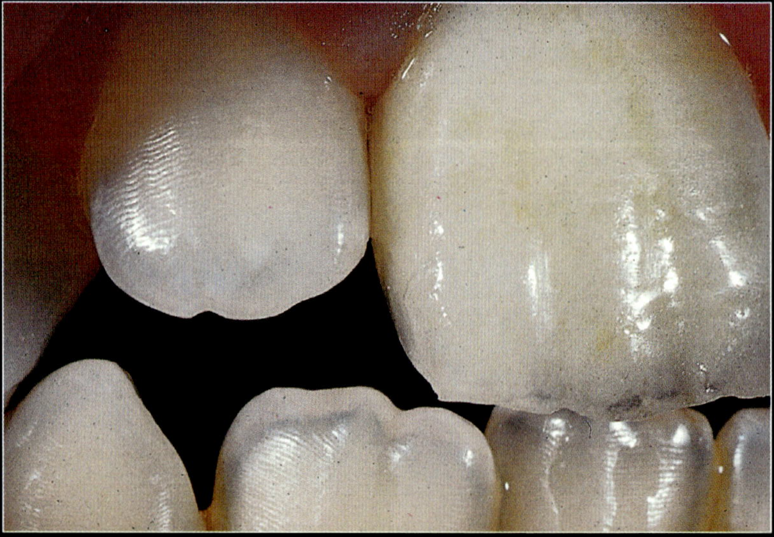

그림 12-34.

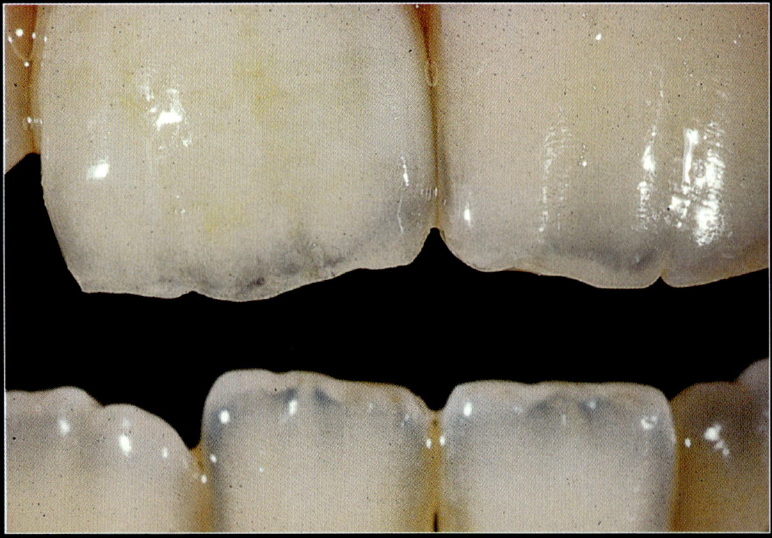

그림 12-35.

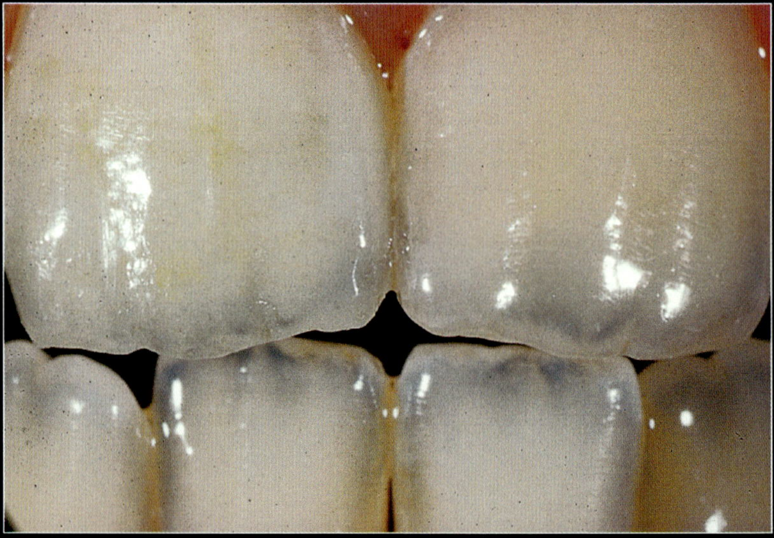

그림 12-36.

그림 12-33~37. 명도가 매우 높으며 incisal edge의 opal 효과가 강한 치아를 가진 젊은 환자의 모습을 볼 수 있다. 이 증례는 d.SIGN porcelain으로 제작되었다. (Mexico의 Dr. Erika Tellez의 임상증례).

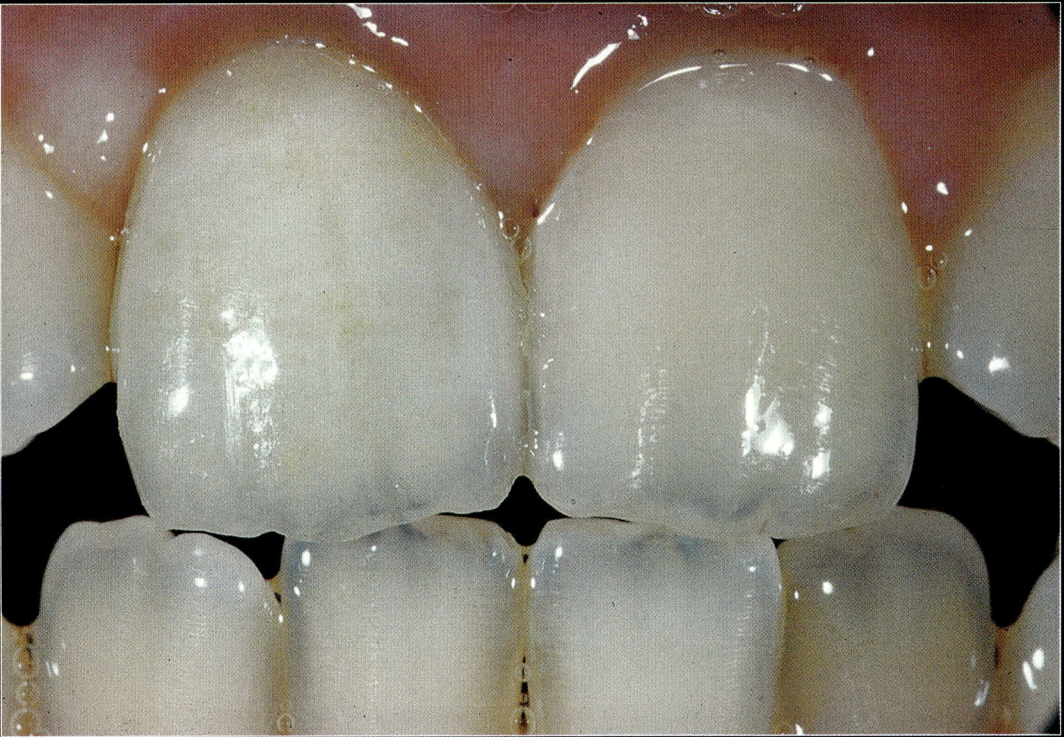

그림 12-37.

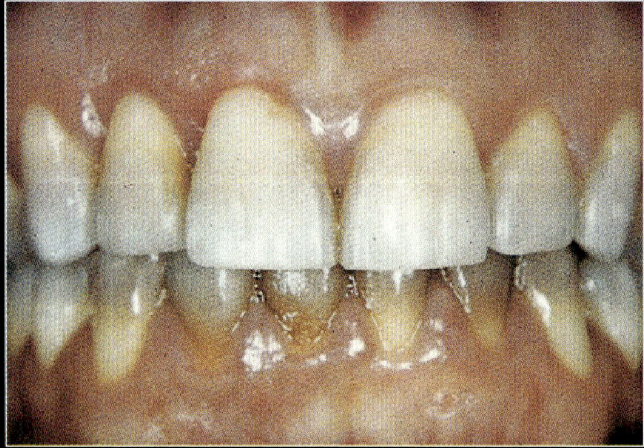
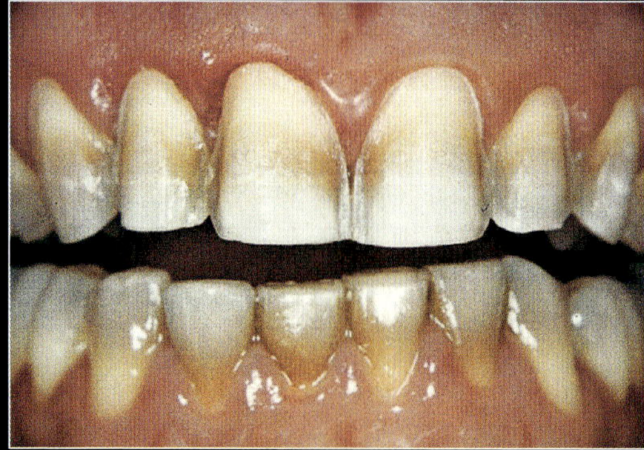

그림 12-38~47. Tetracycline으로 인한 변색이 심한 14~24번까지의 치아를 수복한 증례이다. 이 증례는 d.SIGN으로 수복되었다(Madrid의 Dr. de la Hoz의 증례).

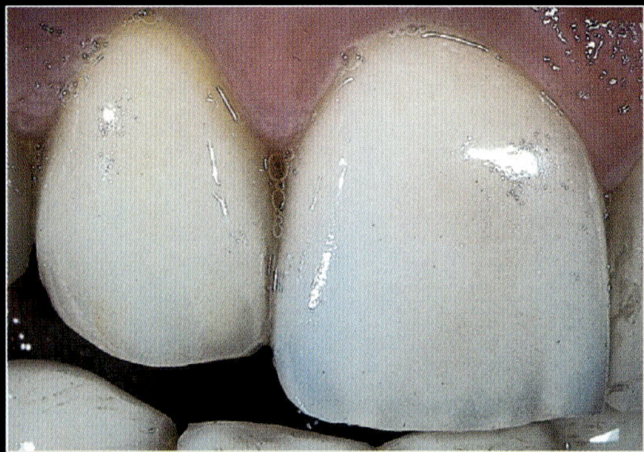
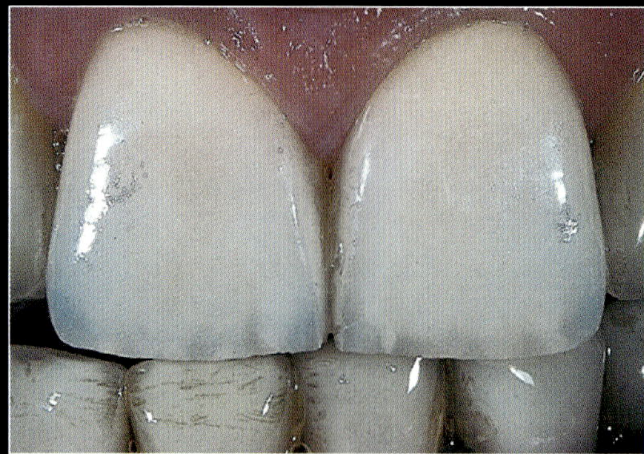
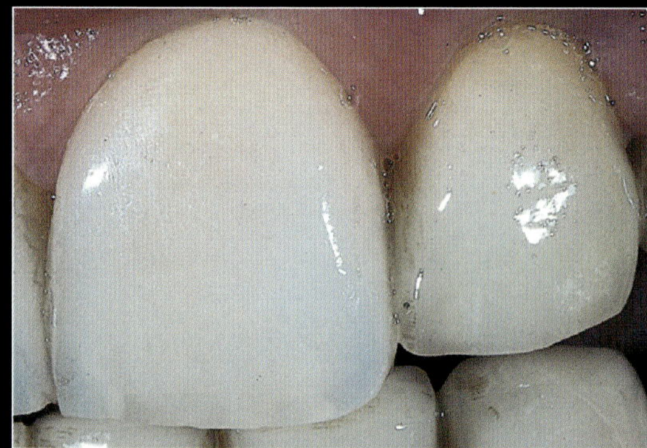
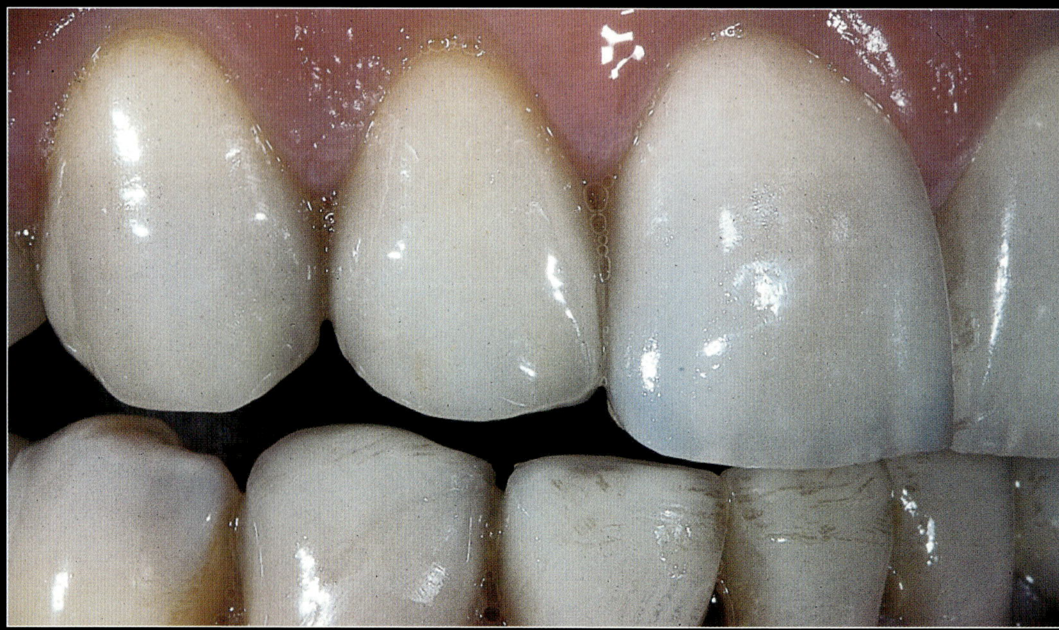

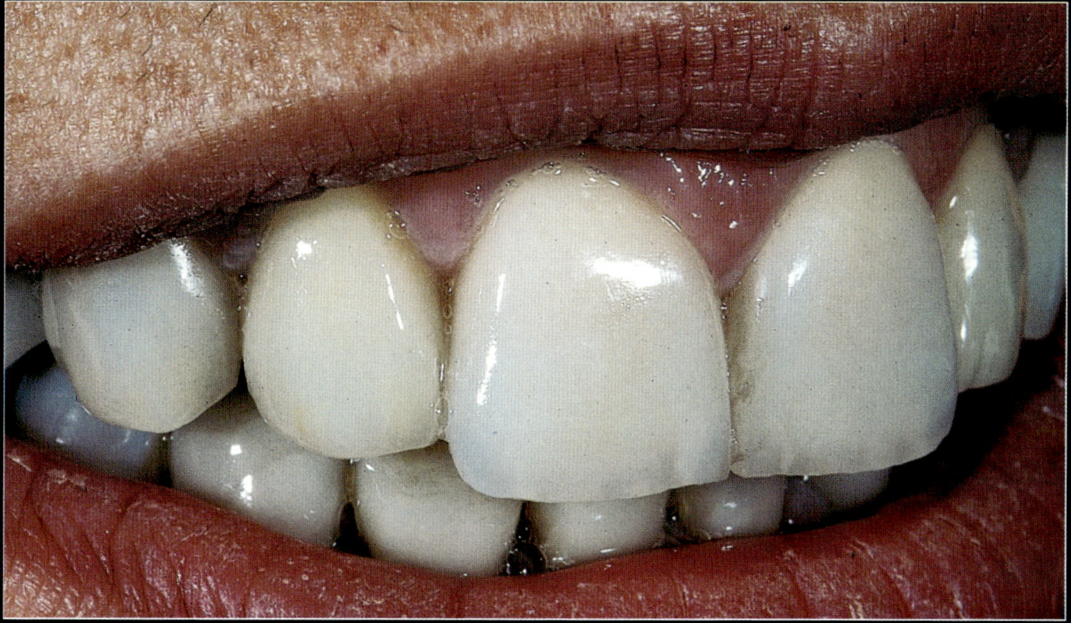
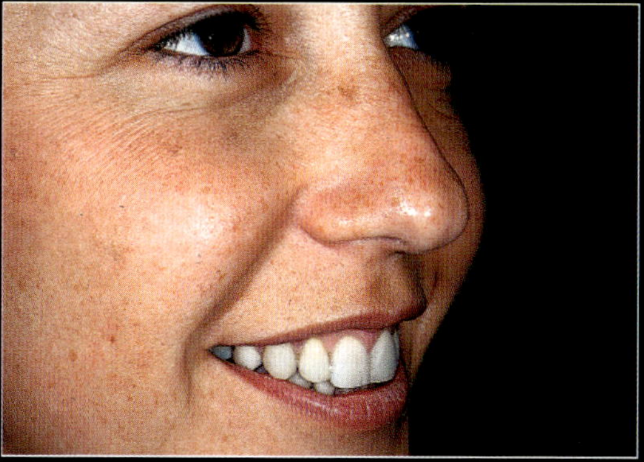
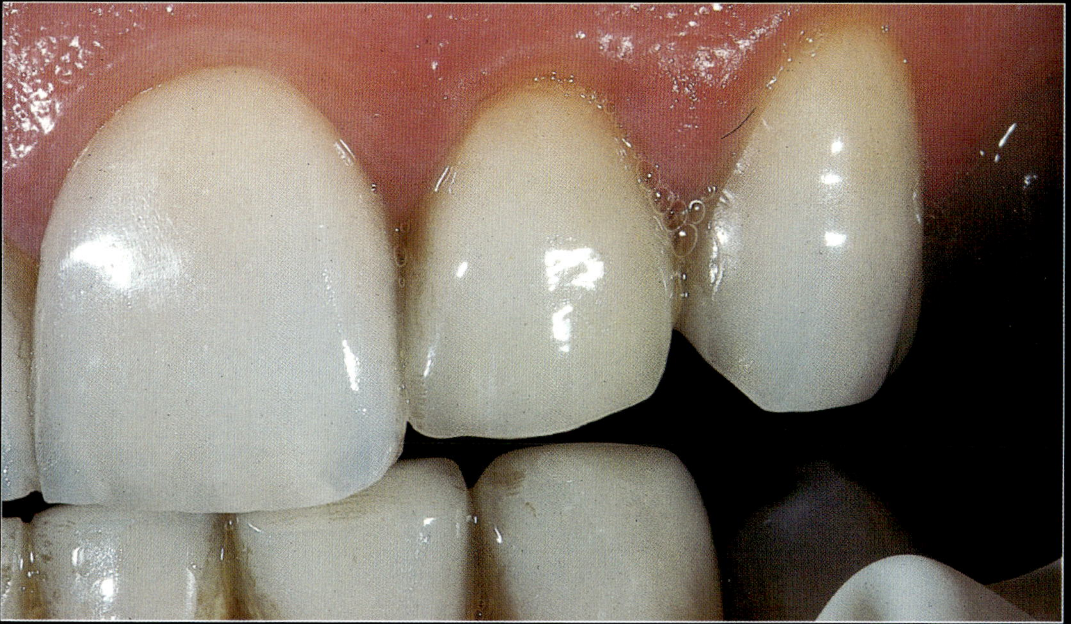
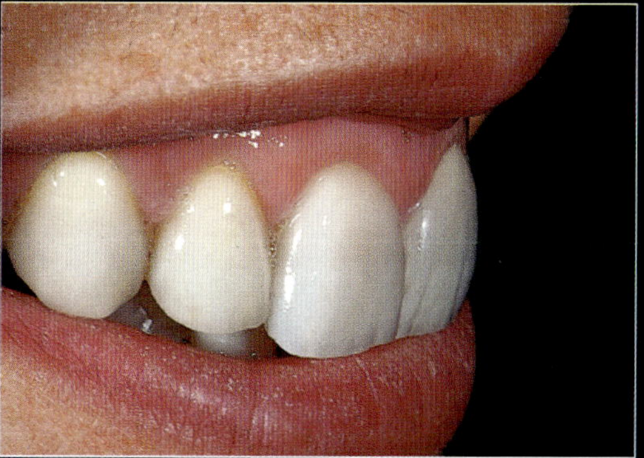

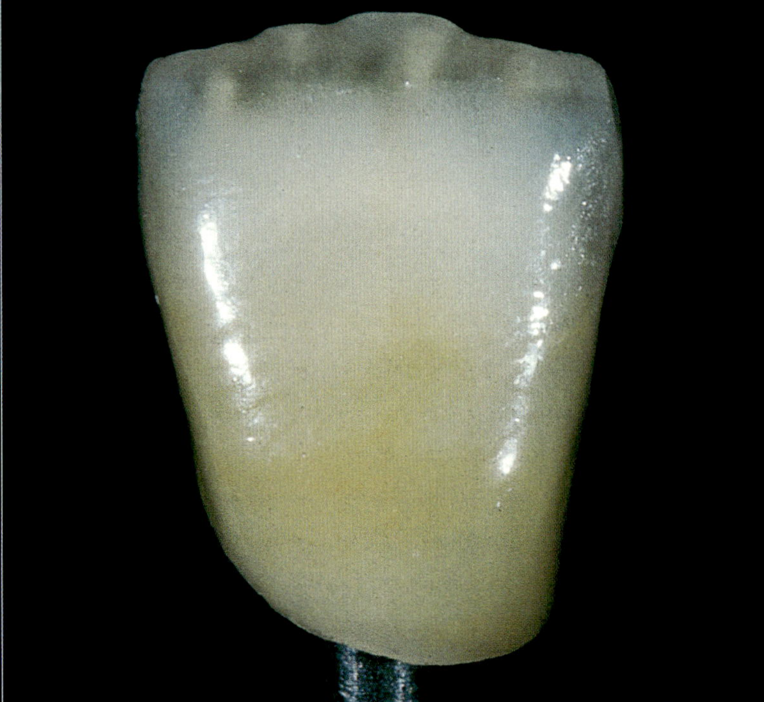
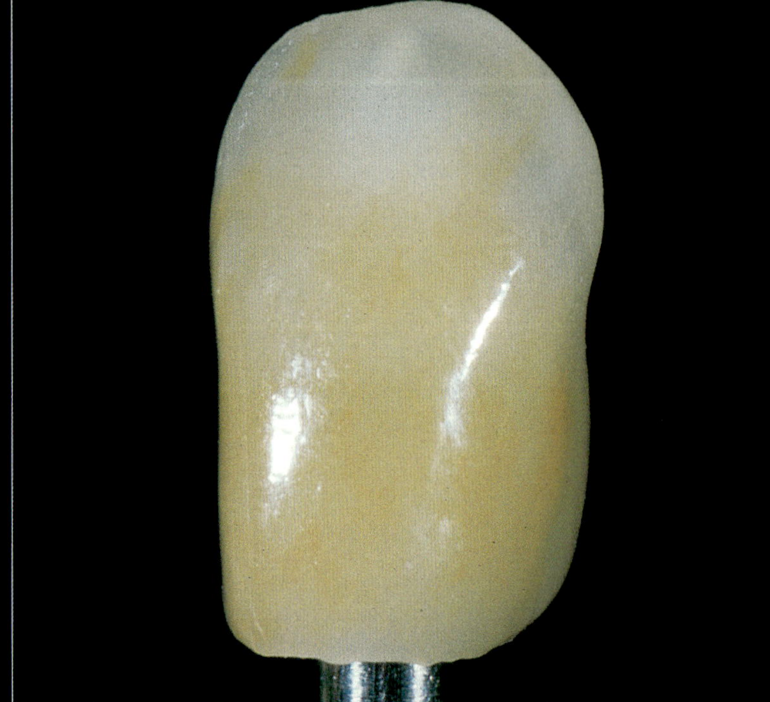
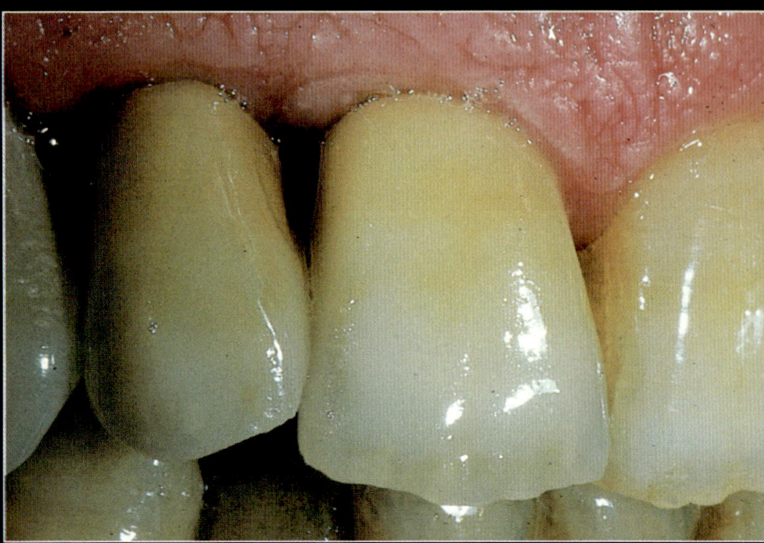
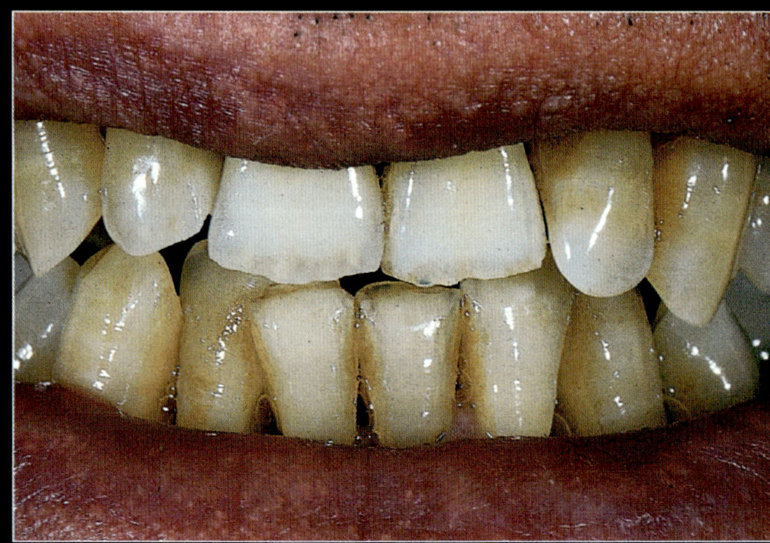

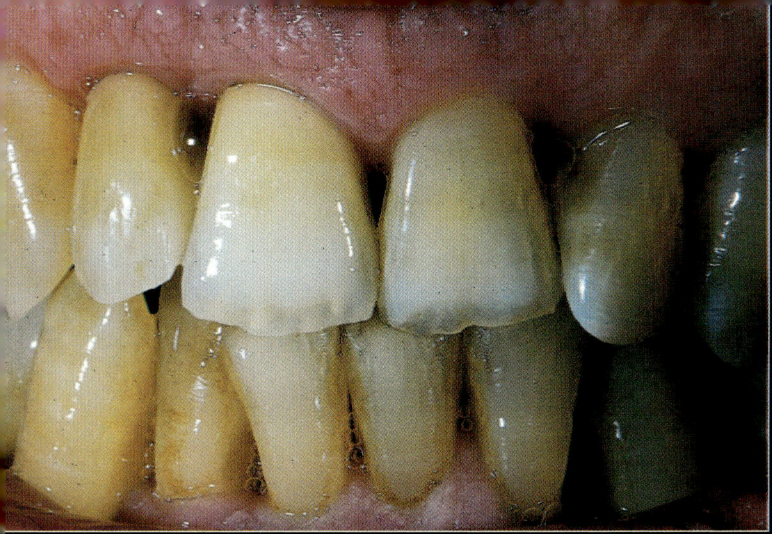

그림 12-48~53. 두 개의 metal ceramic crown을 이용하여 예전의 crown을 대체한 증례 (Barcelona의 Dr. Oriol Llena의 임상증례).

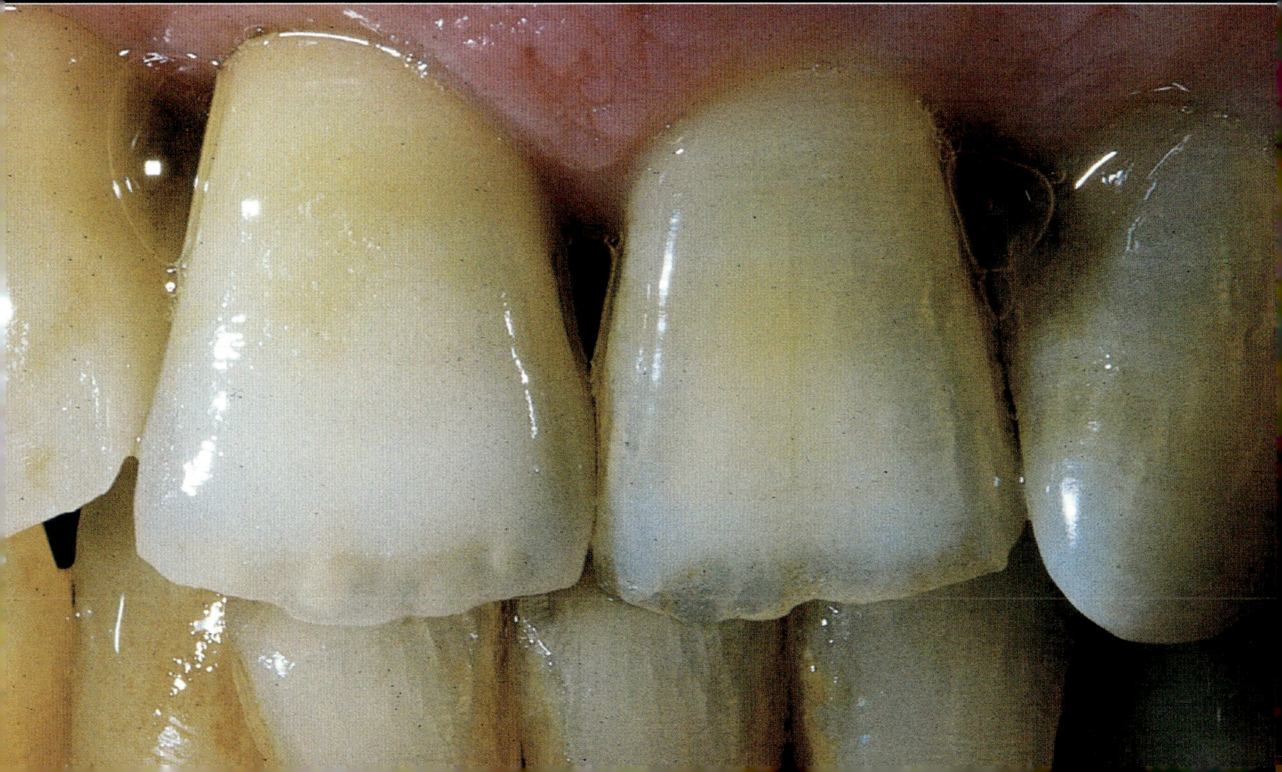

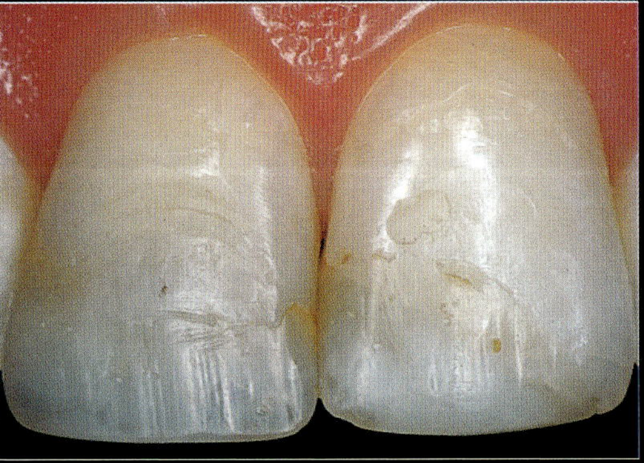
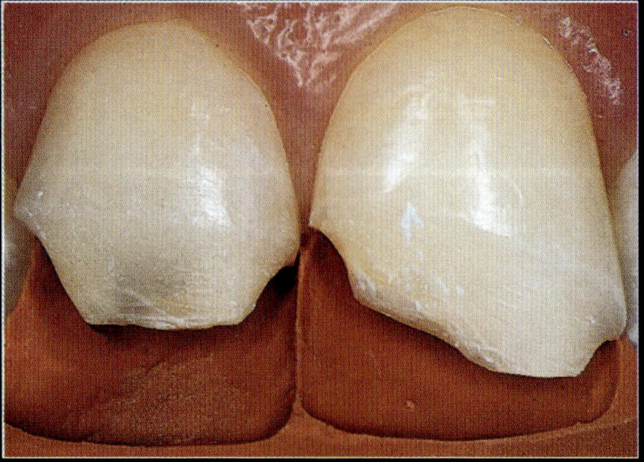
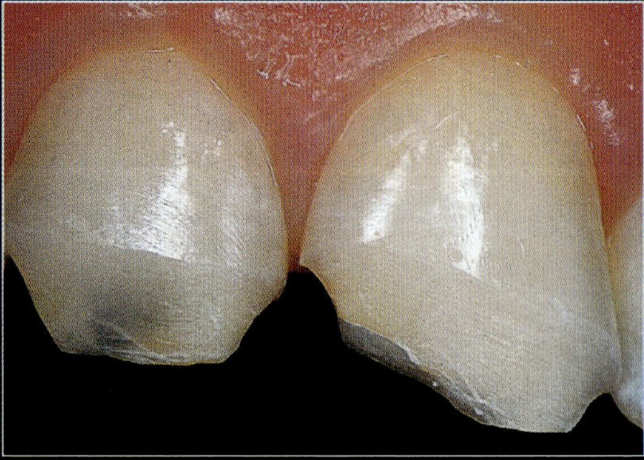
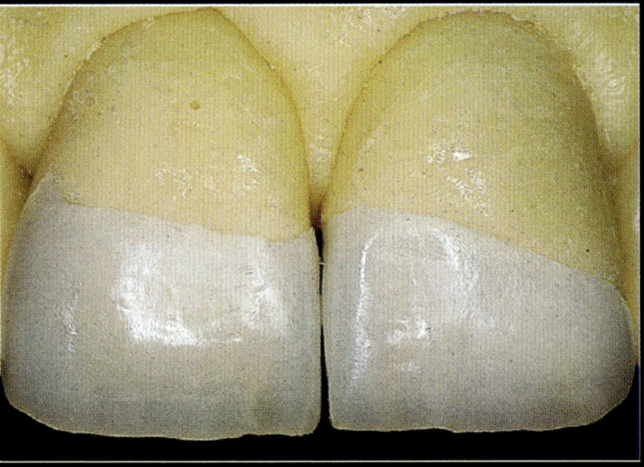
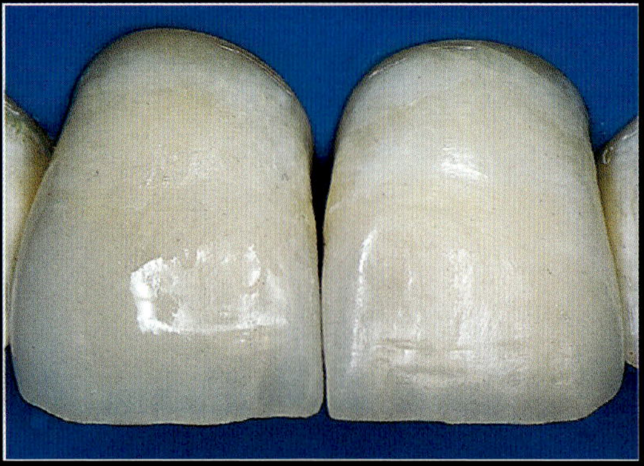
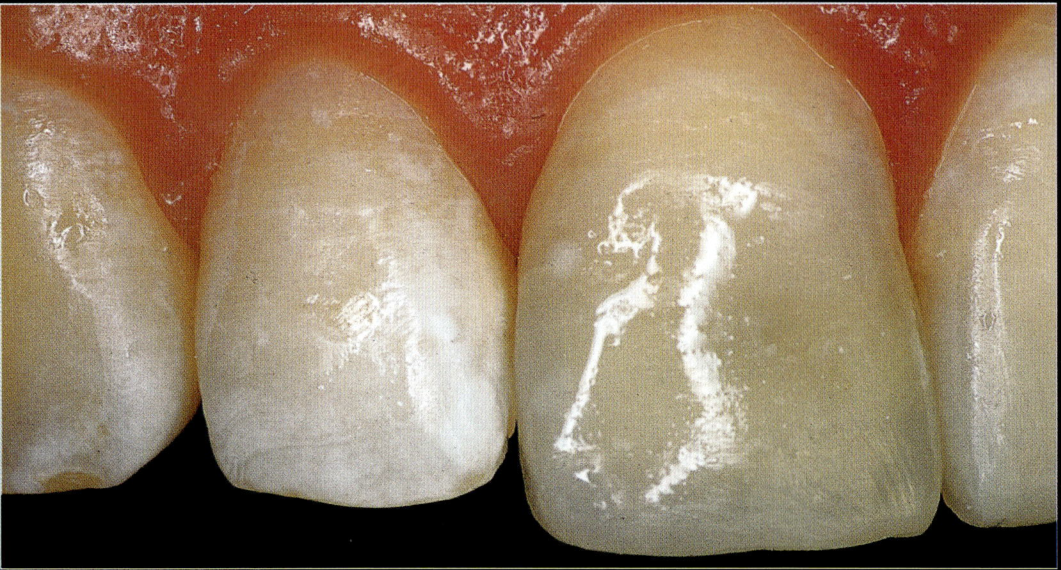

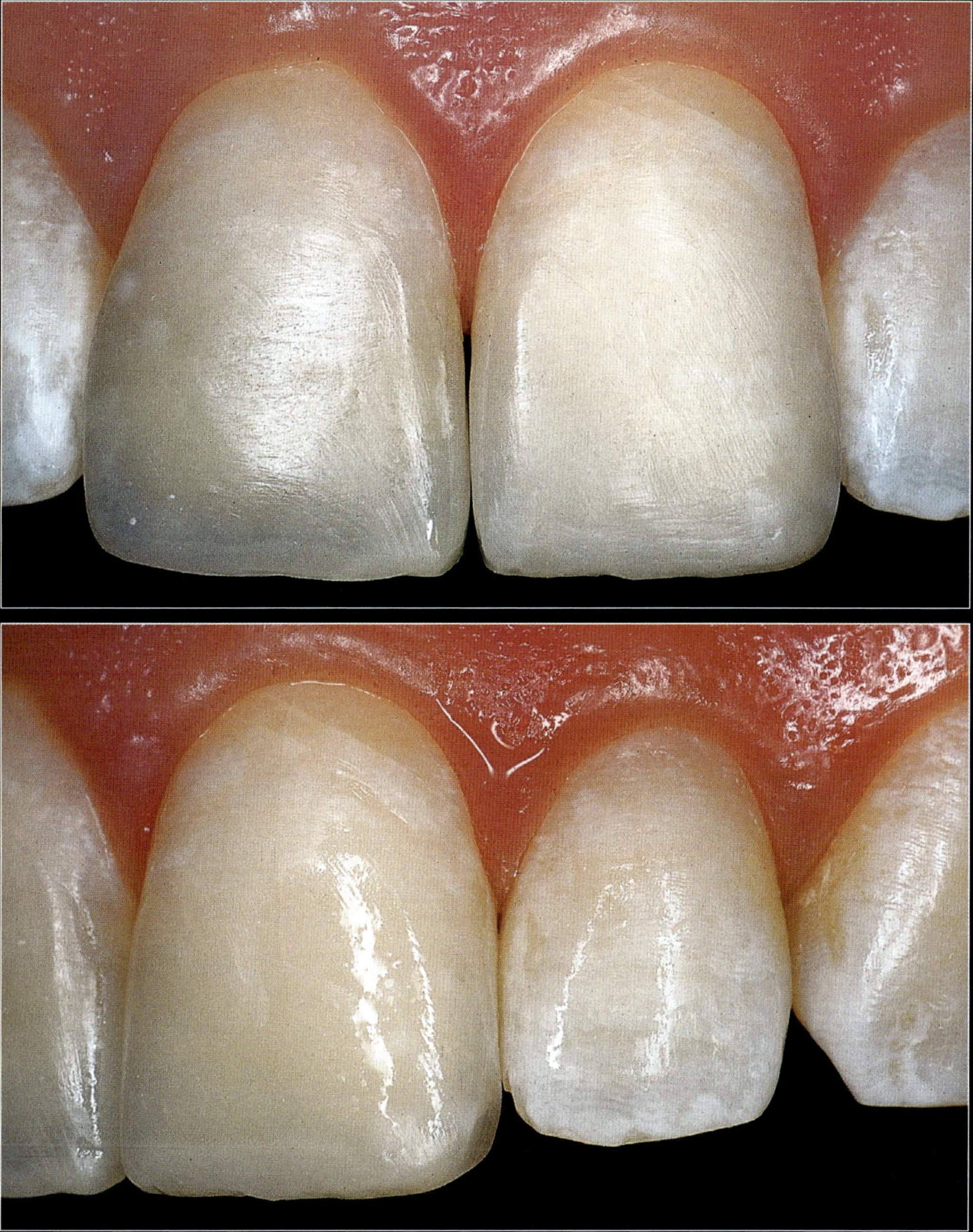

그림 12-54~61. 예전의 수복물을 두 개의 porcelain veneer로 수복하였다. (Brazil의 Sydney Kina of Maringa의 임상증례).

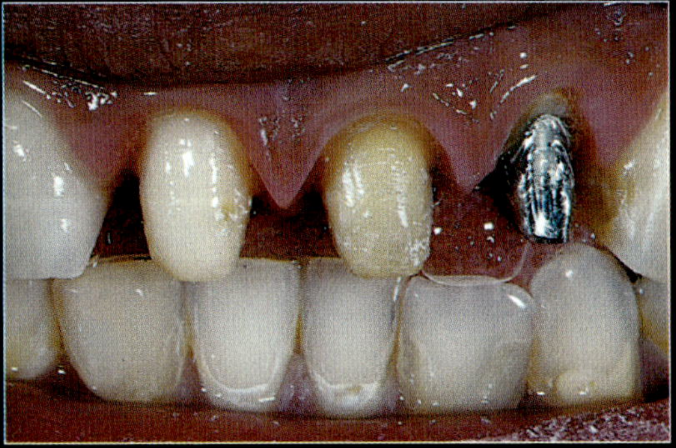

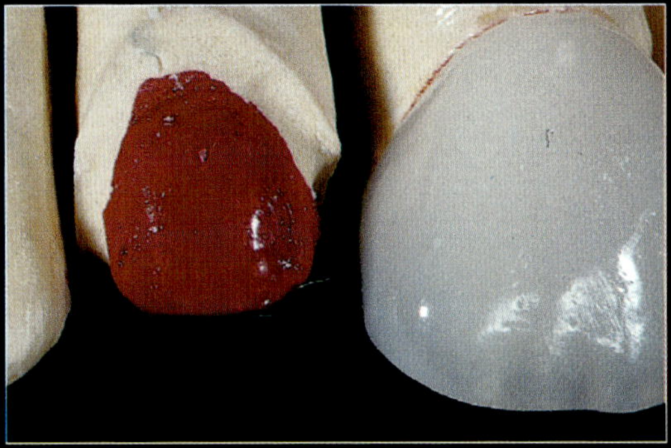

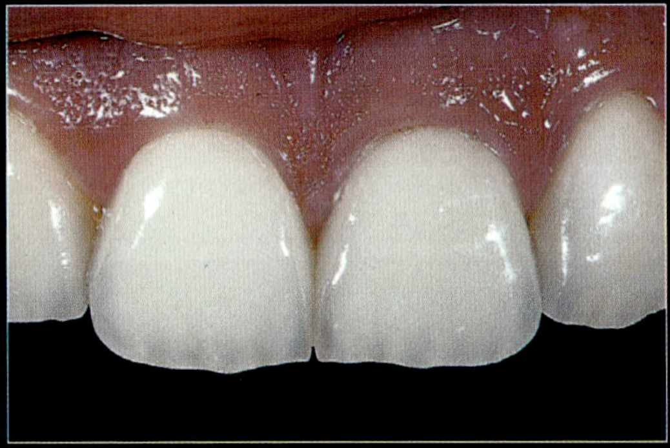

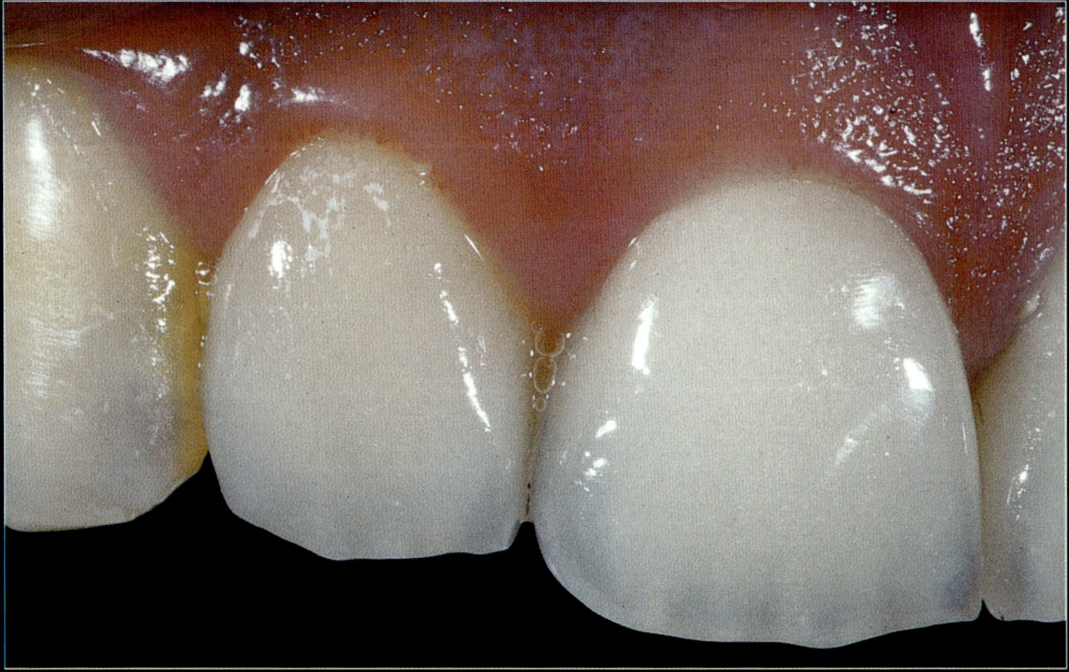

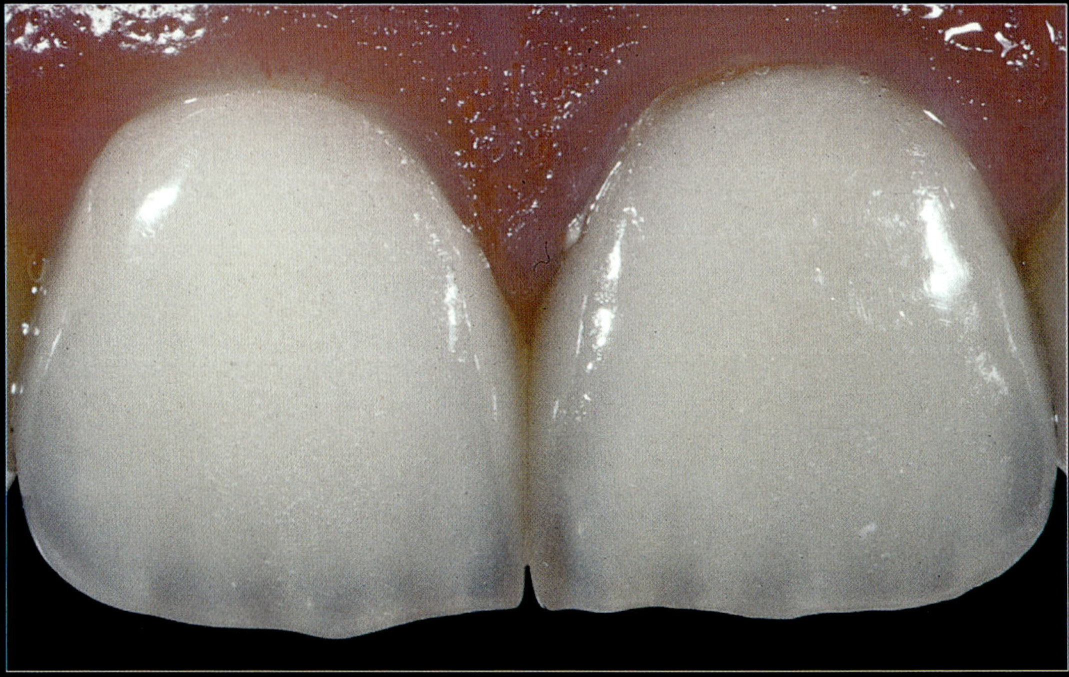

그림 12-62~68. 12번에는 feldspathic porcelain으로 veneer를 제작하였고, 11, 21번에는 Empress II로 crown을 제작하였으며, 22번에는 galvanic formation을 이용한 metal ceramic crown을 장착하였다. (Mexico의 Dr. Erika Tellez의 임상증례)

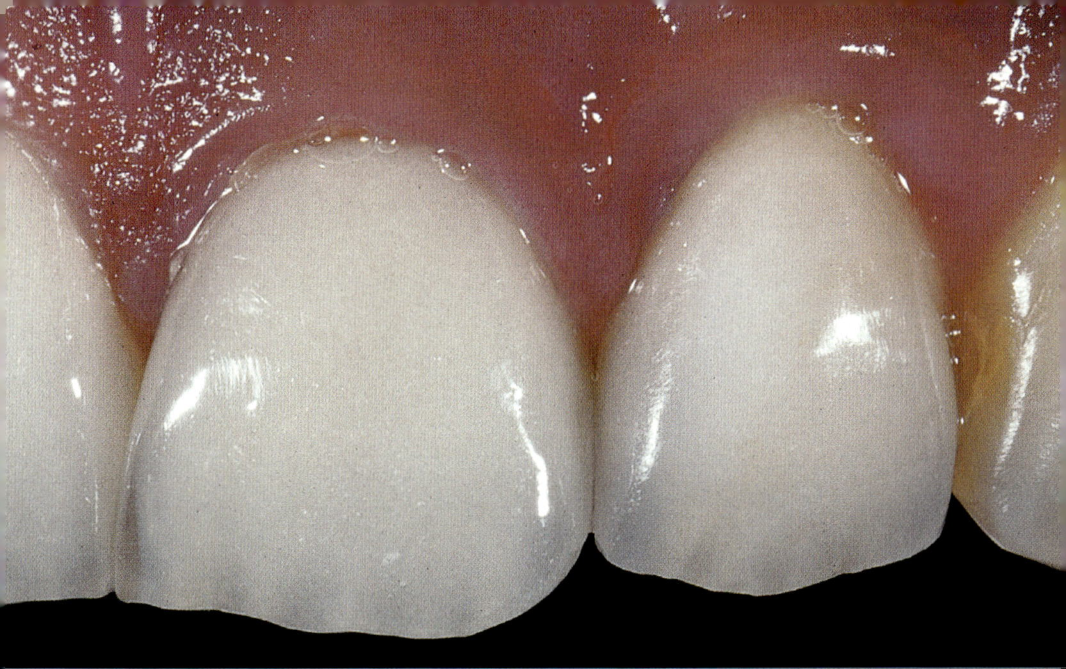

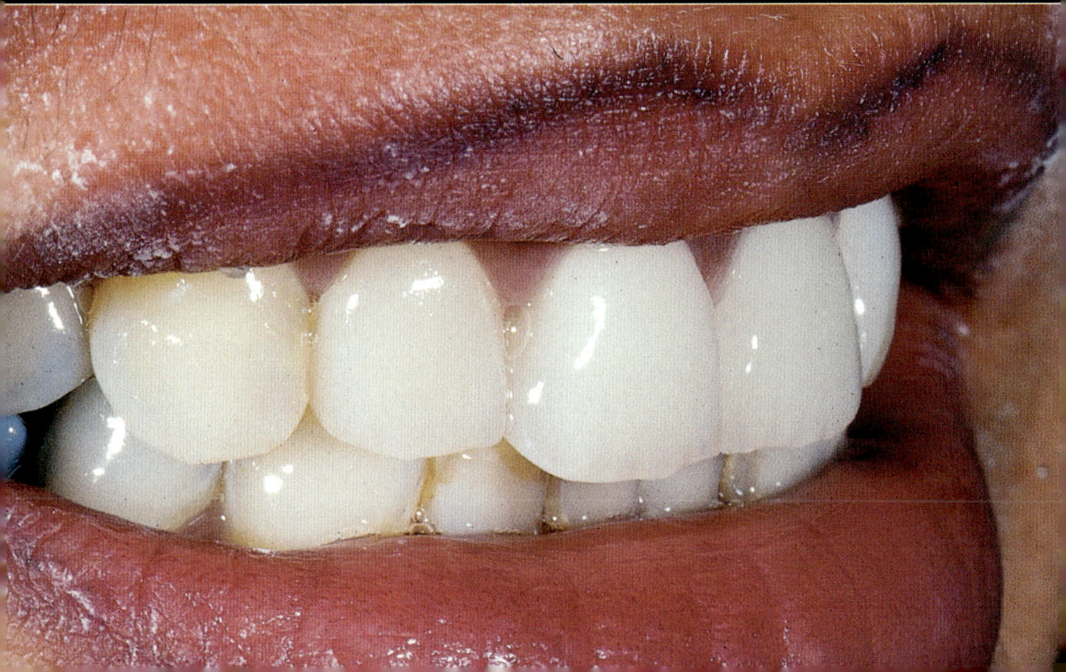

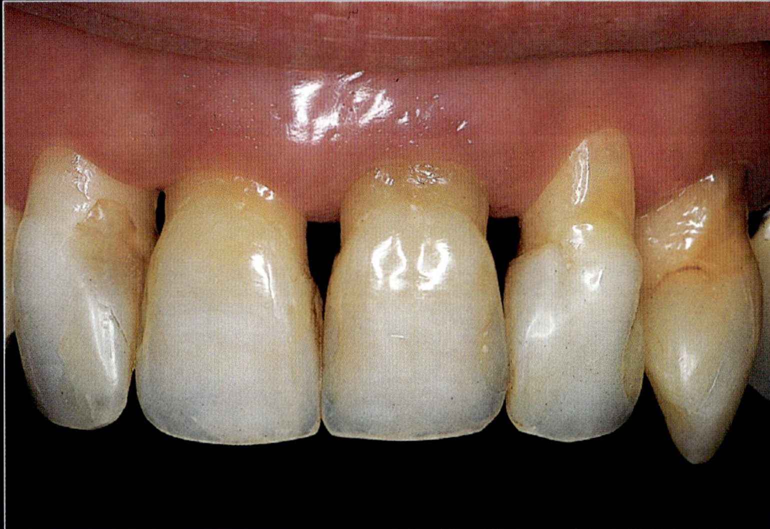
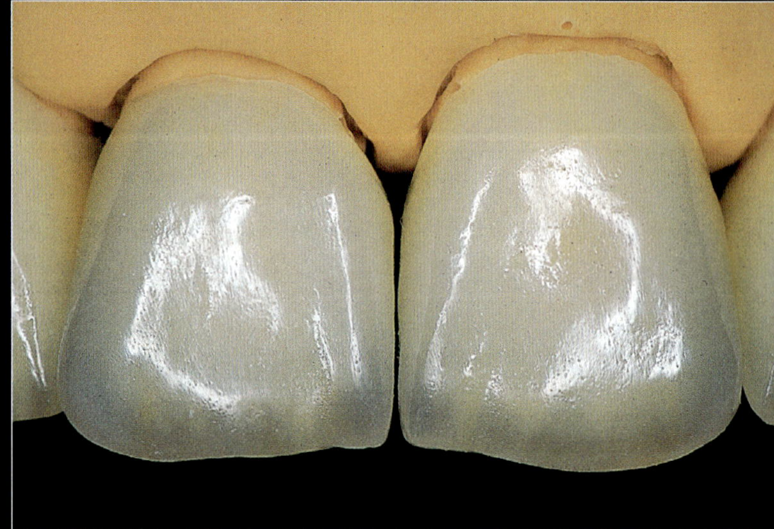

248

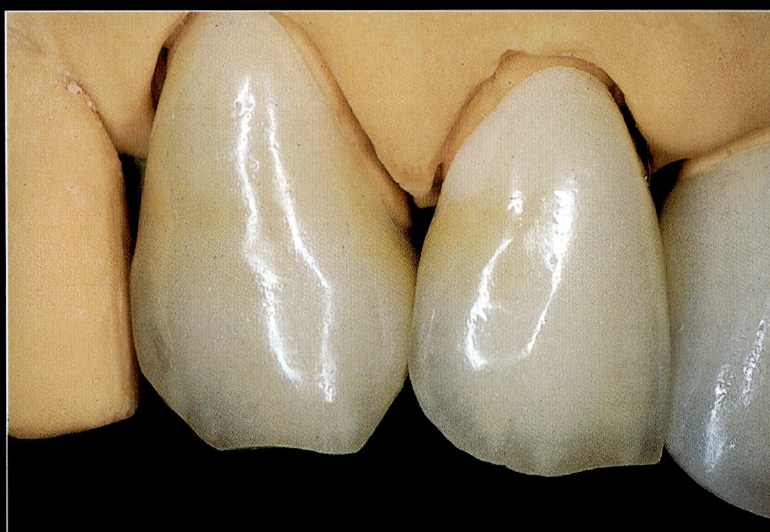
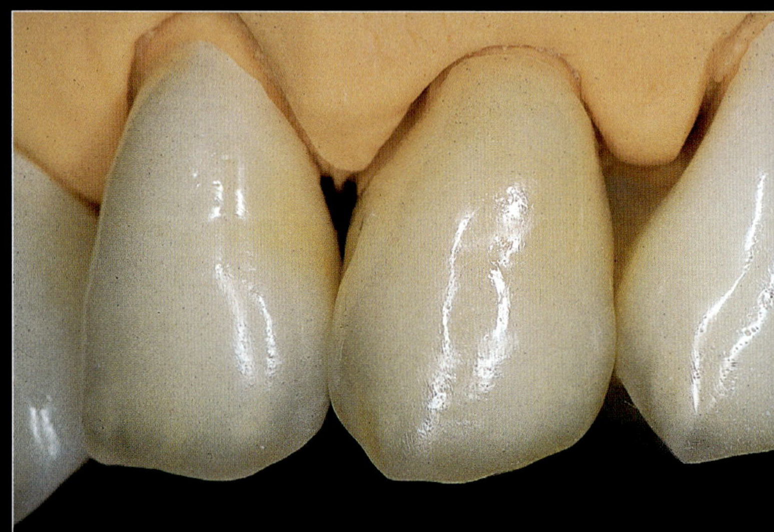

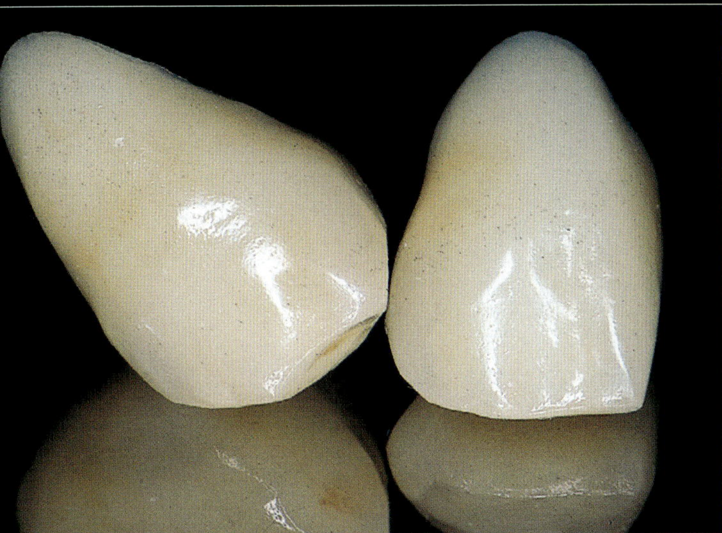

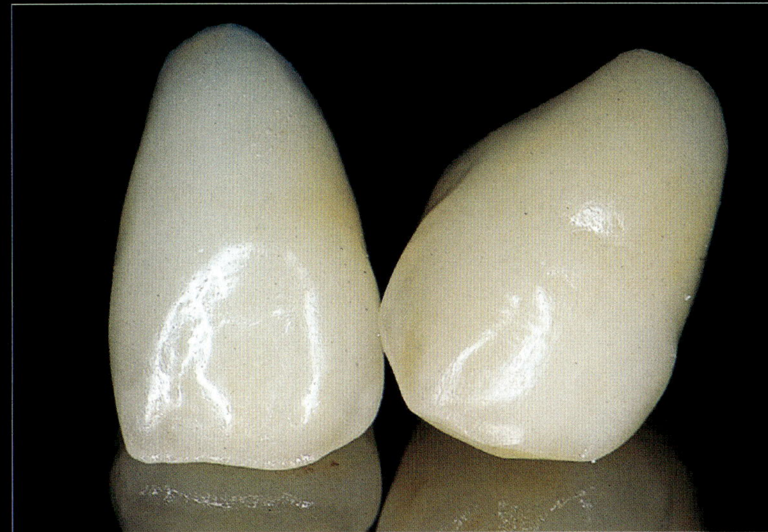

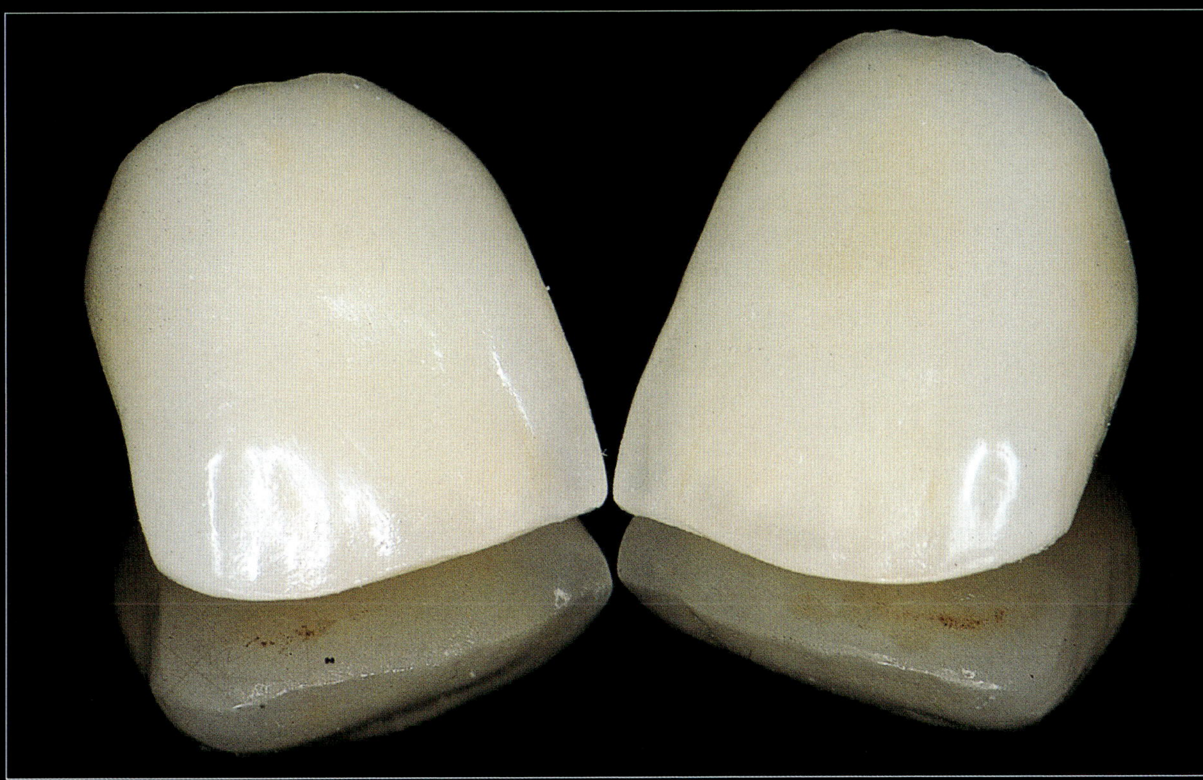

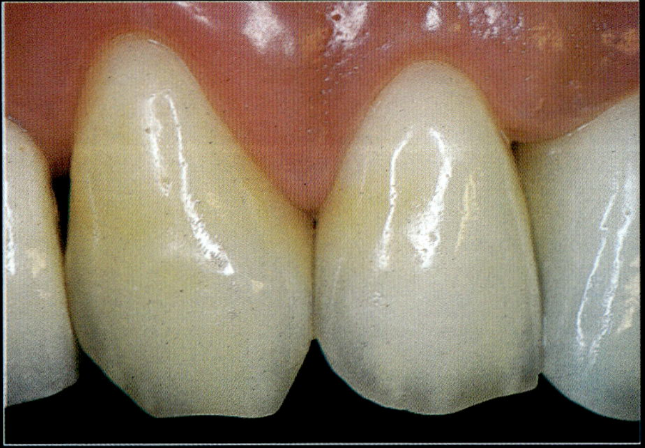
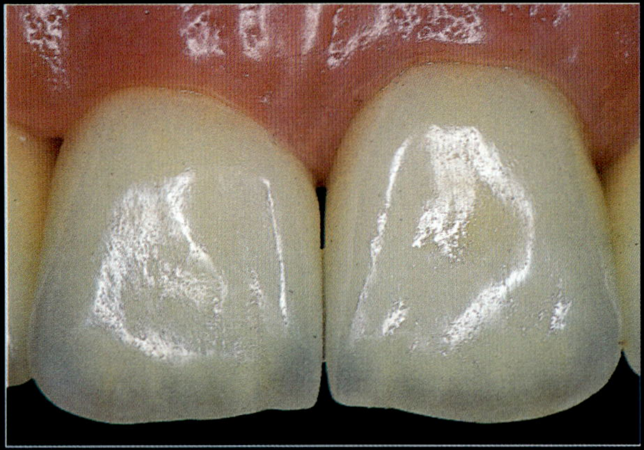
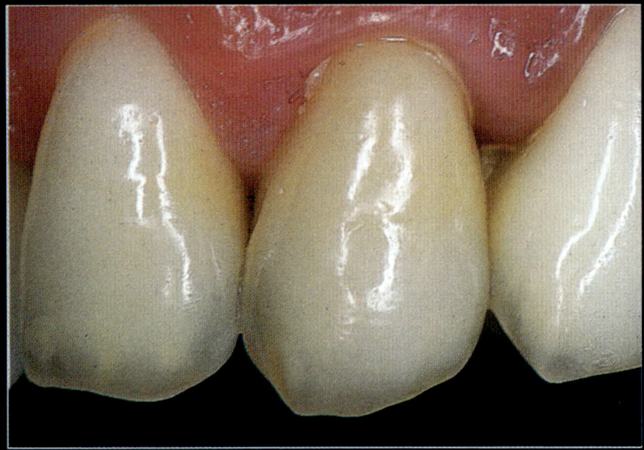
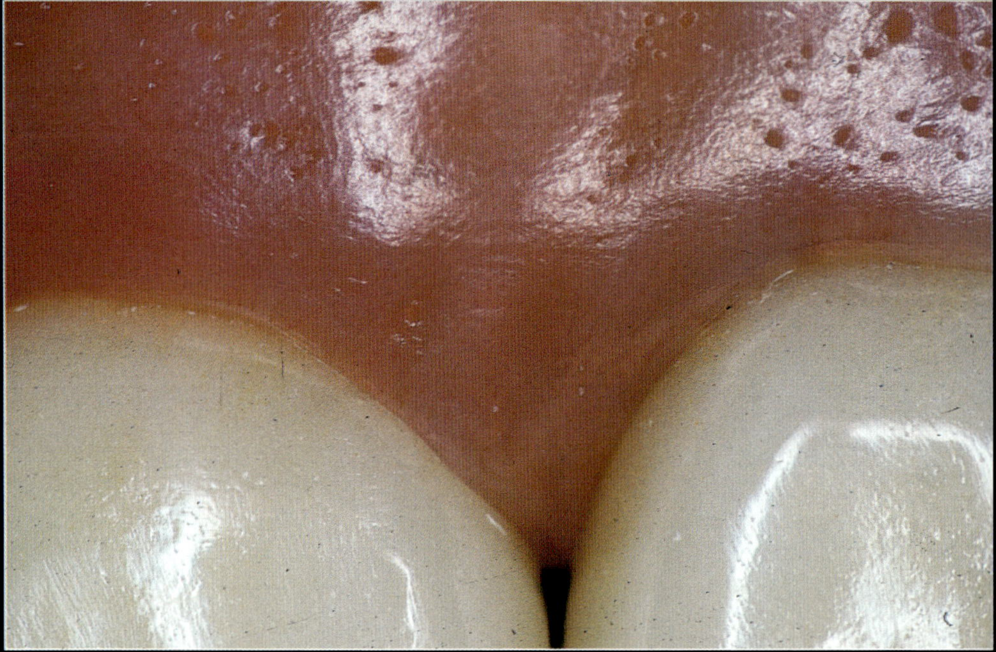
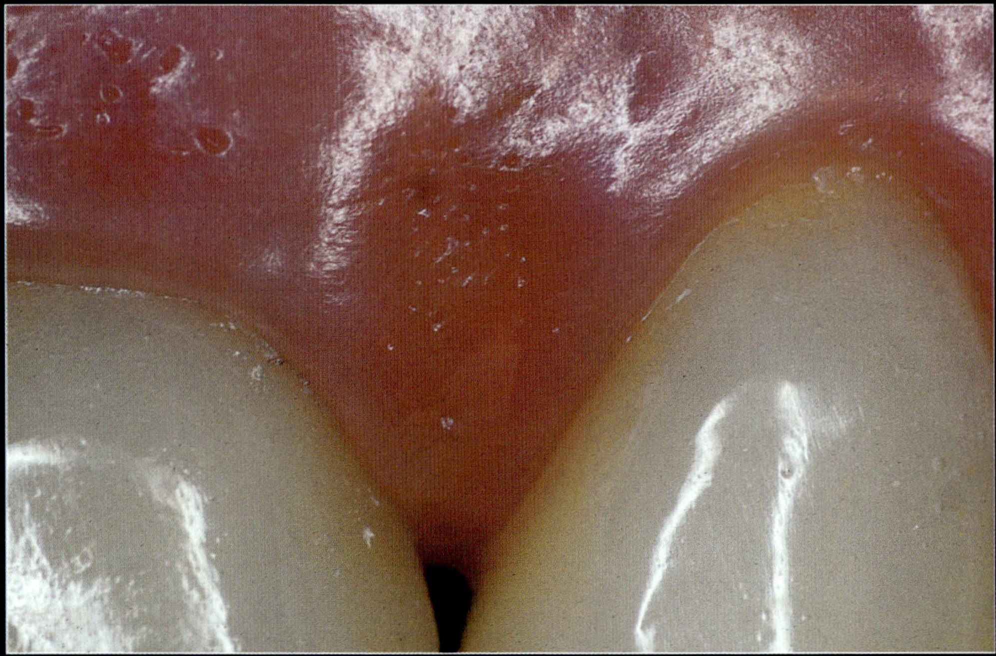

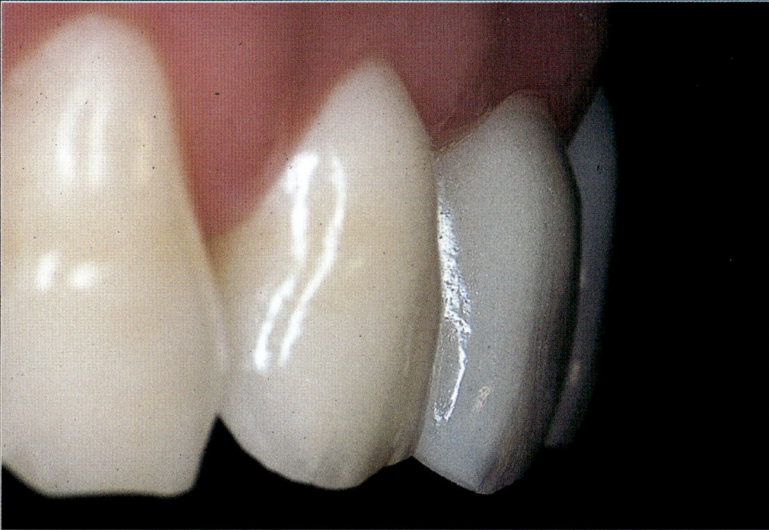
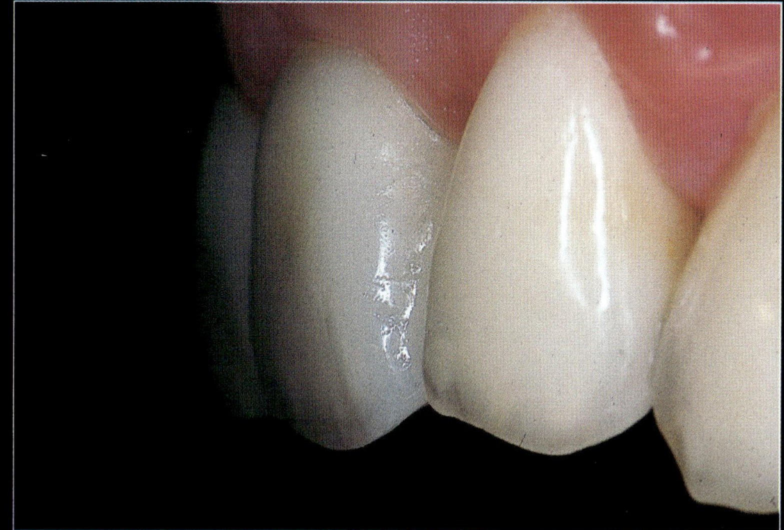
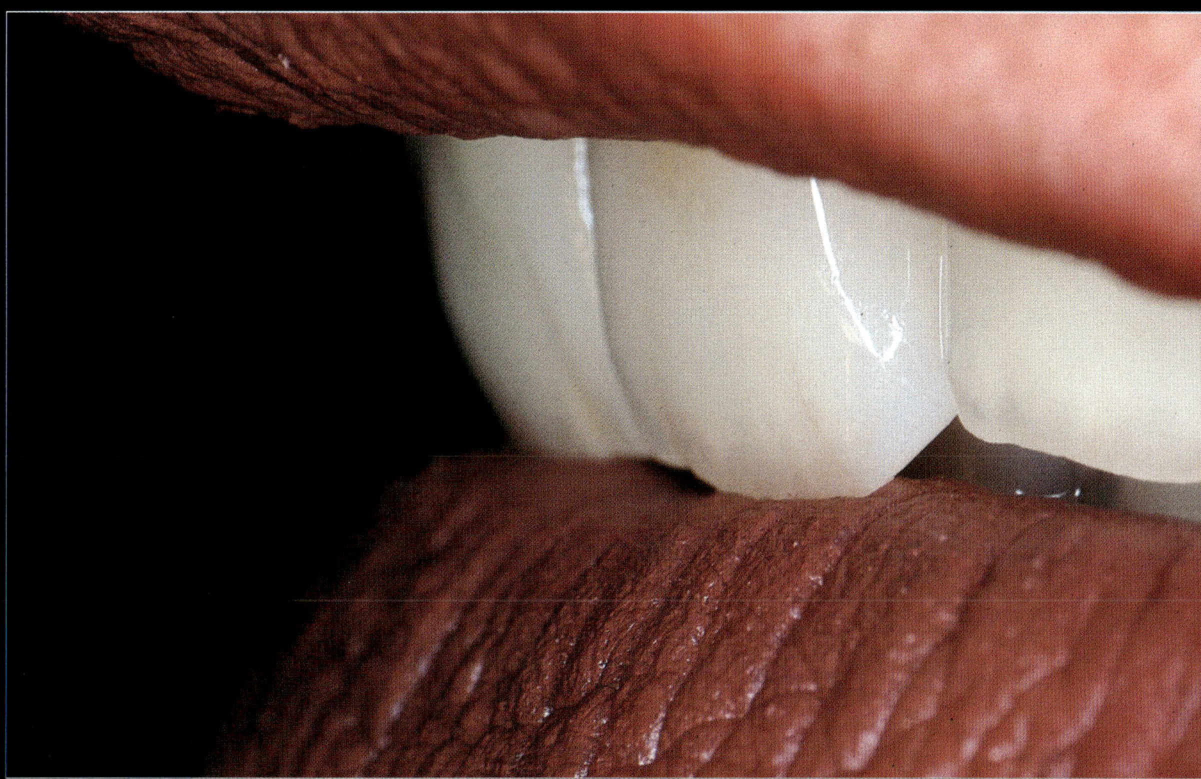

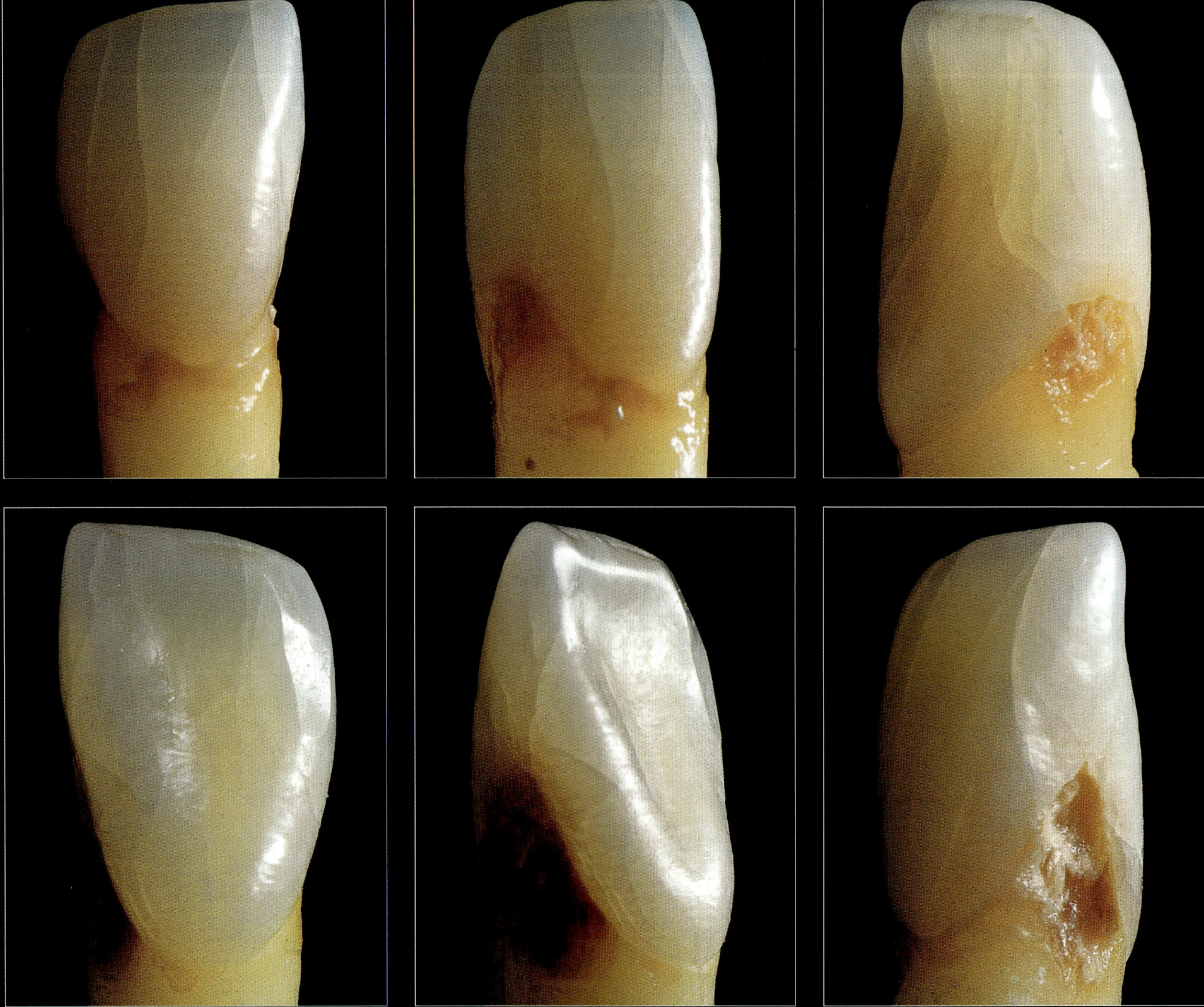

252

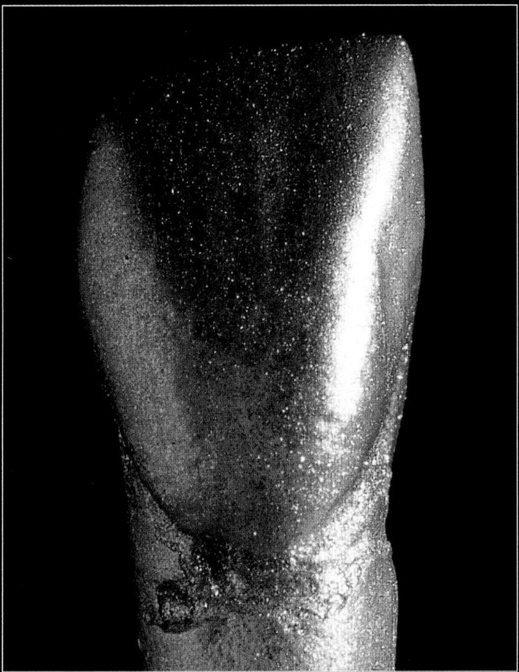
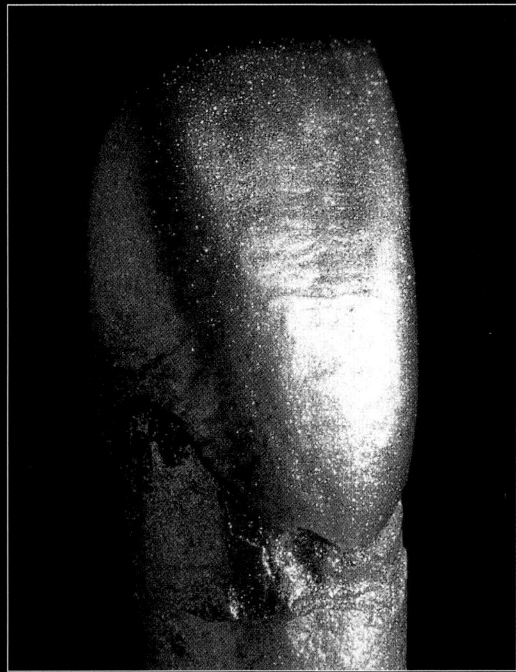
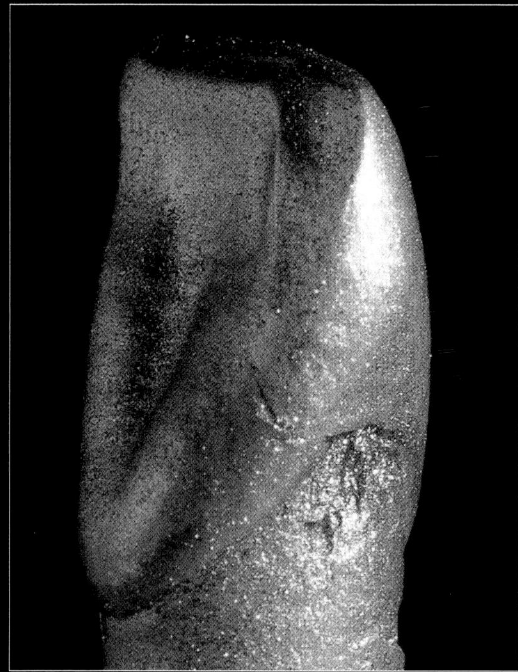
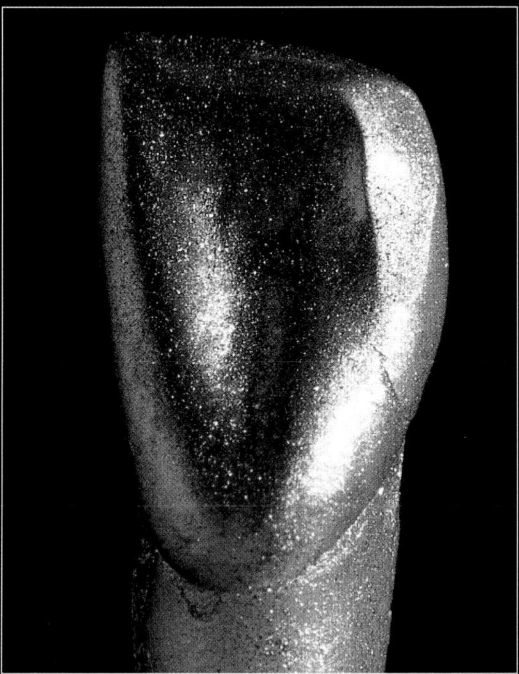
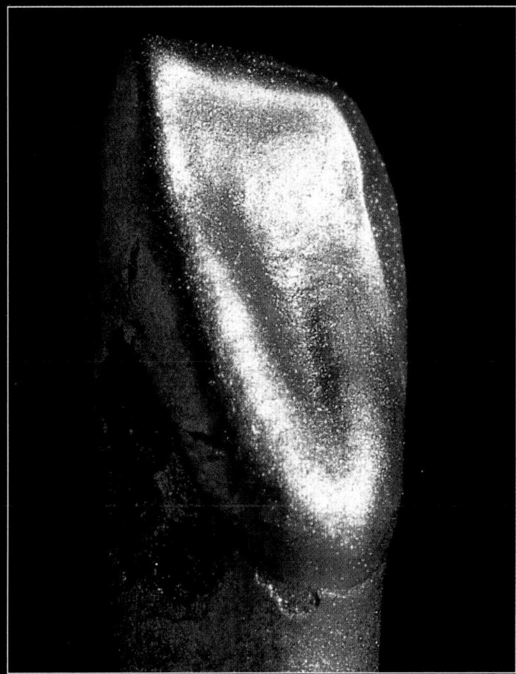
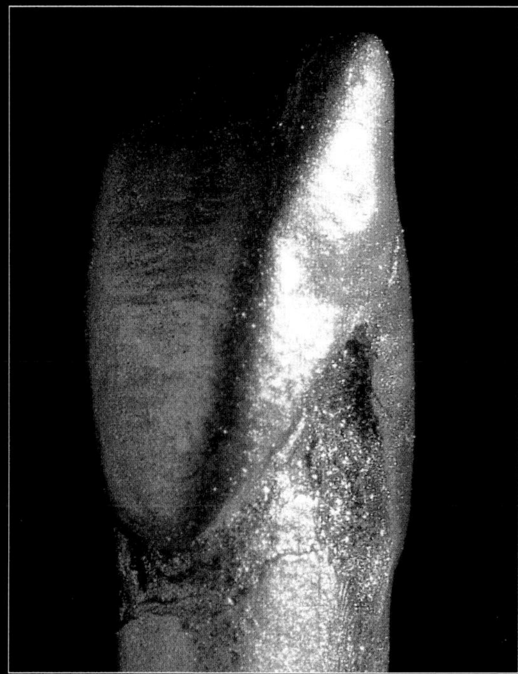

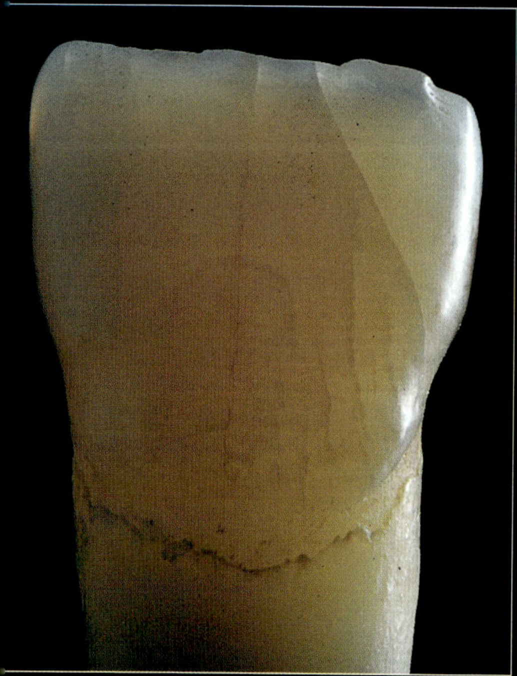

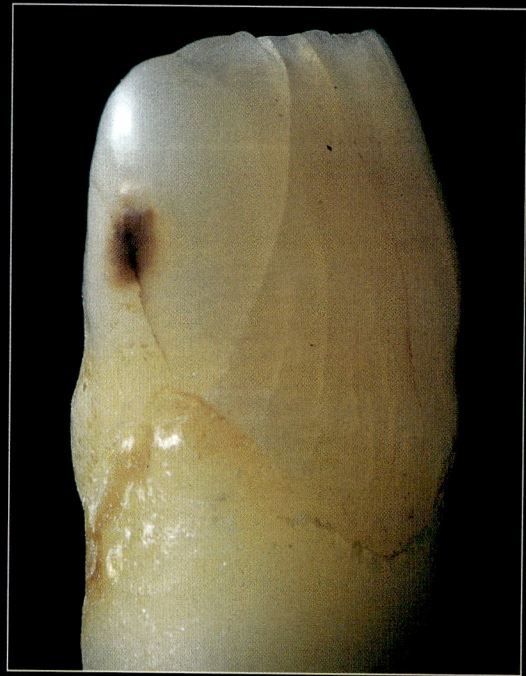

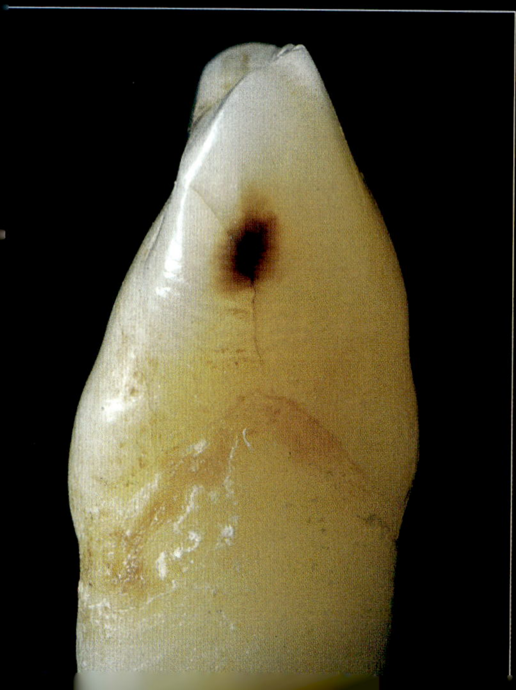

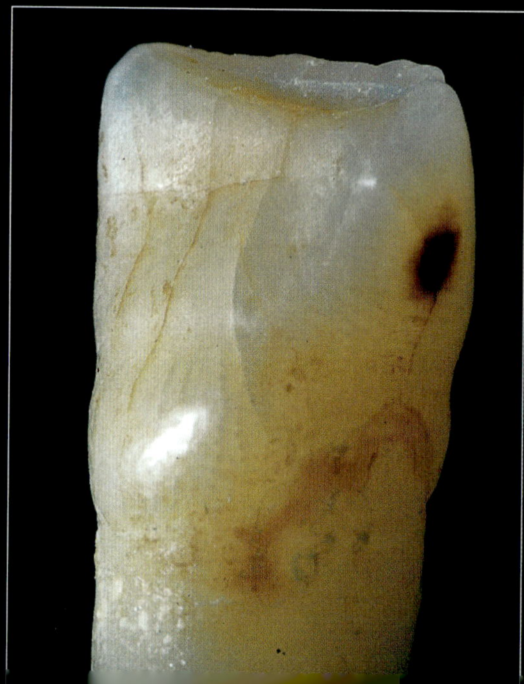

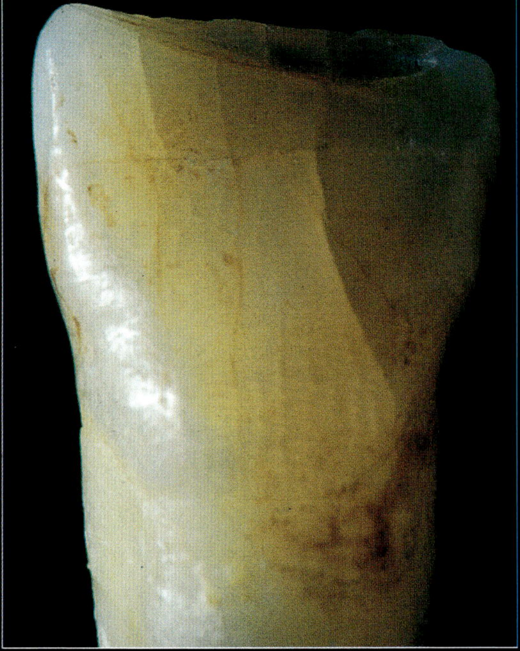
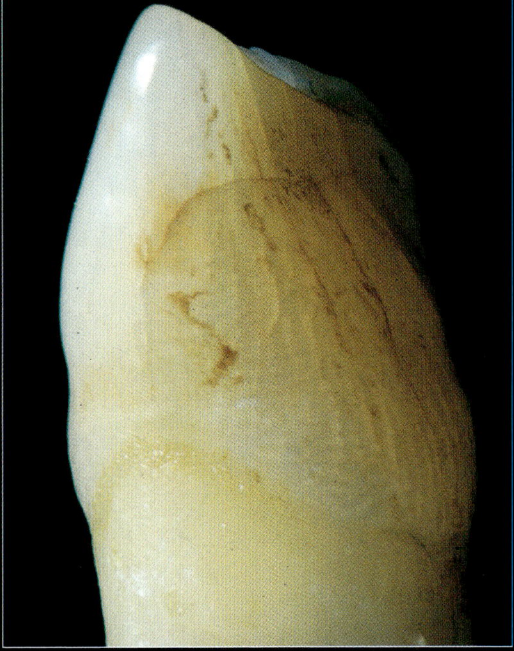
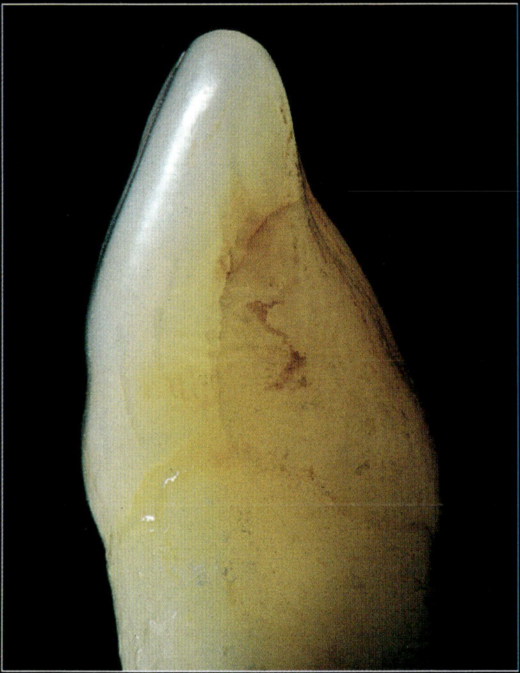
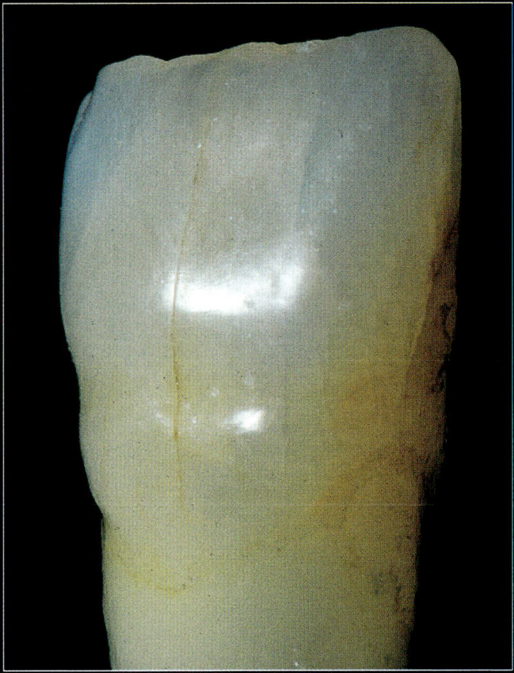

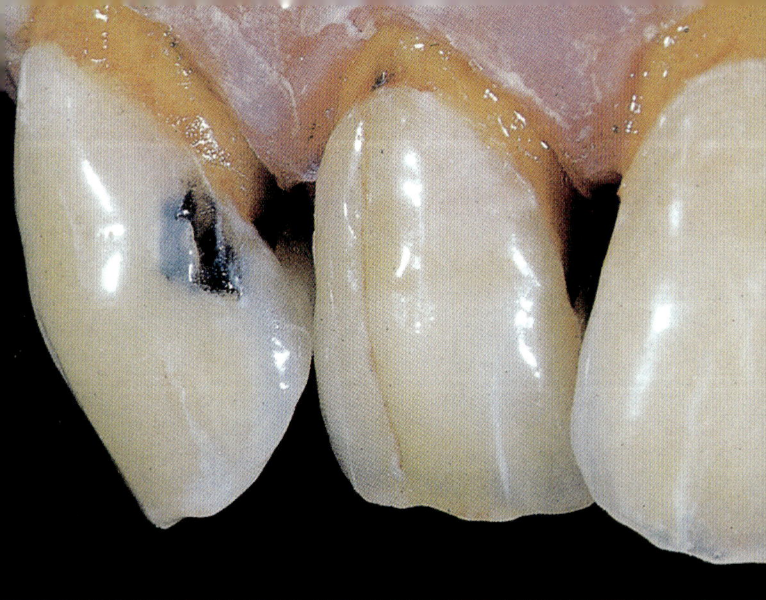
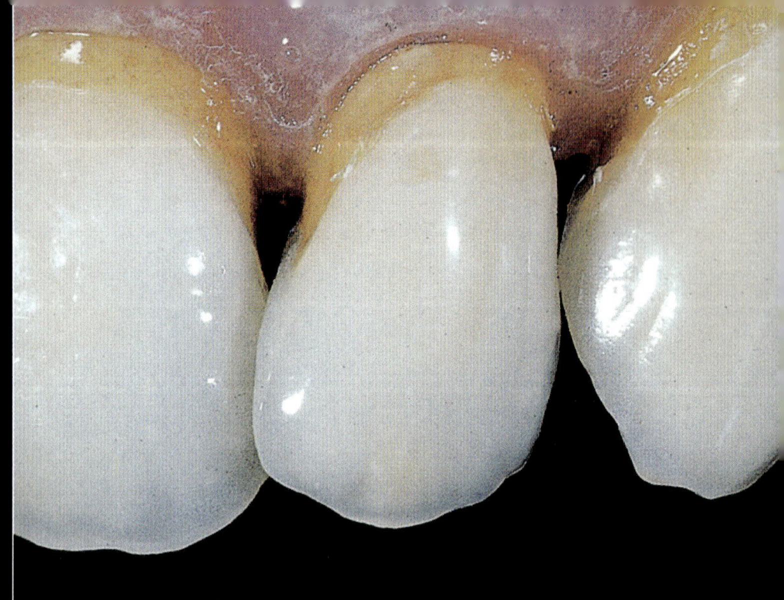
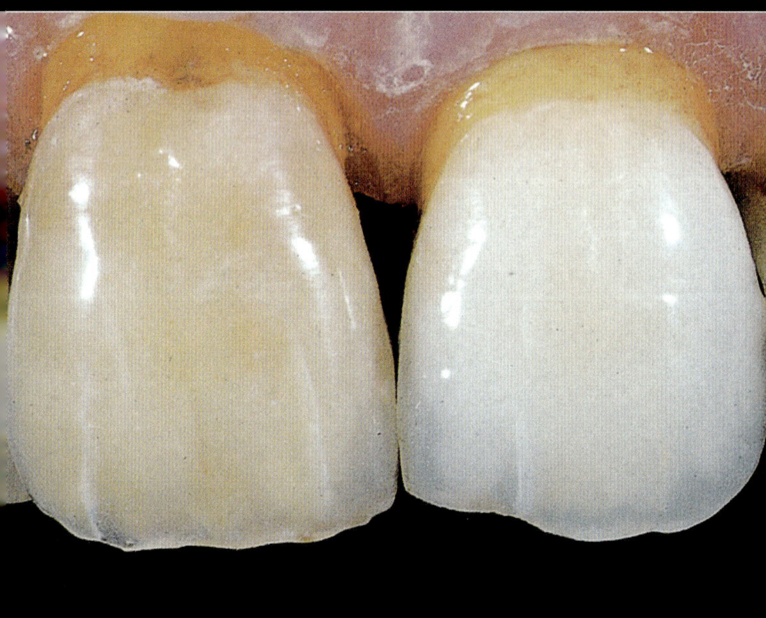
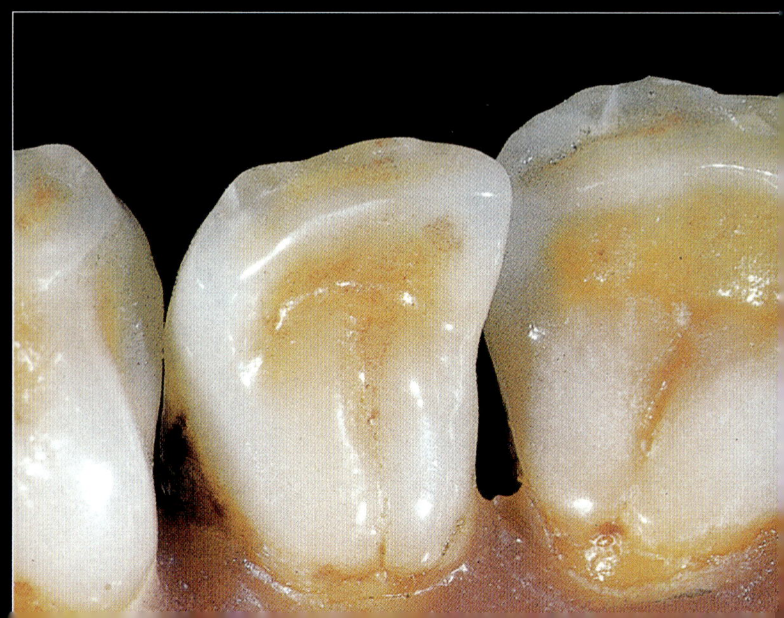

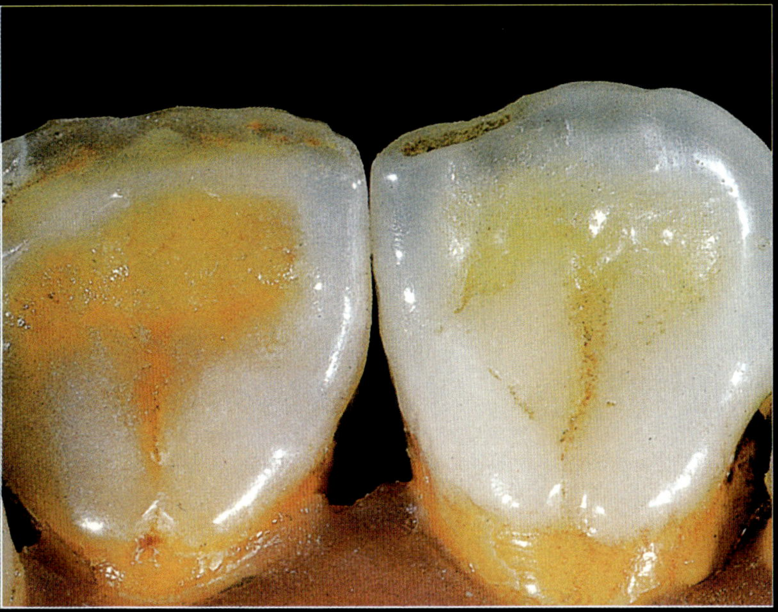

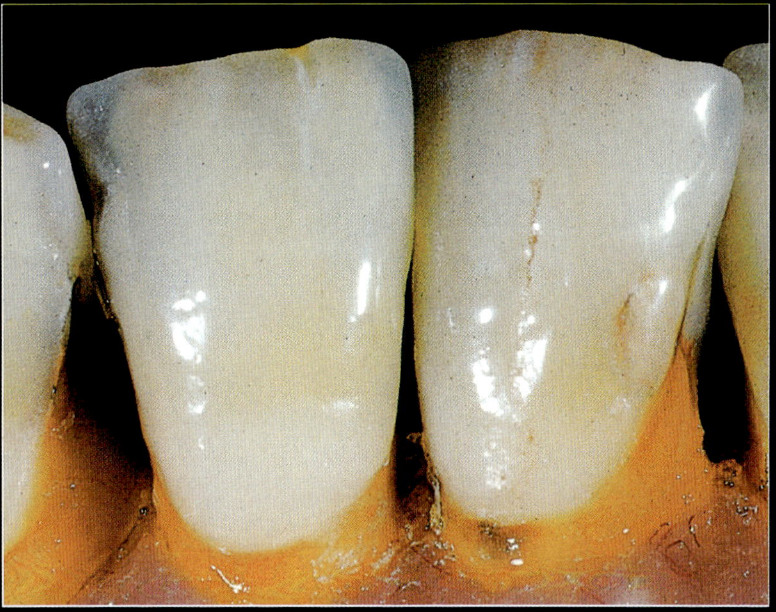

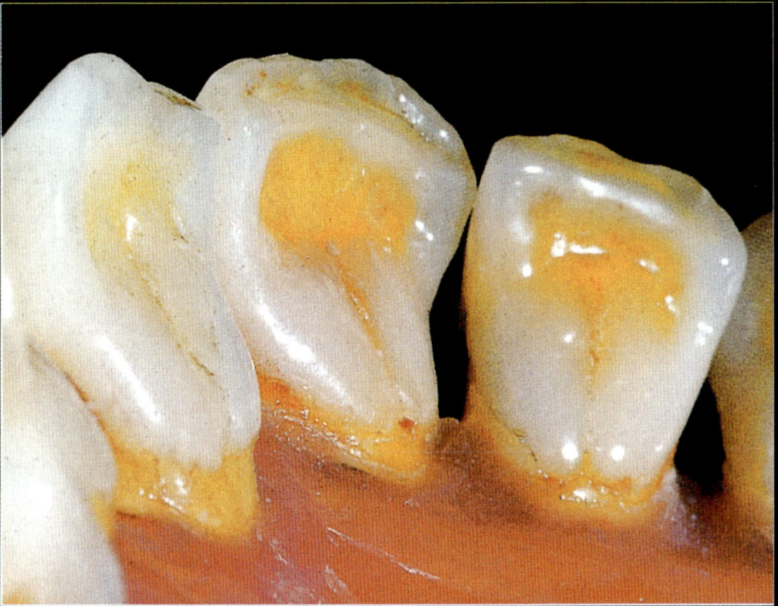

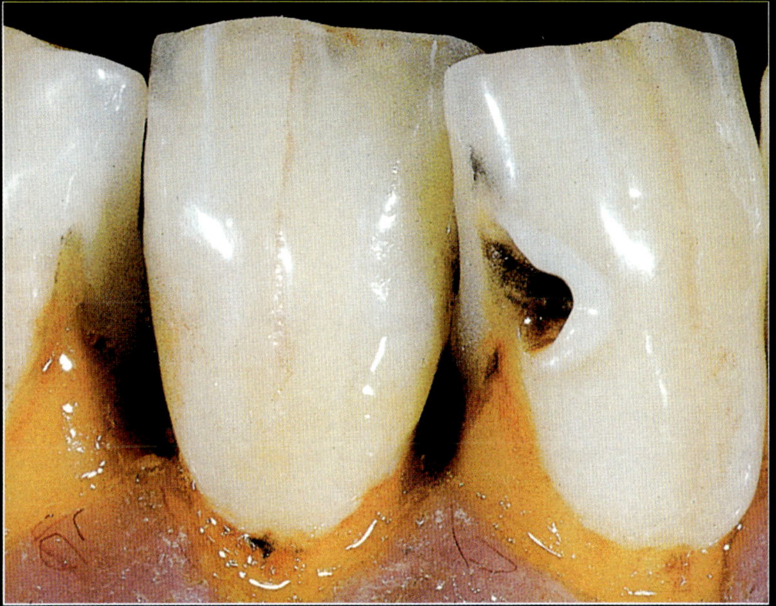

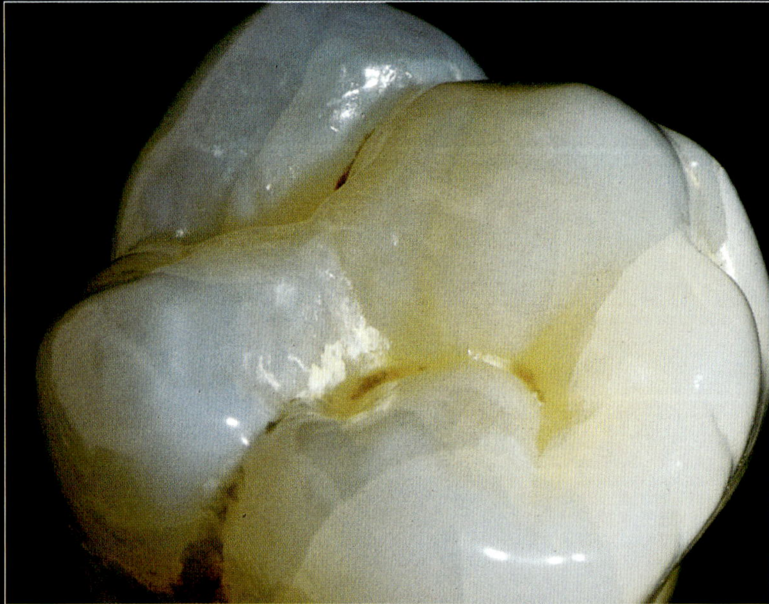

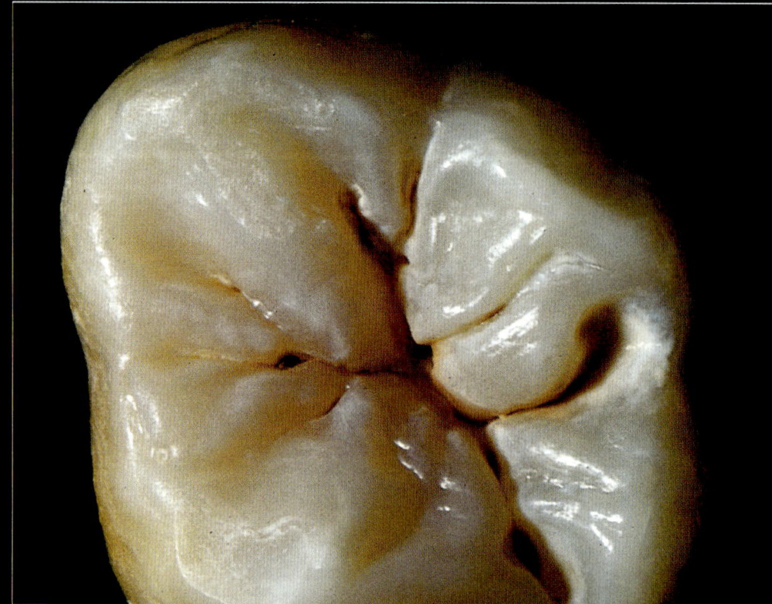

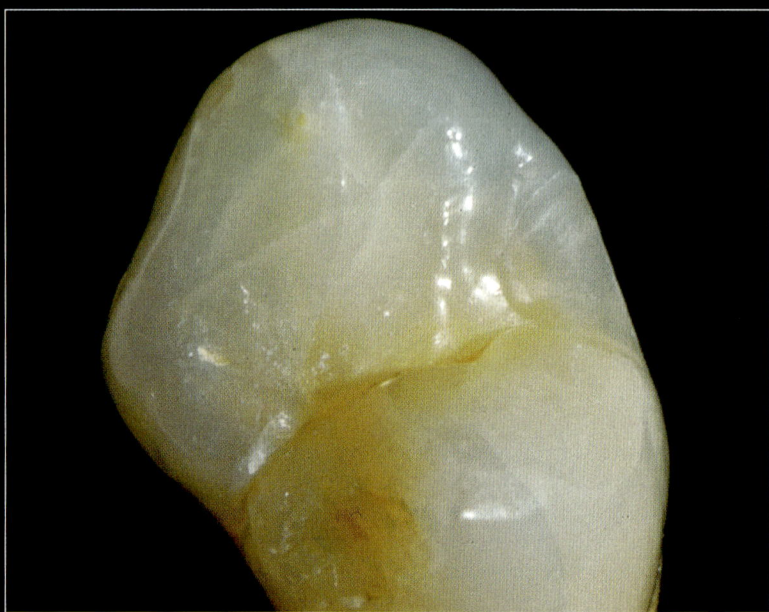

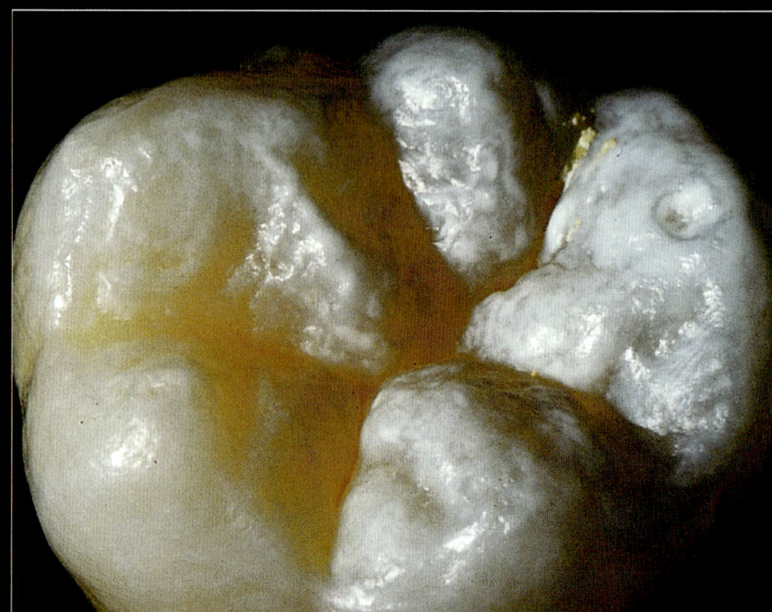

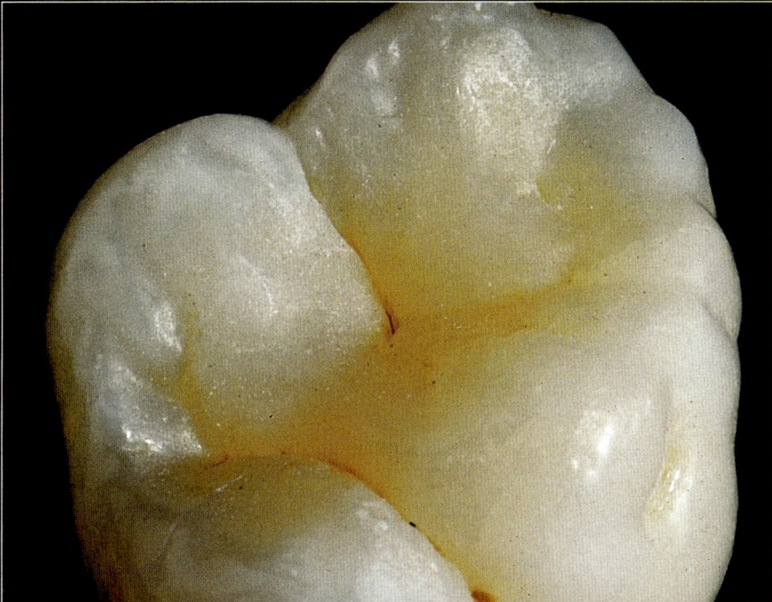
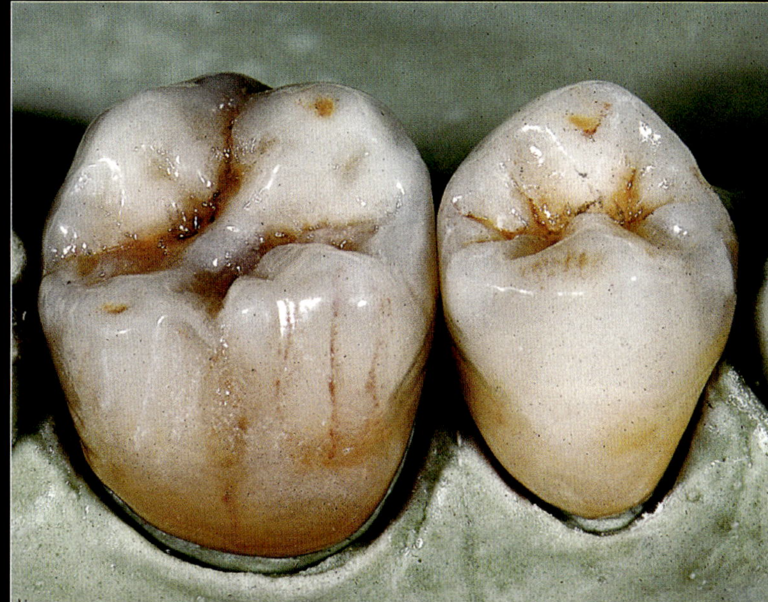

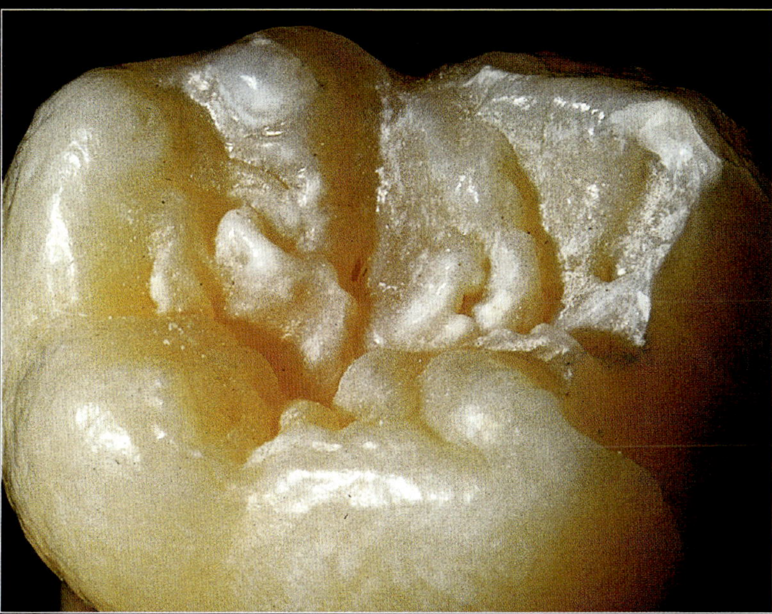
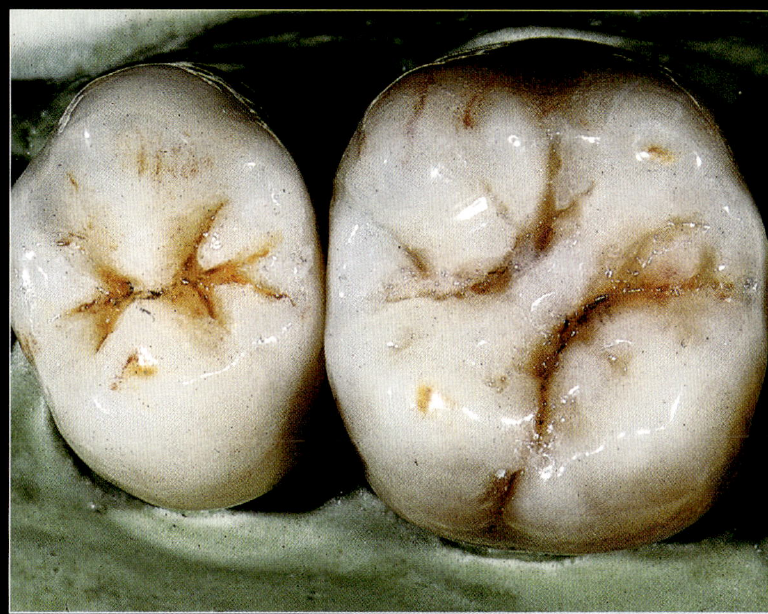

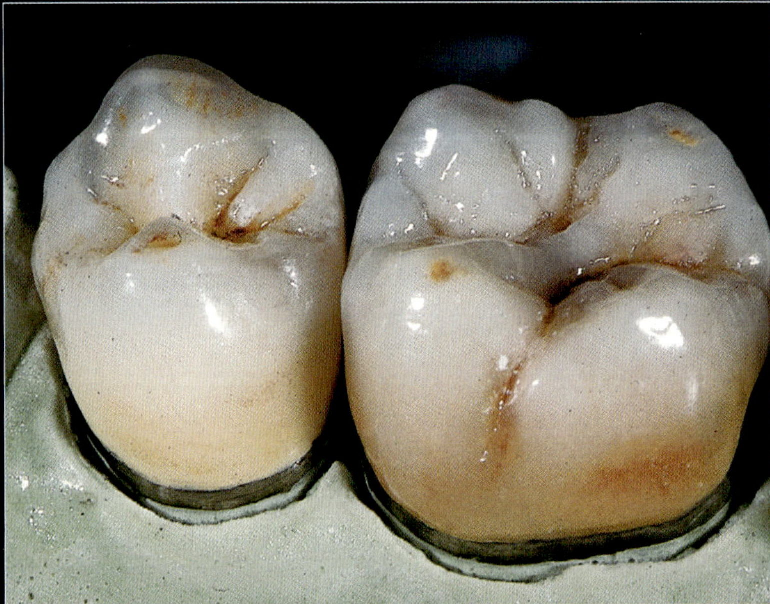
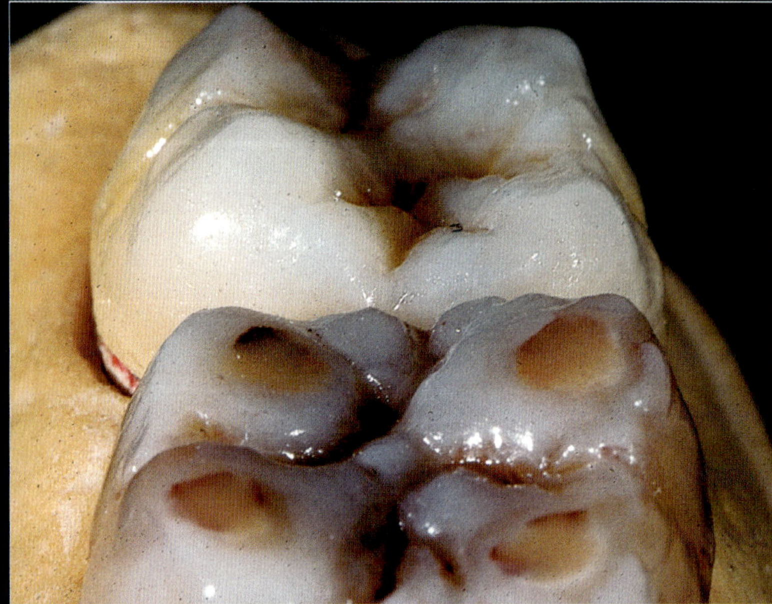

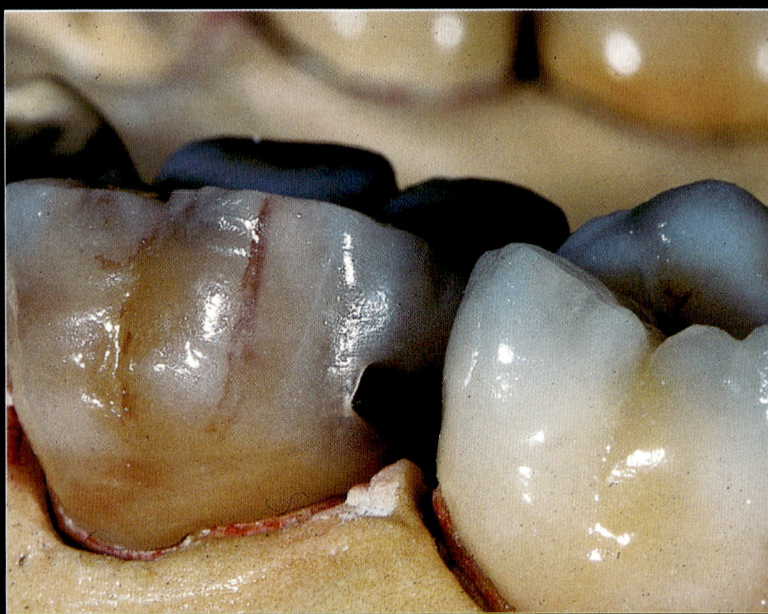
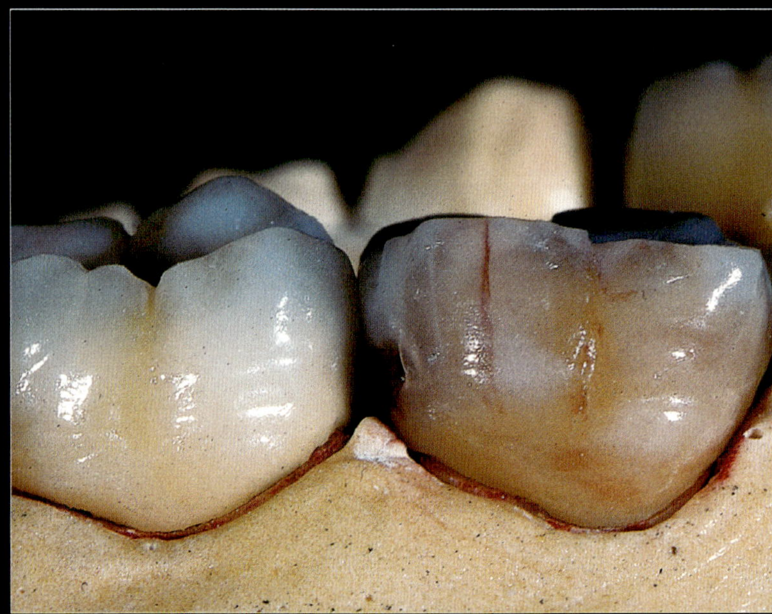

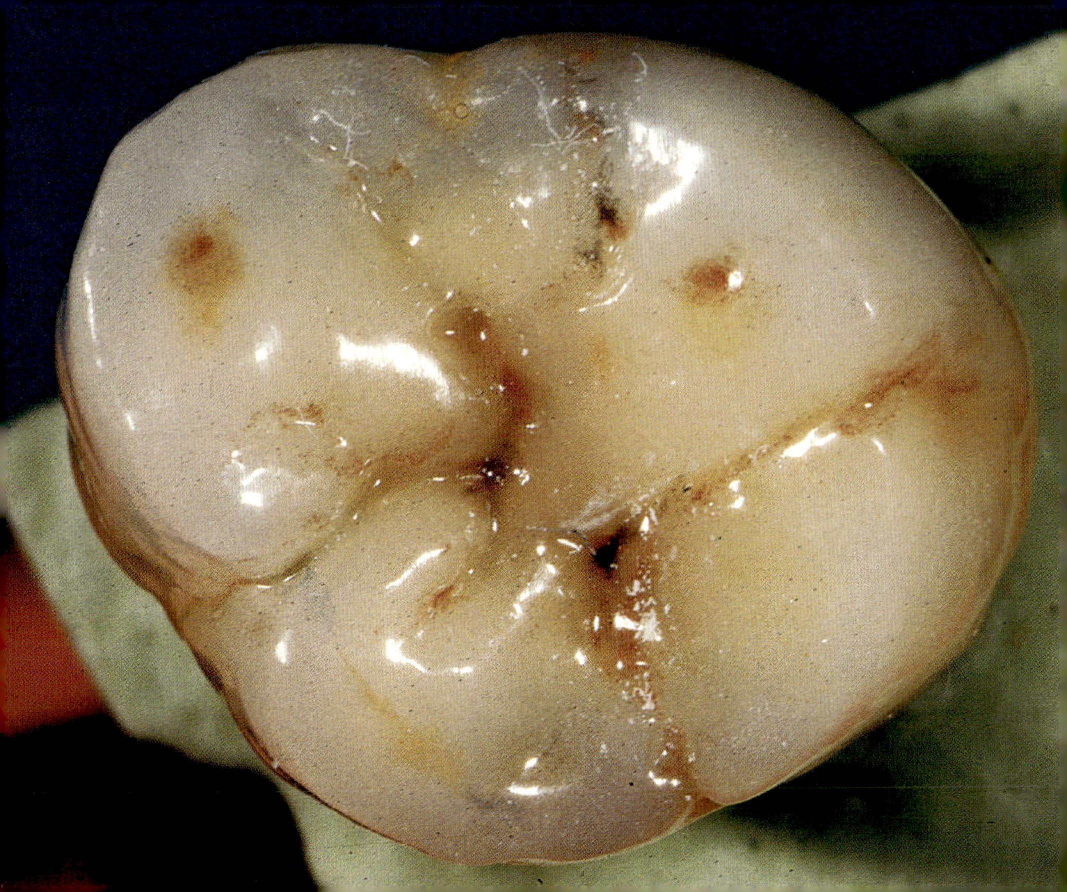

참고문헌

- ***Harmony with Nature: Clinical Application of IPS Empress.*** *Yasuhiko Mutobe, Shigeo Katakoa. QDT, vol. 21: 2000.*
- ***Esthetics of Anterior Fixed Prosthodontics.*** *Gerard Chiche, Alain Pinault. Quintessence Publishing Co.*
- ***The Quest for the All-Ceramic Restoration.*** *David A. Garber, Pinhas Adar, Ronald E. Goldstein, Henry Salama. QDT, vol. 2000.*
- ***Esthetic Restorations.*** *Paul J. Muia. Quintessence Publishing Co.: 1993.*
- ***La superficie oclusal anatómica.*** *Enrico Sreger. Ediciones Doyma: 1990.*
- ***Principios estéticos en la odontología restauradora.*** *L.L. Millar, J.D. Preston. Ediciones Doyma: 1991.*
- ***Basic Technique for Metal Ceramics.*** *Makoto Yamamoto. Quintessence Publishing Co.: 1990*
- ***A Collection of Ceramic Works.*** *Hitoshi Aoshima. Quintessence Publishing Co.: 1992.*
- ***Incisives céramo-métalliques.*** *Klaus Müterthies. Editions CdP: 1991.*
- ***Voyage.*** *Claude Siebr. Editions CdP: 1994.*

262

- ***Natural Ceramics.*** *David Korson. Quintessence Publishing Co.: 1990.*
- ***Aesthetic Design for Ceramic Restorations.*** *David Korson. Quintessence Publishing Co.: 1994.*
- ***Iniciación a la fotomacrografía dental.*** *Agustí Vernedas. El Vern Edicions: 1998.*
- ***Colour.*** *S. Fabris, R. Germani. Ediciones Don Bosco: 1979.*
- ***Art Oral.*** *Klaus Müterthies, Dr. Gerd Körner. Klaus Müterthies: 1996.*
- ***Análysis.*** *Gérald Ubassy. Editorial M.E.A.: 1996.*
- ***Shade and Colour.*** *Gérald Ubassy. Quintessence Publishing Co.*
- ***Creative Ceramic Colour: A Practical System.*** *Ernst A. Hegembarth. Quintessence Publishing Co.*
- ***Bonded Porcelain Restorations in the Anterior Dentition.*** *Pascal Magne, Urs Belser. Quintessence Publishing Co.*
- ***Breaking the Boundaries: Creating the Ideal Cervical Contour for Closing Interproximal Space.*** *Naoki Aiba. QDT, vol 22: 1999.*
- ***Odontología restauradora: Fundamentos e possibilidades.*** *Luiz Narciso Barateri. Quintessence Publishing Co.: 2001.*
- ***Implant Prosthodontics.*** *Wolfram Bücking and Ralf Suckert. Concept Text Verlag GmbH.*
- ***Un nuevo enfoque en la cirugía y prótesis sobre implantes.*** *Dr. Eduardo Anítua Valdecoa. Ediciones Puesta al Día: 1996.*

역자 약력

서울대학교 치과대학 졸업
서울대학교 치과병원 보철과 수련
서울대학교 치과대학원 보철과
독일 Ulm 대학교 보철과
독일 Ulm Schmutz 치과기공소
(현) 가야치과병원 원장
(현) 강북삼성병원 외래 조교수

주요 역서
* 전치부의 심미와 기능
* 형태와 색
* 실전심미수복보철학

저서
* Innovations in Esthetic Restorations
* 최신경향의 심미보철이야기

SHADES
A World of Color

발행일 2007년 7월 10일
저 자 August Bruguera
역 자 고 여 준
발행인 최 용 원
편 집 이 유 미
표 지 이 유 미
발행처 **대한나래출판사**
등 록 제6-0365호(1994. 12. 14)

주 소 서울특별시 동대문구 용두동 102-65
전 화 (02) 922-0840
팩 스 (02) 922-0841
이메일 dhpub@chol.com

ISBN 978-89-5741-087-5 **정가 80,000원**